何氏方书三种校评

明·何应璧　明·何应时　清·何镇　著
何新慧　校评
袁敏　李顺达　王振伟　参校

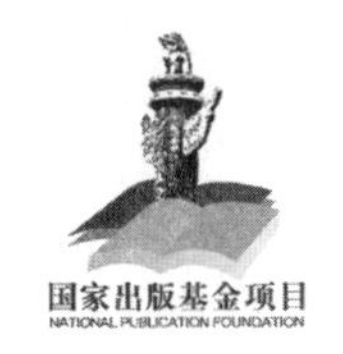

·
何氏二十八世
医著新编
·

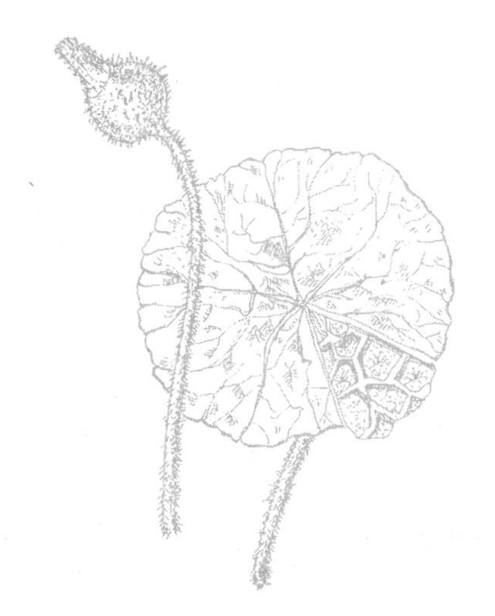

全国百佳图书出版单位
中国中医药出版社
·北京·

图书在版编目（CIP）数据

何氏方书三种校评 /（明）何应璧，（明）何应时，（清）何镇著；何新慧校评 .—北京：中国中医药出版社，2023.8

（何氏二十八世医著新编）

ISBN 978-7-5132-8007-5

Ⅰ .①何… Ⅱ .①何… ②何… ③何… ④何… Ⅲ .①方书—中国—明清时代 Ⅳ .① R289.34

中国版本图书馆 CIP 数据核字（2022）第 253277 号

中国中医药出版社出版

北京经济技术开发区科创十三街 31 号院二区 8 号楼

邮政编码　100176

传真　010-64405721

山东临沂新华印刷物流集团有限责任公司印刷

各地新华书店经销

开本 710 × 1000　1/16　印张 54.25　字数 831 千字

2023 年 8 月第 1 版　2023 年 8 月第 1 次印刷

书号　ISBN 978 – 7 – 5132 – 8007 – 5

定价　238.00 元

网址　www.cptcm.com

服务热线　010-64405510

购书热线　010-89535836

维权打假　010-64405753

微信服务号　zgzyycbs

微商城网址　https://kdt.im/LIdUGr

官方微博　http://e.weibo.com/cptcm

天猫旗舰店网址　https://zgzyycbs.tmall.com

如有印装质量问题请与本社出版部联系（010-64405510）

总序

何氏中医是吾祖辈世代传承的家业，自南宋至今已有 870 余年，历 30 代，曾医生群出，事业辉煌，成就显赫，令人自豪。传到吾八世祖元长公已二十二世，定居青浦重固，一脉相承，名医辈出，记忆中二十三世有书田（其伟）公、小山（其章）公等，二十四世有鸿舫（长治）公、端叔（昌龄）公等，二十六世有乃赓公，二十七世有我的祖父补榆（承耀）公等。小山公是我七世祖，一生济世为民，鞠躬尽瘁死而后已，他不仅医术精湛，且诗赋甚好，著有《七榆草堂诗稿》，手边这份今已泛黄的诗稿乃三叔维俭手抄，在诗稿末页，三叔记述了抄写经过：诗词原稿由父亲补榆公赠之，收藏箧中，时隔 22 年后，在 1963 年春节，维勤（按：我的父亲）哥到访说：时希（按：其六世祖是书田公）弟在编辑何氏医药丛书，需要我们弟兄收藏的有关何氏医书药方、文物照片等，对此，我们应大力支持。于是维勤哥献出先祖乃赓（端叔之孙）公照片，维馨（按：我的二叔）哥献出鸿舫公药方 32 张，维俭则献出此诗稿，翌日即送到时希府上，同观，并抄录保存。最后，三叔还感慨写道："祖先的伟大成就世传不绝，至今第二十八代，代代有名医，活人无算，但目今来说，何氏的医生太少了，二十七世何承志一人，二十八世何时希一人，只二人，希何氏子弟应竭尽智能，发掘何氏医学宝库，把医学发扬光大，为民服务，能有更多的传人为广大人民康健幸福而努力贡献。"

我作为何氏二十九代，一生从事生物学，研究动物、植物，成为这方面的专家权威，虽与医学有点关联，但终不能为医救人。所幸的是吾四叔维雄之女新慧 1977 年考入上海中医学院（今上海中医药大学）中医系，成为中医师而继承祖业，二十九世有传人了。她自幼聪慧，勤奋好学，努力奋斗，晋得教授、博导；2013 年"竿山何氏中医文化"入选上海市非物质文化遗产名录，她是代表性传承人。更令人兴奋喜悦的是新慧倾其智能，殚精竭虑，废寝忘食，历时五载，主编了《何氏二十八世医著新编》，洋洋数百万字，分列 11 册，有中药、方剂、外感病、内伤病、妇科、医案等专著，以及医家专著，如十九世何嗣宗、二十二世何元长、二十三世何书田、二十四世何鸿舫、二十八世何时希等。收录的医著较全，现存的何氏医著基本无缺，并对这些医著作整理校注以及评析，不仅使诸多抄本、影印本得以清晰明了，更释疑解难，使读者读之易懂易学，尤其是《何氏内妇科临证指要》一册，集何氏医学之大成，是传承发扬何氏医学的典范，能对临证指点迷津。至此，前辈的心愿得以实现，即如新慧所说："此套著作既告慰先辈，又启示后学，何氏医学代代相传，永葆辉煌。"故乐以为序。

何新桥

二〇二二年十月

前言

何氏中医自南宋至今，已历870余年，绵延不断，世袭传承30代，涌现了350余名医生。悬壶济世，医家足迹遍布吴、越、燕、豫、关、陇等地，服务患者无数，甚有辛劳过度，以身殉职的医生，如二十三世何其章；著述立说，积淀了深厚的中医文化、医学理论，以及丰富的实践经验。治疗病种遍及内科、妇科，抑或有儿科、五官科等，主要病种有外感温热病、咳喘、肺痨、痞积、鼓胀、中风、消渴、虚劳、痿痹，妇人月经不调，胎前、产后诸疾等。

何氏中医祖居河南，《镇江谱》所记始祖为何公务，是宋太医院使。世系传承主要有5支：镇江、松江、奉贤、青浦北竿山和重固。《青浦谱》中不少传序均称“何楠始为医”，《松江谱》说光启之四子何彦猷“为镇江始祖”。何楠与何彦猷是兄弟，均为何光启之子，何光启是何公务之四世孙，亦为医。《中国人名大辞典》说何彦猷：“绍兴中，为大理丞。时秦桧诬岳飞下狱，彦猷言飞无罪，万俟卨劾其挠法。罢黜。”据考定当为1141年，由此而推为镇江支起始。而何公务至光启的四世部分，是为何氏一世以上的医家，可见何氏在南渡以前，在开封已有为医者。松江支源于四世何侃，他是何沧的曾孙，约在1230年。何沧与何彦猷是堂兄弟，《松江府志·卷六十二·寓贤传》载：“从弟沧扈跸南渡居黄浦南之余何潭……爱青龙镇风土遂卜居。”当时青龙镇的商业和海上贸易已相当发达，更有良好的文化生态，人文荟萃，何侃亦迁居于青龙镇，悬壶济世，成为上海中医的始祖。奉贤支源于十六世何应宰，约在17世纪初叶。《何氏世乘》(《奉贤谱》) 说何应宰：“从政长子。字台甫，号益江。徙居庄行镇，医道盛行。品行卓绝，乐善不倦。”何应宰之父何从政，为太医院医士。青浦北竿山支源于二十世何王模，字铁山，号萍香，约在18世纪30年代。《青浦谱》谓其：“为竿山始祖。世居奉贤庄行镇……习岐黄术，名噪江浙间。性好吟咏，信口成篇，不加点窜。”重固支源于二十二世何世仁，字元长，何王模之孙，他于嘉庆八年（1803）迁到青浦重固，是重固一支的始祖。何元长旧居临靠重固镇河通波塘，当年登门求医的患者排成长队，求医者的船只停满河港。自何元长而下，一脉相传30余位医生，其中二十三世何其伟（字书田）、何其章（号小山），二十四世何鸿舫，均为一代名医。

何氏医学代代相传，在这漫长的岁月中能累世不绝，除了医术、医技外，还有文化因素，即医学与文化相互渗透，相互支撑，共同前行。何氏家族在元代已有“世儒医”的称呼，如七世何天锡，字均善，有钱塘钱全徵所撰《赠世儒医均善何先生序》中说：“处博济之心，行独善之事者，其唯何君乎。”世医与儒医合流，宋元以降是较常见的，如刘完素、张元素、李时珍、喻昌等。因此，何氏医家始终将理论功底置于首位，在行医的生涯中，不断提高医学素养，且心存仁义，医德高尚，故能达到较高境界。何氏众多医家的医名、事迹被载入史册，如《中国医学人名志》《中国医学大辞典》《中国人名大辞典》以及地方谱志中，或被历代医家、学者所重视并记载，如陆以湉《冷庐医话》、魏之琇《续名医类案》、姚椿《晚学轩文集》、石韫玉《独学庐诗文集》等。一些著作被收录于《全国中医图书联合目录》。范行准、陈邦贤等学者均对何氏世医做出高度评价，认为是国际医学史上少见的奇迹。

何氏世医共有49位医生任太医院医官，更有众多医家拯救生灵，盛名于世，并留下了精深专著，据考有120余种，近千卷，现存50余种，包括医论、本草、方剂、医案等。如明六世何渊著有《伤寒海底眼》，是何氏现存最早的医著，且开启了何氏伤寒温病专著的先河，十七世何汝阈著《伤寒纂要》、二十二世何元长著《伤寒辨类》、二十四世何平子著《温热暑疫节要》等均受其影响，既有继承，又有发展。又十三世何应时、十四世何镇父子二人专注于本草与方剂，著有《何氏类纂集效方》《何氏附方济生论必读》《本草纲目类纂必读》等书，其中收有不少何氏效方以及用药体会和经验，实难能可贵。还有十三世何应璧著《医方捷径》，书中所述妇人病和胎前产后病的诊治思路和方法，为后辈医家在妇科病辨治方面奠定了基础。十九世何嗣宗著《何氏虚劳心传》《何嗣宗医案》，其对疾病的认识以及提出的理论思想、治疗法则、养生却病等精粹，是何氏世医诊治内科病的典范，有承前启后的作用。此外还有诸多医案专著，如《何元长医案》《何书田医案》《春煦室医案》《何鸿舫医案》《壶春丹房医案》《何端叔医案》《何承志医案》《医效选录》等，从中可见世医学术思想的传承和发展，亦反映了医家善于辨证论治、用药精细、轻清灵动、讲究炮制等医术、医技。

这些医著蕴含了丰富的医学理论、学术思想、临床经验和特色，这不仅是何氏中医的灵魂，亦是传承发扬何氏医学的根基和保障，更是中医学史上难能可贵的资料。由于年代久远，文献散佚甚多，在20世纪80年代，二十八世何时希曾对一些文献做收集整理、抄录影印，计有42种，分为35本书出版（上海学林出版社），多为单行本。其中23本书为抄本，这对保存何氏医学文献起了很大作用。转眼到了2013年，“竿山何氏中医文化”被列入上海市非物质文化遗产名录，并认定二十九世何新慧为代表性传承人，保护发扬光大何氏医学的工作迫在眉睫，责无旁贷。自2014年起，着手整理现存何氏二十八世文献，分四个步骤：首先对现存何氏文献作进一步的收集整理，在原来42种基础上去芜存菁，主要是剔除内容重复，纠正张冠李戴者，留取37种，新增5种，计42种；接着按书种分档归类，计有伤寒温病、本草、方剂、妇科、医案、以医家命名专著等6类，前5类每类合刊为1本书，以医家命名专著有5本，即何嗣宗医著二种、何元长医著二种、何书田医著八种、何鸿舫医案与墨迹、何时希医著三种，这些医家的著作有的已归入前5类专著中，剩余的合刊为个人专著；然后逐一对收入的每种书进行校注和评析；最后通过对上述42种医书做分析研究，将何氏医学理论思想、临床诊治的璀璨精华挖掘展示，书名《何氏内妇科临证指要》。历经五载，洋洋数百万字而成本套丛书《何氏二十八世医著新编》，共11本，以飨读者，便于现代临床研究学习与借鉴，并能更好地继承、发扬、光大。

本套丛书在编撰过程中，对各书中有关医家传略等内容有所增删梳理，以较完整地反映作者的生平事迹，个别史料较少的医家，如十三世何应时、何应豫未出传略。原各书的“本书提要”均作了删增，或重写，以突出主要内容和特色。对于错字、异体字、古今字、通假字、繁体字等一并纠正，不出校注。药名据《中医大辞典》予以统一。原书中双排小字及书的上栏眉注均用括号标出。新增书种版本出处，以及有些目录与内容不合之处等改动，在各书中另行说明之。鉴于水平有限，未尽之精粹，或有舛误之处，望高明者以及后学之士指正与挖掘。

何新慧

二〇二二年十月

总目

医方捷径

明·何应璧（继充）著
何时希 编校

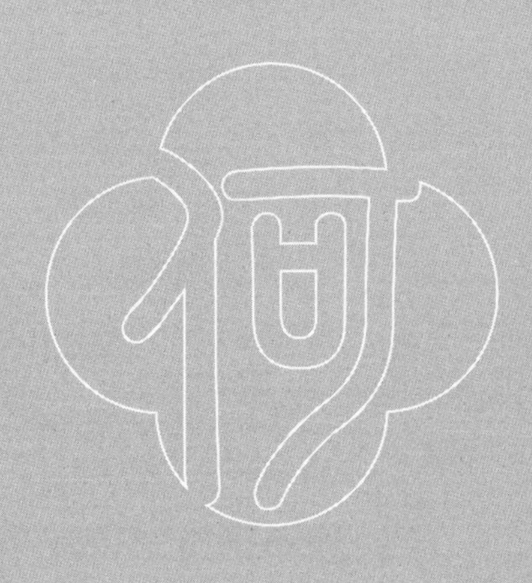

本书提要

何应璧（1574—1638），号继充，镇江丹徒人。是何氏自南宋以来医学世系第十三代，曾供职明太医院。性颖悟，于医独有神解，名震江南，有“在世医王”“当代医王”之美名。何继充著作有《医方捷径》《增编药性赋》，各三卷，后者收于本套丛书《何氏本草类纂与药性赋校评》中。

本书分上、中、下三卷，上卷主要论述伤寒病、杂病、胎前产后病、小儿病的脉证预后及治疗伤寒外感的主要汤方；中卷将病证归类，并专列妇科、儿科，以介绍主治汤方；下卷以汤散歌括为主。本书收录汤方200余首，以伤寒方最多，何氏世以治伤寒著名，故经验独富。各类方剂中，有不少方为增补经验方，简便易行，亦有一些目前失传或罕用者，可见当时镇江地区的惯用之方，亦可见何继充的心得所在。全书以歌赋形式阐述，言简意赅，易于记诵，这在清以前尚不多见，于今亦是医者学习应用的参考佳书。

何继充生平传略

何继充（1574—1638），名应璧，镇江丹徒人，是何氏自南宋以来，至明代的第十三世医家，曾供职太医院。《镇江谱》记载："钟[1]之四世孙。字次奎，号继充（一说字继充）。太学生。性颖悟，于医独有神解……由是名震海内。万历二年甲戌生，崇祯十一年戊寅卒。"《镇江府志·方技、忠义》记载："字继充。渊[2]七世孙。医学书数千卷，任取一叩之，无不穿贯本末。贫者病，济之药，更助以资。是时镇江医甚盛，何氏为最，病者服诸医药弗愈，持质应璧，少损益，辄立愈。人未病，早决其生死。书法遒[3]美，酌用苏、米[4]而变化之。以子金城，封湖州府知府。"从史料中可治，何继充继承祖业，不仅医术精湛，医德高尚，书法亦刚劲漂亮。

有关其医术的赞誉，文献记载还有如《续名医类案》引《张氏卮言》说："万历时，京口名医何继充，世业也。方成童时，犹在家塾。适镇江道有幼子，忽噤口不能言，召其父诊视，值父远出，召者不及待，令继充往。遂诊曰：公子无病，勿药也，但多令妇人以气呵入口中耳。遂更迭呵之，半晌后，果能言。人问其故，曰：顷衙内多妇人，而公子貌甚美秀，妇人爱其美也，提抱之时，必多吸其口，令少阳之气乍夺，第令呵以还之耳。其匪夷所思类若此。"

《广阳杂记》《冷庐医话》《中国医学人名志》载："明末，高邮袁体庵[5]，神医也。有举子举于乡，喜极发狂，笑不止。求体庵诊之，惊曰：疾不可为矣，不以旬数矣，宜急归，迟恐不及矣。道过镇江，必更求何氏[6]诊之。遂以一书寄何，其人至镇江，而疾已愈，以书致何，何以书示之，曰：某公喜极而狂，喜则心窍开张，不可复合，非药石所能治，故以危言惧之以死，令其忧愁抑郁，则心窍闭，至镇江当已愈矣。其人乃北向再拜而去。"

《女科书录要》引该书李序："京口何继充与其弟嗣充，当代医王也。参定李长科所著《胎产护生篇》。"

《江南通志》载："丹徒人。性颖悟，贯穿医书数千卷。贫者病，济之药，更助以资，镇江良医称何氏。”

明代文学家张大复《梅花草堂集》说：“润[7]有何继充，遂令城内外无余舍，水次无余坞，老少妇女无余闲，舆[8]无停晷[9]，爨[10]无停薪，手无停批，口无余答，殆[11]骎骎[12]在世医王，山中宰相矣。继充诊人不活，泪苏苏自落。”此虽有夸张之嫌，然亦反映了何继充的医务盛况。

何继充著有《医方捷径》三卷、《增编药性赋》三卷。

——何新慧编写

【校注】

[1] 钟：指何钟（明·九世）。镇江名医，曾悬壶邑东谏壁镇。《镇江谱》载：“儁之孙。字惟鸣，号晓谷。郡大宾。天顺八年甲申生，嘉靖廿一年壬寅卒（1464—1542）。”

[2] 渊：指何渊（明·六世）。江南名医。《江南通志》载：“丹徒人。精于医，征隶太医院。仁宗礼遇极隆，欲官之，不受，给太常寺正卿俸。”其所著《伤寒海底眼》是现存何氏医著中最早的文献。

[3] 遒（qiú）：强劲。指书画用笔刚劲有力。

[4] 苏、米：指苏轼、米芾，均为宋代书画家，与蔡襄、黄庭坚合称“宋四家”。

[5] 袁体庵：名班。闭户十年，岐黄家言无所不读，按脉极捷如神。

[6] 何氏：虽未及名字，以时代考之，当为何应壁无疑。

[7] 润：指润州，即镇江。

[8] 舆：车；轿子。

[9] 晷（guǐ）：日影；测日影以定时刻的仪器。

[10] 爨（cuàn）：灶；烧火煮饭。

[11] 殆：及；赶上。

[12] 骎骎（qīn）：马速行貌，引申为疾速。

校评说明

《医方捷径》现有上海科学技术出版社1994年出版的抄本影印本。本次校评中对原书存在的舛误和不妥之处作了修改，主要有以下方面：

1. 原书目录与正文均以段落标题排列，显凌乱而无主题。今将上卷、中卷内容分为三大部分，增列3个一级标题：一是“诊脉辨病、决生死候歌诀”；二是“伤寒六经病及治法方药歌诀”；三是“归类病证适用方药”。

2. 原书段落的排列，今据内容归类，作个别调整：“伤寒生死脉歌”和“阳毒、阴毒形症歌”原排在“诊四时病五行相克脉歌”下，现移至“五脏察色病候歌”下。

3. 原书目录与正文段落标题不合者，作修改以使统一，如目录为“产后伤寒歌”，正文为“产后伤寒形脉歌”，从正文改。目录为“伤寒四症相类歌”，正文为“伤寒有四症相类”，今据内容统一修改为“伤寒与四证相类歌”。目录与正文均有标题“伤寒治法”，但正文标题下无内容，故均去之。归类病证下列方剂名，目录与正文有不合者，从正文改。增补方名称不全，为索引方便，据内容作修改，如增补又方→增补治暑方，增补单方→增补治疟单方，增补方→增补治痢方，增补六方→增补治宿食六方，增补方→增补治崩漏方等。下卷目录与正文不同，从正文改，具体见校注。

4. 鉴于古医著中“症”“证”常混用，今据文义修改之，如阳症→阳证、阴症→阴证、表症→表证等。

5. 原书中双排小字，用括号标志，且字不加深。

6. 原书中有标点符号不当处，直接改正，不出校注。

7. 错别字、异体字直接改正，不出校注。

目录

上卷

一、诊脉辨病、决生死候歌诀

【原文】

诊脉至捷歌（百更曰：医莫先于识脉。脉理既明，则施剂治病，百发而百中矣，故以脉诀著之篇首。）

左心小肠肝胆肾，右肺大肠脾胃命[1]；肾家之腑是膀胱，命脉外诊三焦病。

女人之脉左右同，但于尺部常洪盛；小儿脉数是其宜，更向三关察形证。

手上寸关尺三部，管了上中下三处；上焦头面咽膈病，中主肚腹两胁处；

下部小腹腿足间，诊脉参详是为据。浮沉迟数四般脉，五脏六腑为准则；

浮主中风病在表，沉主在里及筋骨；迟脉为寒兼是虚，数者热多依此测。

大凡诊脉，男先诊乎左，女先诊乎右。先左者为其左属阳，阳数顺行，自东而西，所以先左而后右也。女先右者，女属阴，阴数逆行，自西而东，故先右而后左也。

诊妊娠脉歌

妊娠之脉如何认？要辨阴阳衰与盛；阴阳俱盛滑而和，两手调匀数相应。

其人能食身无苦，容饰如常是娠定。脉来左盛是男形，右手偏洪是女孕。

孕真带呕头昏闷，此是停痰恶阻[2]病，急宜正胃与消痰，固血安胎全两命。

若还腰腹俱痛疼，日夜咽干潮热剩，多眠恶食倦昏沉，此属经凝却非妊。

大纲孕脉类如此，在意消详审安静。

诊小儿脉歌

小儿五岁一指诊[3]，十岁方将两指看，十四五岁三指定，

更量长短旋排插[4]。左手人迎以候外，右手气口以候内；

外候风寒暑湿并，内则乳食痰积害。其余一一依前法，大略于此重引载。

【校注】

[1]命：指命门。是先天之气蕴藏所在，人体生化的来源，生命的根本。《难经·三十六难》："命门者，诸精神之所舍，原气之所系也，故男子以藏精，女子以系胞。""肾两者，非皆肾也，其左者为肾，右者为命门。"

[2]恶阻：病名。亦名子病、病阻、妊娠呕吐。指妊娠早期出现的恶心、呕吐、择食等病证。

[3]一指诊：指切脉方法。因小儿寸口脉位甚短，故常采用一指按三部（寸、关、尺）的切脉法。

[4]抪（ér）：同擩（ruì）。擩，沾染；揉和。

【评析】

辨证准确，治疗用方才能效如桴鼓，而诊脉是辨证确立的关键。"诊脉至捷歌"言简意赅地表达了诊脉要点，即寸口脉的寸、关、尺三部，左候心、肝、肾；右候肺、脾、命门，此六者又分别与相应的脏联系而知病况。三部脉又可反映人体上、中、下三处的病况。虽脉象表现甚多，然以浮、沉、迟、数四种为主要，以辨表、里、虚、实四纲。对于孕妇和小儿脉象的特点，亦作了阐述，如脉象结合症状、体征等表现，则辨证就可正确无误了。

【原文】

诊杂病脉生死候歌

五十不止身无病，数内有止皆知定；四十一止一脏绝，却后四年多没命；三十一止只三年，二十一止二年应；十五一止一年殂[1]，已下有止看暴病。

诊暴病脉歌

两动一止或三四，三动一止六七死，四动一止即八朝，以此推排但依次。

形症相反歌

健人脉病号行尸[2]，病人脉健亦如之。长短瘦肥并如此，细心诊候有依稀。

诊四时病五行相克脉歌

春得秋脉定知死，死在庚申辛酉里。夏得冬脉亦如此，还于壬癸为期耳。

严冬诊得四季脉，戊己辰戌还是厄。秋得夏脉亦同前，为缘丙丁相刑克。

季月季夏得春脉，克在甲寅病应极。直逢乙卯亦非良，此是五行相鬼贼。

春得冬脉只是虚，更兼补肾病自除。若得夏脉缘心实，还当泻子自无虞。

夏秋冬脉皆如是，在前为实后为虚。春中若得四季脉，不治多应病自除。

【校注】

［1］殂（cú）：死亡。

［2］行尸：喻重病濒于死亡，虽能勉强行动，也类似尸体，故称。《难经·十四难》：脉“再呼一至，再吸一至，呼吸再至，名为无魂。无魂者当死也，人虽能行，名曰行尸。”《注解伤寒论·平脉法》：“脉病人不病，名曰行尸。”

【评析】

脉象见有停搏，是心之病患，心主血脉，是人体生命得以存续的根本，故古人以心之疾病作为判断预后的依据。脉象受四季气候的影响而有相应的生理变化，如春弦、夏洪、秋浮、冬沉。五脏配五行，五行又将自然界的五时、五季等与五脏、五脉等相联系，如肝属木，主时甲乙，主季春，春季肝脉弦是生理现象；肺属金，主时庚辛，主季秋，秋季肺脉见浮。如脉象与季节不合，则有五脏相克贼等病况，治当补虚泻实。

【原文】

诸杂病脉生死歌

腹胀浮大是出厄，虚小命殂须努力；下痢微小却为生，脉见浮洪无瘥日。

恍惚之病定癫狂，其脉实牢保安吉；寸关尺部沉细时，如此未闻人救得。

消渴脉数大者活，虚细病深厄难脱；水气浮大得延生，沉细应当是死期。

霍乱之病脉微迟，气少不语大难医；三部浮洪必救得，古今课定更无疑。
鼻衄吐血沉细宜，忽然浮大命倾急；病人脉健不用治，健人脉病号行尸。
心腹疼脉沉细宜，浮大弦长命必殂；头痛短涩应须死，浮滑风痰必易除。
中风口噤迟浮吉，急实大数三魂孤；鱼口[1]气粗难得瘥，面赤如妆不久居；
中风发直口吐沫，喷药闷乱起复苏；咽喉拽锯水鸡响，摇头上窜气长嘘；
病人头面青黑暗，汗透毛端恰似珠；眼睛小瞪不须治，冷汗如油不可苏。
内实腹胀痛盈满，心下劳强干呕频；手足烦热脉沉细，大小便涩死多真。
外寒内热吐相连，下清注谷转难安；忽然诊得脉洪大，莫费神功定不痊。
内外俱虚身冷寒，汗出如珠微呕吐；忽然手足脉厥逆，体不安宁必死判。
上气喘急候何宁？手足温暖静滑生；反得寒涩脉厥迟，必知归死命须倾。
咳而尿血羸瘦形，其疾脉大命难存；唾血之脉沉弱吉，忽然实大死来侵。
上气浮肿肩息频，浮滑之脉即相成；忽然微细应难救，神功用尽也无生。
中恶腹胀紧细生，若得浮大命逡巡[2]。金疮血盛虚细活，急实大数必危身。
凡脉尺寸紧数形，又似钗直吐转增；此患蛊毒急须救，速求神药命难停。
中毒洪大命应生，细微之脉必危倾。吐血但出不能止，命应难返欲痊平。
大凡要看生死门，太冲脉在即为凭；若动应神魂魄在，止便干休命不停。

察色观病生死歌

欲愈之病目眦黄，眼胞忽陷定知凶。耳目口鼻黑色起，八口十死七难当。
面黄目青手乱频，邪风在胃丧其身。面黑目白命门败，困极八目死来侵。
面色忽然望之青，近之如黑卒难当。面青目白忧息气，待过十日定存云。
黄黑白色起入目，更兼口鼻有灾殃。面青目黄中时死，余候须看两目强。
目无精光齿断黑，面白目黑亦灾殃。口如鱼口不能合，气出不返命飞扬。
肩息直视及唇焦，面肿苍黑也难逃。妄言错乱及不语，尸臭无知寿不高。
人中尽满兼背青，三日须知命必倾。两颊颧赤人病久，口张气直命难停。
趺趾肿膝如斗大，十口须知难保守。项筋舒直定知殂，掌内无纹也不久。
唇青膝冷及遗尿，背躬饮食四日期。手足指甲皆青黑，能过八日定难医。
脊疼肿重反复难，此是骨绝五日看。体重溺赤时不止，肉绝六日便高判。

手足甲青呼骂多，筋绝九日定难过。发直如麻半日死，寻衣语死十知魔。

五脏察色病候歌

肝脏歌：面肿苍黑舌卷青，四肢力乏眼如盲，
泣出不止是肝绝，八日应当命必倾。

心脏歌：面黧肩息直视看，又兼掌肿没纹斑，
狂言乱语身闷热，一日之内到冥间。

脾脏歌：足趺肿满脉浮黄，泄痢不觉污衣裳，
肌肉粗涩兼唇反，一十二日内灾殃。

肺脏歌：口臭气出不复回，唇反无纹黑似煤，
皮毛焦干爪枯折，程途三日定知灾。

肾脏歌：面黑齿痛目如盲，自汗如水腰折频，
皮肉濡结发无泽，四日应当命不存。

●【校注】

［1］鱼口：喻张口如鱼嘴状。指喘息呼吸困难。

［2］逡（qūn）巡：顷刻；须臾。

●【评析】

脉象反映了正气和邪气双方的状况和趋势，大凡正气存，邪气衰，则病情向好，如正气虚而邪气盛，则病势加重，甚则死亡。此外，脉象结合面色，症状等，即四诊合参则判断病况更为准确。

●【原文】

伤寒生死脉歌

热病诊得脉洪浮，徒劳枉费用神功。汗后脉静当便瘥，喘热脉乱命应终。

阳毒形症歌（池氏曰：叔和独取仲景伤寒二毒[1]之说何也？二毒本然

危急，诚恐后学不辨阴阳二证，阴证误投阳证之药，阳证误投阴证之药而致夭亡。乃引《素问·阴阳大论》而作歌焉。）

阳毒健乱四肢烦，面赤生花作点斑，狂言妄语如神鬼，下痢频多喉不安，汗出遍身应大瘥，鱼口[2]开张命欲翻。有药不辜但与服，能过七日便能安。

阴毒形症[3]歌

阴毒伤寒身体重，背强眼痛不堪任，小肠刺痛口青黑，毒气冲心转不禁，四肢厥冷惟思吐，咽喉不利脉细沉。若能速灸脐轮下，六日看过见喜深。

【校注】

[1] 仲景伤寒二毒：张仲景《金匮要略·百合狐惑阴阳毒病脉证治》："阳毒之为病，面赤斑斑如锦文，咽喉痛，唾脓血。""阴毒之为病，面目青，身痛如被杖，咽喉痛。"以其面赤故称"阳毒"，面目青，故称"阴毒"。类似后世所称的温疫、温毒发斑。

[2] 鱼口：病名。见《外科正宗》卷三。因硬下疳引起的横痃破溃。又有因其疮口久久不敛，呈长形如鱼嘴之说。

[3] 形症：原无此二字。疑漏。

【评析】

外感热病见脉洪浮，是正气与邪气抗争之象，不必担忧。汗后邪去，当热退脉静病愈，如脉乱，发热，喘息，则病进不愈，甚则危重，需重视。阳毒、阴毒是感受疫毒所致的一种疾患，病势较盛，如能度过危重期，即正气得以战胜邪气，则预后较好。

【原文】

产难生死候歌

欲产之妇脉离经，沉细而沉也同名；夜半觉痛应分诞，来朝日午定知生。

又产难候歌

身重体寒热又频，舌下之脉黑复青；反舌上冷子当死，腹中须遣母归冥。

面赤舌青细寻看，母活子死定应难；唇口俱青沫又出，母子俱死总高判。

面青舌青沫出频，母死子活定知真；不信若能看应验，方知贤哲不虚陈。

新产生死候歌

新产之脉缓滑吉，实大弦急死来侵；若得沉重小者吉，忽若牢坚命不停。

寸口涩疾不调死，沉细附骨不绝生；审看此脉分明记，长须看此念心经。

妊娠伤寒歌

伤寒头痛连百节，气急冲心溺如血；上生斑点赤黑时，壮热不止致胎灭。

呕吐不止心烦热，腰背俱强胎痛裂；六七日来热腹中，小便不通大便结。

产后伤寒形脉歌

产后因得热病临，脉细四肢暖者生；脉大忽然肢逆冷，须知其死莫能停。

小儿生死脉候歌

小儿乳后辄呕逆，更兼脉乱无忧虑。弦急之时被气缠，脉缓即是不消乳；

紧数细快亦少苦，虚濡邪气惊风助。痢下宣肠急痛时，浮大之脉归泉路。

【评析】

本节专论产妇、婴儿常见病证。产妇感发热病，导致气血凝滞，正气受损，对母婴威胁甚大，歌诀提到的诸多危重证候，临床宜重视并及时防治。

二、伤寒六经病及治法方药歌诀

●【原文】

伤寒六经传变歌

伤寒一日二日间，发热头痛及恶寒，腰疼脉浮真可见，此脉从头连腰还。

无汗麻黄汤发散，有汗伤风桂枝单；大青龙汤表里实，此属太阳膀胱间。

伤寒二日三日内，目痛身热加一倍，鼻干不睡脉来长，此脉往来缓者是。

无汗恶寒用葛根，有汗桂枝汤一剂；便实恶寒大柴胡，此属阳明胃经内。

三日四日病转深，耳聋胸胁痛如针，寒热呕逆口干苦，此脉循胁络耳真。

强盛之脉真可见，小柴胡汤宜酌斟；似疟妇人血结类，此属少阳胆经寻。

病传四日及五日，腹痛咽干自温的，自利而渴脉微沉，脉布脾胃络咽嗌。

四逆理中治脏寒，腹满脉浮桂枝入；胸满痰多瓜[1]吐之，此属太阴脾经确。

伤寒五日六日来，多眠口燥舌干该，此脉络肺系舌本，指下脉沉贯肾来。

舌干须用小承气，不渴不干四逆瘥；汗出亡阳诸虚[2]属，此属少阴肾经排。

伤寒六日七日到，烦满囊缩脉微缓，筋急唇青四体疼，脉循阴气络肝道。

脉若不浮小建中，脉缓如疟各半[3]妙；囊缩阴毒承气加，此属厥阴肝经类。

伤寒六经正病（上伤寒首尾多只在一经，此一节令人知各经之病如此之样。）

太阳头痛，身热脊强；阳明目痛，鼻干不眠；少阳耳聋胁痛，寒热呕而口为之苦；太阴腹满自利，尺寸沉而津不到咽；少阴则舌干口燥；厥阴则烦满囊蜷[4]。一日二日可发表而散，三日四日宜和解而痊，五六日便实方可议下，七八日不愈，又复再传。日传二经名为两感，经传六日，应无一痊。

太阳无汗，麻黄为最，太阳有汗，桂枝可先。小柴胡为少阳之要领，大柴胡行阳明之秘坚。至三阴则难拘定法，或可温而或可下，宜数变以曲全生意，或可方而或可圆。

伤寒表里证

伤寒表证是如何？无汗恶寒身痛多，头项俱疼脉浮取，择方施剂汗之和，用十神汤主之。

伤寒里证腹心膨，不恶寒而恶热蒸，其脉数沉兼自汗，汗便秘少下之生，用大柴胡汤主之。

阳证阴证歌

阳证身热头疼痛，体痛咽干难卧动，或有谵语反循衣，脉息弦洪宜审用。

阴证身凉二便清，病初自汗少头疼，也无烦躁也无渴，脉息沉微自可明，用理中汤主之。

阳证似阴歌

阳证身凉冷四肢，小便赤少大便稀，心烦口燥脉沉数，白虎汤兼竹叶奇。

阴证似阳歌

阴证如阳面色红，小便清滑大便通，浑身微热沉迟脉，真武汤兼用理中。

阳厥

阳厥时时指爪温，心烦便秘口干论，脉来沉细中还疾，承气柴胡最可吞。

阴厥

阴厥身凉热不回，二便通滑不烦时，脉来沉伏知端的，三建汤兼四逆宜。

血症黄歌

发黄恰似烟熏色，小便自利大便黑，唇焦漱水血家黄，桃仁承气汤堪择。

湿症黄歌

发黄浑似橘皮明，小便不利大便行，湿热相蒸名曰疸，茵陈汤共五苓宜。

刚柔二痓[5]歌

原来痓病属膀胱，口噤如痫身反张，此是伤风感寒湿，故分两证有柔刚。

无汗为刚须易识，惟有葛根汤第一；有汗为柔见的端，桂枝葛根汤救急。

二痓皆宜续命汤，刚痓去桂用麻黄，柔痓去麻当用桂，只依此法最为良。

伤寒与四证相类歌

食积寒痰并脚气，更兼亦有患劳烦，要识四般相类证，不与伤寒一样看。

医伤寒至捷法

发热恶寒身体痛，脉浮无汗怎生医？十神汤与香苏散，有汗伤风用桂枝。

四五日来口舌干，发热身疼卧不安，先服人参败毒散，小柴胡汤在后番。

七八日来热在内，口干心烦腹胀汇，小便赤少大便难，大柴胡汤好通利。

发热口干大便泻，小便赤少心烦结，小柴胡汤兼五苓，加上黄连真一绝。

汗下之后病不解，依然热渴如见怪，解毒汤兼小柴胡，诸般热病皆无碍。

【校注】

[1] 瓜：指瓜蒂散。出《伤寒论·辨太阳病脉证并治（下）》。方由瓜蒂、赤小豆等药物组成，有涌吐痰涎，或食积的作用。

[2] 虚：原为“肤”，疑误。

[3] 各半：指桂枝麻黄各半汤。出《伤寒论·辨太阳病脉证并治（上）》。方由桂枝、芍药、生姜、甘草、麻黄、大枣、杏仁等药物组成。有发汗解肌作用。

[4] 蜷：原为“拳”，疑误。

[5] 痓：通“痉”。

【评析】

本节所论伤寒六经的传变与治法选方虽脱胎于《伤寒论》，但有不同，如太阳病除遵《伤寒论》无汗用麻黄汤，有汗用桂枝汤外，亦可用十神汤解表。阳明病症见发热汗出，腹胀满，大便闭，用大柴胡汤清解泻下。小柴胡汤和解清热为少阳之要领。病入三阴，虽以虚寒证为主，但亦有邪实证候，如太阴病如见有胸满痰多，可以瓜蒂散吐之；少阴病见有腑实证，宜用小承气汤；厥阴病症见寒热如疟，可用麻黄桂枝各半汤，如囊缩阴毒则用承气汤，变化诸多，故认为病至三阴则难拘定法，或可温而或可下，宜数变以曲全生意，或可方而或可圆。诚然，这是以阳气的存亡为前提，即阳气虚衰，治以回阳救逆，方以四逆汤为主，阳气来复，病邪化热，则以祛邪治之。

【原文】

治伤寒诸方

十神汤：治时令不正，瘟疫妄行，感冒发热，或欲出疹痘。此药不问阴阳、两感伤寒，并可服。

紫苏　甘草　陈皮　干葛　香附　升麻　川芎　麻黄　白芷　赤芍

上剉，一剂，生姜三片同煎至七分，热服，每服五钱。欲出汗，以被盖之。

如发热头痛，加细辛、石膏、葱白。胸膈膨胀，加枳实、桔梗。心腹胀满，加枳实、半夏。潮热，加黄芩、麦门冬。咳嗽喘急，加桑白皮、桔梗、半夏。大便秘结，加大黄、芒硝。呕吐，加藿香、半夏。泄泻，加白术、茯苓。疟疾，加草果、槟榔。痢疾，加枳壳、黄连；腹痛，加白芍。

香苏散：治四时伤寒，头痛发热恶寒。春月病寒用此方。

紫苏　陈皮　香附　甘草

上剉，一剂，水钟[1]半，姜三片、葱白三根同煎。空心[2]热服。或加陈壁土一块。

潮热，加人参、黄芩。咳嗽，加桔梗、五味子。头疼，加川芎、细辛、白芷。痢疾，加枳壳、黄连，去甘草。水泻即脾泄，加藿香、肉豆蔻。恶寒潮热，加桂枝、麻黄。身疼，加赤芍、官桂。心气痛，加玄胡索、乌药、茴香。久泻，加木香、诃子。疟疾，加槟榔、草果。胸膈痞满，加枳实、半夏。脚膝拘挛，加木瓜、槟榔、牛膝、羌活。潮热往来，加和正气散。呕逆，加丁香、干姜。腹痛，加赤芍、白术。

人参败毒散：治伤寒头痛壮热恶风，及风痰咳嗽，鼻塞声重；四时瘟疫热毒，头面肿痛；痢疾发热；诸般疮毒；小儿惊风，痘疹热毒等症。

柴胡　桔梗(去芦)　羌活　独活　茯苓　川芎　前胡　人参(去芦)　枳壳(麸炒)　甘草各等分　薄荷减半

上生姜三片同煎。不拘时服。加减于后。上方加荆芥、防风，名荆防败毒散。合消风散名消风败毒散。

伤寒头疼身痛，项强，壮热恶寒，口干，心中蕴热，加黄芩。伤寒汗后不解，亦宜服此。伤风鼻塞声重，咳嗽吐痰，加半夏、杏仁。四时瘟疫，众人病一般者，加干葛。一切火热之症，加连翘、栀子、枯芩、玄参、黄连、防风、贝母、天花粉、酒大黄、玄明粉。酒毒发热作渴，加干葛、黄连。疟疾，不问寒热先后，头疼身痛，加苍术、葛根、草果、槟榔。痢疾，不问赤白，身热不退，及时行疫痢，加黄连、陈仓米；噤口，加石莲肉、仓米；痢后手足痛，加木瓜、槟榔。头目眩晕系风热，加天麻、半夏。因感风寒，眼目肿痛，加防风、荆芥、归尾、赤芍，去参、苓。肠风下血，加黄连；酒毒下血，加黄连，同巴豆炒过，只用连，去豆不用。一切痈疽无名肿毒，发热头痛，加金银花、连翘、荆芥、防风。

小柴胡汤：治伤寒三四日，脉息弦急而数，寒热往来，胁痛口苦及胸膈满痛，小便不利，大便秘涩。

柴胡二钱　黄芩一钱　半夏七分　甘草五分　人参七分

上用生姜三片，枣一枚水煎服。

胸中烦而不呕，去人参、半夏，加瓜蒌实一枚。渴者，去半夏，更加参。胸满咽痛，加枳实、桔梗，名柴胡枳桔汤。胁痛，加芍药、石菖蒲，名柴胡芍药汤。胁腹痛，加枳壳、大黄，名柴胡饮子。无汗，加升麻、葛根，名柴胡升麻汤。咳嗽，加杏仁、五味子，名柴胡五味汤。汗下之后病不解，加黄连、黄柏、黄芩、栀子，名柴胡解毒汤。结胸，加瓜蒌子。发黄，加茵陈、黄柏。发黄有血证，加桃仁、当归。狂乱，加大黄、朴硝。衄血下血，加黄连。腹中痛，去黄芩，加芍药。胁下痞硬，去大枣，加牡蛎。心下惊悸，小便不利，去黄芩，加茯苓。不渴有微热，去参，加桂枝。

大柴胡汤：治伤寒十余日不解，表里热势更甚，而心下气郁，微烦；或发热汗出不解，心下痞硬，呕吐不利；或阳明病多汗；或少阴病下利清水，心下痛而口干；或太阴病腹满；或无表里证，但发热，七八日脉浮而数，脉在肌肉，实而滑数者，及两感诸症可微下者，双除表里之热；并阳明少阳合病，下利，日晡发热如疟，服之并效。

柴胡四钱　黄芩　芍药各二钱五分　半夏一钱　大黄二钱　枳实一钱五分

上生姜三片，大枣两枚水煎，温服。此方治伤寒内热里实，若身体疼痛，是表证未解，不可服之。

热极腹胀及结胸，加朴硝。发黄小便自利，大便黑，加桃仁、当归、桂枝。发黄小便不利，加茵陈、栀子、黄柏。

黄连解毒汤：治伤寒杂病燥热毒闷，干呕口燥，呻吟喘满，阳厥极深，蓄热内甚，世俗妄传为阴毒，及汗下吐后，寒凉诸药不能退其热势者；两感证同治。

黄连　黄柏　黄芩　栀子各一钱

上白水煎，或加柴胡、连翘各二钱。

腹满作痛，或欲作痢者，加生半夏三枚、厚朴二钱、茯苓一钱，用生姜三片煎，热服。名半夏黄连解毒汤、黄连清心汤。

麻黄汤：治伤寒头痛，发热恶寒，骨节疼痛，喘满无汗。

麻黄　杏仁　桂枝　甘草

上用水煎，温服，取汗。盖麻黄性热，惟冬及春兼病人素虚寒者乃可用正方。夏至之后，必发斑黄，须加知母半两、石膏一两、黄芩一分。

桂枝汤：治伤寒太阳经受病，头痛身疼，翕翕发热，或洒洒恶风。

桂枝　甘草　赤芍

上用姜三片，枣一枚煎至七分，温服，不拘时。

唯春初可依此方。春末夏至以前，加黄芩；夏至后，加石膏、知母、升麻。

若病人素虚寒者，不用加减，无汗休服。伤寒汗后身热，加人参。伤寒风湿身疼，脉浮虚涩，并漏风，加附子，名桂枝附子汤。伤风项背强或有汗不恶风，柔痓，加葛根，名桂枝葛根汤。夏至后，本方加杏仁、厚朴，名桂枝厚朴杏仁汤。服本方或不汗不解，胸满小便不利，去桂，加茯苓、白术，名茯苓白术汤。

白虎汤：治伤寒大汗后，表证已解；或吐下后邪未除，热结在里，心胸烦渴甚，欲饮水。

石膏　甘草　知母

上剉，一剂，入粳米三十余粒，煎至七分，温服。

如烦渴不止，加人参一钱。口燥烦渴，或发红斑，亦加人参，名化斑汤。如秋感热之疫疠，或阳明下后，大便不固，热不退者，或湿温证热不退而大便溏者，加苍术。若伤寒汗下后，自汗虚热不退，加苍术、人参，一服通神。无汗脉浮，表未解而阴气盛，虽渴不可服白虎汤，里有热者方可服。

竹叶石膏汤：治伤寒已经汗下，表里俱虚，津液枯竭，心烦发热，气逆欲吐，及诸虚烦热，并宜服。

人参一钱　半夏二钱　石膏二钱　甘草一钱　麦门冬（去心）一钱

上入青竹叶、生姜各五片，粳米百余粒，水煎，温服。

极热发狂，加知母，倍石膏。热呕加姜汁。

真武汤：治伤寒数日，已发热，腹痛头目昏沉，大便自利，小便或涩，或呕，或咳，或已经汗不解，仍复发热，心下动悸，头眩晕。皆由渴后饮水，停留中脘所致，此药并可治之。

芍药　茯苓　白术　附子

上加生姜五片，水煎，温服，不拘时。

咳嗽，加五味子、细辛、干姜。下利者，去芍药，加干姜。小便利者，去茯苓。呕者，去附子，加生姜。

调中汤：治秋夏之间暴寒折于脉热，热结于四肢，则壮热头疼；寒伤于胃，则下利或血或水，如脉数者，宜此下之。

大黄　葛根　黄芩　藁本　白术　芍药　桔梗　茯苓　甘草

三建汤：治厥阴。

天雄　川乌　附子

上用生姜十片，水煎服。

四逆汤：治伤寒自利，脉微欲绝，手足厥冷。

干姜一两五钱　甘草二两　附子（去皮尖）五钱

上白水煎，不拘时候，温服。

桃仁承气汤：治太阳病不解，热邪传里，热蓄膀胱，其人如狂，小水自利，大便黑，小腹满痛，身面目黄，谵语燥渴，为蓄血[3]证。脉沉有力，宜此下尽黑物则愈。如未服前血自下者，不必服此，其病欲愈已。

桃仁十个（去皮尖，研）　桂枝一钱　大黄三钱　朴硝一钱五分　甘草一钱

上剉，一剂，姜三片，水煎去渣，入芒硝再煎一沸，温服。血尽为度，未尽再服。

茵陈汤：治阳明里热极盛，烦渴热郁，留饮不散，以致湿热相搏，身发黄疸，但头汗出，身无汗，小便不利，渴饮水浆，身必发黄。宜本方合五苓散，以利大小便。

茵陈　大黄　山栀子

上用水二瓯[4]，慢火熬至一瓯，温服。以利为度，甚者再服。当下如烂鱼肠脓血胶膘等物，及小便黄赤。此剉，一大剂分作四服，调五苓散二钱，名曰茵陈五苓散。

升麻葛根汤：治大人及小儿时气瘟疫，头疼发热，及疮疹已发未发，疑似

之间，并宜服之。

升麻　葛根　芍药　甘草

上用水一钟，煎之七分，不拘时温服。

小续命汤：治言语謇涩，一切风痓。

麻黄　人参　黄芩　芍药　防己　甘草　川芎　肉桂各一两　防风五两五钱　附子（泡，去皮尖）**五钱　杏仁**（去皮尖，炒）**一两**

上用水二钟，生姜三片，煎至一钟，温服。柔痓自汗，去麻黄。

温胆汤：治伤寒病后气脉不和，食复劳复，病证如初。

半夏　枳实　橘红　茯苓　甘草　竹茹

上每用四钱，生姜五片，枣一枚煎，去渣，食前热服。

心胆虚怯，触事易惊，加麦门冬、柴胡、人参、桔梗。

【校注】

[1] 钟：同锺。指古代器名。即圆形壶，用以盛酒浆或粮食。

[2] 空心：指空腹。

[3] 蓄血：出自《伤寒论·辨阳明病脉证并治》："阳明证，其人喜忘者，必有蓄血。所以然者，本有久瘀血，故令喜忘。屎虽硬，大便反易，其色必黑者，宜抵当汤下之。"蓄血既指瘀血停积，又指在外感病过程中，因瘀热内结而引起的病证。

[4] 瓯：盆盂一类的瓦器；小盆。

【评析】

外感病初期，即太阳病阶段，治宜发汗解表，用麻黄汤，或桂枝汤，但何继充认为，盖麻黄性热，惟冬及春可用正方，夏至之后，须加知母、石膏、黄芩等药。桂枝汤亦然，唯春初可用，春末夏至以前，加黄芩；夏至后，加石膏、知母、升麻。但病人素虚寒者，均不用加减。正因为有虑药性温热，故对于四时伤寒，或时行温疫初起，常用香苏散、十神汤、人参败毒散、升麻葛根汤等方。以风邪为甚的病证，则用小续命汤。

【原文】

调理伤寒三十方法[1]

上伤寒更有外证，加减通圣散，方内随症用药。妇人证治皆然，唯孕妇三四月、七八月不用硝，其余月份用之无妨。小儿减剂服之。此中有古人治伤寒不传之妙，后之学者宜慎宝之。

第一　双解散[2]

防风通圣散合益元散[3]，一名通解散

防风通圣散：歌曰：防芎归芍大麻黄，薄荷芒硝半两强，芩梗石膏各一两，滑三草二连翘三，荆芥白术山栀子，二钱半重细消详。

上大黄、芒硝、麻黄三味对症旋入，自利去大黄、芒硝；自汗去麻黄。

益元散，又名天水散。

第二　大柴胡、凉膈、天水合服

第三　凉膈、小柴胡

第四　大柴胡合黄连解毒汤

第五　大柴胡合三一承气汤[4]

第六　承气合解毒汤

第七　瓜蒂散

第八　凉膈散

第九　益元散

风

第十　双解散

第十一　白虎汤

第十二　承气解毒汤

暑

第十三　白虎汤

第十四　五苓散合天水散

第十五　承气合解毒汤

第十六　白虎汤加苍术

第十七　凉膈散合解毒汤

第十八　解毒合承气汤

第十九　解毒、凉膈、天水

结胸

第二十　大陷胸汤丸

第二十一　小柴胡合小陷胸汤

第二十二　大承气汤

第二十三　解毒汤

发斑

第二十四　凉膈散加当归

发黄

第二十五　茵陈汤调五苓散

第二十六　茵陈合承气汤

烦心不眠

第二十七　栀子豆豉汤

第二十八　五苓散、空腹服[5]凉膈加枳壳、桔梗

刚柔二痓

第二十九　承气合解毒汤下之

汗后烦渴

第三十　凉膈减桂、五苓甘露益元汤

甘露饮亦桂苓白术散

上二十八方，如无大承气，第五三一承气代之，亦妙。通共三十九件药味，调理伤寒，曲尽其妙，百发百中，后之学者详辨脉症，审而用之，起沉疴于反掌，策奇功以活人，方知其术之妙也。

【校注】

[1] 调理伤寒三十方法：原无此句，据目录加。

[2] 双解散：出自《宣明论方》卷六方。方以益元散、防风通圣散各七两，每服三钱，加葱白五寸、盐豆豉五十粒、生姜三片同煎。有解表清热，表里双解的功效。

[3] 益元散：出自《宣明论方》卷十方。又名六一散、天水散、太白散。方以滑石六两，炙甘草一两，为细末，每服三钱。有清暑利湿功效。

[4] 三一承气汤：出自《宣明论方》卷六方。方以大黄、芒硝、厚朴、枳实各半两，甘草一两，为粗末，加生姜三片，水煎服。有通便泻火解毒功效。

[5] 服：原为"煎"。疑误。

【评析】

本节所列调理伤寒三十方法，是以方赅法，从所用方剂看，大多为《伤寒论》方，如大、小柴胡汤，大、小陷胸汤，白虎汤，承气汤，瓜蒂散，五苓散，茵陈蒿汤，栀子豉汤等。其次为《宣明论方》中的双解散，益元散等。还有《太平惠民和剂局方》的凉膈散，《外台秘要》中的黄连解毒汤等。所含的治法有表里双解，和解清热，泻火解毒，通里攻下，清暑利湿，利胆退黄，清热化斑，涌吐痰食等，总以祛邪为主。

【原文】

伤寒五脏受病歌

心病舌强笑面赤，烦躁掌热口干讝[1]，脐上动气[2]洪紧数，反得沉微命不全。

肝家面青目痛闭，筋急怒容脐左气，脉当弦急又兼长，浮涩短兮名不治。

脾家不食面皮黄，体重肢痛喜卧床，动气当脐脉缓大，弦长而紧是凶殃。

肺家面白带忧愁，吐衄寒温喘嗽求，脐右气兮沉细涩，大而牢者死根由。

肾家面黑爪甲青，耳闭足寒泄腹疼，脐下气兮脉沉滑，缓而大者死之形。

伤寒证治总略歌

发热憎寒体痛时，脉浮无汗怎生医，十神五积[3]香苏散，有汗伤风用桂枝。汗后依前病不除，三朝四日莫踌躇，或用参苏或败毒，加些凉剂病当舒。病转入里腹膨满，口干热盛小柴管。病若仍前热泄多，只用柴苓汤一碗。六日七日病转热，前后不通好水啜，或有乱语及循衣，大柴承气可通别。下后仍前病不休，黄连解毒免人忧。病后虚烦热已静，白虎竹叶石膏搜。阳厥还须用大柴，不然承气也通挨。阴厥四逆并真武，三建加之自忖裁。

胸痞停痰气闷时，可将瓜蒂吐之宜。怔忡水停微有喘，青龙十枣总堪题。阳毒发斑是如何，栀子大黄黑奴[4]科。咽喉肿痛还曾治，甘桔汤中也要过。膈痰冷气如何治？理中丸子君须记。去血还须抵当汤，噫气不绝旋覆辈。小便不通五苓宜，猪苓八正皆曰奇。大便不通蜜导法，硝黄服后熨其脐。热吐五苓半夏加，冷吐四逆茱萸佳。狐惑声嗄[5]人不晓，大黄牡蛎众皆夸。发黄栀子蘖皮同，退疸茵陈极有功。治䘌[6]桃仁犀角类，大黄甘遂解结胸。昏沉多睡葳蕤汤，烦躁无眠酸枣方。少阴自利白通美，脚气续命越婢当。柔痓桂枝加干葛，刚痓麻黄葛根活。阴证似阳四逆宜，阳证似阴白虎夺。食后劳复怎生医，枳实栀子内中追。阳易阴易如何治？烧裈鼠粪汤要知。吐蛔乌梅与理中，风湿黄芩术附通。腹中急痛如何治？桂枝加于大黄中。吐血解毒与三黄，筋惕肉瞤真武汤。肺实喘嗽青龙美，衄血不止茅花强。往来寒热成温疟，小柴胡汤还可托。咳逆皆因胃有寒，乳下艾灸羌附单。热深咳逆成阳逆，大小柴胡自可攀。此是医家入门法，更宜自己用心参。

【校注】

[1] 譫（zhán）：说梦话；病人呓语："如入梦寐中譫语。"

[2] 动气：指脐周的搏动。出自《难经·十六难》："假令得肝脉……其内证：脐左有动气，按之牢若痛。"心脉，其内证"脐上有动气，按之牢若痛。"脾脉，其内证"当脐有动气，按之牢若痛。"肺脉，其内证"脐右有动气，按之牢若痛。"肾脉，其内证"脐下有动气，按之牢若痛。"

［3］五积：指五积散。出《仙授理伤续断秘方》。方由白芷、川芎、炙甘草、茯苓、当归、肉桂、芍药、半夏、陈皮、枳壳、麻黄、苍术、桔梗、干姜、厚朴等药物组成。有调中顺气，祛风化痰功效。

［4］黑奴：指黑奴丸。6世何渊《伤寒海底眼》中有载，黑奴丸“治温疫。六七日不得汗，脉洪数，目赤身痛，热狂欲走，大渴引饮。或口噤不能言，昏沉欲绝，心口尚温，急以此丸灌之可救。兼治阳毒发斑。”方由麻黄、大黄、芒硝、黄芩、釜底煤、灶突墨、梁上尘、小麦奴（即小麦未熟时，不成麦，捻之成黑勃者）等药物组成。

［5］嗄（shà）：嗓音嘶哑。

［6］䘌（nì）：小虫。

【评析】

“伤寒五脏受病歌”中所述内容主要基于《难经·十六难》所论五脏疾病的脉与证。“伤寒证治总略歌”的内容主要根据《伤寒论》的证治，但有变化和增加，如发表有用十神汤、香苏散，汗后病未除，可用败毒散。病邪化热入里的治疗，据证增用黄连解毒汤、黑奴丸、八正散等汤方。亦有一些《金匮要略》中的汤方，如治疗烦躁不寐的酸枣仁汤，治水气身肿的越婢汤等。歌括基本涵盖了外感病从初起到终末的疾病演变与治疗方药。

【原文】

小承气汤：治伤寒潮热，讝语如有所见，大便六七日不通。是有燥粪结滞，此药主之。

枳实（去瓤，炒）**一枚　大黄**（去皮）**一两　厚朴**（去皮，姜制）**一两**

上每用五钱，水煎八分，温服。以利为度。

瓜蒂散：治伤寒四五日，病在胸膈，痰气紧满于上不得息者，当此吐之。

甜瓜蒂(炒黄)一两　赤小豆一两

上为末，每服一钱，豆豉汤调服。以吐为度。或入豉同煎，去渣服。亡血体虚者不可服。

小青龙汤：治伤寒表证不解，心下有水气，干呕发热，咳嗽微喘。又治肺经受寒，咳嗽喘急。

桂枝　麻黄　芍药　干姜各二钱　细辛一钱　甘草　五味子各五分　半夏一钱五分

上同煎。食后温服。

大青龙汤：治伤寒头疼发热，恶寒无汗，烦躁，六脉浮紧。

麻黄三钱　桂枝二钱　石膏四钱　甘草一钱　干姜　杏仁一钱五分

上用枣五枚，水煎八分，温服。取汗为度，不可过汗，恐亡阳。若汗多不止，急用温粉扑之。一服得汗，止后服。

九味羌活汤：不问伤风伤寒，头项脊强，四肢强痛，并四时感冒、疫疠等症。可通用此方。不犯三阳经禁解利之神方也。

羌活　防风各一钱五分　苍术　白芷　黄芩　生地各一钱二分　川芎一钱三分　细辛三分　甘草(炙)五分

上用生姜三片，葱白三根，大枣一枚水煎，热服取汗。如无汗，以热粥助之。

参苏饮：治外感风寒，头痛发热，咳嗽声重，涕唾稠粘。内因七情，痰塞壅胸，潮热等症。

人参　紫苏　前胡　半夏　干葛　茯苓　木香各七分五厘　陈皮　枳壳　桔梗各五分

上用生姜三片，枣二枚，水煎，热服。

肺热去参，加白术、黄芩。肺燥去橘、半，加瓜蒌、杏仁。久咳，加桑白皮、柴胡。鼻衄，加麦门冬、茅根、乌梅。心火盛，去木香，加黄芩、柴胡。呕逆吐，加砂仁、藿香。头痛，加川芎、细辛。脾泄，加莲肉、黄芪、白扁豆。本方去木香，加川芎，名十味芎苏散[1]。不问阴阳二证，并可服。神效。

增补散寒豆豉汤：治伤寒头疼发热，恶风怕寒，咳嗽鼻塞。此方神效[2]。

生姜一两　葱白十茎

上用好酒二大钟，煎至一钟，去渣，热服，以被盖取汗出即解。春秋依此方，若夏月姜、葱减半。冬月加黑豆二合同煎尤妙。服此忌荤五七日，更妙。

甘桔汤：治少阴咽痛。

桔梗　甘草

上用水煎至八分，服。

酸枣汤：治伤寒吐下后，心烦乏气，昼夜不眠。

酸枣　甘草　麦门冬　知母　茯苓　川芎　干姜

上用水一钟，煎至七分，温服。

增补发散饮：治伤寒仓卒。

葱白一把　豆豉二合　生姜二钱

上用水二三碗煎，去渣，热服，得汗即愈。

增补神仙粥：专治伤寒阴阳二证，初起发热作寒者。

葱七根　生姜七片（捣碎）　糯米一合

上用水三碗，煎至二碗，加好醋少许，乘热饮之，汗出即愈。如肚里饱胀不思饮食，此是伤寒，不宜服此。

【校注】

［1］加川芎，名十味芎苏散：此句原在增补散寒豆豉汤条后。疑误。

［2］增补散寒豆豉汤……此方神效：此句原在方药、煎煮法后。疑误。

【评析】

所列汤方多为上述“伤寒证治总略歌”中提及，然有所增补，多为简易验方。可参。

三、归类病证适用方药

风类

【原文】

中风之症类多般，偏枯[1]风痱[2]并风懿[3]，风痹[4]四者本同宗，中人心肝脾肾肺。半身不遂肉顽麻，不知人事昏沉睡，手足抽掣痰延壅，荣卫因虚所由致。治法顺气与疏风，乌药顺气当先试，小续命兼排风汤，甚者三生饮为最。

乌药顺气散：疏风顺气，治一切风气，四肢顽麻，骨节疼痛，瘫痪，言语謇涩。宜先服疏气。

乌药　川芎　麻黄　枳壳　橘红　干姜　白芷　甘草　桔梗　僵蚕(炒，去原嘴)

上用姜三片，枣一枚，水煎，温服。

憎寒壮热头疼，肢体倦怠，加葱白三寸。如阴积浮肿，合五积散。麻痹痛极，合三七散。二三年不能行者，合独活寄生汤。

增补加减：中风一身俱麻，加人参、白术、当归、川芎、麦门冬。久患左瘫右痪，去麻黄，加天麻、防风、羌活、半夏、南星、木香、当归。口眼㖞斜，加姜。虚汗，去麻黄，加黄芪。中风面目十指俱麻，乃气虚也，补中益气汤加木香、香附、羌活、防风、乌药。

小续命汤：治中风半身不遂，口眼㖞斜，手足战棹，语言謇涩。一切风痓，并宜治之。（方见治伤寒诸方）

排风汤：治中风五脏诸症狂言，亦治风毒脚气肿痛。

白术　当归　肉桂　川芎　杏仁　白鲜皮　防风　甘草　白芍药　独活　麻黄　白茯苓

上用姜五片，水煎，温服。

三生饮：治中风昏迷，痰涎壅塞，并口眼㖞斜，半身不遂，脉沉，无热者，可服之。

生南星一两　生川乌（去皮）　生附子（去皮）五钱　木香一钱五分

上用姜七片，水煎，温服。本方去川乌，名星附汤。

人参顺气散：治感头痛，鼻塞声重，一切中风，宜此疏风顺气。

人参　干姜　川芎　甘草　桔梗　厚朴　白术　陈皮　白芷　麻黄

上每用五钱，姜三片、枣一枚、薄荷叶水一钟，煎至七分，温服。一方去白术、人参，加僵蚕。如感风鼻塞，加葱白。简易方去厚朴、干姜，加枳壳、乌药，专用之通滞气。

顺风匀气散：治气虚中风，头痛。止泻去湿。

人参　天麻　木瓜　白术　白芷　乌药　沉香　紫苏　甘草　青皮

上剉，一剂，水姜三片、枣一枚同煎，服。

洗药：

荆芥散

荆芥　苦参　白芷　羌活　独活　黄柏　防风

上剉，一大剂煎汤，洗。

外应散：去风治五痹湿痛，发热散风。

羌活　独活　藁本　荆芥　苦参　防风　白芷　紫苏　藿香　大蓼[5]　杉木　川椒　樟叶　石楠皮

上加姜、葱水煎，洗。

八仙散：此御药院传方。

白芷　防风　荆芥　羌活　川芎　苦参　威灵仙　何首乌

上用椿、榆、槐、柳、桑条同煎汤，洗之效。

增补通关散：治中风痰厥，昏迷卒倒，不省人事，牙关紧闭，不通药饵，及小儿急慢惊风，痰迷欲绝。宜先用此吹鼻，取嚏为效。

牙皂(去皮弦)五钱　北细辛五钱　藜芦二钱

上为细末，入真麝香一分，罐贮封固。遇前症，以一匕[6]吹入鼻中，男左女右，候发嚏苏省，然后据其中某症，以某方治之。此救急之良方也。

增补灸法：治口眼㖞反，卒倒不能言语。以苇筒长五六寸，以一头安入耳中，四畔以面紧填塞之，勿令泄气，一头纳大豆一颗，并艾烧之令燃，灸七壮即差。如患右灸左，患左灸右。若眼反口噤，腹中刺痛，或卒死，灸阴囊下第一横理十四壮。若不能语者，灸第三指一百壮。

增补极效单方：治中风心烦恍惚，或腹绞痛，或绝而复苏。用灶中对锅心土一块，研烂，水调灌之，立效。

又方：治卒中风不语，以竹沥灌之愈，或用香油，或用生姜汁灌之，亦效。

余补前四单方，恐人有卒然中症，值村落无医，一时不能得药，可以采取，诚救急之良图也。

【校注】

[1] 偏枯：病证名。又名偏风，即半身不遂。症见一侧肢体上下偏废不用，或兼疼痛，久则患肢肌肉枯瘦。

[2] 风痱：病名。因中风而症见失音不语。

[3] 风懿：病名。又称风癔。因中风而症见猝然昏倒，不知人事，伴舌强不能言，喉中噫噫有声等症。属风中脏腑的范畴。

[4] 风痹：病名。又名行痹、筋痹。《素问·痹论》："风寒湿三气杂至，合而为痹也。其风气胜者为行痹。"一说风痹即痛风，《景岳全书·杂证谟》：

“风痹一证，即今人所谓痛风也。”

［5］大蓼：又名辣蓼、辣蓼草。为蓼科植物辣蓼或水蓼的全草。有温中化湿，散瘀止痛，解毒杀虫等功效。

［6］匕（bǐ）：勺、匙类取食物的用具。

【评析】

本节所论中风病证，包括内风、外风，中脏腑、中经络等多种病证，然均属本虚标实之证。治疗总以顺气、疏风为先，乌药顺气散、小续命汤为常用方剂。方后加减甚为重要，乃辨证施治要点。对于中风昏迷，偏瘫患者，可外用增补通关散，内服三生饮，或用灸法以醒脑回阳，并介绍简易单方供急救选用。对于风湿痹证，肢体活动障碍者，可配合外洗方治疗，以增疗效。

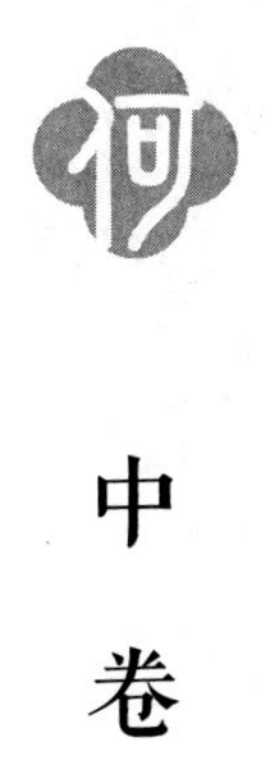

中卷

寒类

【原文】

中寒之病肾为根，肾气虚而寒易侵；气弱体虚调护失，乘凉卧地也伤人。四肢僵直俱厥冷，昏迷腹胀口失音；治法只宜温散药，五积理中经脏寻。

理中汤：治脏腑中寒，口噤失音，四肢僵直，腹冷疼泻。兼治胃脘寒冷气刺痛，加附子。

人参　白术　干姜　甘草各二钱五分

上剉，作一剂，水二钟煎至八分，去渣，温服。

增补加减法：如肾气动急，去白术，加肉桂二钱。如吐多者去白术，加生姜三钱。下多，倍白术、人参，添水煎。寒多，加干姜一钱五分。腹痛满下利，脉沉迟而微者，加炮附子二钱。伤冷中寒，脉弱气虚，变为阴疸[1]，加茵陈蒿二钱。霍乱转筋，加石膏五钱，火煅。

生料五积散：治中寒及感冒寒邪，头疼身痛，腹背拘急，恶寒呕吐腹痛；不问外感风寒，内伤生冷，寒湿生于经络，腰脚酸疼，妇人经脉不通，并宜治之。

白芍　陈皮　厚朴　甘草　桔梗　枳壳　川芎　白芷　茯苓　苍术　当归　半夏　肉桂　干姜　麻黄

上用水一钟半，姜三片、枣二枚、葱白二茎煎至七分，热服。胃寒，用煨姜。夹气加茱萸。调经催产，入艾、醋。寒湿脚气，加木瓜、槟榔、青藤[2]、穿山甲。

增补加减：浮肿，加五加皮、大腹皮。足成风痹，加羌活、独活、防风、防己。腰疼，加桃仁、麝香。小肠气疼，加茱萸、茴香。咳嗽，加杏仁、马兜铃、桑白皮。遍身疼，加乳香、没药、北细辛。难产，加麝香、肉桂。老人手足疼痛，加合顺元散[3]。手足风缓，加合乌药平气散。四肢湿痹，加乌药顺气散。

【校注】

［1］阴疸：病证名。又名阴瘅。亦即阴黄，症见一身面目发黄而晦暗，无热恶寒，脉迟而微。证属脾虚寒湿内蕴，肝胆失于疏利。

［2］青藤：即青风藤。又名清风藤、大风藤、寻风藤。为防己科植物青藤的茎藤。苦、辛，平。有祛风通络，除湿止痛作用。

［3］顺元散：出《三因极一病证方论》。方由乌头、附子、天南星、木香等药物组成。有温阳散寒，燥湿止痛作用。

【评析】

虚寒证的成因与肾虚体弱，起居失护等有关，临床多见脾胃虚寒而症现腹冷疼泻，治宜理中汤，或附子理中汤，方后加减可应对多种虚寒病证，可资参考。

暑类

【原文】

伏暑[1]做出百般病，人心胞络与胃应；胃气稍虚胃暑行，暑入牙口心主病。口渴心烦皆闷沉，或为吐泻热不定；四肢厥冷脉微虚，身体俱无头痛症。驱暑和中二事先，香薷五苓堪立应；常服六和汤最宜，外热内寒理中正。

香薷散：治伏暑引饮，口燥咽干，或吐或泻并治。

香薷一两　厚朴　白扁豆各三分　黄连

上四味，俱用姜汁拌炒令香，水煎，入酒少许。冷服乃效。姜能祛暑和中，惟气实者宜用。正方只三味，黄连外加者，名黄连香薷散。

增补论：若卒中昏冒倒仆，角弓反张，不省人事，手足或见搐搦，此为暑风[2]。不可什乱处之，当以本方加羌活治之。

增补加减：搐搦，加羌活。泄利，加白术、茯苓。脉虚弱，加人参、五味子、麦门冬。虚汗不止，加黄芪、白术。心烦，加栀子、黄连姜汁炒，调辰砂末服。胸胀，加枳壳、桔梗。夹痰，加南星、半夏。虚，加人参、黄芪。小便不利，加赤茯苓、滑石。呕吐，加藿香、陈皮、姜汁少许。渴加葛根、天花粉。

五苓散：治中暑烦渴，身热头疼，霍乱吐泻，小便赤少，心神恍惚。（方见集古汤散歌括[3]）

上方合香薷汤名薷苓汤。本方去桂名四苓散。心神恍惚加辰砂，名辰砂五苓散。发热，加竹叶、麦门冬。

理中汤：治夏月伏阴在内，暑家病者气脉俱虚，饮水过度，或服凉剂触动痰饮，呕吐不食，自利不渴。此则外热内[4]寒，感乎伤暑伏热之热，当用此治。（方见寒类）

六和汤：治伤暑霍乱吐泻，两脚转筋，四肢厥冷。

半夏　砂仁　人参　甘草　杏仁　扁豆　木瓜　藿香　香薷　厚朴　赤茯苓

上姜三片、枣一枚水煎，不拘时服。热渴泻，加黄连。

增补论：六和者，和其六腑也。脾胃者六腑之总司，故凡六腑不和之病，先调其脾胃，此知务之医也。香能治胃窍，故用藿、砂；辛能散逆气，故用半、杏；淡能利湿，故用茯苓；甘能调脾胃，故用扁、术；补可以去弱，则胃气复而诸疾平。此方凡夏月病人，霍乱转筋，呕吐泄泻，寒热交作，倦怠嗜卧，伏暑烦闷，小便赤涩，或利或渴，暑冲胎产等症，皆可用服。

增补救中暑法：夏月遇途中中暑热而猝死者，切不可用冷水灌沃及以凉物逼外，得冷便不可救矣。宜移至阴处，令仰卧地上，急取路上日晒热土，安死者脐上，作一窝，令众人溺尿于脐上土窝中，多溺无不活者。又取热土并大蒜同研化，水调，去渣，灌之。此法极效，仁人幸留心。

增补治暑方：浓煎灰蓼汁一碗，灌之，即活。

【校注】

［1］伏暑：病名。指发于深秋以至冬月的伏气温病。

［2］暑风：病证名。即中暑。一指中暑而兼昏迷、搐搦者。一指暑月身痒赤肿的病。

［3］方见集古汤散歌括：原为“方见前伤寒类”，然前只提到方名而无方药组成。

［4］内：原为“足”。疑误。

【评析】

暑病多发于夏月，然亦有伏暑而晚发，治疗总以祛暑和中为大法，香薷散、六和汤是为常用，可随症加减变化。如素体虚寒，或服凉太过，感受暑邪，可成内寒外热之证，宜用理中汤治之。

湿[1]类

【原文】

问君何以知中湿[1]，染于杳冥[2]不自识；非专雨水是湿根，天气地气汗气亦。中人身体觉沉重，骨肉酸麻行不疾；渐加浮肿及身黄，燥土渗湿汤可则。五苓除湿渗湿先，加减消详用五积。又有风湿腰膝疼，独活寄生汤可吃。

五苓散：利水除湿，止呕逆，治浮肿。加平胃散治湿常用。（方见集古汤散歌括）

平胃散：治湿常用。

苍术　陈皮　甘草　厚朴

上姜三片、枣一枚水煎。食前服。

除湿汤：治中湿通用。

苍术　白术　甘草　茯苓　干姜　橘红　丁香

上用姜五片、大枣一枚水煎。不拘时服。

五积散：治寒湿克于经络，腰脚酸疼，浑身麻痹；兼治损疼。（方见寒类）

独活寄生汤：治风湿腰腿疼酸，退寒热虚弱。

独活　当归　桑寄生　芍药　防风　牛膝　细辛　秦艽　熟地黄　人参　桂心　白茯苓　川芎　杜仲　甘草

上白水煎服。

增补外洗方：

木瓜　朴硝　金凤花[3]　柏子仁

上用煎汤洗浴，每日三次。

【校注】

[1] 湿：原为“温”。疑误。

[2] 杳（yǎo）冥：指极远之处；见不到踪影。

[3] 金凤花：为凤仙花科植物。甘，温。有祛风湿，活血解毒作用。

【评析】

湿邪虽幽远，但无孔不入，受之则身体筋骨沉重酸麻，甚则疼痛、活动不利。湿中于人，还可引起黄疸、浮肿等证候。治以祛湿化湿为主，平胃散、除湿汤是基本方，浮肿者合五苓散利水；风湿腰痛，正虚不足者，可用独活寄生汤。筋骨麻痹不仁者，还可配合外洗法。

疟类

● 【原文】

夏阳于暑秋发疟[1]，邪风正气相交作；又因饮食不调匀，生冷停痰寒热搏。先寒后热多有之，先热后寒亦有作；一日一发为易治，二日三日难捉摸。治法消暑与除痰，先服柴苓汤的确；次用截疟鬼哭丹，清脾饮是寻常药。

有先寒后热者，名曰寒疟；有先热后寒者，名曰温疟；有热而不寒者，名曰瘅疟。

柴苓散：治先寒后热，分阴阳，利小便。诸疟通治，此方为首。

柴胡　半夏　人参　黄芩　甘草　猪苓　泽泻　茯苓　肉桂　白术

上用姜五片，枣一枚，未发之先水煎服。

增补加减：无汗加麻黄；有汗加桂枝。寒多加桂枝；热多加黄芩。

鬼哭丹：截诸疟如神。

人参二钱　雄黄一钱　绿豆粉一钱

上为末，端午日用粽子捣为丸，如绿豆大，每服一丸，或二三丸。临发之日，空心面东，冷水吞服。

清脾饮：治诸疟不问先寒后热。此方通治。

青皮　厚朴　白术　半夏　草果　甘草　黄芩　柴胡　茯苓

上用姜五片水煎。不拘时，温服。

斩鬼丹：治邪疟。

芳山苍术一两　石菖蒲两　白砒五钱

上为末，用端午日粽为丸，分作一百丸，朱砂为衣，临发之日，未发先用一丸浸清茶一盏，次日早温服，渣不用，神效。

增补不二饮：治一切新旧寒热疟疾。一剂截住，神效。

常山一钱　槟榔(要一雄一雌，每重一钱者)　**知母一钱　贝母一钱**

上㕮片，用酒煎，不可过热，露一宿。临发日五更温服，神效。此药不可令妇人煎。小儿减剂，虚弱者勿服。

增补治疟单方：治疟久不断根者，一服立愈。

牛膝根一把，水三钟，煎至一钟，未发之先服一半，临发之时又服一半，（原缺五字）。

增补论：大凡久疟多属元气虚寒，但服补中益气汤，其病自愈。或气血俱虚而三日一发者，用十全大补治之。可收功。

【校注】

［1］夏阳于暑秋发疟：语出《素问·生气通天论》："是以春伤于风，邪气留连，乃为洞泄；夏伤于暑，秋为痎疟；秋伤于湿，上逆而咳，发为痿厥；冬伤于寒，春必温病。"

【评析】

疟邪侵人则患疟疾，据症状表现而有寒疟、温疟、瘅疟之分，或据发病间隔而有一日疟、二日疟、三日疟之别，治疗总以祛除疟邪为主，兼以扶正。柴苓散、清脾饮是为基本方，久疟正虚可用补中益气汤、十全大补汤等方。

痢类

【原文】

借问何故而成痢，盖因物积并气滞；物欲出时气不行，脾胃不和饮食致；夏日过食生冷多，及至秋来有如是。单白单红并赤白，医者只将三等则；单红主热单白冷，冷热不和兼赤白。红痢解毒兼香薷，枳壳棱莪三用得；参苓白术

加木香，久痢不止亦堪啜；我有神仙换骨丹，一服当先功莫测。

黄连解毒汤（方见治伤寒诸方）。

真人养脏汤：治大人小儿冷热不调，下痢赤白，或如脓血，里急后重，脐腹疼痛。如脱肛下坠，酒毒便血，亦宜治之。

人参　当归　肉桂（炒）　木香（生）　粟壳[1]（蜜炙）　白术（炒）　诃子（面裹，煨过）　肉豆蔻（亦面裹，煨）　白芍

上白水煎服。脏寒加附子。

增补论：此方治下痢日久，赤白已尽，虚寒脱肛者，此药主之。若大便燥结，努力脱肛者，则属热而非寒，此方不当服，服之则病益甚。

香连丸：治痢下赤白，脓血相杂，里急后重。

川连四两　吴茱萸二两（同连浸，炒令赤色，去茱萸不用）　木香一两

上为细末，以醋糊丸，如梧桐子大，每服二十五丸，清米汤送下，或香薷汤送下亦好。

增补加减：若不食，加石莲肉。

胃风汤：治赤白痢泄泻，虚弱腹痛。

人参　白术　茯苓　官桂　川芎　芍药　当归

上粟米[2]百粒同煎，服。

地榆汤：治血痢；冷气泄泻，皆可服。

地榆　粟壳　茯苓　甘草　芍药　当归　干姜　干葛

上白水煎服。下痢纯白及紫黑、肠滑不禁不可服。

参苓白术散：治久痢及脾胃虚弱，不进饮食，或泄泻呕吐，开胃助脾。

人参　茯苓　白术　扁豆　山药　莲肉　砂仁　桔梗　甘草　薏仁

噤口[3]多加石莲肉同为末，米汤调下。

神仙换骨丹[4]：治脏腑一切积滞。又（原缺三字）大便不通。

大戟 （缺二字） 芫花 甘遂 豆豉 杏仁 三棱 莪术 大黄 巴豆 石榴皮 五灵脂 乌梅肉

上各等分，为末，用醋调匀湿透，炒焦，醋糊为丸，绿豆大。每服九丸或十二三丸，量人大小，空心冷茶吞下。治诸痢，水肿，心气，疝气，肚内一切积滞，并皆治之，神效。

增补治泻痢经验良方：凡泻痢初起，勿便服药，恐不对症，受害不小。余补此方，乃百用百效者，万勿视为平易不服，而遽任庸术施剂，是自误矣。

上好细茶三钱 生姜（老者，切如麻米大）三钱

上用水二碗，煎至碗半，时时饮半酒盏，服尽。渣用水一碗，再煎浓饮，神效。重者再服姜、茶各五钱，煎服，无不效者。

增补治噤口痢方：治噤口米谷不下者，神效。

用石莲肉为末三钱，陈仓米饮调下，极效。呕加生姜汁三匙。

增补又方：治噤口痢。

土莲肉带皮并心，捣为细末，每用二钱，井花水调下，或三钱，日进二服，见效。

增补治痢方：治痢久不愈者，神效。

用白萝卜取汁一钟，蜜一钟，共煎滚，调匀温服，立止。

又方：用阴干陈久萝白花煎汤服之，止痢如神。

【校注】

[1] 粟壳：即罂粟壳。又名御米壳。酸、涩，平。有敛肺止咳，涩肠止痛作用。

［2］粟米：即小米。

［3］噤口：指噤口痢。痢疾而见饮食不进，食即吐出，或呕不能食者。常见于疫痢、湿热痢重症等病程中。

［4］神仙换骨丹:《疡医大全》卷二十七亦载有此方，主治寒湿痹证。方由大黄、白芷、槐花、川芎、防风、乳香、没药、木香、沉香、苍术、草乌、细辛、苦参、麝香、浮萍、麻黄等药物组成。

【评析】

痢疾是以腹痛，里急后重，下痢赤白脓血为主症的病证。多因外受湿热、疫毒之气，内伤饮食生冷，损及脾胃肠所致。本证初起治宜清热化湿解毒，兼以行气化瘀，可用黄连解毒汤、香连丸、白头翁汤等；久病伤正气，治宜健脾护胃为主，方如参苓白术散、胃风汤、真人养脏汤等。大凡泻痢初起，不可滥用收涩止泻，此与脾虚泄泻不同，如一时辨证不明，何继充出增补治泻痢经验良方，服之效佳，以避免误治恋邪。

咳嗽类

（咳者气动也，阳也；嗽者兼血也，阴也。）

【原文】

肺为华盖居上膈，只喜清虚嫌滞塞；七情四气有一触，发而为喘而为咳。肺气风寒嗽痰清，

其声清利无他说；肺实风热痰白稠，其声干燥多咽嗌。苏沉九宝治风寒，人参败毒除风热；四季参苏饮可兼，秋天金沸草奇绝；肺痿咯血甘桔汤，加上黄连真秘诀。

苏沉九宝汤：治老人小儿素有喘急，遇寒暄不常，发则连绵不已，咳嗽哮吼，夜不得睡。

紫苏　麻黄　杏仁　甘草　官桂　桑白皮　薄荷　陈皮　大腹皮

上用姜三片，乌梅半个煎至六分，温服。

人参败毒散：治伤风发热，咳嗽头痛。（方见治伤寒诸方）

参苏饮：治上焦有热，咳嗽声重。

人参　茯苓　甘草　桔梗　枳壳　半夏　前胡　陈皮　干葛　苏叶　木香

上用水一碗，姜三片、枣一枚煎至七分，温服。气盛者勿用服。

增补加减：若天寒感冒，咳嗽喘促声重，恶寒无汗，并加麻黄、杏仁、金沸草。若初感冒，肺有热，加杏仁、黄芩、桑皮、乌梅。肺寒加五味、干姜。胸满痰多加瓜蒌仁。气喘促加知母、贝母。咳嗽吐血加升麻、牡丹皮、生地黄。劳热咳嗽久不愈，加贝母、知母、麦门冬。见血加阿胶、生地黄、乌梅、赤芍、牡丹皮。吐血痰嗽，加四物汤，名茯苓补心汤。

金沸草汤：治肺经受风，头目昏痛，咳嗽声重，涕唾稠黏。及治时行寒疫，壮热恶风，并治之。

甘草　麻黄　旋覆花　前胡　荆芥　赤芍　半夏

上加姜、枣煎服。一方无麻黄，有赤茯苓。

【评析】

外邪侵人，最易袭肺而见咳嗽、痰喘等症，如证属风寒，可用苏沉九宝汤；风热则用人参败毒散；秋天凉燥犯肺，宜金沸草汤；体弱正虚者，可用参苏饮，扶正祛邪兼顾，并据辨证加减变化。

霍乱类

【原文】

霍乱[1]吐泄为何因？上吐下泻脚转筋；只缘胃气垂虚弱，饮食不调原是根；日间受热夜感冷，邪气正气浑不分；所以发而为吐泻。治疗随时要酌斟，藿香正气春冬用，五积严寒可救人，夏月藿苓为要领，六和秋月有神灵。

夏秋之间暄热，人腠理疏，感风温暑热之气而成此症。多有阴阳虚实不等，脉浮洪者可治，微迟气少不调者难治。

藿香正气散：治霍乱吐泻腹疼，春冬宜用。

藿香　白芷　茯苓　紫苏　厚朴　大腹皮　陈皮　甘草　半夏曲　桔梗

上㕮剂，加生姜三片、枣一枚同煎，热服。

增补加减：转筋加木瓜。腹痛加芍药。寒痛加官桂。冷甚加干姜。中暑加香薷、扁豆。口渴作泻加便不利，合五苓散。温热相搏，霍乱转筋，烦渴闷乱，合黄连香薷散。心腹绞痛加木香。若频欲登圊[2]不通利者，加枳壳。

增补论：有干霍乱[3]者，最难治，死在须臾，俗云搅肠痧。忽然心腹绞痛，手足厥冷，脉沉细或沉伏，欲吐不得吐，欲泻不得泻，急用盐汤探吐，及刺委中穴出血，可治。以理中汤加减，慎不可饮以米汤，补住邪气，便难治矣。须待吐泻后，可用清米饮补接元气。若吐泻不出，胸腹胀硬，面唇青，手足冷过肘膝，六脉伏绝，气喘急，舌短囊缩，如此，不治之证矣。

增补理中汤：治霍乱，心腹饱胀绞痛，不吐不泻，脉沉欲绝者。

藿香　苍术　厚朴　砂仁　香附　木香　枳壳　陈皮　甘草　干姜　官桂

上用生姜三片，水煎，磨木香调服。夏月干霍乱不得吐泻，胸腹绞痛，烦渴自汗，不可用姜、桂。心腹绞痛，面唇青，手足冷，脉伏欲绝，加附子、茴香，去苍术。

五积散：治浑身麻木，兼治损疼。（方见寒类）

藿苓汤[4]合五苓散：一法加木瓜；发热，加竹叶、麦门冬。

六和汤：治夏月饮食后六腑不和，霍乱转筋者，此方主之。（方见暑类）

增补治霍乱方：治霍乱吐泻。

用绿豆粉和白砂糖少许，饮之立愈。

增补又方：治干霍乱不得吐者。

用淡汤一碗，入皂角末三分，盐一撮，调服探吐之。切忌吃米汤，反助邪气。

增补阴阳汤：治吐泻。

用井水和百沸汤各半碗同服。神效。

增补灸法：治霍乱已死，腹中微有暖气者。

用食盐纳脐中令实，就盐上灸七壮，可苏。

【校注】

［1］霍乱：病名。出自《灵枢·五乱》。泛指突发剧烈吐泻，心腹绞痛的疾患。一指剧烈吐泻有传染性的病证。古代在霍乱病名下包括了今之霍乱、副霍乱、急性胃肠炎、嗜盐菌性胃肠炎、某些食物中毒等多种疾病。

［2］圊（qīng）：厕所。引申为排便。

［3］干霍乱：病名。俗称搅肠痧、斑痧、乌痧胀。指突然腹中绞痛，吐泻不得的病证，多伴有烦躁闷乱，甚则面色青惨，四肢厥冷，脉沉伏等症。乃邪气壅遏中焦，气机阻隔，阳气不得宣通所致。

［4］藿苓汤：出《伤寒全生集》卷二。方由藿香、白术、厚朴、陈皮、半夏、茯苓、白芷、桔梗、大腹皮、苏叶、甘草、泽泻、猪苓、官桂等药组成。

【评析】

霍乱多发生于夏秋季节，多因感受暑湿、寒湿等秽浊之气，及饮食不洁引起。由于吐泻剧烈，脾胃受伤，津液急剧丧失，阳气亦随之虚衰，危在旦夕，故需及时救治。轻证治宜燥湿化浊，方如藿香正气散、六和汤等；重证治当温补脾肾，回阳救逆，方如增补理中汤、附子理中汤等。干霍乱可用探吐法，亦可用玉枢丹、红灵丹等辟浊解秽，利气宣壅。并认为切忌吃米汤，反助邪气，令病难治。

水肿类

【原文】

水肿之病出乎脾，时医不识乱猜疑；肾水脾土两要固，脾土一亏水无围。泛滥逆流四肢去，使人浮肿黄光辉；风肿[1]气肿[2]并血肿[3]，阳水阴水也要知；风肿走注肢麻木，气肿随气消长之，血肿之病如何议？皮间赤缕血痕见；阳水身热阴水冷。利水和脾总治之，木香流气除三肿，甚者当先通利宜；阳水身热八正散，阴水身冷胃苓奇；水肿通用牛黄散，香平附子世间稀。

木香流气饮：治阴水不烦，大小便清利。

木香　厚朴　青皮　甘草　陈皮　香附子　肉桂　槟榔　大腹皮　草果　丁皮　苏叶　蓬术　藿叶　麦门冬　菖蒲　白芷　半夏　木通　人参　白术　木瓜　赤茯苓

上剉作剂，生姜三片、枣一枚水煎，不拘时热服。

八正散：利小便，去浮肿。

瞿麦　萹蓄　滑石　大黄　栀子　车前子　木通　甘草

上用水一碗，入灯心草同煎，食前服。

胃苓散（增补加减）：治水肿。

苍术（制）一钱五分　陈皮（去白）一钱　厚朴（姜制）八分　猪苓（去皮）　赤茯苓（去皮）　泽泻　白术（去芦）各一钱　大腹皮六分　神曲（炒）八分　甘草（炙）三分　山楂（去核）七分　香附（姜炒）六分　木瓜一钱　槟榔八分　砂仁七分

上剉一剂，水二碗，生姜三片、灯心一团煎至一碗，食远温服[4]。渣再煎服。

牛黄散：

黑牵牛　大黄末各二两　陈米饭锅焦一两

上为末，曲糊丸，如梧桐子大。常服四五十丸，淡姜汤下。欲通利加至百丸。

香平散：治水肿、气肿、血肿。

香附子　京三棱　黑牵牛　蓬莪术　干生姜

上为末，各等分，共二斤，入好平胃散末一斤，合和。每服二钱半，白汤、醋汤、姜汤皆可调服。用老米醋为丸亦好。

增补论：水肿，朝宽暮急是血虚；暮宽朝急是气虚；朝暮急气血俱虚。大便溏[5]水肿者，宜健脾去湿利水也，治以实脾饮[6]。水肿腹有积块，宜半消半补也，治以木香流气饮。水肿因气恼者，宜顺气也，以分心气饮。湿热作肿胀、滑泄者，宜清热除湿利水也，治以葶苈、木香。水肿元气壮盛者，宜消导也，治以三消丸[7]。大抵水肿皆因脾虚不能运化水谷，停于三焦，注于肌肉，渗于皮肤而发肿也，治用健脾利水，是为上策。

【校注】

[1] 风肿：病证名。出《灵枢·五变》。又称痛风肿，痛风身肿。《丹溪心法·水肿》："风肿者，皮粗，麻木不仁，走注疼痛。"

[2] 气肿：病证名。一指水肿以气滞为主者。《丹溪心法·水肿》："气肿者，皮厚，四肢瘦削，腹胁胀膨。"二指皮肤局部肿痛。《诸病源候论·气肿候》："气肿者，其状如痈，无头，虚肿，色不变，皮上急痛，手才着，便即痛，此风邪搏于气所生也。"

[3] 血肿：病证名。指水肿以血瘀为主者。《丹溪心法·水肿》："其皮间

有红缕赤痕者，此血肿也。”多因瘀血留滞，血化为水所致。

［4］食远温服：指服药与进食相隔一段时间。

［5］溏：原无此字。疑漏。

［6］实脾饮：出自《济生方》。方由厚朴、白术、木瓜、木香、草果、大腹子、附子、茯苓、干姜、甘草、生姜、大枣等药物组成。功能温阳健脾，行气利水。

［7］三消丸：明·龚廷贤《万病回春》有载，方由甘遂、木香、巴豆各一钱，研末为丸，实者每服二分，虚者每服半分。

【评析】

水肿可据症状，或病因分为风肿、气肿、血肿，或据证候的虚实分为阴水、阳水。然水肿的发生与肺、脾、肾三脏相关，其标在肺，其本在肾，其制在脾，如脾虚不能制水，则水湿壅盛，故何继充认为利水和脾是总治法。阳水实证可用八正散、牛黄散；阴水虚证可用木香流气饮、实脾饮、胃苓散；血肿瘀阻可用香平散。

宿食类

【原文】

宿食缘何不克消，只因体弱胃脾娇；最怕过飡[1]生冷食，或成积滞不停调。吞酸呕恶并噎噫，胸满气膈或热潮；或泻或利无比对，或有头疼等样乔。医治之法甚容易，审其虚实用药高；轻者三棱红丸子，重者麻黄等件交；虚寒脾积并感应，实热神芎黑圆调；但能依此数件药，不必他方把心操。

三棱丸：散气宽中，消积滞，除膨胀。

京三棱（细剉为末，酒三升，煮成膏）半斤　杏仁（去皮尖，炒）　萝卜子（炒）　干漆（炒）　青皮　神曲（炒）

上各二两，为末，入三棱膏内捣匀，丸如梧桐子大。每服三十丸，米汤送下。

红丸子：消食化气，兼治食积、疟。取积下热。

雄黄　川郁金各一两　巴豆（去油）十四个

上为末，醋煮，面糊丸如麻子大，每服五丸，加至七丸，热茶清下。里实用此。喉闭，以热茶清调灌。

脾积丸：治一切寒冷食积。

丁香　生木香　良姜（醋煮）　巴豆肉各半两　蓬术二两　三棱一两　皂荚（煅灰存性）二大个　青皮一两

上为末，入百草霜[2]三匙，面糊丸如麻子大，每服十丸至二十丸。脾积气，陈皮汤下。吐酸水，淡姜汤下。呕吐，藿香甘草汤下。小肠气，炒茴香汤下。妇人血气刺痛，淡醋汤下。小儿疳气[3]，使君子汤下。

感应丸：治停积宿物不能克化，有伤脾胃。

百草霜一两　杏仁（去皮尖，肥者）一百四十个　丁香一两五钱　木香一两五钱　肉豆蔻（去皮）二十个　川干姜（泡）三两　巴豆（去皮心膜油，研如粉）七十个

上除巴豆、百草霜、杏仁外，余四味为末，与前药三味同拌，研细。先将黄蜡六两融化，以重绵滤去渣，更以好酒一升于器内煮蜡，溶数沸倾出，候酒冷，其蜡浮结于上，取起秤用，春夏用油一两，秋冬用油一两半，熬令香熟，次下蜡四两同化，就锅内乘热拌和，煎药成锭，油纸包收旋丸。每服三十丸，姜汤送下。

神芎丸：治上焦积热，风痰壅滞，头目赤肿，或有疖疮，咽膈不利，大小便秘涩，一切风热。亦能磨酒食诸滞。

大黄　黄芩各三两　牵牛　滑石各四两　黄连　川芎　薄荷叶

上为末，滴水丸如梧桐子大。每服五十丸，温水送下。

黑丸子：治中脘有宿食不消，吞酸恶心，口吐清水，或心腹飧[4]泻。

百草霜三分　杏仁（去皮尖，研）三七个　巴豆（去壳）十个　半夏九个　砂仁三七个

上为末，面糊丸如黍米大。每服二十丸，或三十丸，姜汤送下。治痢加乌梅七个。

木香分气丸：宽中顺气，消导积滞。

甘草（炙）六两　木香（不见火）　甘松各一两　香附子一斤　蓬莪术八两

上为末，米糊为丸如梧桐子大。每服三十丸，姜汤，或橘皮汤送下。

增补治宿食方：治伤食伤米食。

用白面一盏，白酒面两丸，为末，炒过，滚水调服即效。

增补又方：治酒食饱。

用青皮（炒）二两　葛根一两　砂仁五钱共为末。每服一二钱，茶调服，不拘时。

增补又方：治食生冷伤脾。

用砂仁煎汤常服。

增补方：治中酒醉不醒。

用葛根捣烂，绞取汁一二盏与服，或以干葛煎水服亦可。

增补方：治食糍粽粿等多，停滞胸膈中，一块作痛塞闷。

用白酒曲一块，烧存性，为末，好酒调服。

增补方：治吃索面凉粉停滞作痛。

将杏仁二十个去皮尖，捣碎，滚白汤泡饮即消。

增补方：治食牛肉伤，成胀满。

用干稻草浓煎汤，服之立消。

增补方：治食犬肉不消，心下坚或胀，口干发热，妄语。

用杏仁去皮，水浓煎，去渣服。下肉为度。

增补方：治食肉伤，腹胀发热。

用山楂去核，用楂肉一两，水煮，先饮汤，后食山楂。

【校注】

［1］飡（cān）：同“餐”。

［2］百草霜：药名。出自《本草图经》。又名灶突墨。为杂草经燃烧后附于烟囱内的烟灰。辛，温。主含碳粒。有止血，止泻作用。

［3］疳气：疳，病证名。因脾胃运化失常而引起的慢性营养障碍性疾病。多见于5岁以内的儿童。症见面黄肌瘦，毛发稀黄，食欲反常，肚腹膨胀，大便失调等。疳气是疳证中病程较短，病情较轻的一种。

［4］飧（sūn）：熟食；简单的饭食；用水泡饭。

【评析】

脾胃虚弱，过食生冷，导致宿食停积，症见胸腹胀满，吞酸呕恶，治以消导散积为主。三棱丸，木香分气丸是为常用方，证属虚寒者，可用脾积丸，实热者用神芎丸。此外诸多简易可行的增补方，可用以消食积、酒毒、肉食伤。

妇女科

【原文】

妇人一科有专工，余病皆与男子同；独有胎前并产后，血崩经候滞难通。常使乌沉和气饮，逍遥散服最多功；四物汤中加减用，怀胎凉燥莫交逢。

妇人有病，加减与男子同。孕妇忌用南星、半夏、干姜、肉桂、滑石、硝黄大寒大热燥性之药。

乌陈汤：治产后诸疾。寻常亦可服。

乌药　陈皮　川芎　甘草　当归　香附　芍药

上用水煎，午前服。

和气散：治胎前产后诸疾。寻常亦可服。

紫苏　川芎　陈皮　甘草　厚朴　白茯苓　荆芥

上水煎，温服。有热加黄芩。

逍遥散：治发热经候不调，劳热咳嗽并宜服。

当归　芍药　白术　甘草　柴胡　赤茯苓　薄荷

上白水煎服，不拘时候。

四物汤：治虚损月水不调。常服调益荣卫，滋养血气。

当归　川芎　白芍药　熟地黄（酒蒸）

上用白水煎，空心服。

妊娠胎前产后腹多痛，及月事衍期，胎前不安，产后血块不散，或亡血过多，或恶露不下，腹痛等症并宜服之。经候不通，腹胀或痛，本方对[1]调胃承气汤服，名玉烛散。经后不调，心腹痛疼，只用芎、归二味，名君臣散。经事不行，腹中结块，加桂心、蓬术，名六合汤。赤白带下，脉沉微，腹痛或阴中痛，加桂、附子，名元戎六合汤。

增补加减：如经候先期者是血热，加黄连。过期来者是血虚，加人参、黄芪、白术。过期来色淡者，痰多，用芎归二味合二陈汤服。过期紫黑有块，血热也，必作痛，加香附、黄连。经水紫色成块，热也，加黄连、柴胡。肥人不及日数而多，血有热，加香附子、南星、半夏、黄连、白术。瘦人血枯经闭者，加桃仁、红花，或服越鞠丸。气充经脉，故月事频，并膝下多痛，加芍药。经水过多，加黄芩、白术。经水涩少，加葵花、红花。经水适来适断，或有寒热往来，宜先服小柴胡汤去寒热，后四物汤和之。经候将来作痛，血实气滞，加醋炒莪术、玄胡索、木香。夹热，加黄连、柴胡，或加桃仁、红花、香附。经行不止，加阿胶、地榆、荆芥穗。经行后作痛，气血俱虚，宜本方合四君子，即八珍汤。经水过多，淋沥不断，及妊娠调摄失宜，胎气不安，或损动漏血伤胎，加阿胶、艾叶、甘草，名胶艾汤。

二陈汤

半夏　橘红　陈皮　甘草　白茯苓

上用生姜、乌梅煎服。

越鞠丸：治诸郁。

桃仁　红花　抚芎　青黛　香附子

上为末，饭汤糊丸。每服五十丸，食前服。

增补治崩验方：治血崩。

用真京墨火烧烟尽，为末。服二钱，好酒调下。

增补又方：用柿饼烧灰，白热汤调下三钱。

增补又方：治漏不止。

用槐子烧成性，为末。空心，温热水送下三钱，立止。

增补治崩漏方：治崩漏如神。

童子发焙干，小桃红子不拘多少，共为细末，酒送下。

增补止带丸：治带下。神效。

当归（酒洗）　川芎　白术（去芦）　人参　山药　杜仲（姜汁酒炒，去丝）　香附（醋炒）　青黛　牡蛎　破故纸（酒炒）　椿根皮（酒炒）　续断各等分

上为细末，炼蜜为丸，梧桐子大。每服五十丸，空心清米汤吞下。夏月加黄柏；冬月加煨干姜少许。肥人加姜制半夏；瘦人加酒炒黄柏。

增补双白散：治白带如神。

石灰一两　白茯苓二两

上为末，水丸梧桐子大。每服三十丸。空心白水下。

增补又方：治赤白带下。

荞麦不拘多少，用鸡子清为丸。每服三五十丸。白汤送下，即愈。

增补安胎神效方：治妇人因争斗恼怒，或跌扑坠下，或劳力过度，为重物所压，损动胎气，腹痛下血气闷者，用此方极有验。

砂仁于熨斗内炒令透熟，去皮取仁，研为末。每服二钱，热酒调下。不饮酒者，煎艾汤加盐或米饮下。

增补产难方：治难产。

蝉蜕一钱，焙存性，为末，酒调下，即生。

增补救逆生方：治横生逆产，服诸药不下者，灸右足小趾尖头三炷艾如小麦大，即顺生。

增补下死胎方：治死胎不下。

麝香五分（另研）　官桂三钱为末，作一服，酒调下，须臾便下。

增补又方：治胎死腹中，疼痛不止。

鹿角烧灰存性，为末。每服三钱，温酒送下。

增补涌泉散：治乳汁不通，不问本妇虚盛皆可服。先用木梳频刮梳乳上，使乳房通透，后服此药有效。

穿山甲（炒黄色）　白僵蚕（炒）　肉豆蔻（面包煨熟）各四钱　皂角五钱　胡桃肉（去皮）四两　芝麻（炒）半斤

上为末，每服不拘多少，温酒下。

增补治吹乳[2]方：治吹乳仙方。

葱一大把，捣成饼，一指厚，摊乳上，用灰火一罐覆葱上，须臾汗出，肿痛立消。

增补又方：治吹乳硬肿，身发热憎寒，疼痛难忍，不进饮食，服此立效。

鹿角一两，炭火煅存性，研细，分作二服。先将末药五钱入锅，次下无灰酒[3]一碗，滚数沸，倒在碗内，乘热饮尽，汗出即安。

【校注】

[1] 对：合

[2] 吹乳：病名。出自《诸病源候论》卷四十。即乳痈之早期。

[3] 无灰酒：指不放石灰的酒。

【评析】

本节妇人病主要阐述了月经不调，带下，胎前，产后等疾患。月经不调治宜调益荣卫，滋养血气，四物汤为基础方，方后加减甚详，可随证治之。并认为经候不调，不仅治血，还当调气，方如逍遥散、越鞠丸是为常用。胎前、产后病亦注重气血双调，肝脾兼顾，主方乌陈汤、和气散，用药轻灵，安和母体与胎儿，并认为寻常亦可服，可见疏利气血，调和肝脾有益于妇人，亦是治疗妇科病的主旨。何继充诊治妇科病的指导思想对后辈影响较大，形成了何氏的诊治特色。

小儿科

【原文】

小儿医家另有科，一时要用不知何。惊风[1]发热并痰嗽，保命丹吞不可差，急慢二惊紫金锭，未出痘疹神异磨。吐泻腹疼宜助胃，唇口生疮化毒和，潮热抱龙惺惺散。呕吐烧针丸用多，诸疳芦荟皆通用，免教寻计苦搜罗。

按《全婴》等书云：小儿二岁以前，虎口第二指上寅卯关，有脉纹见者可验病状。男左女右，视之脉纹从寅关起，不至卯关者，病易治。若连于卯关者，有病难治。如寅连卯，卯侵辰者，十难救一。若脉纹小或短者，病易治

也。宜详细视之。

保命丹：治小儿一切惊风，发热痰嗽，并宜服之。

天麻一钱　防风　粉草　僵蚕（炒，去丝）　白附子　朱砂　郁金各一钱　薄荷　麝香少许　全蝎（去尾尖）一钱　青黛　南星　半夏（姜汁浸一日夜，挫碎）各二钱

上为末，炼蜜为丸如皂角子大。每服一丸，灯心、金银汤化下。

紫金锭：治小儿急、慢惊风，大有神效。

人参　茯苓　茯神　辰砂　山药　乳香　白术　赤石脂（醋火煅七次）

上为末，以糕一两为丸，金箔为衣。薄荷汤磨下。

神异丹：治小儿一切惊风，发热痰嗽，未出斑疹者。

全蝎（去尾尖）　天麻　薄荷　僵蚕（炒，去丝）　防风　干姜　半夏（制）　南星（制）　甘草　川升麻　荆芥穗　川芎各等分。

上为末，炼蜜丸如皂角子大，每服一丸，白汤下。

助胃膏：治小儿吐泻腹痛。

五苓散　平胃散各一两　肉豆蔻（纸包煨）三钱

上为末，炼蜜丸如鸡头实大，用米汤送下。

五福化毒丹：治唇口肿破生疮。

玄参（焙）　桔梗　茯苓各二两　人参半两　青黛一两　牙硝（另研）一两　甘草（焙）七钱　麝香一钱　金箔银箔各四十片

上为末，炼蜜丸如皂角子大，用薄荷汤送下。口臭以生地黄汁调下。

抱龙丸：治痰嗽惊风，时作潮热。

牛胆南星一两　天竹黄五钱　雄黄　辰砂各二钱五分　麝香一钱（另研）

上为末，炼蜜丸如芡实大，以薄荷汤送下。

惺惺散：治小儿变蒸[2]发热，咳嗽痰涎，鼻塞声重，相似伤寒者，此药宜服。

人参　白术　甘草　桔梗　茯苓　天花粉　白芍　细辛根一分

上㕮剂，姜一片、薄荷一叶煎服。

芦荟丸：治脾胃积热，遂成疳疾，宜服此药。

芦荟（另研）一钱　黄连（去须）　芜荑（去皮，先炒黄色）　龙胆草（上除芦荟，三味同煎）

上为末，饭饮丸如黍米大，随儿大小加减，空心米汤送下。

大芦荟丸：治诸疳。

芦荟　芜荑　木香　青黛　川黄连　槟榔各二钱五分　蝉蜕十四个　胡黄连二钱　麝香少许

上为末，以猪[3]胆汁浸糕作糊，丸如麻子大。每服三十丸，米汤送下

烧[4]针丸：治胸膈吐逆，下注泻不止者。

黄丹[5]　朱砂　白矾

上为末，以枣肉丸如大豆大。每服三四丸，戳针上，于灯焰上烧过，研烂，凉米泔调下。泻者食前服，吐者不拘时。又名朱砂丸。

金箔镇惊丸：治小儿心焦啼哭，烦闷，心热虚惊。

人参四钱　白茯苓（去皮）一两　甘草（炙）一钱　山药（薄切，晒干）一两　朱砂三钱　牙硝（炒过）一钱五分　片脑五厘　紫河车（乌豆煮过）三钱　麝香一分　金箔十二片

上为末，炼蜜成剂，每两作五十丸，以金箔、朱砂为衣。每服一丸，薄荷汤下。常服安心镇惊，散风凉膈。

增补治呕吐方：治呕吐不止。

白芝麻一合，酒半升同煮至三合，去芝麻，只服酒，大有应效。

【校注】

[1] 惊风：病名。即惊厥。以搐搦、掣颤、反张、引窜、直视或上视等为主症。多见于5岁以下儿童。病情变化快，多危及生命。古人将发病暴急，见有壮热、烦渴等热证者，称为急惊风；将发病缓慢，无热，抽搐时发时止，缓而无力者，称为慢惊风。

[2] 变蒸：指婴儿在成长过程中见有身热、汗出、脉乱等症，而无大病者。古代医家认为是小儿发育的自然现象。

[3] 猪：原为"雄"。疑误。

[4] 烧：原为"炼"。疑误。

[5] 黄丹：即铅丹。

【评析】

本节阐述了小儿常见病证的诊治，如惊风，发热，痰嗽，吐泻，疳证等。急惊风发热，痰嗽宜用保命丹、神异丹；慢惊脾虚者可用紫金锭、金箔镇惊丸；腹痛吐泻可用助胃膏；疳证可选芦荟丸、大芦荟丸等。

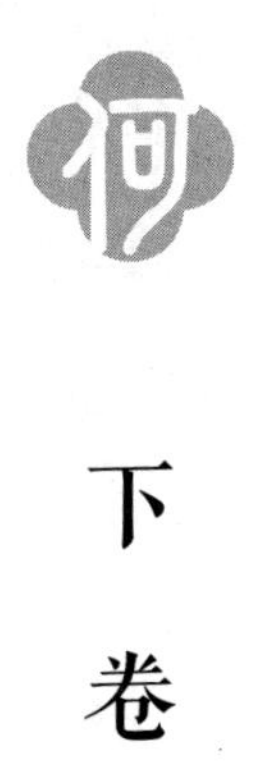

下卷

【原文】

增补用药口诀[1]：

虚人用补兼下气，壮人清热要理风。医疟利便消暑痰，病痢下气解毒工。胎前须用凉冷药，产后有热要带温。治肿还当清小便，化痰血惯须医风。治痫镇心清痰气，医血调血为上功。此是医家用药诀，后之学者须精通。

集古汤散歌括[2]：

麻黄汤中用桂枝，杏仁甘草四般施，发热恶寒身体痛，须知一服汗淋漓；**桂枝汤**内药三般，芍药甘草一处攒；若把两方相合服，方名**各半**治伤寒。

十神汤内紫苏多，甘草陈皮香附颗，干葛升麻并芍药，川芎白芷麻黄和。

香苏散内紫苏最，香附陈皮甘草是，本方只有药三般，加上麻黄芎芷贵。

大青龙汤桂麻黄，甘草杏仁石膏藏，枣子生姜煎热服，恶寒无汗用为良。

升麻葛根汤四味，攒上芍药甘草是，伤寒发热与头疼，汗出恶寒风热治。

人参败毒散桔梗，甘草川芎茯苓等，枳壳前胡羌独活，柴胡十味性凉令。

小柴胡汤只五般，半夏人参共处攒，更有黄芩与甘草，生姜枣子水同煎。

大柴胡汤用大黄，半夏枳壳共为良，更有黄芩赤芍药，姜枣煎来利大肠。

五苓散内用猪苓，白术茯苓泽泻停，肉桂[3]用之多与少，白水煎来止渴行。

四逆汤中姜一两，生附减半去皮尖，二两甘草水煎服，厥而下痢用之痊。

理中甘草用干姜，白术人参是泛常。若是内中加附子，更名**附子理中汤**。

小建中汤芍药三，生姜附子[4]一分参，更有桂枝一两半，胶饴大枣治虚寒。

瓜蒂散中赤小豆，二味匀平有传授，豆豉一合水同煎，吐去膈痰须此救。

小承气汤三件药，枳实大黄并厚朴，结胸谵语大便坚，每用五钱煎沸合。

大承气汤用朴硝，大黄等分不须饶，厚朴倍加并枳壳，通肠利便有功劳。

桃仁承气五般奇，甘草硝黄并桂枝，血症发黄并血竭，热泄乱语总相宜。

黄连解毒汤四味，黄柏黄芩栀子是，退黄解毒又除烦，血热便红皆可治。

白虎汤中用石膏，甘草知母本方抄，人参亦有加之用，热渴虚烦用米熬。

竹叶石膏汤用参，门冬半夏更加临，甘草生姜兼用米，虚烦自利热家寻。

真武汤中芍药魁，茯苓白术甘草[5]随，附子炮来加减用，生姜五片总相宜。

茵陈蒿汤[6]只一味，浓煎退疸去身黄，**栀子柏皮**兼可用，五苓加上又为良。
防风通圣将军芍，薄荷归芎草朴硝，栀翘芩梗并白术，麻黄荆芥滑石膏。
乌药顺气陈皮姜，枳壳僵蚕芎芷详，甘草麻黄桔梗入，中风先服最为良。
小续命汤防己桂，杏仁黄芩芍药配，甘草参芎与麻黄，附子防风一同对。
排风白术桂苓芎，杏芍甘麻与防风，独活当归白鲜佐，稀涎治搐最多功。
星香散内炮南星，更有木香生用灵；若是加添乌附子，方名改换号**三生**。
五积白芷陈皮朴，桔梗枳壳川芎芍，甘草茯苓苍术归，半夏桂姜麻黄着。
香薷散内药三般，厚朴相参扁豆攒，加上黄连为绝妙，和中祛暑最能安。
六和半夏缩砂仁，杏仁参草扁豆停，木瓜赤茯藿香叶，香薷厚朴治泻频。
渗湿汤中白术先，丁香苍术茯苓兼，甘草陈皮皆等分，干姜加上温皆痊。
除湿汤中用藿香，陈皮厚朴术名苍，白术茯苓并半夏，入些甘草在中央。
清脾汤里有柴胡，半夏黄芩草果咀，白术茯苓加厚朴，青皮甘草枣姜扶。
平胃散中四般药，苍术陈皮厚朴先，更加甘草调脾胃，生姜枣子一同煎。
真人养脏粟壳参，诃子当归肉蔻真，白术木香并芍药，干姜肉桂不须寻。
参苏饮内用陈皮，桔梗前胡半夏宜，干葛茯苓同甘草，木香枳壳总堪题。
苏沉九宝薄荷陈，麻桂桑苏与杏仁，大腹皮同甘草入，诸般咳嗽效如神。
金沸草散用麻黄，甘草芍药荆芥良，更有前胡并半夏，七般煎服用生姜。
桔梗汤中用防己，百合贝母瓜蒌子，甘草参归杏苡仁，桑白黄芩桔外使。
藿香正气用紫苏，大腹陈皮桔梗咀，甘草茯苓半夏曲，厚朴白芷姜枣扶。
八正车前与瞿麦，扁蓄滑石山栀仁，大黄木通与甘草，热淋逢之效若神。
木香流气藿苏茯，参术甘草槟瓜通，夏朴青丁陈大腹，蓬蒲桂芷香麦冬。
十全大补有人参，肉桂川芎地黄蒸，芍药茯苓并白术，黄芪甘草当归停。
黄芪建中有肉桂[7]，甘草芍药同此类，诸虚不足通用之，大生血气养荣卫。
分心气饮木通桂，赤芍茯苓半夏配，桑白大腹青陈皮，灯心羌活紫苏对。
手拈散用玄胡索，没药甘草五灵脂，每服三钱温酒下，心脾气痛总能医。
鸡舌香散有良姜，赤芍肉桂香附良，天麻乌药同甘草，入盐些少点煎汤。
川芎茶调散薄荷，白芷防风甘草和，更有细辛羌活等，荆芥同煎用者多。
如圣散中香白芷，川芎防风细辛使，雄黄草乌两头尖，热酒调之忌油腻。

消风散用荆芥参，甘草陈皮白茯苓，僵蚕芎䓖防风藿，蝉蜕厚朴羌活停。
独活寄生桑寄生，杜仲牛膝细辛参，秦艽茯苓桂芍草，地黄防风当归芎。
对金饮子先厚朴，苍术陈皮甘草撮，加上草果又为良，姜枣煎来调治疟。
七气汤中半夏多，桂心厚朴紫苏剉，芍药茯苓橘皮入，人参八味枣姜和。
洗肝散用薄荷叶，当归羌活山栀仁，大黄防风甘草等，川芎治眼效如神。
人参款花膏紫菀，桑白五味子同选，炼蜜丸如芡实大，细嚼姜汤食后吮。
消风百解荆芥芷，陈皮麻黄苍术比，甘草攒成姜葱煎，头痛发热咳嗽使。
款冬花散知母先，桑白麻黄阿胶黏，杏仁贝母并半夏，甘草㕮咀入姜煎。
补中益气黄芪参，甘草白术当归身，柴胡升麻陈皮伴，形劳虚损喘皆并。
升阳散火用升麻，葛根柴胡防风加，炙草人参羌独活，芍药生甘总堪夸。
五膈宽中青陈皮，丁香厚朴甘草咀，香附砂仁白豆蔻，木香八味总堪灵。
喉痹**拔萃桔梗汤**，甘草连翘薄荷凉，栀子黄芩通六味，更加竹叶又为良。
当归和血散槐花，青皮荆芥穗升麻，川芎白术地黄熟，肠澼温毒用之佳。
参苓白术薏苡仁，甘草莲肉山药停，桔梗扁豆砂仁共，枣煎虚热用之灵。
四物龙胆汤地黄，川芎芍药当归良，防风防己草龙胆，眼痛食后水煎尝。
局方**四七汤**理气，茯苓厚朴半夏多，紫苏叶同生姜煮，喘急兼将中脘和。
发明**半夏温肺汤**，细辛桂心旋覆花，甘草陈皮参桔梗，芍药茯苓赤者佳。
苏子降气汤半夏，甘草前胡肉桂咀，当归厚朴陈皮等，姜枣同煎痰喘舒。
独活散内用川芎，羌活荆防薄荷成，生地黄兼细辛使，煎来嗽咽治牙龈。
犀角升麻汤白芷，防风川芎白附子，甘草羌活与黄芩，风热牙痛皆可使。
洗心散用麻大黄，白术当归芍药良，荆芥穗同甘草等，薄荷加上水煎汤。
凉膈连翘栀子仁，大黄甘草朴硝芩，竹叶薄荷加蜜煮，诸般积热效如神。
清心莲子饮黄芩，甘草车前白茯苓，麦门地骨参芪使，下虚上盛治诸淋。
茯苓补心前胡参，紫苏半夏当归身，甘草陈皮川芎芍，地黄熟用姜枣臻。
延胡索散蓬莪术，当归酒浸共三棱，月水不调红花使，更兼童便酒浸行。
八珍散理顺阴阳，滋荣养血最为良，四物汤同四君子，一枚生枣用生姜。
四物承气加朴硝，此名**玉烛散**名标。凉膈添归同四物，名为**三和散**同条。
三分散用小柴胡，四物四君子同咀，产后伤寒并痢者，依方取效似神扶。

双和散桂甘草芍，黄芪参归熟地黄，姜枣煎来补气血，虚劳少力也堪尝。

升阳益胃参术芪，黄连夏茯草陈皮，泽泻防风羌独活，柴胡白术也堪题。

调中益气橘升麻，甘草柴胡苍术加，黄芪木香参八味，从前选用也堪夸。

炙甘草汤参阿胶，麦门生姜大枣饶，生地黄麻子仁桂，入些酒煮治虚劳。

绀珠正气天香汤，天台乌药与干姜，香附陈皮紫苏叶，妇人得此是奇方。

桂枝桃仁生胡黄，芍药甘草半中良，经脉不通绕脐痛，煎加姜枣莫商量。

益胃散姜黄泽泻，干姜砂仁益智仁，白蔻黄芪参厚朴，陈皮通用十分灵。

加减惺惺散苍术，荆防芎芷细辛羌，甘草当归天花粉，赤芍薄荷桔梗良。

益胃升阳当归身，参术苓芪曲炒陈，甘草升麻柴胡使，秋间服者去黄芩。

【校注】

[1] 增补用药口诀：原书目录为“药性总论”，此句合义，故目录据此改。

[2] 集古汤散歌括：原书目录为“诸品药性歌”，目录据此改。

[3] 肉桂:《伤寒论》中五苓散用桂枝，不用肉桂。

[4] 附子:《伤寒论》中小建中汤无附子，有甘草。

[5] 甘草:《伤寒论》中真武汤无甘草。

[6] 茵陈蒿汤:《伤寒论》中茵陈蒿汤由茵陈蒿、栀子、大黄组成。

[7] 肉桂:《金匮要略》中黄芪建中汤用桂枝，不用肉桂。

【评析】

增补用药口诀，可谓临证经验之秘诀，指导价值甚大。汤头歌括所集方子，大多在本书上、中卷中有提到，主治功效可参照前述。为使方剂名突显，故仅方名字加粗。下同。

【原文】

增补汤散诗括[1]：

九味羌活汤防风，黄芩白芷与川芎，苍术生地细辛草，煎法还用枣姜葱。

萆薢分清饮菖蒲，茯苓甘草天台乌，益智仁等盐煎服，通心气止精浊余。**人参顺气**芎甘梗，术芷陈皮枳壳等，麻黄乌药与白姜，一切风寒腰痛省。**三化汤**中有大黄，厚羌枳实四般详，风邪中脏如便闷，此药能来利大肠。防风牛膝炙甘草，四物加用杜仲炒，羌术参芪附枣姜，体虚风证斯方好（**大防风汤**）。**羌活冲和汤**稳重，黄芩苍术生黄共，防风羌细芷芎甘，四季伤寒俱可用。**柴胡双解饮**汤名，甘芍人柴芩半陈，胁痛耳聋寒热呕，少阳经腑此方传。**解肌汤**内芍甘羌，干葛柴胡桔梗方，白芷黄芩姜共枣，阴阳经病共煎尝。**疏邪实表汤**七般，芎芍羌风术甘桂，自汗伤风姜枣佐，伤寒无汗不宜吞。**六一汤**中芍药标，柴胡枳实大黄硝，黄芩厚朴同甘草，可代三汤功更高。**回阳救急**半甘入，熟附干姜肉桂苓，白术陈皮五味子，治寒直中在三阴。**阳毒**发斑狂吐血，升麻射干犀角屑，黄芩甘草共人参，六味同煎功效绝。**阴毒**生来病势危，升麻甘草及当归，蜀椒鳖甲雄黄桂，急急煎尝命可回。两感伤寒何药治？黄芩甘草黄连地，独羌二术与川芎，知母防风防己细（**两感羌活汤**）。**防己黄芪**白术甘，外加姜枣同水煎，脉浮身肿为风湿，一服须知风湿痊。**甘草附子汤**四样，桂枝白术同加上，小便不利服之宜，湿气风邪俱扫荡。和剂**七气**半甘草，人参肉[2]桂加姜枣，七情偏胜气峥嵘，斯药煎尝功不小。**加味二陈**白茯苓，陈皮半夏与栀仁，枳甘豆蔻芩苏桔，梅核之痰此药寻。**安胎**白术与条芩，熟地川芎归芍参，甘草砂仁苏叶橘，加姜煎服便和平。**固胎饮**即八物汤，去苓少加桑树羊，芩柏连参煎糯米，血虚阿胶旋化烊。**七宝饮**中药有七，常山厚朴青皮入，槟榔草果橘红甘，过宿冷吞除痰疟。细辛升藁芎风芷，甘草辛夷木通是，各用等分研细匀，茶清调服鼻流止（**辛夷散**）。**清魂散**用泽兰叶，人国[3]芎荆为细末，温酒童便调口吞，能除产后诸邪血。妇人产后血昏迷，黑豆蒲黄芍桂医，归地干甘为细末，童便和酒服无迟（**黑神散**）。**托里散**归天花粉，皂金芩芍连翘等，朴硝牡蛎大黄同，水酒煎消风毒尽。吐泻交行更不宁，四时伤寒与头疼，藿香正气加平胃，姜枣同煎不换金（**不换金正气散**）。**六郁汤**中半苍术，抚芎陈皮茯苓赤，砂仁香附甘草栀，九味药能解诸郁。中风内外并无形，羌独风艽二地芩，归芷芍芎辛术茯，石膏甘草并成勳（**大秦艽汤**）。伤寒无汗脉浮紧，芎芷羌升麻桂杏，甘草防风九味同，伤风自汗休煎饮（**升阳发表汤**）。病在脾经目体黄，甘栀芩枳朴茵将，生姜一片灯心六，用水煎来热服强（**茵陈大黄汤**）。**清暑益气**用黄柏，升麻二术陈青泽，人参甘草与黄芪，干葛川芎五味麦；温毒生斑烦呕时，葛根知母广陈皮。

【校注】

［1］增补汤散诗括：此标题原书目录为“诸品药性歌”，目录据此改。

［2］肉：原为“辣”。疑误。

［3］国：指甘草。因甘草有国老之称。

【评析】

本节为增补汤方歌括，亦为临床常用，可熟记供选。

何氏类纂集效方

明·何应时（继元）纂集

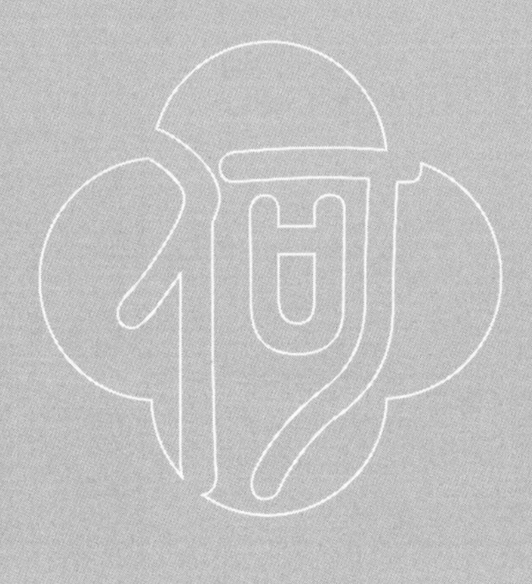

本书提要

本书作者何应时（继元），是何氏自南宋以来的第十三世世医。《镇江谱》说何应时："钟四世孙。字尔中，号继元。医寓丹阳。万历十八年庚寅生，清康熙二年癸卯卒（1590—1663）。"四世祖何钟，号晓谷，亦为名医。

本书有二卷，收录效方260首，其中自制方20首，分列二十五门，包括60余种病证，涉及内、外、妇、儿、口腔、五官等各科疾病。每首方剂详列药物组成、剂量、炮制方法以及煎服法，并阐明主治病证或症状。所集方剂的宗旨是悉皆恒用应验之方，或系古本今人未经试用及自制用之屡建奇功者，或友人家秘偶传试验之效方，且选方精炼，凡见之别集者，不复再赘。对于学习、捡用，十分方便快捷，尤可启迪和提供治法用方思路，不失为医者临证参考佳书。

校评说明

《何氏类纂集效方》二卷为清康熙十三年（1674）毓麟堂刊本。本次编撰对原著中存在的问题、舛误等作了修正，主要有如下几方面：

1. 目录与正文不合，包括标题、方名与次序等。作为标题的病证分类，在正文中均有“门”字，如“诸风门”、“诸气郁门”等，然目录中均无“门”字，从内容看，当有“门”，故从正文改。正文病证标题后时有附证，均用括号标注，然目录中均无附证，据正文补入。卷一中目录为“头部诸症”，正文为“头部总门”，今改为“头部诸症门”。卷二中目录为“眼疾”，正文为“眼门”，今改为“眼疾门”。

方名不合，则经查核后从正确者改，或取言简意赅者，如目录为“偏正头风立止痛方”，正文为“头风不拘偏正立刻止疼方”，从目录改。目录中有方名，正文中无，则删之。自制方在目录中时有漏标，据正文补之，以括号标注。目录与正文有方列次序不同，从正文改。

2. 书中有双排小字、眉批等，用括号标记，且字不加深。

3. 错别字、异体字直接改正，如柤→渣，礶→罐，耑→专，呪→咒等，不作校注。

4. 本书原书首列有参与校订的何应时子、侄、孙和门人姓名，如子何镇（培元），侄何金瑄（宗源），孙何衍（子长）、何濒（瞿涛），侄孙何如瀍（绎源），后学李沛（鸿涛）。今均删之，特列于此告示之。

序

昔炎帝赭鞭草木，以肇药说，盖验其性味之殊，合于民生疾苦而思所以用之，亦俾后世之按而用者可以之试效勿异也。嗣是品汇日繁，证类多门，家异传人，异术几于纷错而无定衡矣。余于颂说之暇，备观本草，上自本经，下追诸家，玩其品位。思岭南多毒，而金蛇、白药则可以疗毒；湖南多气，而姜、橘、茱萸则可以治气，诸如此类，难以缕举。大概前人之未备发者固多，而今人藉以取效者政不少，与其师心自用，而罔应何若问途已。

经者之为允当哉？此何氏之家传效方所为著也。何氏以轩岐世其业，其家先后诸君，阅病则无证不治，立方则无证不悉，或上宗先儒，或得自秘授，或自制验方，率皆屡用屡效，数见奇功。世世相传，汇编成帙，其所流传者不一代，而著述者不一人，何氏诸君诚苦心哉。己酉（1669）秋，培元[1]先生过余邑，出其《家传效方》，嘱余弟遴士，偕《济生》《本草》，概授之梓，其意不欲自秘其家学而公诸宇内也。凡习业者，按病可以用方，因方可以治症，即穷荒僻壤，医家所不及治者，一睹此方，无不可立起沉疴而登诸衽席，则是刻也，直以活千万人者，或百世人已。后学有能通变随宜，神而明之者，即以兹集为医学指南也。可余与何氏世交谱谊，故乐诵其美而为之序也。康熙十三年岁次甲寅（1674）清和之吉年家眷弟张金镜圣宣氏拜题

【校注】

[1] 培元：指何镇（1620—1674）。何应时之子，字龙符，号培元。业医。

目录

何氏类纂集效方

《集效方》凡见之别集者，不复再赘。兹集悉皆恒用应验之方，或系古本今人未经试用及自制用之则屡建奇功，或友人家秘偶传试验，俱汇编成帙，以公同志。

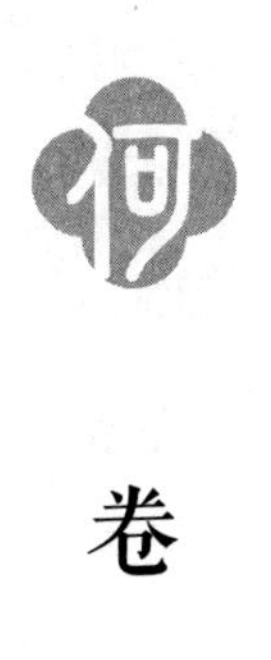

卷一

诸风门

● 【原文】

卒中之症，先用通关散吹入鼻中得嚏，人事略苏，然后进药。痰涎壅盛者，三生饮加全蝎，仍用养正丹以镇坠痰涎。一法，气盛者用星香散；气虚者用附香散，卒中始作，无不克效，此良法也。

通关散：

细辛　猪牙皂荚

上为极细末，每用少许吹鼻中，得嚏乃效。

《易简》三生饮：卒中昏迷，不知人事，口眼㖞斜，半身不遂，痰气上壅，咽喉作声，不问外感风寒内伤喜怒，或六脉沉伏，或指下浮盛，急宜服之；兼治痰厥，饮厥，及气虚眩晕，悉有神效。但口开手散、眼合遗尿、声如鼾睡、汗出如油皆不可治，服之无益。

南星一两　川乌去皮　附子各五钱　木香二钱

上㕮咀，每服半两，水二钟，生姜十片，煎六分，去渣温服。

星香散：治气盛人卒中。

南星半两　木香一钱

上一剂，水二钟，生姜七片，煎服。

附香散：治气虚人卒中。

生附子半两　木香一钱

胡麻散：诸风麻痹，或生疮疹。

胡麻[1]一斤　苦参一斤　荆芥一斤　甘草八两　何首乌一斤　威灵仙八两

上为细末，每服三钱，茶酒、滚汤任下，或用酒糊丸亦可。

羊痫风方：

藿香　厚朴　半夏　甘草　陈皮　白术　茯苓　香附子　乌药　天麻　僵蚕　防风

上一剂，水二钟，生姜三片，枣一枚，煎服。

又方：

赭石（炭火醋煅七次）二两　明矾三钱　雄黄一钱

上为细末，猪心血为丸。每服三钱。

抱胆丸：治男妇小儿风狂癫痫之疾，服之即沉睡，不可惊醒，惊醒则痴。

水银二钱　朱砂（飞）一钱　乳香五分　黑铅一钱五分

上先将铅溶化入水银，搅成砂，次入朱乳，乘热为丸，或研细用面糊丸，如芡实大。每服一丸，新汲无根水吞下。

琥珀寿星丸：心胆被惊，神不守舍，或痰迷心窍，恍惚健忘，风痫等症。

天南星（掘地坑，深二尺，用炭五斤，于坑内烧红，去炭净，用好酒一斤浇坑内，将南星即投内，用瓦盆盖好，泥封盆口，经一宿取出）一斤　琥珀（研如尘）四两　朱砂（飞细）一两，一半入末内，一半为衣

上各为极细末，猪心血三个，先和入药，再用姜汁打面糊为丸，如桐子大。每服五十丸，空心[2]，人参汤送下。

五痫通明丸：治羊痫风，一切风痫症。一料可治三人。

羊肝一具　肥牙皂（去筋皮，用水三碗，同羊肝煮干，去羊肝，将牙皂焙干为末）一斤　半夏（每个切四块）六两　箭头朱砂（同半夏炒黄色为度，去朱砂）一两五钱　南星（生用）二两　黑牵牛（微炒）二两

上俱为细末，生姜汁打糊为丸，朱砂为衣。每服六七十丸，食后，姜汤或酒下。忌鱼鸡母猪牛羊等肉。

牛黄清心丸：治中风大效。

南星（竹刀切十字，不可切开。用麻黄二两，白矾一两，姜汁二大碗，煮干为度，再用姜汁二碗，麻黄五钱，将南星入汁内浸，春三日，夏一日，秋五日，冬七日，取起，阴干，细切，炒黄色听用）**二两　半夏**（二两，切法如前。大皂角挫碎一两，米醋一碗，姜汁二碗，煮数沸，倾入盆内，又入米醋一碗，姜汁二碗，皂角末五钱，浸如前日期，晒干，入姜汁拌炒干透）**一两　僵蚕**（拣白直者六两，用米泔水洗净，去灰，晒干，再用占米[3]拌炒，米熟为度）**取净末一两　白附子**（产山东圆者佳，两头尖者不用，切片，净水洗净，浸一宿，换水二次，浸如前日期，晒干，麻黄二两，拌炒黄色，去麻黄不用）**二两　朱砂**（取明净有神者一两，研末，水飞极细，晒干）**取用五钱　远志**（八两，去骨，用麦冬一两，茯神一两拌炒，去麦冬、茯神不用）**取净末一两　全蝎**（五两，用水洗净，去头尾足，晒干，姜汁拌炒为末）**五钱生用，五钱须拣肚紧小者用　枣仁**（拣取净仁，微炒）**一两　琥珀四钱一分　珍珠五钱　天麻**（煨，切片）**一两　乳香**（炙，去油）**五钱　甘草**（末）**五钱　防风五钱　天竺黄**（拣明净者）**五钱　川乌**（去皮）**五钱　胡黄连五钱　角沉香五钱　人参五钱　大冰片一钱　明雄黄**（水飞）**五钱　真青黛二钱　乌犀角**（挫末）**二钱　白硼砂一钱　真牛黄三钱　青礞石**（四两，用火硝八两共研，入大银罐内，再用银罐合盖完口用盐泥封固，大火炼三炷香，取起，冷定，礞石如金色方好，以清水洗五七次，去灰，净为末，晒干）**取用八钱　龙齿**（四两，姜汁五两拌炒，晒干为末）**净用一两**

上各味，制过共为极细末，和匀一处，另用上好川蜜一斤四两入罐，封固重汤煮一炷香，蜜熟为度，取蜜为丸，捣千余下，每丸重八分，金箔为衣，用蜡套包固，勿令泄气。每用一丸，淡姜汤化下。

养正丹：方见头部诸症门

史国公酒药方：专治风疾，半身偏枯，手足拘挛，不堪行步。若饮一升，便手能梳头；服二升，足能屈伸有力；服三升，言语舒畅，行步如故；服四

升，肢体通暖，百节遂和，举步如飞，奇效如神。

防风（去芦，治四肢骨节疼痛，浑身拘急）**二两　秦艽**（去芦，治四肢拘急，言语謇涩）**二两　当归**（补血生血）**三两　萆薢**（酥炙，治骨节疼痛）**三两　羌活**（治风湿骨节疼痛）**三两　鳖甲**（九筋者佳，治瘫痪）**二两　川牛膝**（去芦，治手麻痹，腰膝疼痛，补精行血）**二两　虎胫骨**（酥炙，退骨节中毒，状筋骨）**二两　白术**（去芦）**二两　油松节**（捶碎，状筋节）**二两　杜仲**（姜汁拌炒，去丝）**三两　晚蚕砂**（沙黄色，治瘫痪百节不遂，皮肉顽麻）**三两　苍耳子**（捶碎，去风湿，骨节顽麻）**四两　枸杞子**（炒，治五脏风邪，补肝肾，明目）**五两　干茄根**（饭上蒸熟，治诸毒气，风湿在诸骨节，不能屈伸）**八两**

上㕮咀，盛布袋中，入大坛内，下好酒三十五斤，封口，浸十四日满，将坛入锅悬煮一时取起，入土内，埋三日，去火毒。每日清晨午后各服五七钟，大有补益，此酒衰年染患者尤宜。

【校注】

［1］胡麻：即黑脂麻，又名巨胜、黑芝麻，为胡麻科植物脂麻的黑色种子。有补肝肾、益精血、润肠作用，可治血虚风痹麻木等症。另有胡麻子，即亚麻子，为亚麻科植物亚麻的种子，有祛风解毒、润燥杀虫的作用，可治疮癣湿疹，皮肤瘙痒。

［2］空心：指空腹。

［3］占米：当指粘米。又称黍子、黏米，是一种粘性很大的米，糯米是粘米中的一种。

【评析】

诸风门所述病证有多种，如卒中，是指以卒然仆倒，昏不知人为主症的病证，可发生在多种疾病中，可急用通关散取嚏催醒；热闭者可用牛黄清心丸以清心开窍，熄风镇惊；虚脱者可用附香散理气温阳；痰气壅滞者用星香散。如为中风，口眼㖞斜，半身不遂，痰气上壅，治宜温阳豁痰，可用《易简》三生饮。如为诸风麻痹，或风热瘾疹，可用胡麻散以滋养祛风，清热燥湿。如为癫痫发作，可用羊痫风方、琥珀寿星丸、五痫通明丸等方祛风豁痰，镇惊止痉。如为风疾偏枯，痿痹，可用史国公酒药方祛风通络，补肾强筋。

头部诸症门

● 【原文】

湿痰上攻头眩方：

真广陈皮（细辛煎汤泡透，去白，晒干）一斤　大半夏（细辛煎汤煮透）一斤

上二味和匀，入去壳巴豆四十九粒，同用袋盛，木甑蒸一炷香，拣去巴豆，甘草熬浓汁，丸豌豆大。每服三十丸，食远[1]，滚汤送下。

白附子丸：治风痰上攻，头晕头疼。

全蝎（炒）五钱　白附子（炮）　天南星（炮）　半夏（姜矾同煮）　旋覆花　甘菊花　天麻（煨）　川芎　橘红　僵蚕（炒）　干生姜各一两

上为末，生姜汁煮面糊丸豌豆大。每服五十丸，食远，荆芥汤服。

养正丹：治气虚，火上冲逆，时时晕眩，或头疼作止不常。

朱砂（飞细）一两　硫磺（研）一两　水银一两　黑铅一两

上用铁盏一个，燃炭熔铅成汁，入水银，以柳条搅匀，下朱砂搅至不见星，取起，略停，方可下硫磺末，急搅成汁，如有焰起，以醋洒之，候冷取出，研细极末，煮糯米糊丸绿豆大。每服七分，盐汤、红枣汤任进，中气虚人，用人参汤进。

气虚耳聋方：

石菖蒲　人参　甘草　当归　木通　骨碎补（去毛）各三钱

上为细末，每服一钱，食后沸汤点服。外用猪牙皂角（细末）、石菖蒲（细末）丝绵裹塞耳中。

又方：

鼠胆加真麝香少许，和滴耳中。

又方：

生驴油和石菖蒲，丝绵裹塞耳中。

偏正头风立止痛方：

硫磺一钱　川椒（取红皮为末）三分

上二味，二物溶成小饼，左疼塞左鼻，清涕从右鼻中流出，右疼塞右鼻，正疼左右俱塞，清涕流尽立愈。

又方：偏正头风一服立愈。

何首乌三钱　土茯苓一两　天麻（煨）　当归　防风各二钱

上五味，水煎，作一剂服。

又方：不拘偏正头风俱效。

川芎　防风　蔓荆子各六分　当归　荆芥　黄芩各八分　半夏　柴胡　天麻各七分　细辛　独活　白芷　藁本各三分　羌活四分　石膏二钱　甘草二分

上㕮咀，水煎，食后服。

自制脑漏神效方（自制方）：

当归头五钱　辛夷仁三钱　羚羊角（研细）二钱　真川芎二钱　石青[2]（研细，水飞净）二分

上五味，为末，和匀，每服一钱，临卧温酒调服。

【校注】

［1］食远：指食远服。即离开正常进食时间较远时服药。

［2］石青：又名扁青。出《神农本草经》。为碳酸盐类矿物蓝铜矿的矿石。酸、咸，平，有小毒。有下痰破结，平肝镇惊，明目退翳作用。

【评析】

头部诸症门所列病证有：眩晕，因痰蒙清窍所致者可用湿痰上攻头眩方、白附子丸等方；气虚火逆所致者可用养正丹，但此方中药物多有毒性，宜慎

用。耳聋，可用气虚耳聋方，有益气、养血、通窍作用；外治法，如用鼠胆加真麝香少许，和滴耳中。头痛，治以祛风清热，养血止痛，用偏正头风方。鼻渊，治以清热祛风，活血通鼻窍，用自制脑漏神效方。

诸气郁门

［膈气、胃脘痛（俗误为心痛）］

【原文】

越鞠丸：治男妇气郁，胸膈痞闷，食后反饱，或膈间板痛，嗳气吞酸。

橘红　制半夏　香附（醋炒）**山栀**（酒炒黑）**苍术　神曲**（炒）**各一斤　砂仁　茯苓**（去皮）**紫苏子**（炒）**莱菔子**（炒）**抚芎　枳壳**（麸炒）**甘草**（炙）**各六两**

上药制成细末，水法成丸。每服百十丸，食远服，或临卧清茶、萝卜汤任下。

七红丸（家传秘方）**：治膈气，胃脘疼，诸气痛，噤口痢俱效。**

牛黄　狗宝[1] **麝香各一分五厘**（俱研细）**朱砂**（研细，飞过）**沉香**（研细）**各五分　赤石脂**（煅，研）**松香**（煮化，入冷水中浸过，又煮又浸各三次，研细）**各一钱**

上药各研为末和匀，煮红枣，去皮核，和丸，每粒重四厘。每服用三丸，五更时冷茶进，至天明方可吃热物。

治胃脘痛方：

乳燕粪（即小燕粪，不拘多少，阴阳瓦上焙黄脆，碾为细末）

每发时用滴火酒[2] **调下一分或半分，连进三服绝根。**

失笑散：治心气痛不可忍及小肠气痛。

蒲黄（炒）**五灵脂**（酒研，淘去沙土）**各等分**

上二味，先以醋调二钱，煎成膏，入水一盏煎，食前温服。

治九种心痛方：

蒲黄二钱五分　五灵脂（酒淘去砂石，炒）一钱四分　木通一钱　赤芍药　没药各一钱　延胡索　姜黄各一钱半

上㕮咀，水二钟，煎八分，入盐卤一滴，服之立止。

冲虚至宝丹：膈气痰火重者，不过十服。

广木香　沉香　狗宝各三钱　白硼砂三钱　雄黄（透明者）朱砂各一钱五分　鸦片一钱　冰片五分　麝香五分　牛黄一钱　金箔四十张

上为细极末，用射干四两，煎浓汁和丸，如稀加细蒲黄末同和，每丸重三分，金箔为衣。服时用雪梨一块，挖一孔，入丸一粒，临卧连丸噙化。

通畅黑神丸（自制方）：治气虚人腹痛，虚寒人腹痛，痰饮腹痛，男女皆效。

葫芦巴（酒淘净，焙香，研细）石菖蒲（研细）各四两　板皂角（炙，去皮、弦子，另研细）二两

上为细末和匀，神曲打糊丸豌豆大。每服一钱五分，滚汤进。

噎膈神方：语云：皮肉干枯者不治；大便如羊粪者不治；年老者不治。此方不在例论，悉能奏功。

川黄连（去毛净，细切，用水九碗，煎至六碗，又加水六碗，复煎至三碗，滤去渣，下赤金一锭重二两，纹银一锭重二两，浸汤内）二两　大田螺（五十个仰摆大盘内，以前黄连水挑点螺眼上，顷刻化成水，将螺水倾出，用绢滤过小半碗）萝卜籽（煎汁）韭菜汁　侧柏叶汁　梨汁　竹沥　童便各小半碗　人乳　羊乳　牛乳各一大碗

其煎法，将黄连汁同金银入田螺汁，煎至一碗半；次下萝卜汁，煎至一碗半；次下韭菜汁，煎至一碗半；次下柏叶汁，煎至一碗半；次下梨汁，煎至一碗半；次下竹沥，煎至一碗半；次下童便，煎至一碗半；将金银取起，下人乳煎至一碗；次下羊乳，煎至一碗；次下牛乳，微火煎至成膏，入瓷罐内，封

口，埋土内一夜，以去火毒。每用一茶匙，白滚汤下，极重者不过三服痊愈。如不能进汤水者，将前膏匙挑安舌上，随津咽下，遂进食，只可食粥一月，不可吃饭。

天香快气丸（自制方）：治痰饮类膈气、噎病者。

香附子（生用，研细）一两　石菖蒲　旋覆花　威灵仙各五钱　黑丑（头末）三钱

上为细末，皂角熬膏，丸绿豆大。每服七八分，食远，灯心汤进。

鼠膈神效方：鼠膈云者，人前竟不饮食，凡物食每于密地偷取食之，家人有见者，则畏而置焉，肌瘦面黄，服药鲜效。此证无论大小男妇常患之，盖以误食鼠残物中毒故也。服此奇验，此方未见经传，予偶得山中老人，故特记以公诸世。

十大功劳叶［一名鼠怕草，江南人每取树汁熬黐[3]（眉批：黐音痴，捕鸟雀者用之），其叶似蒲扇有五角，角尖有刺，取其叶置鼠穴旁，则鼠不敢出入，故名鼠怕草。取叶，铜锅焙干，研极细末）］每服一钱。

上一味，用酒下，早晚二服，半月痊愈。

治咽喉中有痰咯不出咽不下方：

橘红八分　贝母（去心）一钱　茯苓（去皮）八分　砂仁（焙碾）五分　香附子一钱　枳实（炒）八分　当归八分　桔梗（炒）六分　紫苏子（炒）玄参各[4]一钱　杏仁（炒）八分　甘草五分　瓜蒌仁一钱

上㕮咀，生姜三片为引，水煎服。

【校注】

［1］狗宝：为犬科动物狗的胃中结石。甘、苦、咸，平，有小毒。有降逆开结，消积解毒功效。

［2］火酒：即白酒。

[3] 黐（chī）：木胶，用细叶冬青茎部的内皮捣碎制成，可以粘住鸟毛，用以捕鸟。

[4] 各：原无此字。疑漏。

【评析】

诸气郁门所列病证主要有胃脘痛、噎膈等。由于胃脘痛疼痛部位在中上腹部，古称“心下”，故有误称为心痛。胃脘痛有寒热虚实之分，气滞热郁者可用越鞠丸，或家传秘方七红丸；如有瘀阻者可用失笑散、治九种心痛方；虚寒夹痰饮者可用自制通畅黑神丸。噎膈可用噎膈神方，其煎煮考究，颇有特色，具有清热解毒，滋养阴液的功效。此外，自制天香快气丸、治咽喉中有痰咯不出咽不下方有理气化痰作用，可用于治疗痰气交阻之胃脘痛、噎膈、梅核气等病证。至于鼠膈神效方所治鼠膈一证，似精神异常，或寄生虫病，或误食鼠残物中毒等，有待进一步考证。方中所用十大功劳叶，有清热补虚作用，对于饮食异常，肌瘦面黄者当有一定治疗效果。

火症门

【原文】

镇怯丸（自制方）：**治相火虚炎，厥逆冲突而上，或胀或疼，或有形或无形者皆效。**

代赭石（醋淬煅，不计遍数，以酥为度，研细，水飞）**五钱**　**旋覆花一两**　**杜仲**（盐酒炒至丝尽，另研细）**一两**　**荔枝核**（炒焦存性，另研细极）**一两**　**葫芦巴**（酒淘净，焙至香，另研）**一两**　**石菖蒲**（另研细）**五钱**　**青盐**（煅，另研）**五钱**

上为细末，以荔枝肉熬膏，丸豌豆大，沉香末为衣。每服百滚汤[1]进，人参汤亦可。

九制大黄丸：

锦文大黄（切成大厚片）二斤

第一次用贝母五两，天麻二两，同用酒拌匀，入木甑内蒸一柱定香，捡去叶，将大黄晒干。第二次陈皮、枳壳各五两，如前法蒸晒。第三次防风、羌活各二两，如前法蒸晒。第四次南星、半夏各一两，如前法蒸晒。第五次荆芥、细辛各五钱，如前法蒸晒。第六次天花粉、瓜蒌仁各一两，如前法蒸晒。第七次用黄连、黄芩各二两，如前法蒸晒。第八次干葛、甘草各一两，如前法蒸晒。第九次只用无灰酒拌蒸晒。

上只取大黄，晒燥，为末，粗者治遍身小火，细者治遍身大火，俱用蒸饼汤泡，为丸绿豆大。每服五六十丸，临卧清茶进，虚人用人参汤进。如劳碌，四肢困乏，头目昏晕，服之甚妙。

养正丹：诸逆上冲之气皆属于火，如头眩，呃逆，呕吐不已之症是也。此方咸能治之。方见头部诸症门。

法制玄明粉：《仙经》云：制玄明粉久服无病延年。其药无辛，性温，能除众疾，救急难危症，益精壮气，助阳镇阴，除心热烦躁并五脏宿滞癥结，明目，退膈上虚热，消肿毒疮疡。女人身若怀孕，长服安胎，所诞男女，永无疮肿疾痛。或食诸饮食中毒，并诸毒药解，先用白汤一钟，调服三钱，顿服之，诸毒自然立下。不拘男妇幼稚，不问四时冷热，食后冷热俱治。

用明净川皮硝十斤，水一斗，萝卜四斤，切片同煮烂为度，去萝卜，其硝水用细绢滤入瓷樽中，露一宿，次早另取瓷器，倾出浮水，块沉底者取起，复以萝卜片量入清水同煮，如前露澄，又次日取起。用防风二两，甘草二两，煎汤十碗，同玄明粉煮化，滤入瓷樽中，露一夜。次日将甘防汤倾出，同前二次萝卜汤煮一沸，露一夜，则汤内余硝俱澄，去汤取硝同前硝，风吹干，入罐叠实，安地炉上打火，其硝化成水，俟沸定，方用瓦片盖罐口，大火煅，约用炭十余斤，煅毕，冷一伏时[2]取出，以纸摊地上，用瓦盆覆一伏时，以去火气，晒干，每斤加入生、熟甘草末各一两和匀。

如无病，长服，每清晨茶酒任下一钱或八分，酌量加减。若遇壅热伤寒，头痛鼻塞，四肢不举，饮食不下，烦闷气胀，不论昼夜急疾，看病者年纪高下，用或加至半两，以葱汤化服。其药初服之时，每日空心茶酒任下三钱，食后良久，更下三钱。七日内常微泻利黄黑水及涎沫等，此乃搜除诸疾根源，甚勿畏而不食。七日后，渐觉腹脏温暖，诸效自臻。

按：制硝味甚咸，以萝卜解之，其性善降下，若遇头目之火，恐不能达上，故以防风导引上行，甘草和缓为佐，惧其寒凉，久服伤胃，故以火煅，则得阳长阴消之义，而无寒袭脾胃之伤也。

【校注】

［1］百滚汤：指沸腾、滚开的水。

［2］一伏时：一昼夜。

【评析】

火症门所述病证，或为相火虚炎，厥逆冲上，或为内有实火，心热烦躁，五脏宿滞癥结。治取补肾潜阳，降逆熄火，可用镇怯丸、养正丹；或泻火通结，清热除烦，可用九制大黄丸、法制玄明粉。

消渴门

【原文】

伏兔丸：三消通治，亦治白浊。

菟丝子（酒煮一日，杵成饼干）十两　北五味子七两　白茯苓（去皮）五两　石莲肉三两

上为细末，炼蜜丸桐子大。每服五六十丸，空心，米饭下。

黄连猪肚丸：

川黄连　广陈皮　茯神　天花粉各四两　知母　麦门冬（去心）各二两

一方加熟地黄四两，甘葛粉三两

上为细末，健猪肚一个治净，入药在内缝好，用甑蒸烂捣如泥，加炼蜜丸梧桐子大。每服五六十丸，人参汤下。

加减地黄丸：治消渴盛于夜者，大效。

熟地黄八两　干山药　山茱萸肉各四两　茯苓（去皮，三两，用人乳浸晒至六两）　牡丹皮三两　百药煎[1]三两　北五味子三两

上为细末，炼蜜丸桐子大。每服三四钱，空心，百滚汤下。

加减八味丸：治法同前。

即六味地黄丸全用，加厚肉桂一两，北五味子三两。

上为细末，炼蜜丸。服如前。

龙脑鸡苏丸：止烦渴，凉上膈，解酒毒，去邪热，胃热口淡，脾热口甜，胆热口苦。兼治咳嗽，唾吐衄血，血淋等症。

真龙脑薄荷（去梗净）一斤　麦门冬（去心）二两　粉甘草（生用）一两五钱　川黄连一两　黄芪（蜜炙）　新蒲黄　真阿胶　人参各二两五钱（俱细

末）**生地黄**（另作细末）**六两　木通　银柴胡**（将通、柴二味用水浸一日夜，绞汁，听用）**各二两，**

上药用好蜜二斤，先煎一二滚，即入生地黄末，不住手搅后入通柴汁熬成膏，火不可急，前末尽入，丸如豌豆大。每服二三十丸，麦冬汤、百滚汤俱可下。

秘方：

马兜铃　水芹　旋覆花　酱瓣草[2]（俱采鲜者，杵汁）**各半斤　薄荷**（净叶）**八两　五倍子**

上六味，捣作饼，盦[3]**七日出白毛，又采前四种，杵汁拌捣千余下，待干又拌汁捣如前，共四十九次，瓷器装收。每以半分入口，津液涌溢。**

【校注】

［1］百药煎：药名。出《本草蒙筌》。为五倍子与茶叶等经发酵制成的块状物。酸、甘，平，有润肺化痰，涩肠止泻，清热解毒的作用。

［2］酱瓣草：即马齿苋。又名安乐菜、酱瓣豆草等。酸、寒，有清热利湿，凉血解毒功效。

［3］盦（ān）：覆盖。亦指古代盛食物的器皿。

【评析】

消渴，指症见多饮、多食、多尿的疾病，分上、中、下消三种。病变脏腑以肺、胃、肾为主，证候有肺燥，胃热，肾虚等，然多夹杂。伏兔丸清上、益中、补肾而三消通治；中消可用黄连猪肚丸清胃养阴；下消可用加减地黄丸、加减八味丸益肾养阴；龙脑鸡苏丸清热、补虚兼施，又有秘方则以清肺凉血见长，可随证选用。

咳嗽门

（附哮、喘）

【原文】

秘方噙化丸：治久嗽不止。

熟地黄　真阿胶（蛤粉炒成珠）　五味子　贝母（去心）　杏仁（去皮尖，炒）　款冬（去梗）　甘草（去皮，炙）　人参各等分

上药为极细末，炼蜜为丸。每用少许噙化下。

滋阴清化丸：治咳嗽有痰，虚热口渴，夜多盗汗，诸虚劳症。

天门冬（去心晒燥）一斤　麦门冬（去心）　生地黄　熟地黄　知母（盐酒炒）各八两　茯苓（去皮）　山药　贝母（去心）　天花粉各四两　甘草（去皮尖）　五味子各三两

上为极细末，炼蜜丸弹子大。噙化，或作小丸，百沸汤吞下。

五汁膏：治虚怯咳嗽，血痰作喘。

天冬（去心）四两　麦冬（去心）二两　生地黄二两　贝母（去心）一两　牡丹皮一两　茯苓（去皮）八钱　阿胶（蛤粉炒成珠）一两　薄荷二两　乌犀角（镑）　羚羊角（镑）各五钱

上㕮咀，用水八碗，急火煎至三碗，去渣入梨汁、藕汁、白萝卜汁、甘蔗汁、人乳各五碗。再熬，以入水不散为度，再入白蜜一斤，重汤炖半日，听用。

治久嗽不已方：

五味子四钱　贝母（去心）五钱　杏仁（去皮尖，炒）一两　款冬花八钱　天冬（去心）一两　瓜蒌仁五钱　葱白七茎　川椒每岁一粒　苏梗一两

上为细末，猪肺一具治净，擦药末令匀，荷叶包好，瓦罐内煮熟。五更时作一次食，以薄烧酒蘸食尽，另饮陈甜酒少许，安卧至晓。

治肺痈神方：

陈仓米（做饭）半升，入陈芥卤半碗，煮数沸。食数顿即愈。芥卤要极淡，留过多年者。

治暴失音方：

猪板脂油二斤，熬，去渣，入白蜜一斤，熬成膏，不时挑服，善能润肺。

太极丹：

好五倍子打碎，去虫，煮白元米汤，如下酱法，干则再添元米汤，晒至如面筋状，或切薄片，或研细为丸。每用少许，安口中生津止渴宁嗽。

治虚损痰血方：

北五味子　人参各五钱　生地黄　熟地黄　天门冬（去心）　枸杞子各一两　乌梅五枚

上为极细末，炼蜜丸弹子大。五更时噙化，待津唾满口咽下丹田，如此二十余口，每日如此，六十日诸病立已。

治年久哮喘方（自制方）：

皂荚（蜜炙，去皮弦及子，净，细末）二两　明矾一两　杏仁（炒，净）一两　紫菀二两　桑皮（蜜炒）二两　炙甘草二两　制半夏二两　石菖蒲二两　白牵牛（头末）一两　胆南星一两五钱

上为细末，百部熬膏，丸绿豆大。每服六七十丸，食远，滚汤下。

【评析】

本节所述咳嗽多为久嗽正气虚损之证。如肺有痰热，气阴亏虚，可用秘方

噙化丸、滋阴清化丸，兼有血痰者，用五汁膏；如正虚甚，痰热轻者，可用治虚损痰血方。自制治年久哮喘方有化痰降逆平喘之功，可用于哮喘发作痰鸣气逆者。至于治肺痈神方可资参考。

痰饮门

【原文】

清气化痰丸：消食化痰，理脾舒郁，宽中止嗽。

天南星　半夏（共一处，用生姜二两，明矾二两，皂角二大条，同煮至内无白心为度，去生姜，皂荚）**各四两　陈皮　青皮　香附子　紫苏子　山楂　麦芽　神曲**（炒）**茯苓　杏仁**（去皮尖，炒）**白芥子各一两**

上为细末，竹沥二碗，生姜汁半钟煮陈米糊为丸。每服一钱五分，食远，茶汤任下。

又方：上焦痰火壅甚，或喘或咳，烦热口渴，胸膈痞闷。

天南星（皂角、明矾、生姜同煮透，去姜、皂）**三两　半夏**（汤泡）**五两　川黄连**（酒炒）**黄芩各五两　瓜蒌仁六两　茯苓四两　枳实**（麸炒）**六两　杏仁**（去皮尖，炒）**四两　陈皮六两　甘草二两**

上为细末，姜汁煮面糊丸豌豆大。每服百丸，食远，滚汤下。

利膈化痰丸：痰火上炎，胸膈迷闷，呕吐烦躁，头眩咳嗽。

南星（汤泡，煨）**半夏**（姜、矾、皂荚煮透，去姜、皂）**香附**（童便浸）**蛤粉**（煅，另研）**瓜蒌仁　贝母各一两五钱**

上为细末，用杏仁去皮尖一两，猪牙皂荚十四枚，水一碗半煮干，去牙皂，将杏仁擂成泥，和生姜汁泡蒸饼丸绿豆大，青黛为衣。每五十丸，滚汤下。

海石驱痰丸（肖田叔祖方）**：专治顽痰老痰。**

五倍子五钱　海石一两　天南星五钱　半夏一两（先以南星、半夏为末，姜汁和成饼，春夏盦三日，秋冬盦七日，晒干，研末，黄熟瓜蒌七个，连皮瓤子共刣[1]细极，和前末捣匀做成饼，铺黄蒿上，再以黄蒿盖盦七日，晒干为末）**黄芩**（酒炒）**黄连**（姜汁炒）**香附**（童便炒）**白术**（炒）**各四钱　枳实**（去瓤，麸炒）**陈皮　甘草**（炒）**茯苓**（去皮）**明矾**（飞）**一钱**

上为细末，淡姜汤和丸。每服三四十丸，临卧白汤下。

玉芝丸：男妇小儿失心志，丧胆魄，癫狂中风，痰盛风毒，脚气游走，疼痛头风，胸膈痞闷，心嘈，腹中痞块，呕吐痰涎，怔忡惊悸，短气，目赤涩疼，喘嗽头眩，腮颌肿胀，走气痰壅，久患心痛下连小腹，五噎五膈等症。服此大便如胶，小便红赤，是其验也。

大黄（酒浸，晒干）五两　礞石（如法煅、飞过）二两　南星（明矾五钱化水浸透，晒干）　半夏（皂角水浸透，晒干）各二两　枳壳（去瓤，麸炒）一两　风化硝（用牛胆灌风化者）五钱　黄芩（酒炒）五钱

上为细末，神曲打糊为丸。每服百十丸，白滚汤下。

神仙住喘丸：

黑牵牛（头末）一两　明矾三钱　皂荚（另研）四钱　广木香三钱　人参一钱

上为细末，烧白萝卜绞汁和匀，丸梧桐子大。每服二十丸，临卧百滚汤下，间数日一服，痰甚者十服即愈。

澄源固本丸（自制方）：

制半夏　广橘红　荔枝核（打碎，炒焦，另研细）各二两　葫芦巴（酒淘，晒燥，焙，另研细）二两　旋覆花（另研细末）二两五钱　代赭石（煅，醋焠不计遍数，以酥为度，飞，取细）二两　吴茱萸（制）五钱　（眉批：吴茱萸以盐汤泡七次，去其苦水）

上为细末，荔枝膏和丸。每服二钱，滚汤下。

法制玄明粉：方见火症门。

【校注】

[1] 刣（diàn）：意斫（zhuó），用刀砍。

【评析】

痰饮在肺胃者，可用清气化痰丸、利膈化痰丸以燥湿化痰利气；如痰火甚可仿“又方”，加入黄连、黄芩；如气虚痰喘，可用神仙住喘丸。对于顽痰、老痰，并夹有邪热风毒者，可用海石驱痰丸、玉芝丸以清热燥湿豁痰。阳虚痰气上逆者可用自制澄源固本丸。

痞块门

（瘕痃癖等症）

● 【原文】

清凉化痞膏：治痞积气块，身热，口内生疳，用狗皮摊贴，每个重七钱。三日止热，觉腹中微痛，十日大便下脓血，其块渐消。忌生冷腥荤诸发物，百日痊愈。

真麻油二斤四两　黄丹（飞过，炒紫色）一斤二两　秦艽　三棱　莪术　黄柏　当归各五钱　大黄三钱　全蝎十四枚　穿山甲十四片　蜈蚣五条　木鳖子七个

上除黄丹一味，余俱入油内浸两日，煎黄色，滤去渣，再上火熬，略冷，下丹搅匀，又以文火熬，槐柳条不住手搅，至黑烟起，滴水不散，离火，方下阿魏一两、乳香五钱、没药五钱、风化硝三钱，候略冷，倾入瓷器收贮，方下真麝香一钱，搅匀。若贴马刀[1]、瘰疬加琥珀（另研细末）一钱。用时汤中炖化，摊贴。

妇人血瘕效方：

鸽子一只白者尤佳，将鸽子用水闷死，去毛皮并腹脏，入刘寄奴、皮硝、威灵仙各五钱于鸽肚内，下砂锅煮熟。去药食鸽，以尽为度，三次痊愈。

倒仓法[2]：治痞块癥瘕如神。法见补益门。

● 【校注】

[1] 马刀：病名。出自《灵枢·经脉》："缺盆中肿痛，腋下肿，马刀侠瘿。"一指瘰疬，其形长如马刀者称之。一指马刀疮，《疡科准绳》卷三："又有马刀疮，亦生于项腋之间，有类瘰疬，但初起其状类马刀，赤色如火烧烙极痛，此疮甚猛，宜急治之。"

［2］倒仓法：出自《丹溪心法·论倒仓法九十六》。是一种通过服用牛肉汤剂致患者吐、利，以倾去胃肠积旧，起到推陈致新、扶虚补损作用的疗法。

【评析】

本门所述病证包括瘕、痃、癖等痞块，以及马刀、瘰疬等证，治疗有取外治法，用清凉化痞膏摊贴患处，以收清热解毒，活血软坚散结作用；或用倒仓法以推陈致新。妇人血瘕效方有活血散结作用，可用于瘀血内滞等病证。

补益门

【原文】

秋石丹：专补肾水，治虚痨等证。

真秋石[1]十两　白茯苓（去皮）　莲肉（去心）各四两　干山药四两　小茴香二两

上为细末，酒糊丸梧桐子大。空心米汤下。若女人服，加川芎三两，生地黄二两，熟地黄四两，用红枣肉为丸。空心米饮下。

玄兔固本丸：

枸杞子八两　怀生地黄（酒洗，打扁，晒燥）　怀熟地黄　天门冬（去心）　麦门冬（去心）　莲肉（去心）　人参各四两　菟丝子（酒煮烂，杵成饼，晒干）八两　山药　茯苓各六两

上为细末，炼蜜丸梧桐子大。每服百十丸，空心淡盐汤下。

五云宫秘授固真丹：此方倭国修合进贡。御赞曰：还精大补，助其阳，益气调中补肾堂。善治五劳筋骨健，能滋至宝养中黄，七情伤损依然疗，百脉调和大有良，补下温中清上热，此是神仙第一方。

菟丝饼一斤　当归（酒洗）八两　生地黄（酒洗）　山药　枸杞子　莲肉（去心）　知母（酒炒）　黄柏（酒炒）　五味子　肉苁蓉（酒洗，去鳞及心中膜）各十两　茯苓（去皮）　杜仲（酥炙，以丝绝为度）各四两　远志（甘草煮，去心，焙）二两　真秋石二两　沉香（不可见火，另研细末）一两

上为细极末，牛脊髓和炼蜜丸梧桐子大。每服五七十丸，空心温酒下。

猪肚丸：昔一太监羸瘦至极，一僧授以此方，服之久久，左手挈物八十斤，右手提水一担，奇效。

白茯苓（去皮，人乳浸，晒干）　甘草（酒炒）　牛膝（去芦，酒洗）　当

归（酒洗）　**白芍药**（酒炒）　**干山药**（姜汁浸，晒干）**各八两**　**赤白何首乌**（连皮打碎，红枣二斤，雄黑豆二升，滚汤泡开，一层豆枣，一层首乌，铺木甑内，砂锅蒸，从巳至未，好酒八斤，陆续洒完，枣留和药）**各五斤**

上为细末，健猪肚三个，治净，砂锅内煮烂和枣肉，捣二千余杵。每服八九十丸，空心滚汤下。

一醉乌：

童男童女发（洗极洁，瓦瓶装实，外以盐水和泥封固，煅赤，冷一夜）**一斤**　**赤白何首乌**（如前法蒸、晒，取干者）**各二两**　**天冬**（去心）　**麦冬**（去心）　**怀生地黄**（酒洗，打扁，晒燥）　**怀熟地黄**（不用市卖者，自买生地黄，酒蒸黑）　**京墨**（煅，令烟尽）　**赤白茯苓**（去皮，飞，去筋）**各二两**　**天麻**（煨透）**二两**　**赤石脂**（酒煅）　**大茴香**　**人参**　**金雀花**（酒浸，晒干）　**穿山甲**（酥炙脆）**各一两**　**砂仁**　**川椒**（去目，焙）　**两头尖**（去皮）　**乳香**（灯心同研）　**北细辛**（去土）**各五钱**

上各为细末，择甲辰日午时，合用炼蜜丸桐子大。咒曰：返老还童，天地齐生，发白返黑，齿落还生，急急如律令。每服三钱，空心酒下。

保生丹：固精止梦遗，神效。

枸杞子（盐酒浸，晒干）**八两**　**熟地黄**　**柏子仁**　**莲蕊各四两**　**菟丝子**（不用市鬻者，自买生者，纯酒煮熟）　**芡实各四两**　**龙骨**（煅）**二两**

上为细末，金樱膏一碗，再加炼蜜六两，丸桐子大。每服百丸，空心温酒下，久服固精不泄，如欲泄，饮车前子汤半杯即泄。

大造丸：治诸虚百损，骨蒸劳热。

紫河车（首胎者妙，如不可得，即壮年无病妇人生者亦妙，洗去筋中紫血沥干，入小口瓦瓶内，花椒一钱，酒半杯，竹箬扎口，重汤煮一日，去花椒）**一具**　**怀庆大生地黄**（加砂仁六钱，茯苓一两，砂锅煮一日，去砂仁、茯苓）**四两**　**天门冬**（去心）　**杜仲**（酥炙，去丝）**各二两**　**牛膝**（去芦）　**当归**（酒

洗）人参（去芦）五味子　麦冬各一两五钱　败龟板（酒浸三日，刮净并去肋，酥炙，另研细极）三两

妇人去龟板。男子梦遗，女人带下加入牡蛎（煅存性，醋淬，另研）一两。

上为细末，炼蜜丸桐子大。每服四五钱，空心百沸汤下。

加味坎离丸：

人参　麦冬（去心）牛膝（去芦，酒洗）菟丝子饼　肉苁蓉（酒洗去鳞及内白膜）杜仲（酥炙，丝尽）茯苓（去皮）巴戟天（酒浸，去心）山萸肉　小茴香（盐炒）当归各二两　五味子　广木香　黄芪（蜜炒）川椒（去目，微炒出汗）各一两　黄柏（酒炒）天冬（去心）五两

上为细末，春夏炼蜜丸，秋冬酒糊丸。每服五七十丸，空心，淡盐滚汤下。

铁瓮先生琼玉膏：

新罗人参（为极细末）二十四两　怀生地黄（取汁）十六斤　茯苓（坚白者去皮，为末）四十九两　白蜜（滤净）十斤

上药用银石器盛，上用绵纸十数重封固，桑柴火重汤煮三日夜，取起蜜蜡封口，入井中一伏时，再入旧汤煮一日，祭告天地。然后每日服一匙，空心，温酒下。

金锁正元丹：治真气不足，四肢怠惰，脚膝酸软，耳聋目昏，自汗盗汗，一切虚损之症。

五倍子（去虫，净，焙）二两　紫巴戟（去心）肉苁蓉（洗）葫芦巴（酒洗，焙香脆，另研）各四两　补骨脂（酒浸，焙香）二两五钱　茯苓（去皮）二两　龙骨（煅，研细极）一两　朱砂（另研）七钱

上药制成极细末，酒煮米糊丸桐子大。每服三四十丸，空心，温酒、盐汤任下。

芡实丸：治思虑伤心，疲劳伤肾，心肾不交，精元失守。遗精白浊，惊悸健忘，面无华色，小便赤涩，足胫酸软，耳聋目昏，口干无味。

芡实（蒸） 莲须各二两 茯神 山萸肉 龙骨 五味子 韭菜子（焙） 肉苁蓉 熟地黄 紫石英（煅七次，研细极，水飞） 牛膝 枸杞子各一两

上为细末，酒煮山药糊丸。每服百丸，空心，淡盐汤下。

沉香磁石丸：阳衰气虚，痰气上攻头脑，精冷无子，眩晕耳鸣。大效。

磁石（炭火煅七次，俱用醋淬，研细，水飞，取细者）二两 沉香 熟地黄 茯苓各一两 甘草（炙）五钱 青盐（炒）五钱 阳起石（煅，用酒淬，研细极末）一两 附子（炮，去皮脐） 金钗石斛 麦门冬 肉苁蓉（酒洗，去鳞及心中白膜） 木瓜（陈者） 葫芦巴（酒淘，去灰，隔纸焙香） 白芍药（酒炒） 藁本 川续断 远志（甘草同煮，去心，焙）各一两 灵砂五钱

上为细末，酒煮米糊丸。每服五七十丸，空心，莲子汤下。

阴阳养寿丹：补阴血，养阳气，壮筋骨，久服延年。

紫河车（法制） 人参（去芦） 当归身（酒洗） 杜仲（酥炙，丝尽） 黄芪（酥炙） 白术（炒）各一两 炙甘草五钱 牛膝二两

若水火偏甚，加知母（盐酒炒）、黄柏（盐酒炒）各一两，有虚热加生地黄（酒洗，打扁，晒燥）一两

上为细末，入紫河车，杵二千余下，丸桐子大。每服七八十丸，空心，米饮下。

还元丹：治男子脾胃虚弱，精神短少，不能远视，形体憔悴。

山药 熟地黄 补骨脂（盐水拌，焙）各三两 牛膝（酒洗，去芦） 杜仲（盐炒，丝尽） 远志（甘草汤泡，去心）各一两五钱 五味子 锁阳（酥炙） 枸杞子 山萸肉 茯神（去皮木） 巴戟天（酒浸软，去心）各一两 石菖蒲五钱

上为细末，炼蜜丸桐子大。每服七十丸，空心，秋石汤、盐汤、枣汤任下。

斑龙丸：治真阴虚损，老人虚人，久服延年。

鹿角胶（炒珠） 鹿角霜 菟丝饼 柏子仁 熟地黄 补骨脂（盐水炒，去轻者） 茯苓各四两

上为细极末，酒煮米糊丸桐子大。每服七八十丸，空心，淡姜盐汤下。

（眉批：曾有一老翁服此方，寿至三百余岁，咏歌曰“尾闾不禁沧海竭，九转灵丹都慢说，惟有斑龙顶上珠，能补玉堂关下穴[2]。）

鹿角胶丸：血气虚弱，两足痿软，久卧床褥，服之甚效。

鹿角胶一斤 鹿角霜 熟地黄（自买怀生地，酒蒸）各八两 牛膝（去芦） 茯苓（去皮） 菟丝饼（自买生者，酒煮一伏时，捣，晒干） 人参各二两 当归身（酒洗）四两 白术（炒） 杜仲（盐酒炒至丝尽）各二两 虎胫骨（酥炙脆，另研）四两 败龟（酥炙，另研细末）二两

上为细末，将鹿角胶酒烊化和丸桐子大。每服百丸，空心，姜盐汤下。

鹿角霜丸：治男妇远年近日，诸虚百损。不拘老幼，轻者服二料，形容枯槁羸弱不堪者服四五料，俱可痊愈，屡经效验。

用铜甑一具，着底铺薄荷细末二两，上铺山药细末八两，上铺鳗鱼（去头尾）一斤，上铺鹿角霜四两，再以薄荷细末二两盖之，蒸极烂，将鱼骨炙脆，研细末，共一处捣和丸。每服五钱，空心，百滚汤下。

全鹿丸：治五劳六极，诸虚百损。男女服之俱有奇效。

黄柏（净末，俟宰鹿时泌血晒干）三十斤 枸杞子（净末）十五斤 金樱子（去刺及子，净末）十斤 真秋石十五斤 车前子（净末）十斤 补骨脂（净末）十斤 牛膝（去芦，盐酒洗，净末）十斤

上为细末和匀，用牝鹿一头，去皮，将净肉煮极烂，去骨，和入众末，其

骨角另用羊牛乳上之酥炙，制成细极末和入，杵三千余下，丸桐子大。每服三四钱，空心，盐汤、温酒任下。

十五双丸：

杜仲（盐酒炒至丝尽，酥炒更妙） 枸杞子 真川芎 牛膝（去芦，盐酒浸，晒燥） 蛇床子 五味子 乳香（烘去油） 鹿茸（酒浸，切片，瓦上烘脆） 人参 泽泻（酒洗，去毛） 白芍（酒洗） 大茴香（焙） 山药 麦门冬（去心） 白茯苓（去皮） 熟地黄 菟丝饼（自制） 檀香 沉香 干姜 骨碎补（去毛） 葫芦巴（酒淘） 白莲蕊 补骨脂 当归 温州石斛（去根，切薄片，酒炒） 淫羊藿（去边，羊油拌炒） 凤眼草（即椿谷谷，臭[3]椿子之别名） 肉苁蓉（酒洗，去鳞及内白膜） 白槟榔（须选如鸡心样尖者）各七两 川楝子肉（盐水炒，净）八两 厚黄柏（童便制者一两，盐水制者一两，人乳制者一两）三两

上为细末净兑和匀，炼蜜丸黄豆子大。每服三十丸，空心，温酒下。

（眉批：丸须大，令至下焦化也。每服三十丸，故名十五双丸。）

鱼鳔丸：精薄气衰，不能结孕。屡效。

通州鱼鳔（圆桶者用蛤粉炒至无声为度，去蛤粉，分作三四分，再下锅以酥油炒，不可伤火）兑足一斤 沙苑蒺藜（微炒）三两 莲蕊五两 当归（酒洗，全用）三两 菟丝饼（自制）三两

上为细末，炼蜜丸梧桐子大。每服五七十丸，空心，淡温酒或盐滚汤下。

五炁丹：接补真元，填实真炁。

阴炼秋石八两 红铅（如无以头生男胞四具代）四两 人乳粉四两 牛乳粉四两 酥油四两

上五种各预制成粉，用绢包裹，将糯米三斗，水浸一夜，蒸饭时以药包安米中，饭熟为度，枣肉捣烂，和鹿角胶酒化成丸。分作三百六十服。蒸饭加白

酒曲，酿成酒，以送此丹。

人中白丸（自制方）：治男妇阴虚，欲成虚劳者。屡效。

人中白（用数十年瓦溺壶一具，入红枣二三十个，注酒，令八分满，盐泥封固，先以炭火煅，待酒耗去三分，将口封没，金粟火煅一夜，冷定，取出红枣，单取尿涎[4]，另研绝细）四两　**羚羊角**二两　**熟地黄**四两　**生地黄**（酒洗，打扁）二两　**当归**（酒洗，全用）　**黄蒿子**　**银柴胡**　**鳖甲**（米泔洗净，蘸米醋炙焦，另研细）　**白术**（土蒸多次，不可炒）　**阿胶**（蛤粉炒成珠）　**白芍**（酒炒）二两

上为细极末和匀，百部膏和丸。男四钱，女三钱，空心，百滚汤下。

鹿胎丸（自制方）：治房劳过度，精气虚损，困乏无力，或失血之后，虚火上炎，眩晕耳鸣，梦遗精滑，饮食减少，吸吸短气，步履欹斜，欲成劳瘵者。

鹿胎（去胎中秽物煮烂）一具　**熟地黄**（大怀生地八两，自制）　**人乳粉**（用山药四两打碎，以少年妇人乳拌晒至十两为度）　**菟丝子**（自用酒煮，作饼晒燥）五两　**枸杞子**（乳浸，晒燥）八两　**何首乌**（大者两斤，打碎，不去皮，用雄黑豆二升煮，去豆晒干，收尽元汁，再以人乳拌蒸透，日晒夜露）约八两　**温州石斛**（去根，切薄片，酒炒）六两　**真巴戟天**（酒浸，去心）五两　**黄芪**（酥炙）五两　**人参**四两　**沉香**（黑色者镑，研细）二两

上为细末和匀，炼黄蒿膏为丸。每服三四钱，空心，淡盐汤、百滚汤、清米汤俱可服。

清蒸还致丹（自制方）：治劳嗽，清骨蒸。屡效。

紫河车（二具，洗去紫血，沥干，瓦瓶装入酒一杯，花椒钱许，封口隔汤蒸）　**真秋石**（自制者）三两　**人中白**（如前法煅研）三两　**五味子**二两　**人参**五两　**人乳粉**五两　**真阿胶**（蛤粉炒成珠）四两　**地骨皮**（洗净）三两　**鳖甲**（醋炙，另研细极末）三两　**银柴胡**三两

上为细末和匀，以百部、青蒿、童便、酒共熬成膏，和丸。每服三钱或四钱，空心，百滚汤下。

卫生膏：虚劳等证。服之大效。

天门冬（酒洗，去心） 麦门冬（去心） 人参（去芦） 熟地黄（自制） 黄芪（酥炙）各二斤 龙眼肉一斤 牛膝（去芦，盐酒制）一斤 辽五味十二两

俱用长流水浸，炭火熬成膏，金黄色为妙。

霞天胶一斤 鹿角胶一斤 虎骨胶一斤 玄武胶半斤 梨膏一斤 白蜜二斤

上同前十五味，以银锅隔水溶化，以桑枝搅匀，新汲水浸七日，去火气。每服三钱，滚汤温酒调下。

益寿比天膏：能治虚瘵，男妇及内外杂症，俱照穴道贴之。男妇虚损，五劳七伤，骨蒸劳热，贴膏盲、肺俞四穴。头风眩晕贴太阳穴。肩背风吹两膊酸痛，贴肩井穴随左右。中风瘫痪，口眼㖞斜，贴颊车穴。肚痛气块贴章门穴。小肠气疝气贴患处。风寒湿气，大腿酸痛，腰眼作疼，贴章门穴及患处。脚气举发贴疼处。手足风麻贴患处。跌扑损伤贴伤处。妇人吹奶、乳痈贴患处。负重伤，心肺咳嗽，吐痰吐血，肺部不清，心口作痛，胸膈饱闷，贴心窝后心。下元虚冷，遗精白浊，痢疾水泻肚疼，妇人崩漏，子宫久冷，赤白带下，俱贴气海、丹田二穴。疔毒发背，痈疽瘰疬，鱼口便毒，一切疮毒久不收口，脓水不干，俱贴患处。犬咬蛇伤、金疮等患俱贴伤处。

大川附子（炮，去皮脐） 牛膝（去芦） 蛇床子 虎胫骨 菟丝子 川续断 远志肉 肉苁蓉 天门冬 麦门冬 杏仁 生地黄 熟地黄 肉桂 川楝子 山茱萸（去核） 巴戟肉 破故纸 杜仲 木鳖子 肉豆蔻 紫梢花（真者） 谷精草 蓖麻子（去壳）各一两

上药用麻油二斤四两浸一日夜，文火熬黑色，用槐柳枝不住手搅，去渣，下飞过黄丹八两，松香四两和匀，再入雄黄，倭硫磺，龙骨，赤石脂各研细极

末二两，熬至滴水成珠，又用母丁香，沉香，乳香，没药，阳起石，蟾酥，鸦片，真麝香，俱二钱为细末，共下搅匀。又下黄蜡五钱，瓷器装收，勿令泄气。用时汤炖，不可见火。此膏每个须六七钱一张，可贴六十日，妙难言尽。

坤髓膏：味甘温无毒，主补中填髓，久服增年，安五脏，平三焦，益气力，润容颜，除消渴，宁嗽，润肺。劳瘵虚损，其效更神。

黄肥牡牛脊髓并四腿，去筋膜；青桃八两取肉，滚汤泡，去皮，下石臼捣溶；次下牛髓和桃捣匀，入川蜜四两，盛瓷器内，重汤煮，线香一柱为度，取起。每空心用鸡子大一块，百滚汤调服。少睡片时，似觉有微汗意，此正药力行经络也，效难尽述。

倒仓法：经曰：肠胃为市，以其无物不有，而谷为最多，若积谷之室也。倒者，倾去旧积而涤濯使洁净也。胃居中，属土，喜容受而不能自运者也，七情五味，有伤中宫，停痰瘀血互相纠缠，发为瘫痪，为劳瘵，为臌胀，为癞疾，为无名奇病。先哲制为万病丸，温白丸等剂，攻补兼施，寒热并用，期中病情，非不工巧，然不若倒仓之为便捷也。其法：用肥嫩纯黄牡牛腿精肉二十斤，顺取长流水于大锅内煮，若水干，添以热汤，不可添冷水，糜烂为度，融入汤中，以布滤去渣滓，取净汁，再入锅中，文武火熬至琥珀色，则成矣。每饮一钟，少时又饮，随饮至数十钟，寒月以重汤温饮之。病在上，则吐多；病在下，则利多；病在中，则吐利俱多，全在活法而为之缓急多寡也。须先置一室明亮不通风者，以安病人。视所出之物，如瓜瓤，如胡桃肉，则病根可尽，遂止，而勿饮。吐利后一二日内，必渴甚，不得与以汤水，即以本人小便饮之，非惟解渴，且可以涤除余垢，若嫌其秽污，而少进以点水，则不效矣。俟睡一二日，觉饥甚，乃与淡粥食之，三日后，始与小菜羹调养，半月自觉精神强健，沉疴悉安矣，其后须五年忌食牛肉。此法非惟病者行之而效，人于中年时即无病，行一二次可却病延年。未行此法，一月不可近色，既行此法，数月不可近色，若性急好色，不守禁忌者，不可妄行此法。盖牛坤土也，黄土色也，以顺德配乾牡之用也；肉者，胃之乐也，熟而为液，无形之物也，故能由

肠胃而透肌肤毛窍指甲，无所不到。在清道者，由吐而去；在浊道者，由利而除，自能润泽枯槁，有精爽之乐。是方应验载之经传者，不可胜纪。

【校注】

［1］秋石：亦名龙骨石。为人中白或食盐的加工品，前者称为淡秋石，后者称咸秋石。古代亦有用人尿、秋露水和石膏等加工制成。咸，寒。有滋阴降火功效。

［2］穴：原为“血”。疑误。

［3］臭：原为“香”。疑误。

［4］垽（yìn）：沉淀物，渣滓。

【评析】

本节补益方所治病证多为虚劳，且以膏丸剂为主，有长服久治缓图之意。何氏诊治虚劳以补肾水，培脾土见长。补肾水有玄兔固本丸、还元丹；阴虚有热者，可用秋石丹、五云宫秘授固真丹、人中白丸、清蒸还致丹等方；补肾固精有保生丹、金锁正元丹、芡实丸等方；补肾温阳有沉香磁石丸。补脾养血有猪肚丸。脾肾双补有加味坎离丸、铁瓮先生琼玉膏等方。更有不少方用血肉有情之品，如紫河车、鹿角、鹿胎、龟板、鱼鳔、牛脊髓、牛肉等以填精补虚，方如大造丸、阴阳养寿丹、斑龙丸、鹿角胶丸、鱼鳔丸、鹿胎丸、坤髓膏等。

梦遗门

【原文】

秘真丸：气虚梦遗，治之甚效。

朱砂（飞去粗重者） **龙骨**（酒煮，焙，研极细） **诃子**（最小者，湿面包煨，去核） **砂仁**（去皮）**各等分。**

上为极细末，酒煮米糊丸绿豆大。初服十丸，每日增一丸，至三十丸即止，复每日减一丸，又至十五丸，又复增复减如法。空心，温酒临卧沸汤送下。

固本锁精丸：男子阴虚盗汗、遗精。此方益气涩精、固阳之神方也。

山药（炒） **枸杞子** **黄精**（酥炙） **石莲子肉** **知母**（盐酒炒） **黄柏**（盐酒炒） **北五味子** **沙苑蒺藜** **菟丝子**（酒煮作饼） **茯苓**（去皮）**各二两** **蛤粉**（煅，研细极）**二两五钱** **人参一两五钱** **锁阳**（酒洗，酥炙）**一两**

上煎白术膏，和丸桐子大。每服八九十丸，空心，淡盐汤下。

玉关丸：治思虑过度，心神不安，遗精白浊。神效。

远志（甘草同煮，去骨，焙）**一两五钱** **茯神**（去皮木）**一两** **人参六钱** **枣仁**（焙） **牡蛎**（煅，研极细） **五倍子**（焙） **枯矾** **龙骨**（酒煮，煅，另研）**各五钱**

上为极细末蒸枣肉，丸梧桐子大。每服七八十丸，空心，麦门冬汤、莲肉汤任下。

归神丹：治心神不宁，惊悸梦遗。

辰砂（研细，用蜜绢包扎入有血猪心内，酒蒸熟，连换三次取出，再研千匝）**二两** **枣仁**（炒） **白茯神**（去皮木） **龙齿**（煅，另研细极） **当归**（酒洗）**各二两** **远志**（甘草和煮，去骨） **琥珀**（研如飞尘）**一两** **新罗人参一**

两　金箔　银箔各二十张

上为细极末，酒糊丸梧桐子大。每服二十丸，临卧时麦冬汤下。

猪肚丸：专治遗精甚效。

白术（炒）五两　苦参（白色者）三两　牡蛎（煅，研成粉）四两

上三味，用雄猪肚一具洗净，装药在内缝口，瓦器煮烂，石臼杵丸。每服四五十丸，日三四进。

又方：

川黄连五钱　苦参（白者）一两　牡蛎（煅，研成粉）二钱　龙骨（煅，研成粉）二钱　远志肉（焙）五钱　当归尾三钱　茯苓（去皮）　茯神（去皮木）各三钱　朱砂（研细，水飞，去脚[1]）二钱

上各研细和匀，入治净猪肚内，缝口，瓦器煮极烂，捣成丸，如干加炼蜜。每服七八十丸，空心，淡盐汤下。

珍珠粉丸：治湿热滑精甚效。

黄柏（坚肾，盐酒炒）　知母（降火，盐酒炒）　牡蛎（燥湿，煅存性）　蛤粉（燥湿，煅存性）

上各等分，为细极末，米糊丸绿豆大。每服八九十丸，空心，百沸汤进。

金锁丹：专治男女滑精鬼交。

赤茯苓（去皮）　白茯苓（去皮）　远志肉（甘草汤泡）　白龙骨（煅）各三钱　坚牡蛎（煅）四钱

上各制成细极末和匀，酒糊丸梧桐子大。每服五十丸，早晚各一服，盐汤、温酒任下。

琉璃散：治滑精梦遗。大效。

旧破琉璃剪碎，新瓦上焙黄脆为末。每日或三钱，或二钱，空心，汤调服。

【校注】

［1］去脚：指去除沉淀物。

【评析】

梦遗精滑有虚实之分，虚者多因肾气亏虚，治宜补肾固精，方如固本锁精丸；兼有心悸不安者，治以益气宁心涩精，可用玉关丸、归神丹、金锁丹等方；实者多为下焦湿热，可用猪肚丸、珍珠粉丸等方以清热利湿。秘真丸亦适用于虚证遗精，方中用诃子固涩，剂量采用递增、递减，轮回运用，使病证渐愈又不致产生药物依赖或副作用，可资参考。

筋骨腰脊疼痛门

【原文】

虎潜丸：补阴血，壮筋骨。

虎潜（一具，连掌胫弯处一截，约四两，酥炙，另研）**人参**　**黄芪**（酥炙）**黄柏**（盐酒炒紫色）**当归**（酒洗，全用）**山药**　**杜仲**（姜汁炙）**各一两**　**枸杞子二两**　**牛膝**（去芦，盐和醇酒浸）**一两半**　**败龟板**（酥炙，另研）**菟丝子饼八钱**　**熟地黄四两**　**五味子五钱**　**白芍药**（酒浸）**八钱**　**破故纸**（炒香）**七钱**　**锁阳**（酒洗，酥炙）**八钱**

上细末，炼蜜为丸。每服百丸，空心，温酒下。

青娥不老丹：肾气虚弱，房劳太过，至腰痛不能转侧。此方分两与《直指方》不同。

杜仲（厚者，去粗皮一层，醇酒浸，炒至丝尽）**一斤**　**补骨脂**（酒浸，焙香）**八两**　**核桃肉二十枚**

上细末，大蒜四两研膏，丸如桐子大。每服五十丸，男子淡盐汤下，女子醋汤下，俱空心服。

加味二妙丸：两足湿痹疼痛，或如火燎，从足跗热至腰胯，或麻痹痿弱。服之俱可获效。

茅山苍术四两　**黄柏**（酒浸，晒干）**二两**　**牛膝**（去芦，盐酒浸）**一两**　**当归尾**（酒洗）**一两**　**川萆薢一两**　**汉防己一两**　**败龟板**（酥炙）**一两**

上为细末，酒煮面糊丸桐子大。每服百丸，空心，淡姜盐汤下。

腰痛煎药方：

杜仲（姜汁炒）**五钱**　**补骨脂**（炒香）**四钱**　**川萆薢三钱五分**　**当归一钱五分**　**川续断二钱**　**牛膝**（去芦）**二钱**　**狗脊**（去毛）**一钱**　**木瓜一钱五分**

甘草（炙）五分　胡桃肉一两五钱，以一半同药煎，以一半过药

上作一剂，酒二碗煎，加盐一分。连进二服，立愈，戒房事。

又方：

威灵仙　秦艽　牛膝　苡仁各一两

上分作二剂，姜三片，酒、水各一钟，煎一钟，服之即愈。如不愈，服后末药。

筋骨疼痛不能起床者立效方：

当归五钱　生地黄三钱　茯苓二钱　木通三钱　破故纸（盐炒）三钱　枸杞子四钱　鹿茸（炙）五钱

上制成细末。分作四服，酒调下。忌蛋。

又末药方：

当归　破故纸　杜仲（盐水炒断丝）　牛膝　小茴香各等分

共为细末。每服三钱，温酒下。

【评析】

筋骨腰脊疼痛门所述病证多属痿证、痹证。如证属肾虚脾弱者，治宜健脾益肾，兼以祛风化湿通络，方如虎潜丸、青娥不老丹、腰痛煎药方、筋骨疼痛不能起床者立效方等；如证属湿热内滞，留于筋脉者，治宜清热祛湿，活血通络，可用加味二妙丸。

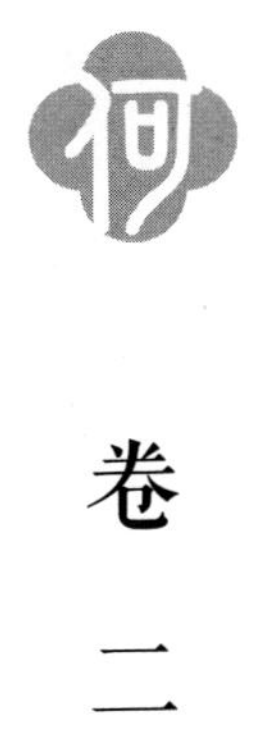

卷二

广嗣门

【原文】

金莲种玉丹（家传秘方）：**此方万举万应，家传秘宝也，镇[1]特标出以公世人，艰子息者宜留意焉。**

大赤何首乌（内有锦纹坚实者连皮打碎，人乳浸蒸，日晒夜露，如此九次，取干者）**四两　芡实肉四两　人参量虚实加用　甘州枸杞子**（人乳浸一宿，晒干）**二两　白莲花蕊**（选将开者，去梗，留鼻连须房瓣并用，晒干）**十一对**

以上五种，预制成细末。怀生地黄（选沉水者）**酒浸一宿，用木甑安煮羊肾锅上，蒸极烂听用。羊外肾十一对，淡盐腌一宿，用白酒卤于瓦器内，煮至黑深色如熟地为度，取起，去囊皮并筋膜，同地黄先杵千余下，将前末和入，再杵二千余下。**

上七味共杵匀，丸黄豆大，如干再入炼蜜丸之。每服三钱，空心，淡盐汤、盐酒任进。须戒定色欲，待妇女经尽交媾即成孕矣。

延龄育子丸（即腽肭脐真方也）：**此药不寒不燥，滋润平和，生精补髓，返本还元，暖丹田，通三百六十骨节，俾气血流畅引肾，液盈接华池，热不留于上膈，冷不停于脾胃。三车不返，五漏不生，益老弱少衰久无子嗣，腰膝酸冷，小便频数，逢阴而痿，未媾先脱，梦遗精滑，泄泻疝瘕，下部虚寒，风湿顽痹。十日后阳气强壮，浑身通泰，饮食倍常，身体轻健。**

腽肭脐[2]（一具，用山楂、楮实、桑白皮、神曲、麦芽、补骨脂各一两，黑芝麻一合，七味用酒水各半煎汤浸腽肭脐，以软为度，竹刀刮去膜，新瓦二斤上下盖烘，荷叶衬垫，燥则急研为末）　**巨胜子**（五两，分作四份，芝麻、糯米、白芥子、莱菔子各拌炒一份，炒透，将拌炒四味皆拣去）　**枸杞子四两　怀生地黄**（酒洗，打扁片，晒燥）　**熟地黄**（自拣生地酒蒸）　**麦冬**（去心）　**白茯苓**（水淘去筋膜）**各五两**（拌人乳，晒）　**白术**（五两，分作四份，用壁土、麦麸、神曲、枳壳炒透，去同炒四味）**菟丝子**（买生者，自制成饼）**川巴戟肉**（紫色者，酒浸）**四两　人参　柏子仁　山萸肉　肉苁蓉**（酒洗，去鳞并心中白膜）**鹿角霜　酸枣仁　沙苑蒺藜**（焙）**各五两　何首乌**（赤白各一枚，约重一斤者，打碎，用黑豆汁、盐水、米泔、醋各浸一份，取干者八两）**远志**（甘草汤泡，去心）**石菖蒲　当归**（酒浸）**五味子　牛膝**（去芦，盐酒洗）**各二两　川黄连**（三两，分作四份，用广木香汤、吴茱萸汤、生姜汁、酒各浸一份）**干山药**（生姜汁浸，炒）**四两**

上为细极末，炼蜜丸，春加生姜汁、淡竹沥，夏加香薷、木瓜、薏苡仁煎浓汁；秋加茶叶、生姜、吴茱萸、木香煎浓汁；冬加紫鲜薄荷、苍术、厚朴煎浓汁，俱和入炼蜜内，丸如梧桐子大。每服九十丸，空心，百滚汤送下。

外肾丸：此方男子服之健阳种子。

枸杞子　菟丝子（自制成饼）**独须当归**（酒浸）**怀山药　韭菜子**（隔纸焙）**茯苓**（去皮）**各用四两**

上为细末，取纯黄犬肾一副（去筋膜，煮烂），**捣入前末，加酒糊为丸如梧桐子大。每服七十七丸，空心，淡盐汤进。女人当服四物汤加陈皮、香附子，亦空心日服一剂，待经尽交媾即结孕矣。**

固阳种子丸：年老相火不足，久无子息，并治精冷精薄不得结孕者。

破故纸（以水漂去轻者一斤，米泔水浸二日晒干，再以盐水浸二日晒干，再以杜仲煎汁浸二日，晒干，再以黄柏煎浓汁浸二日，晒干）**鱼鳔**（蛤粉炒成珠）**四两　胡桃肉**（去壳，留皮）**四两**

上三味，炼蜜为丸。早服三钱，晚服二钱，盐酒、盐汤任下。

种子验方：男子服此方，妇人服后四制香附丸，自能有孕。

雄鸡肝，冬月受取阴干，不宜下水，俟来春，研细末，取麻雀蛋去壳并黄，和丸如桐子大。每服五十丸，空心，淡盐汤下。

四制香附丸：此方调经养血、顺气，自然有孕。

香附一斤，分作四份，一份童便浸，一份酒浸，一份米泔水浸，一份醋浸。春秋浸三日，夏浸一日，冬浸五日，取起晒干。

上药制成用当归身（酒洗，切，烘干）**同香附磨末，水法为丸。每服三钱，空心，百滚汤下。**

【校注】

［1］镇：即何镇，何应时之子，为本书的校订者。

［2］腽肭脐：又名海狗肾。为海狮科动物海狗，或海豹科动物海豹的雄性外生殖器。咸，热。有暖肾壮阳，益精补髓功效。

【评析】

男子不育多责之于肾虚精亏，故治从补肾益气，滋阴壮阳入手，方如金莲种玉丹（家传秘方）、延龄育子丸、外肾丸等。然结孕男女双方均有关，故男方治疗的同时，女方可服四物汤加陈皮，香附子，或四制香附丸以调经养血顺气，有助结孕。

神志门

【原文】

家秘宁心膏：治通宵不寐者，一服安卧如神。

白茯神（去皮木） 白茯苓（去皮） 白术（土拌、蒸）各二两 怀山药二两 酸枣仁（炒熟）二两 寒水石（煅，研，水飞）二两 远志（甘草煎汤泡透，去心，焙） 甘草（去皮炙）各一两五钱 辰砂（研细，水飞）一两 人参五钱

上为极细末，炼蜜丸龙眼大。每服一丸，临卧灯心汤化服，或作极细丸，每服二钱，用灯心汤下亦可。

安神丸（东垣先生方）：

朱砂（水飞）五钱 黄连（酒炒）六钱 甘草（炙） 当归（酒洗）各二钱五分 生地黄（酒洗，打扁，晒极干，为末）一钱五分

上细末，炼蜜为丸如绿豆大，朱砂为衣。每服四五十丸，临卧灯心汤下。

归神丹：治心神不宁，惊悸，亦治梦遗。

朱砂（研细，水飞，去滓，绢包，猪心血内酒蒸）二两 琥珀（灯心同研，绝细）一两 枣仁（炒） 茯神（去皮木） 当归（酒洗，焙） 龙齿（煅，研细）各二两 远志肉 罗参各一两 金箔 银箔各二十片

上为极细末，酒糊丸绿豆大。每服二十丸，临卧麦门冬汤下。

铁瓮先生交感丹：专治思虑耗神症。

香附子（童便炒）一斤 白茯神（去皮木）四两

上为极细末，炼蜜丸弹子大。每服一丸，食前，滚汤下。

琥珀镇心丹（自制方）：治神志失守、癫狂谵妄之疾。

真琥珀五钱　龙齿（煅，研极细）　川黄连（酒炒）　朱砂　麦冬（去心）各一两　真天竺黄七钱　乌犀角　羚羊角（研细极末）各六钱　酸枣仁　远志肉　茯神（去皮木）各五钱　石菖蒲五钱　真麝香（当门子方妙）二钱　牛黄三钱　珍珠二钱　明雄黄五钱　金箔四十张为衣

上各制成细极末，炼蜜为丸龙眼肉大，金箔为衣。每服一丸，临卧灯心竹叶汤下。

养心化痰丸（自制方）：痰多人夜不能寐，谵妄神昏。

龙齿（煅，研极细）一两　麦门冬（去心）一两　白芥子（焙）一两　朱砂（研细，水飞，去滓，猪心血煮三次）　五味子（肉厚双核者）各五钱　制半夏（用明矾、生姜、皂角制）　胆制南星各一两　远志肉（甘草汤泡透，焙）二两　牡蛎（蘸醋煅存性，研细极）一两　酸枣仁（焙）八钱　橘红一两　茯神（去皮木）一两　海粉（即瓜蒌曲）一两

上研细极末，用淡竹沥一碗、生姜汁一酒杯和匀，泡蒸饼为糊丸绿豆大。每服二钱，临卧百沸汤，灯心汤，淡竹叶汤俱可下。

妙香散：治男女心气不足，精神恍惚，虚烦少睡，盗汗等症。

山药（生姜汁炒）　白茯神（去皮木）　茯苓（去皮）　黄芪（蜜炙）　人参　桔梗（炒）　甘草（炙）各五钱　远志（去心，甘草汤泡，焙）一两　广木香　朱砂（飞）各三钱　麝香一钱

上为细末。每服二钱，温酒临卧调下。

琥珀养心丹：治虚惊、悸、怔忡等症。

琥珀（同灯心草研极细）二钱　龙齿（煅，研极细）一两　远志（甘草汤制，去骨）　石菖蒲　茯神（去皮木）　酸枣仁（炒）各五钱　生地黄（打扁，酒洗）　当归（酒洗，晒干）各七钱　黄连（酒炒）三钱　柏子仁　朱砂（飞）各二钱　牛黄（另研极细）一钱　金箔四十张

上为细极末，猪心血丸黍米大，金箔为衣。每服四五十丸，临卧灯心汤下。

熊胆丸：

熊胆（纸包，泥封固，煨熟）**二钱　乌药　粉草**（蜜炙）**莲心各一两　朱砂五钱**

上共研细末，炼蜜丸桐子大。每用一丸，噙化。令人神清气爽，身体永不困倦。

【评析】

神志门所述病证包括不寐、惊悸、癫狂等。不寐证属心脾两虚者，宜用家秘宁心膏、妙香散；证属阴虚有热者，宜用安神丸；痰浊扰心者可用养心化痰丸。惊悸证属气血不足，心失所养者，宜用归神丹；夹热者可用琥珀养心丹。癫狂证属痰热扰心者，宜用琥珀镇心丹。神昏不爽可用熊胆丸。

脾胃门

【原文】

健脾丸：养脾胃，进饮食，调理胃气，和养荣卫。

人参　大麦芽（炒）　当归各七钱　白术一两五钱　陈皮一两　砂仁八钱　苍术（米泔炒）　茯苓（去皮）　莲肉　厚朴（姜汁炒）　山药（生姜汁炒）各一两　广木香二钱五分

上为细末，蒸枣肉和丸梧桐子大。每服六七十丸，食前，清米饮下。

养血健脾丸：

白术（东壁土炒）　陈皮各二两五钱　山楂（饭上蒸，去核）　粉甘草（炙）　茯苓（去皮）　当归（酒洗）　白芍药（酒炒）各一两　香附子（童便浸，炒）　枳实（麸炒）各五钱　黄连（姜汁拌炒）七钱五分　半夏（生姜、明矾、皂角制）　神曲（炒）各一两五钱　南芎七钱五分

上为细末，老米饭丸如梧桐子大。每服七十丸，食远，滚汤下。

资生丸：健脾开胃，消食止泻。饥者服之可饱，饱者服之即饥，但少年人、虚寒人不可妄服。

白术（淘米水浸用山土拌，九蒸九晒，洗去土，焙燥，净细末）三两　人参（去芦，人乳浸，饭上蒸）三两　橘红（广陈皮，青盐汤泡，去白）　山楂（蒸，去核）　神曲（炒）　茯苓（去皮，水淘去筋膜，人乳拌，饭上蒸，晒干）各二两　川黄连（生姜汁炒）　白豆蔻（去壳，略焙）　泽泻（去毛，炒）各三钱　桔梗（米泔浸，炒）　真藿香（洗）　甘草（去皮，蜜炙）各五钱　白扁豆（炒，去壳）　莲肉（去心炒）各一两　薏仁（淘净，炒）三两　山药（炒）　大麦芽（炒，研粉）　芡实肉（炒）各一两五钱

上研细极末，炼蜜为丸，每丸重二钱。每服一丸，若醉饱后服此丸，细嚼淡生姜汤吞之。

大力丸：助脾胃，进饮食。

枳壳（麸炒）**枳实**（麸炒）**各一两　陈皮五钱　沙苑蒺藜**（纸包煨，酒炒）**一两　黄芩**（酒拌炒）**一两　地龙**（去土净，酒洗）**二钱　蒺藜**（炒，去刺）**一两　栀子**（酒炒）**五钱　乳香**（炙）**三钱　没药**（炙）**三钱　牛黄五分　冰片三分　山楂肉一两　麦芽**（炒，净末）**神曲**（炒）**各一两　人参一两　川芎一钱五分　当归一钱五分**

上各味共研细末，炼蜜为丸，每丸重一钱，朱砂、金箔为衣。每服一丸，滚汤泡开，不拘时服。

治脾倦方：呵欠频连，不思饮食，是脾倦也。用此方。

柴胡　羌活　苍术各五分　麻黄一分　防风　当归尾　黄芩各四分　生甘草梢四分　炙甘草三分　五味子九粒　草豆蔻六分　黄芪一钱五分

上作一服，水煎服。

食疗养脾法：

绿豆（炒熟）**二升　糯米**（炒）**一升半　老莲子**（去心炒）**五合　陈小麦面**（炒熟）**半斤　白术**（不油者，微炒）**人参一两　山药二两**

上为细末和匀。每清晨用一两，生姜蜜汤调下。

益中膏：健脾止泻。

山药（炒）**一两　茯苓**（去皮）**一两　白术**（土拌，饭上蒸焙）**一两　肉豆蔻**（面裹煨）**砂仁　陈皮　人参　藿香**（洗）**各五钱　诃子**（湿面包，煨，去核）**广木香各三钱**

上为细末，蒸枣肉丸梧桐子大。大清米汤下。

【评析】

脾虚失运，胃失和降，则纳食不化，不思饮食，或兼泄泻，治宜健脾开胃，消食止泻，方如健脾丸、资生丸、益中膏；兼胃热瘀阻者，可用养血健脾丸、大力丸；兼风邪外袭者，可用治脾倦方。更有食疗养脾法可调理保养，防病治病。

泄泻门

【原文】

四神丸：治脾肾虚作泻，畏食及久病伤脾之泻，或脾土虚寒者并治。

破故纸（漂去轻者，盐水炒香）四两　肉豆蔻（湿纸包，煨）二两　小茴香（盐水炒香）一两　广木香五钱

上为细极末，用生姜四两、肥红枣四十枚同煮烂，去姜及皮核，共杵为丸如梧桐子大。每服五十丸，空心，清米饮、淡盐汤俱可下。

五味子丸：治脾肾泻。

人参　五味子　破故纸（盐炒）　白术（炒）各二两　吴茱萸（盐汤泡七次，炒）五钱　川巴戟（酒浸，去心，净）二两　山药（生姜汁炒）　茯苓（去皮净）一两五钱　肉豆蔻（面包，煨）一两　龙骨（煅，研绝细）五钱

上为细末，酒糊丸梧桐子大。每服七十丸，空心，盐汤下。

四制白术丸：治脾泻久泻。

白术（十两分作四份，各用一器盛之，一份用破故纸一两同浸一夜，炒过，拣去故纸；一份用吴茱萸同浸，炒，去吴萸；一份用小茴香一两同浸，炒，去茴香；一份用肉豆蔻一两同浸，炒，去肉豆蔻）　人参一两　山药（炒）一两　陈皮五钱　茯苓（去皮）五钱　白芍（酒煨）五钱　木香五钱　缩砂仁五钱　干姜（煨黑）五钱　老莲肉（去心炒）四两

上为细末，陈米饭丸绿豆大。每服百十丸，空心，清米汤下。

楂术丸：化滞健脾止泻。

山楂（去子，蜜拌）一斤　白术（土炒）五两

上二味，一层山楂，一层白术，入木甑内蒸烂，共研成膏，或作丸服。每

服二三钱，百沸汤、清米汤俱可服。

白术膏：止泻健脾。

白术（土蒸）一斤　陈皮二两　甘草（炙）一两　人参一两

上四味共用河水澄清，熬取浓汁四五遍，待药渣无味方弃之，将药汁澄去脚熬成膏。每服三四钱，空心，清米汤下。

饭匙散：治久泻，不论老幼。神效。

冬米（煮饭，取锅焦研末）一两　老莲肉（去心，炒，研末）四两　向糖[1]（研末）四两

上三味和匀。每次用三五茶匙，干吃。

四制白术散：久泻忌用汤饮，服此甚妙。

白术一斤（分作四份，一份黄芪同浸，炒；一份石斛同浸，炒；一份牡蛎同浸，炒；一份麦麸同浸，炒。炒毕，拣去同炒四药）

上将拣净白术研细末。每服三钱，空心，煎粟米汤润下。

治久泻法：服药久不效者，如神。

用陈艾一斤，自脚心缠起，至膝弯膝眼止；另用艾半斤，坐谷道[2]下，脚下火烘一二柱香，忌青菜。三四日愈。

脾泻效方：

肉果（用面包，煨，面熟为度）一两　破故纸（炒）二两

上二味共为细末。用米饮调下三钱。

【校注】

[1] 向糖：当指相糖。是以优质白糖煎化，模印成的糖塑品。

[2] 谷道：即肛门。

【评析】

本门所述泄泻以虚证为主，如脾肾虚寒者，可用四神丸、五味子丸等方；脾胃虚寒者，可用四制白术丸、白术膏、脾泻效方；脾虚阴亏者可用四制白术散、饭匙散；脾虚食滞者可用楂术丸。

痢疾门

【原文】

木香槟榔丸：

川黄连（生姜汁炒） 广木香 槟榔 香附子（醋炒） 青皮 广陈皮 枳壳（去瓤，麸炒） 当归 黄柏（酒炒）各一两 大黄（生末）三两 黑牵牛（头末）二两

上为细末，水法丸梧桐子大。每服三钱，空心，淡生姜汤下。取利三四遍后，服香连丸二三钱即愈。

香连丸（温州王公祖传方）：

川黄连（用吴茱萸十二两酒同浸一宿，炒，拣去吴萸） 广木香十两 当归尾六两 砂仁六两 白芍药（酒炒）六两 肉豆蔻（面煨）十两 白术（土炒）八两 五灵脂（酒炒）八两 乳香（去油，研末） 没药（去油，研末）各八两 怀山药八两 延胡索八两

上各味研细末和匀，醋煮，神曲糊为丸。每服二钱，空心，百滚汤，清米汤下。

又香连丸：

川黄连（四两，吴茱萸二两同浸，夜炒，去吴茱萸） 广木香一两

肚疼加乳香（去油）、没药（去油）各五钱。

上为细末，醋糊丸绿豆大。每服二三十丸，空心，香薷汤、清米汤任下。

甘露丸：治伏暑泻痢。

焰硝一两 硫磺一两 枯白矾五钱 滑石（飞，取细者）五钱

上和入飞面二两，水法成丸。每服三五十丸，空心，新汲水下。

朴黄丸：功倍香连丸。暑毒、食滞、溏泄、水泻俱治。

锦纹大黄（一斤，入砂锅内，用无灰酒煮，候黑烂稠膏，再添酒煮之三昼夜，约酒十斤，取出，捣匀，晒半干） **川厚朴**（姜汁拌炒）**四两八钱　广木香五钱**

上二味共为细末，和大黄膏捣丸绿豆大。每服二三钱，淡姜汤下。

末药方：

椿根皮（刮去粗皮，甘草同煮二三沸，去甘草，再以蜜炙脆）**八两　甘草**（炙） **橘红　白术　厚朴**（姜汁炒） **赤芍药　白芍药**（炒） **黄芪　黄连　地榆**（酒炒） **广木香　当归**（酒洗）**各二两**

上为细末。新痢者，槐花汤入蜜三匙调下；久痢者，莲肉汤调下。大人每服三钱，小儿每服五分。如里急后重，再量加槟榔。

●【评析】

痢疾以下痢便脓血，腹痛里急后重为主症，多因湿热下注，大肠气滞血瘀所致。治宜清热利湿，理气活血化瘀，方如木香槟榔丸、香连丸、朴黄丸、末药方等。

疟疾门

【原文】

治疟疾三法：始得之，邪气尚浅，正气未伤，宜急截之，不可养邪以害正。中则邪气渐深，正气渐衰，宜先补正气而后截之，不可频截，致正气益衰而邪气独强。末则正气已衰，邪气独强，须专补正气，正气复则邪气不攻而自退矣。

滚痰丸：疟病无痰不成，元气壮者，以此丸下之。然后服治疟之药，其病易止。

大黄（酒拌，略蒸）八两　黄芩（酒炒）八两　沉香（黑色者，镑，研细）五钱　礞石（一两，加焰硝一两，入销银罐内，泥盐固齐，煅如金色，研细极）

上为细极末，面糊丸绿豆大。每服五十丸，空心，滚汤下。

截疟神效丸（自制方）：治疟。不论新久皆愈。

白术（土炒）　山楂（连子用）　槟榔　常山（白酒煮干，炒至紫色）各四两　草果仁二两

上五味为细末，醋煮，神曲糊为丸。每服三钱，临发日五更时滚汤服，久疟虚人用人参汤下。不拘男妇小儿，一二服无不应验者。

治一日一发疟疾方：

何首乌一两　青皮　陈皮　知母各三钱　甘草一钱

上五味用阴阳水并酒共二碗，煎露一宿，鸡鸣时，面东温服。

治间日疟疾方：（不病之日，临卧时服。）

柴胡一钱　干葛　茯苓各五分　陈皮　苍术　天花粉　半夏各七分　桔梗

枳壳　紫苏　黄芩各五分

上㕮咀，用生姜五片，枣一枚，食远服。如骨节痛，加羌活五分；少饮食，加神曲（炒）一钱；呕吐，加藿香五分；头疼，加川芎五分；泄泻，加猪苓、泽泻各五分。

【评析】

治疟疾三法是为经验之谈，值得效仿，疟疾初起治以祛邪为主，即急截之，久则邪气渐深，正气渐衰，治宜先补后截，甚则专补正气。治疟常用方有自制截疟神效丸，具健脾祛湿截疟之功。并认为治疟宜先用滚痰丸泄热豁痰，然后服治疟药，且在不病之日，服用治间日疟疾方以调和肝脾，清热化湿，如此诸法可增疗效。

诸血证门

【原文】

干地黄丸（千金方）：**主失血虚劳，胸膈烦满，疼痛，瘀血往来，脏腑虚不受谷，呕逆不食，补中活血。**

干生地黄（酒洗，打扁，晒，焙燥）**三两　片子干漆**（熬至青烟尽，白烟起为度）**厚朴　枳实**（炙）**干姜**（炮）**防风　大黄**（锦纹者酒蒸）**细辛　白术各一两　前胡一两五钱　人参　茯苓**（去皮）**各一两二钱五分　虻虫**（去翅足，炒）**䗪虫**（熬）**各十五个　黄芩**（酒炒，微赤）**麦门冬**（去心）**甘草各二两　当归**（全用，酒洗）**二两**

上为细极末，炼蜜丸梧桐子大。每服十五丸，食前，流水煎滚汤下。

（眉批：虻虫不一种，有绿色若蜩蝉者极大，次有淡黄若蜜蜂者，更有淡黑色若蝇者，即今呼为马虻是也，宜用此种。须取腹内有血者佳，能破癥结，消积脓，堕胎，孕妇禁用。䗪虫即地鳖虫，有破坚积，下血之功。）

四生丸：治吐血不止。

生荷叶　生扁柏叶　生艾叶　生地黄各等分

上共捣烂。每服用鸡子大一团，井水二钟，煎服。

虚损吐血神效方：

韭汁　藕汁　茅根汁　人乳汁各用一钟　童便二钟

上五种和匀，瓷钟盛。重汤蒸热服。

治吐血久不止欲成虚劳方（自制方）：**极验。**

生地黄（酒洗）**五钱　真郁金二钱　降香节二钱**

上三味作一剂，浓煎。顿服，立止。

吐血诸方不效者用此方：

人中白（煅，研极细）

每服二钱，酒调下。

吐血不止方（举轻古拜散）：

荆芥一味（炒焦存性，研细）

每服三钱，橘皮汤调服，立止。

鼻衄不止方：

茅花一钱　辛夷五分　当归（酒洗）三钱　生地黄三钱　白芍药（酒炒）二钱　木通六分　荆芥穗（酒炒黑存性）一钱

上用水浓煎，服后即卧立止。

冰灰散：鼻衄不止立效。

山栀仁　香白芷

上二味等分，研细极，吹少许于鼻中。

又方：

千瓣红石榴花（晒干，研细极）

上一味用少许吹入鼻中即止。

齿衄不止仙方：

马粪（烧灰存性，研细）

擦之立愈。

肠风神效方（缪慕台[1]方）：

蒲黄（炒过，息火）一两　皂荚（炒黑存性）一两　川黄连（炒）三钱　槐角（炒黑）一两　槐花（炒黑）二两　棕灰（陈久者）五钱

上为细末，用嫩扁柏叶三两捣极碎，入新汲水一钟，绞取汁，调前药末。

每服三钱，或用水二钟，煎汤调服亦可。

久近肠风奇效方（自制方）：屡效。

蒲公英（连根采来，洗净，打烂，青盐腌一宿，晒干，将元汁收尽） 槐角子（炒） 柿饼（炙焦存性） 木耳（煅焦存性）

上四物各等分，神曲糊为丸。每服二钱，空心，温酒下，不能饮酒者百沸汤下。

又方：

核桃肉（连皮）三钱 荷叶灰三钱

上二味，用黄蜡一两溶，和丸梧桐子大。每服四钱，空心，淡酒下。服三四料，永绝其根，但不可间断。

肠风久远虚寒者方：

棉花子[2]（炒焦，为末）

上一味，用乌梅肉为丸。空心，百沸汤下。

又方：

肠风日久，面黄食少者大效。

每日服鹿角胶五钱，温酒服。

平胃地榆汤：治结阴便血，腹中必痛，其血必凝而色紫。用此方大效。

苍术 黑附子（川中者炮，去皮脐，再以甘草煮） 升麻各一钱 地榆（酒炒） 广陈皮 厚朴（姜汁炒） 白茯苓各七分 炮干姜 葛根 白术（炒）各五分 甘草（炙） 人参各五分 当归一钱 益智仁（盐炒）五分 神曲（炒） 白芍（酒炒）各八分

上用姜三片、枣二枚煎服。

治尿血血淋奇方（自制方）：

络石（酒洗）一两 牛膝（去芦）五钱 山栀仁（韭汁炒焦）二钱

上共一剂煎服，立愈。

【校注】

［1］缪慕台：即缪希雍，字仲淳，号慕台。明代医家。在内、外、妇、儿等科临证上，均颇有心得。著有《先醒斋医学广笔记》《本草经疏》等。

［2］棉花子：又名棉花核、棉子。为锦葵科植物草棉或陆地棉等的种子。辛，热，有毒。有补虚温胃，止血催乳功效。

【评析】

血证门涉及病证有呕血、吐血、鼻衄、齿衄、肠风便血、尿血等。如证属虚劳吐血，可用干地黄丸、四生丸、治吐血久不止欲成虚劳方等。鼻衄可用鼻衄不止方、冰灰散以凉血止血。肠风便血，证属热者可用肠风神效方、久近肠风奇效方；属虚寒者可用肠风久远虚寒者方、平胃地榆汤。尿血宜用治尿血血淋奇方，以凉血止血。

疝门

（附偏坠、木肾）

【原文】

橘核消肾丸：治一切疝气。

海藻　海带　昆布（俱洗淡）　橘核　桃仁　川楝子肉各四两　广木香　白术　茯苓各二两　玄胡索　木通　当归　肉桂　人参各一两　仙灵脾五钱

上为细末，酒糊丸桐子大。每服六七十丸，空心，盐酒、盐汤任下。

小肠疝气神验方：

海藻　岗橘子（炒碾）　昆布　荔枝核（三枚切碎）各等分

上用水二钟，煎一钟。食前洗浴，温服。如房劳肾虚者，加人参五分。

椒仁丸：

真川椒目（略焙）不拘多少

上为细极末，糊丸梧子大。每服二钱，空心，酒服。初服有微汗，久服诸疝皆消。

治穿肠疝气立刻住疼灸方：

用手掐大敦[1]穴一炷香之久，即止。如不止，须灸三五壮。

葵子汤：治膀胱有热，腹胀，阴囊肿胀而痛，小便不通。

猪苓　赤茯苓　葵子　枳实　滑石　瞿麦　木通各二钱　黄芩（酒炒）七分　车前子一钱　炙甘草六分

上共一剂，水二钟，姜三片煎。空心服。

海藻散坚丸：治木肾[2]大如斗，硬如石。

海藻（洗） **昆布**（洗） **川楝肉**（盐水炒） **吴茱萸**（汤泡七次，压去苦辣水）**各一两** **广木香** **荔枝核**（打碎，炒） **青皮**（醋炒） **小茴香**（盐水炒） **延胡索**（炒） **肉桂各五钱** **海带**（洗） **橘核**（炒） **桃仁**（麸炒）**各一两** **木通七钱**

上为细末，酒糊丸梧桐子大。每服六七十丸，空心，淡盐酒下，淡盐汤亦可。

偏坠不拘左右效方：

川楝子肉（盐炒） **广木香** **苍术** **石菖蒲** **大茴香各等分**

上为细末，水法丸豌豆大。每服三钱，空心，淡盐葱姜汤下，安卧片时立止，临卧必得微汗。

又方：

雄羊角（敲去朽骨） **真橘核**（打碎，填羊角内，泥封，煅）

上为细末。每服三钱，空心，温酒下。

【校注】

[1] 大敦：经穴名。属足厥阴肝经。位于踇趾外侧，趾甲角旁0.1寸处。

[2] 木肾：病名。指睾丸肿大，坚硬麻木之病。多因感受寒湿所致。

【评析】

疝，又名疝气、横痃、小肠气、膀胱气、蟠肠气、肾系阴肿等，包括多种病证。本节所述有小肠疝气（似腹股沟疝、股疝等），阴囊肿胀、木肾、穿肠疝气（似肠痉挛，不全性肠梗阻等疾患）等。本病多因邪聚阴分而成，且发病部位多为肝经所过，治疗以疏肝理气，温通散寒为主，方如橘核消肾丸、小肠疝气神验方、海藻散坚丸等。证属实热者，可用葵子汤以清利湿热。如疼痛剧，可用灸法温通止痛。

二便不通门

【原文】

润肠丸：治脾胃伏火，大便闭结及大肠风秘[1]、热秘。以风药疏之，血药润之，则结解秘通而大便利矣。

火麻子（半升去壳，取净仁，研烂）三两　羌活　大黄（酒浸，煨）　桃仁（去皮，研烂）　当归尾（酒洗）各一两

上为细末，用桃仁、麻仁研和，如干加蜜，丸梧桐子大。每服六七十丸，空心，百滚汤一口服。

三黄丸：治三焦积热，咽喉肿痛，心烦膈满，大小便秘结，酒毒等症。

锦纹大黄（煨）　川黄连（酒炒）　枯黄芩（酒煮）各等分　一方加冰片为衣。

上为细极末，炼蜜丸梧桐子大。每服四五十丸，滚汤下。

加减补中益气汤：治老人病后元气下陷，或因用力努大便，气结膀胱而小便亦闭者。用补中益气汤，去白术。加皂荚（炙，即板皂荚也）二钱。

上㕮咀，水煎，用姜三片、枣二枚为引。服后一二时一解，再用一剂煎服，探吐则小便大泄而大腑立通矣。

治大小便不通虽极危困者立效方：

用韭菜地上蚯蚓粪捣和，清水澄去脚，饮清者立通。

葵子汤：治膀胱有热，腹胀，阴肿胀痛，小便不通。

赤茯苓（去皮）　猪苓　葵子　枳实（炒）　滑石　瞿麦穗　木通各一钱　黄芩（炒）七分　车前子一钱　甘草（炙）八分

上共一剂，引用生姜三片、灯心三十茎煎。空心服。

二便不通封脐法：

皂荚末和葱白（连须）**共捣，加川蜜少许，麝香二分，摊贴脐中至毛际，小便行，大便自通矣。**

又方：

皂荚（去子弦、黑皮，炙，研细极末）**一钱　琥珀**（研细极末）**一钱　麝香少许**

上用神曲糊为丸。作一服，用分利药或升提药服立通。如少顷未通，探吐之立通。

治小便不通因于寒者方：

用葱二三斤，煎水一桶，坐浸至脐上，时时以热水添入，浸一时久，小便欲解，即于汤中溺之。凡老人虚人皆可用此法。

二便不行以渴不渴分气血治方：

渴而小便闭者，用五苓散（即官方，不必加减），**服后时饮热汤，得汗则利。不渴而小便闭者，服滋肾丸**[2]（亦系官方），**服百丸加至二百丸，必自通。**

【校注】

[1] 风秘：病证名。因风搏肺脏，传于大肠，津液干燥所致。多见于张力减退性结肠性便秘。

[2] 滋肾丸：即通关丸，出自《兰室秘藏·小便淋闭门》。方由黄柏、知母、肉桂组成，有清下焦湿热，助膀胱气化功效。

【评析】

大便秘结属热结者，可用润肠丸、三黄丸清下；属中气虚弱者，可用加减补中益气汤健中通下。小便不通属下焦湿热者，宜用葵子汤、滋肾丸清湿热，助气化；属寒结膀胱气化失司者，可用五苓散，以通阳利水。此外，大小便不通还可用脐疗等外治法，可资参考。

妇人门

【原文】

仙人尹蓬头传血山崩方：此方不可觅利，惟施人乃效，神仙遗意也。

陈莲蓬壳[1]（烧灰存性）五钱　棉花内子（烧灰存性）三钱

上二味为末，酒调作一次服。

螽斯至宝丹：治妇人经水不调，益子宫，疗腹痛，除带下，顺气养血。一切虚寒之疾，久无子息，服之即孕。

香附子（一斤，分作四份，米泔，童便，酒，醋，各浸七日，炒）　怀熟地（大者，酒蒸）八两　泽兰叶八两　当归身（酒洗）二两　白芍药（酒炒）二两　白术（土炒）二两　广陈皮二两　白茯苓（去皮）二两　阳起石（炭火煅赤，酒淬七次，另研）二两　肉桂（刮去粗皮）一两

上为细末，炼蜜丸梧桐子大。每服五七十丸，空心，淡盐汤、百滚汤任下。

秘授乌鸡煎丸：治妇人诸虚百损，五劳七伤，经水不调，久无子嗣。服之即孕，屡效如神。

乌骨雄鸡（择绿耳红荔枝冠、白丝毛反生者，闷杀去毛、肠，用童便三十斤煮烂，捣入诸药末，其骨另用，酥炙，研细）一只　香附子（一斤，分四制，用米泔、童便、酒、醋各浸七宿，炒）　青蒿子四两　怀熟地（酒蒸烂，和艾捣成饼）四两　蕲艾（去筋梗，和熟地捣成饼，切薄片晒干，方研得细）四两　五味子三两　黄芪（酥炙）　白芍药（酒炒）　川芎　牡丹皮　生地（酒洗）　当归身（酒洗）各二两　人参三两

上为细末，酒煮，陈米糊丸梧桐子大。每服百十丸，空心，百沸汤进。

秘授济阴丹：妇人怀孕三四月常堕者，或无子，赤白带下，胸膈不宽，四

肢无力者俱效。

香附子二斤半　艾叶（酒醋煮）一斤　熟地（酒蒸，和艾捣成饼，切薄片晒干，研）八两　苍术（米泔浸，炒）八两　当归（酒洗）八两

上为细末，醋糊丸，如梧桐子大。每服百丸，空心，淡醋汤下。

千金秘方：妇人临产腹痛，或浆胞先破，胎涩难下及子死腹中。俱效。

川蜜　真香油　无灰酒各半钟

上三味和匀，煎滚温服。

催生神方（名神龟散）：治妇人临产交骨不开，不能分娩；或曾经跌扑，胎孕受伤，攲侧难产；或惊动太早，心慌力怯难产；或产母虚弱，病久力衰难产；或生理不顺；或妇人矮小难产。待产妇颊红方可服之，一服不下，急宜再服，立刻分娩，屡效。

当归（全用）一两　真川芎二钱　龟板（炙脆，打碎）一片　妇人顶心发（如指粗，烧存性）一绺

虚人或产多力衰者，须加人参一二钱至五六钱，多则可至一两。

上㕮咀，共一剂，水煎服。

防产后眩晕方：

产后用血竭（研极细）一钱，无灰酒和服，再热饮一二杯，永无眩晕之病。

产难方：

黄葵子　凤仙子[2]各一钱

上为细末，作一服，用酒调服。

香灵丸：治儿枕[3]痛，小腹内败血作痛。

香附子（童便浸，炒）二两　五灵脂（半生半炒）二两

上为细末，醋糊丸梧桐子大。每服六十丸，百沸汤下。

催生鼠肾丸：

朱砂二钱　明雄黄二钱　真琥珀六分　麝香三分五厘　雄鼠腰子、外肾（去油）各一副

上四味，各研极细末如飞尘，入鼠腰、肾再研成丸，分作四服，蜡封。临产时，虽横逆之症，取一丸，用甘草、柞树枝二味，各七寸，煎汤调服，即产。产下儿顶有朱砂一点，是其验也。

横生难产方：若顺生难下，不宜用此方。

甘草五钱，柞针（取嫩枝一握，长三尺，搥碎）同甘草煎服。

治子悬[4]胎动方：

千槌草，即凿子柄上蓬头。

上一味，白水煎汤服之，胎即不动。

应声虫病[5]方：昔一给事自南京来，其夫人口中言语，腹内即应声，虽日饮食如故，而肌肤羸瘦之甚，举家惊怪，莫知所措。延余伯曾祖东郊公诊之，曰：此腹内应声虫病也。彼询何以知之？曰：诊脉候及声容，一动一静，可知也。用大蓝叶一握，煎汤饮数次，其虫即下，形状甚怪，而疾疗矣。世咸称为神医云。

妇人阴中肿痛及生疮方：

黄连（酒炒）二钱　龙胆草（酒洗）一钱　小柴胡（去芦）一钱　青皮三分

肿甚加大黄一钱

上共作一剂，白水煎服。

妇人阴中忽生鸡冠肉并生瘰方：

龙胆草（酒拌炒）一钱　山栀子（炒）五分　泽泻一钱　车前子　生地黄　黄芩（炒）　当归（酒打）　木通　甘草各五分　大黄一钱

上作一剂，白水煎服。

乳痈初起神效方：

活鲫鱼背脊肉和蒸饭打如泥，敷上即散。

乳痈效方：

青皮末六分　穿山甲（炒，研末）四分

上二味，用热酒调服，另饮酒尽量，盖被出汗即消。

又方：

生半夏一粒，捣碎，和嫩葱白再捣烂，丸如指顶大，以葱皮包之，塞鼻内，左乳塞右，右乳塞左，饮酒尽量出汗。

金莲[6]稳步膏：治足生鸡眼。效。

地骨皮　红花

上二味，杵成膏，于鸡眼疼处敷之。若已成疮者敷之，则次日痂落。

小调经散：治产后浮肿。

没药　琥珀　桂心　芍药　当归各一钱　细辛　麝香各五分

上各为细末和匀。每服五分，生姜汁、温酒各少许调服。

澡豆方（自制方）：治雀印，或面上疮疖疤痕色变赤黑。大效。

肥皂荚（去弦核，打烂）三斤　密陀僧（另研）一两　甘松一两　蓖麻仁四十九粒　蛇床子一两　杏仁（生用）一两　白蒺藜（杵去刺）三两　白牵牛（酒浸）三两　僵蚕二两　白果肉（即银杏去壳）四十枚　白芷一两

上十味俱为细末，和肥皂为圆。早晚擦面，洗去。

【校注】

［1］莲蓬壳：即莲房。出《食疗本草》。为睡莲科植物莲的成熟花托。苦、涩，温。有消瘀、止血、收敛的功效。

［2］凤仙子：即急性子。为凤仙花科植物凤仙的种子。微苦、辛，温，有小毒。有活血通经，软坚消积，解毒消肿作用。

［3］儿枕：病名。指妊娠晚期，胞中余血成块，犹如儿枕，故名。又指儿枕痛，乃产后瘀血内停所致，症见小腹硬痛拒按，或可摸到硬块，兼见恶露不下或不畅。

［4］子悬：病名。指孕后胎气上逼，症见胸膈胀满，甚者胁痛、喘促、烦躁。

［5］应声虫病：此病在《何氏附方济生论·奇病怪症》中亦有记载："腹中有物作声，随人语言。用板蓝汁一盏，分五服服之。又名应声虫，当服雷丸十数服，自愈。"应声虫有认为是人体内的寄生虫，故治疗以杀虫、驱虫为主。

［6］金莲：旧指缠足妇女的小脚。

【评析】

本节所述妇科病证有：崩漏、月经不调、不孕、痛经、带下、产难；胎前病如儿枕痛、子悬；产后病如眩晕、浮肿。此外，还有外阴疮肿、乳痈、面部雀斑、足生鸡眼等病症。如症见阴道出血如崩，可用仙人尹蓬头传血山崩方以消瘀止血。月经不调，痛经，带下等证属虚寒者可用螽斯至宝丹，有理气活血，益脾养血之功。不孕证治宜滋补脾肾，理气通脉，方如秘授乌鸡煎丸、秘授济阴丹、螽斯至宝丹等。胎产不下，腹痛，可用催生神方、产难方等活血通经。胎前儿枕痛，可用香灵丸理气活血消瘀。产后瘀阻未去而见眩晕、浮肿等症，可用防产后眩晕方、小调经散以活血散瘀，定眩通利。妇人阴中肿痛及生疮方有清热利湿、消肿止痛作用，乳痈效方有理气通经下乳功效，自制澡豆方外用，可治面部雀印色斑。诸类经验效方可资参考。

小儿门

● 【原文】

至宝丹：治小儿外感风寒，内伤饮食，发热头疼，惊悸咳嗽，气粗面赤，无汗，葱姜汤热服。伤风夹惊，发热咳嗽，面青夜啼，停滞作泻，小便不清，呕吐作渴，肚腹膨胀，灯心姜汤空心服。疟疾用葱姜桃头汤空心服。出盗汗，灯心浮小麦汤下。腹痛，乌梅姜汤下。

人参一钱　白茯苓（去皮）二钱　广木香五分　砂仁三钱　香附子（炒）一两　甘松（水洗，晒干）三钱　朱砂（飞）一钱　甘草（去皮，炙）一两四钱　远志（甘草同煮，去心，焙）二钱　蓬术四钱　山楂肉二两　桔梗（去芦，炒）二钱　黄芪（蜜炙）二钱　益智仁（去壳）三钱　滑石（飞）一两二钱　山药二钱

上研极细末，炼蜜为丸如圆眼大。每服一丸，对症照前引化服。

贝母散：治小儿寒邪入肺，金气受伤，咳嗽气急，有痰呕吐，不能睡卧。

贝母（去心）八钱　甘草（去皮，炙）二钱

上各为细极末和匀。每服一钱，淡姜汤食后调服。

却暑丹：治小儿夏月中暑，发热惊悸，睡卧不宁，心神恍惚，烦躁作渴，呕吐泄青，小便黄赤，面赤唇红。

泽泻八钱　赤茯苓（去皮）五钱　白术（土炒）五钱　甘草（炙）五钱　黄芩（微炒）五钱　猪苓（用面糊浆，晒干，净末）五钱　朱砂（飞）四钱　滑石（飞）五钱

上为极细末，炼蜜丸如芡实大，金箔为衣。每服一丸，灯心竹叶汤下。

小儿疳积神方：

石燕[1]（炭火煅，醋淬九次）一对　石决明（煅）一钱五分　紫边蛤蜊壳

（煅）一钱五分　谷精草（新瓦上焙燥，手揉碎，罗细）二钱

上各为细极末和匀。三四岁孩子用一钱，周岁者用五分，取不见水猪肝二两，竹刀剖作数层，将药撒在肝内，竹箸扎紧，清米泔瓦器内煮熟，即在煮肝汤内洗去药，不拘时，单食肝。忌秈米、面食、鱼肉、蛋并诸发物。

又方：

黑白牵牛取头末各一半；雷丸、使君子肉各等分，为细末和匀一处。用雄鸡肝一个，不宜下水，以竹刀剖缝，入前末于内外，用丝线扎之，饭上蒸熟，啮食。

又方：

雄鸡干一个，不宜下水，和酒少许，绞取汁，以水飞过朱砂五分拌，汁内和无灰酒一杯，温服，儿小甚者，减半。

治痧疹发不出喘嗽烦躁闷乱方：

用西河柳叶，风干，为细末，长流水调服三钱，冬月以蜜炙之，同黄连煎汤服。

治痘毒溃烂不愈方：

用百合干者为细末，掺之数次即愈。

小儿误吞针入腹方：

取金眼虾蟆眼睛二只，新汲水吞下其睛，一头包针尖，一头包针孔，从大便出下。

治小儿哑方：小儿声哑不能言语，当急治以此方。如迟至十二三岁，知觉少开，则难治矣。

远志（甘草泡，去骨）　石菖蒲　枣仁（炒）　小柴胡各一钱　蓖麻子（连壳）每一岁用一粒

上共研细末，用猪肝一个，竹刀剖作数层，将药掺入肝内，纸包，煨熟，

捣丸。量儿大小，白滚水服，日服三五次，至七日自能言语。

【校注】

［1］石燕：又名燕子石。出《新修本草》。为古生代腕足类石燕子科动物中华弓石燕及其近缘动物的化石。甘，凉。有利水通淋，去目翳的作用。

【评析】

本节所述儿科疾病包括感冒、咳嗽、伤食、吐泻、惊风、疳积、痧疹等常见、多发病证。所列第一方至宝丹有健脾理气，消食化痰，止泻镇惊作用，因此诸如小儿感寒发热，咳嗽吐泻，食积惊风等证，均可应用，并据症状偏胜而采用不同的下药汤方。如咳痰尤盛，可用贝母散。中暑宜用却暑丹。疳病可用小儿疳积神方。治痧疹发不出喘嗽烦躁闷乱方可用于痧疹初起，以发散透疹。

外科门

【原文】

杨梅疮[1]神效方：服之，永无结毒之患。

胡黄连三钱　川黄连（酒炒）　牛膝肉一钱　土茯苓（新鲜者洗净，木槌打碎）一斤

上用水八碗，瓦罐内煎至四碗，入猪胰子一个，再煎至二碗，再将猪胰子一个，劗[2]碎入药内，同胰子一日服尽。

杨梅结毒神效方：

滴乳石三钱五分　琥珀二钱　珍珠五分　朱砂五分　冰片三分　乳香二分　人中白（煅）二钱　牛黄三分　石青（头上五厘，鼻上三厘）　毒甚加蟾酥五分

上为极细末，每服六厘，加飞面三分，先用土茯苓一斤，洗净水搥打碎，入河水十二碗，瓦器内煎至八碗，汤滗[3]起，将土茯苓先铺一层在底上，末药堆在土茯苓上，周围用土茯苓围住，将土茯苓汤复轻轻倾下，再煎至三碗，一日饮尽。忌一切发物

膏药方：专贴风湿筋疼、疮肿。

桐油八两　白嫩松香一斤　西硃（上好者，研）四两　黄丹（飞，炒）四两　葱汁一茶杯　姜汁一茶杯　乳香（炙为末）一两　没药（炙为末）一两　百草霜（筛入）一升五合

先煎桐油四五滚，下松香再十数滚，下葱、姜汁再三五滚，下西硃再四五滚，下黄丹，离火，下乳、没，再下百草霜搅匀。

红玉膏：专贴痈疽、瘰疬、乳痈等症。

芸香（白嫩者）一斤四两　真麻油八两　乳香（另研细）二两　没药（另

研细）二两　蓖麻仁四百个　木鳖子（去壳）二两四钱　当归四两　血余五钱　儿茶（研）一钱　杨柳枝（嫩者打碎）二两　血竭一钱　白蜡一钱　黄蜡一钱　黄丹（飞砂）四两

先将麻油同柳条、当归、血余熬数滚，绞去渣，将油同芸香、蓖麻子肉、木鳖子片熬熟，绞去渣，入黄、白蜡，将成膏入黄丹，离火，下乳、没、血竭、儿茶等搅匀。

蛇头疔及无名肿毒神效方：

雄黄三钱，分三处；用鸡蛋一个，打一孔，入雄末一钱，将痛指入孔内浸之。待热即换之，换三个，立刻止痛，出脓而愈。

又方：

雄黄一钱　蟾酥一分

上二味研细，用蜒蝣一条，共捣如泥，敷患处，空顶立愈。

接骨仙方：

地鳖虫（一个，阴干。如伤胳膊，用前腿；伤脚腿，用后腿；伤胁，用胁肉）　巴豆（伤前用大头，伤后用小头）　半夏（红豆大者）一粒　乳香少许

上四味共捣一处。每服用一麦壳许，黄酒送下。其痛立止，其伤处骨骨有声。

秘方：治遍身热毒，疮烂无皮。

石菖蒲不拘多少为末，掺席上，令病人恣卧于上，仍以被盖之。七日愈。

血风疮[4]神效方：

人指甲三钱　水银（用铅二钱，同煅死）二钱　血余二钱　乳香一钱　冰片五分　轻粉五钱　白蜡五钱　没药一钱

上用桐油一钟，先将指甲、血余煎，待指甲焦、血余化，取出研细，待油滴水不散，离火，下诸药，惟冰片待冷方入。

治臁疮神效方：治年久臁疮[5]疼痛不堪者。神效。

真麝香　冰片各二分　血竭　轻粉　枯矾　赤石脂各二钱　铜绿八厘　黄丹一两　老松香（如琥珀色者）一两

上将各药秤准，乳钵内不换手顺研细极，瓷瓶盛，封固。如用每次二钱，真桐油调匀，油纸摊成隔纸膏，两边不可钻孔，用浓茶洗患处，脓净，贴上每膏一张，两边各贴一日，第三日须另换新者，半月可愈。

又秘方：

甘蔗渣晒干，炒极燥，为细末，桐油调敷，裹脚缠好，三日后方可开，先用葱椒汤洗。

痔漏方：

血竭二两　乳香六钱　没药二钱　蝉蜕二钱　僵蚕三钱　蜂房三钱　朱砂二钱　象牙末二两

上为细末，黄蜡丸弹子大。每服三个，空心，温酒下。

黑丸子：治鹤膝风并跌扑损伤，风湿筋骨疼痛，或瘀血壅滞。

当归八钱　百草霜一两　白芍药一两　南星三钱　川乌三钱　白蔹　赤小豆各一两六钱　白及八钱　骨碎补（焙）八钱　牛膝六钱

上为极细末，酒糊丸，如桐子大。每服三十丸，盐汤、温酒任下。

走马牙疳[6]仙方：齿落喉烂，臭不可近者，吹数次即愈。

硼砂五钱　蒲黄一钱　青黛一钱　黄柏一钱　人中白（煅）一钱　马屁勃一钱　僵蚕五分　儿茶一钱　甘草节八分　麝香　冰片各少许

上各为净末，合研如飞尘。水漱净，吹之。

足趾缝作痒方：治男女趾缝中作痒异常。虽以汤沃少顷，复痒者用此方，擦之神效。

五倍子（炒枯）一两　松香五钱　雄黄三钱　枯矾五钱　水银　铅（同水

银煅死）各五钱

上为细末。先用荔枝草煎汤洗过，将此药掺之数次即愈。

膏药方（自制方）：治鹅掌风，指甲变厚及风癞顽癣。死肌麻痹皆可贴之。

凤仙花根（连根叶花晒干）四两　穿山甲一两　鹿角屑（生刮）二两　血余三两　络石二两　羌活一两　虎骨二两　龙骨一两　麻黄一两　威灵仙一两　人指甲五钱　苍耳（嫩头，晒干）四两　百部二两　茜草二两　剪草二两　艾一两

上药用麻油一斤，熬至滴水不散，绞去渣，离火，再入铅粉四两，银硃四两，黄蜡二两，乳香二两，和匀，瓷器收贮。临用汤炖，摊贴。

肺风酒皶鼻肿脓面赤神方：

杏仁（去皮）二十粒　油胡桃（连皮）二枚（二味俱在瓦上焙，不可焦）大枫子三粒　水银（唾津在手心内，研成黑水）三分

上四味共研。搽之二三次，即愈。

金疮出血不止方：

驴子屎（煅存性）为末，搽之立止。如不及煅，即用湿者，亦效。

滚汤火伤起泡方：

用陈面糊敷之，立刻止痛，数日即愈。

汤泡火灼疮方：

大麦炒黑，研细。用粥汁调搽，即刻止疼。

蜂螫肿疼立效方：

以生芋梗擦之，立刻止疼，消肿。

脑漏[7]方（自制方）：

当归头（酒洗）五钱　真川芎（酒洗）二钱　辛夷仁三钱　羚羊角（镑）二钱　石青（飞）一钱

上各药研绝细末和匀。每服一钱二分，临卧时，温酒调下，服后即睡。

鹅掌风熏法：

先以油核桃擦手足患处，炉内焚常山熏之，上用青布盖好熏常山一斤，七日不下水，退去老皮，永不再发。

瘰疬神方：不论已溃、未溃并治。

夏枯草煎膏，食远，滚汤调服，兼服十全大补汤，加远志，贝母，香附子。

又方：

茜根一两，鸡蛋（略煮，去壳）十个，同煮熟。

每次一枚，食后，同煮酒食之。

清香散：治牙疳。立愈。

乳香　没药　儿茶　轻粉　象皮（炙）　红褐子（煅存性）　珍珠　海巴（煅存性）各等分

上药，研极细末。吹之，立刻生肌。

刀伤方：凡刀伤断指臂者俱可接。

降香（烧未过者）六分　荔枝核（炒）四分

先将断处接正，即以香油调敷。数日后，骨肉俱完好如初。

顽癣奇方：即年久阴癣，擦之数日，亦可除根。

露水四两　镜面烧酒四两　土槿皮五钱

上三味同浸七日，抓破癣皮，用新羊毛笔涂，每日数次。

小肠痈方：

归尾一钱　白芍一钱五分　苏木一钱　白芥子（炒，研末）一钱　苡仁（炒）二钱　桃仁（去皮尖，打碎）六分　红花八分　瓜蒌仁（打碎）一钱　槟榔（尖小者）一钱　枳壳八分

上药用水二钟，煎一钟。先将黑白牵牛头末各等分，以生蜜为丸，虚人二钱，实人三钱，以前煎药下。

万应灵丹：治一切发背、痈疽诸毒。有脓怕开刀者，以针挑破皮，用一厘醋点患处，即破头出脓，或发背痈疽等毒，用一厘针挑醋，点患处，一日三次，其药性内攻，深有寸许，泄气有门，则毒易消矣。如根盘甚大者，用五厘贝母末，一钱浓茶滷调敷，周围起黄泡，内有黄水流出，其毒尽消矣。

水银五钱　铅（与水银对研，碎）二钱五分　青盐五钱　生矾一两五钱　火硝一两二钱五分　皂矾一两　白砒一钱五分　硼砂一钱五分　明雄黄一钱五分

上研极细末，入小瓦罐内，炖炭火上，俟药枯结礶内，用瓦盆一个盛水，另用盆一个，安置水盆内，将药罐覆于中心，以盐泥着底，密封罐口，以砖块围罐半截，下衬以冷灰，然后砖上及罐底俱架炭火，微微初起，先文后武，三香为度，冷定取丹听用。

十宝丹：

朱砂　轻粉　铜青　寒水石（煅）各二钱　血竭　蟾酥　胆矾各一钱　麝香五分　雄黄二钱　海蚌二十一个

上研极细末，酒丸梧子大，朱砂为衣。大人服七丸，小儿三丸，先嚼葱白头三根，吐在手心内，男左女右，包药吞之，黄酒送下，尽醉，盖被出汗，外用万应丹点之，内服此丸，诸毒无不内消。此方同前方皆外科之至宝也，救诸苦难尤为便捷，有志者，宜共珍之。

竹木刺入肉方：

白茅根捣，敷之立出。又嚼牛膝根，敷之亦妙。又乌羊粪捣烂，水调，厚敷之。

芦苇刺入肉方：

生栗子细嚼烂，覆伤处。木竹等刺已出，痛甚者，蝼蛄捣烂，敷之即止。

针入肉方：

蝼蛄、脑子同硫磺研细，调敷，以棉纸贴定。如觉痒时，其针自出。

诸物刺入肉方：

生象牙，刮取屑，细研，和水敷之立出。如刺咽喉中，用水调屑饮之，旧象牙梳更佳。

【校注】

［1］杨梅疮：即梅毒。是感染梅毒螺旋体引起的一种全身性疾病，由间接或接触传染而得。临症先患下疳，然后发杨梅疮，皮肤先起红晕，后发斑片，形如风疹，或状如赤豆，甚则疹粒溃烂。后期毒侵骨髓、关节，或流窜脏腑，统称杨梅结毒。

［2］劖（chán）：古代的一种铲、斫工具。指用锐利的器具剁。

［3］滗（bì）：指将液体澄清后轻轻倾倒出的方法或过程。

［4］血风疮：指某些瘙痒性皮肤病，诸如丘疹性湿疹，皮肤瘙痒症，紫癜性色素性皮炎等。

［5］臁疮：指生于小腿的溃疡。

［6］走马牙疳：指患牙疳而发病迅速，势如走马者。《景岳全书·杂证谟》："走马牙疳，牙床腐烂，齿牙脱落，谓之走马者，言其急也，此盖热毒蕴蓄而然。"

［7］脑漏：又名鼻渊、脑崩。出自《素问·气厥论》："胆热移于脑，则辛

颎鼻渊。鼻渊者，浊涕下不止也。”多由外感风寒，寒邪化热所致。

【评析】

本节所述外科病证包括疮疡、痈疽、瘰疬、血风疮、顽癣、酒皶鼻、烫伤、蜂螫伤等皮肤外科病证，以及筋骨疼痛，或骨伤、刀伤病证，还涉及痔漏、走马牙疳、脑漏等肛肠、口腔、五官科疾病。杨梅疮治宜凉血解毒，可用杨梅疮神效方、杨梅结毒神效方。痈疽瘰疬、臁疮久不收者可取外治法，以消肿解毒，去腐生肌为主，如用红玉膏、治臁疮神效方外贴；甘蔗渣细末调敷治臁疮可资参考；或用内治法，方如瘰疬神方，有软坚散结功效，兼服十全大补汤以扶正；小肠痈方理气活血，通下消痈。足癣、鹅掌风、指甲变厚及风癞顽癣可用足趾缝作痒方、鹅掌风熏法、顽癣奇方、自制膏药方等外涂或外贴。风湿筋疼，跌扑伤，骨伤，可用接骨仙方、黑丸子以活血消肿、补肾续伤。痔漏治宜祛风散瘀，消肿止痛，可用痔漏方。走马牙疳治宜清热解毒，去腐敛疮，可用走马牙疳仙方、清香散吹患处。脑漏治以祛风清热，活血通窍，可用自制脑漏方。本节所介绍的一些经验效方，或效法可资参考，然有些方中有水银、白砒、轻粉等有毒药物，无论内服还是外用，均当慎之。

眼疾门

【原文】

清心明目丸：此药补心养血，清神长智，润肺利窍，聪耳明目。

枸杞子二两　当归（酒洗）　生地黄（酒洗）　麦门冬（去心）　川黄连　甘草（去皮）　甘菊花　石菖蒲　远志肉（甘草汤泡透，焙）各一两五钱

上为极细末，炼蜜丸桐子大。每服七八十丸，临卧灯心汤下。

明目良方：此方东郊省充二公合议而成。治头风之药以之治目，才能清上。依方服之，果获神效，至重者，不过四十贴全好。

青葙子　鸡冠子各七分　蔓荆子八分　草决明七分（上四味，碾碎）　白芷五分　木贼草六分　桔梗五分　羌活　荆芥各八分　龙胆草六分　细辛五分　防风　当归各八分　甘草三分　藁本四分　石膏一钱五分　连翘七分

上药，用白水煎，食后服。

胜风汤：治风热上攻，白珠赤甚，暴肿痛甚者。立效。

白术（炒）五分　枳壳（炒）　羌活　川芎　白芷　独活　防风　前胡　桔梗　薄荷各四分　荆芥　甘草各三分　柴胡七分　黄芩六分　杏仁（去皮尖，炒）三分

上水二钟，煎一钟，食后服。

地黄丸：治眼眶痛，肝虚羞明。

生地黄　熟地黄　金钗石斛　玄参各等分

上为细末，炼蜜成丸。茶清食远服，二钱。

洗眼方（自制方）：屡效。

铜绿[1]五分　明矾二分　朴硝三分　当归尾七分　防风　荆芥各八分

杏仁七粒　黄连（生用）五分

上用滚汤泡透，时时温洗。

萝卜花眼睛神方：

取极大萝卜一枚，剜空，入鸡子白一枚，种土内，待其开花结子后取起，取出鸡子白，研细，加炉甘石（煅过者）一钱，熊胆五分，冰片一分五厘，研绝细末，蜜和。点眼一日一次，七日全好。

点眼方：

蕤仁（去油净一两，用秦皮煎汤，洒湿安平底碗内，用艾圆三枚，内各包川椒一粒，燃着熏之，再安瓦上，熯[2]干，研极细，入后药）朱砂（飞）一两　硼砂五钱　麝香五分

共研极细。点之，闭目，一炷香为度。

鹅翎丹：治诸种目疾，屡试神效。以治眼漏亦效。

粉炉甘石三两（用川黄连二两，龙胆草二两煎汁，待甘石煅赤，淬汁内以酥为度，研如飞尘，仍入前汁内，晒干）官硼砂二钱　新珠子一钱　片脑五分　琥珀五分　熊胆五分

上各味研至无声，即入前汁内，搓成如线细条，晾干，以鹅翎管贮收。用时取一条，夹眼角内自化沁入，一条可治数人。

去翳膜点眼药：

炉甘石三钱　新珠子七分　硼砂（口含，吐去涩水）七分　朱砂五分　麝香二分　琥珀五分　真蟾酥（烘去油）一分　儿茶（烘去油）一分　冰片一分　磁粉（人乳、黄连汁煅淬七次）五分

上十味，各研至无声为度，和匀点之。

杏仁膏：

药扁杏仁（去皮尖）**一粒，细蔑器内研细，滴热乳二三点，浸片刻，绞去渣，点眼角内数次，翳即去矣。**

【校注】

［1］铜绿：又名铜青。为铜器表面经二氧化碳或醋酸作用后生成的绿色锈衣。涩，平，有毒。有退翳、去腐、杀虫作用。

［2］熯（hàn）：烧，烘烤。

【评析】

本节所述眼科病证主要有视物不明、红眼肿痛、眼眶痛、目生翳膜等。视物不明，或眼眶痛有虚实之分，虚者多为肝肾亏虚，可用地黄丸治之；实者多因风热上攻所致，可用明目良方；清心明目丸滋补清热兼顾，可用于虚实夹杂者。白睛红赤肿痛，可用胜风汤以祛风清热。目生翳膜，视物不清，治以清热辟秽，活血散结，退翳明目，可用去翳膜点眼药。自制洗眼方有祛风清热，退翳止痒作用，可随证采用。

乌须固齿门

【原文】

贴牙去毒至老不疼方：

山栀子　黄柏（煎浓汁，去渣）各五钱　杭粉[1]（研）五钱　真麝香五分　龙骨（打如豆大块子入栀柏汁内，煮干，研极细）五钱

上四味，用明净黄蜡一两，溶化入前药，和匀，捏成锭，摊绢上，剪作细条。卧时贴牙，明晨取下，凡黑处俱有毒，是作痛处也。

固齿擦牙散（自制方）：

青盐　寒水石　白蒺藜各八两　羊胫骨　地骨皮各四两　香附子八两　熟地黄四两　生地黄四两　骨碎补八两　艾绒　石燕　升麻　皂角各四两　槐树头　桑树头　杨柳头（清明者）各四十九个

上咀碎，瓶装，盐泥固济，金粟火煅，研细。每日早晚用此擦牙甚妙。

又方：

清明日采柳花，每十斤，用青盐三斤，腌之晒干，再入卤中收尽元汁，研细。每日早晚刷牙，香美妙甚。

揩牙固齿奇方：

蒲公英（连根拔取，河水洗净，即杵烂，一斤，用青盐二两，食盐二两腌晒）　槐落渡（即槐角子，炒）四两

上晒燥为末。每日清早揩牙，滚汤咽下。

牙痛方：

半夏（生用）五厘　冰片三厘　儿茶五厘

上研细末，用壁上蟢虫[2]窠包药少许，捻在细柳枝上，蘸油点灼，即吹灭，乘热刺疼处。至重者，四五次即愈。

又方：去火杀虫，止牙痛。

明矾　烂石膏各等分

上二味碾极细末，重罗筛过。擦牙，久嗽。将水洗眼，兼治眼烂之病，甚验。

乌鬚方：一月两乌，永不见白。

五倍子（炒过者）**一两　青盐**（炒）**一钱　胆矾一钱　明矾一钱　铜青二钱　飞面五分**

上用粗六安茶煎浓调稠，重汤炖至起泡，刷鬚上，干则洗去。

【校注】

［1］杭粉：即藕粉。

［2］蟢虫：蜘蛛的一种。有清热解毒、定惊、止血功效。

【评析】

牙痛可因龋齿等牙病所致，治宜解毒凉血，方如贴牙去毒至老不疼方、揩牙固齿奇方、牙痛方等。自制固齿擦牙散有清热补虚作用，可防病护牙。乌鬚方外用可资参考。

何氏附方济生论必读

清·何镇 纂集

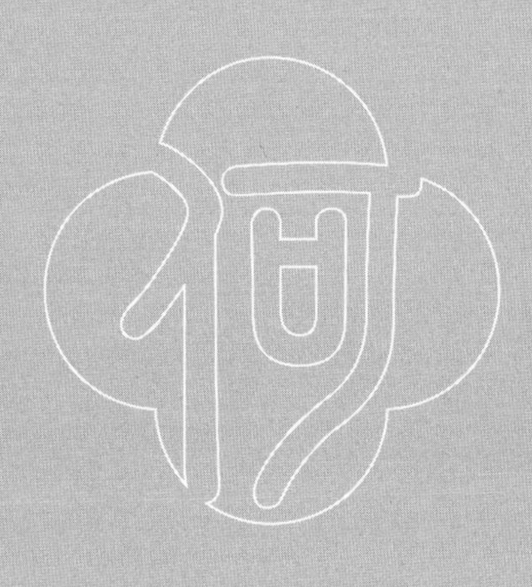

本书提要

本书作者何镇（1620—1674），号培元，是何氏自南宋以来的第十四世世医。他医术精湛，著书颇多，本书当是其晚年编撰，后由其子及门人等校订而刊印。其另著《本草纲目类纂必读》收入本套丛书《何氏本草类纂与药性赋校评》中。

本书参考《证治准绳》《医学纲目》诸书纂集而成，共18卷。前15卷为内科病证，及部分外科、五官、口腔病证，分列十三门，计120余种；后3卷为女科病证，分列月经、胎前、产后三门，计有50余种。凡论一证，先明病因病机，次论证候表现及治法方药，并附辨治汤方于后。所论及选方常引经据典，旁涉各家，但颇提纲挈领，去冗就简，此乃本书不同于他书之特色，于临证学习、查阅、捡用所不可多得。

何镇生平传略

何镇（1620—1674），是何氏自南宋以来的第十四代世医。《镇江谱》载："应时之子。字龙符，号培元。业医。明泰昌元年庚申生，清康熙十三年甲寅卒。"其父何应时（继元）亦为名医，何镇秉承家学，医术精湛，清进士王锡琯言其："何子少习举子业，屡试不售，谓良医良相等耳，因绍其先业，以利济于人。所治应手愈，全活不可算数，而口不言功，斯诚儒者之心也。"

何镇著述颇多，从康熙十五年丙辰（1676），张铨衡为其《何氏附方济生论必读》所作序中可知一二，张说："见公之著述盈几，阅其目则《本草发明》也，《百药主治》也（按:《本草发明》后改名《本草纲目类纂必读》十二卷；《百药主治》一名《药品主治》，定名为《本草主治》四卷），以及《脉讲》《脉诀》《伤寒或问》《活人指掌》《济生论》《原病式》《素问抄》《集验方》（按:《集验方》后改名《集效方》三卷）共计十种。"这些医书中亦包括何镇为其父何应时所校定的医著《集效方》，即如张说："《集效方》则其先君所家传秘宝也，先生亦不欲自秘而公之世，其用心之仁可知。"此书即现存的《何氏类纂集效方》。

何镇虽著书众多，然大多已佚，现存有《本草纲目类纂必读》、《何氏附方济生论必读》以及他参与校定的《何氏类纂集效方》。这三本书当是他最得意之作，即如他在自序（1672）中说："纲目类纂后，即附以济生邃论、家传效方，阐明圣贤之秘旨，备述前人之验方，体用具备，纲举目张，简阅良便。僭名[1]必读，不过欲为医学之一助。"

盛赞何镇医术和医著的史料还见有：张铨衡（《何氏附方济生论必读》序）说："余与何君交，则自己酉（1669）秋始也，忆其时室人症患关格，服药不效。适何君以亲翁封氏聘，辱临敝邑，随命两男跽[2]而请焉。剂一下而关格随通，调月余而体健如故，非公之详明本草，熟悉证治，乌能按症施治，取效之速如此哉？自是余与何君契结金兰。"

“何氏以轩岐世其业，其家先后诸君，阅病则无证不治，立方则无证不悉，或上宗先儒，或得自秘授，或自制验方，率皆屡用屡效，数见奇功。世世相传，汇编成帙，其所流传不一代，而著述者不一人，何氏诸君诚苦心哉。己酉（1669）秋，培元先生过余邑，出其家传效方嘱余弟遴士（即张铨衡），偕《济生》《本草》概授之梓，其意不欲自秘其家学而公诸宇内也。（节）康熙十三年甲寅（1674）张金镜圣宣序”

“京口何氏，家世卢扁之业，培元尤其白眉[3]。四方就而问疾，征车不远千里。所向全活，虽极疑难，应手而起，人钦其术之神奥，而莫测其渊微。古延张君遴士与何君称莫逆，近出其手订《济生论方》《本草必读》《药品主治》《集效验方》数书属予。予展读久之，见其详人之所不及详，略人之所不能略，俾药之性类晰，宜忌明、异同定，病原治验，靡不抉精探奥。（节）李宗孔书云序”

“京江何氏培元者，近代之善医者也，殁之后，子孙世其业，大江南北莫不知之。其所著《济生论》海内欲观其书者甚多，而莫能得也。今其乡庄君孝容求诸何氏之后人，将梓之以济世。培元之从孙凤翙不私其家传，而慨然付之，期以针俗医之聋瞶，拯斯民于夭札，二君之用心亦仁矣哉。孔生继治者，仆门下士也，与于校仇之役，因庄君之请，邮书于仆而问序焉。仆观是书，备列诸病，而系以治法方药，与近世方书略同，其论治，大抵融会诸家而参之己意；其方多取诸古人，而间附新法；不主一家，归于纯正。无奥渺难知之论，无险异难行之法，盖将使中人之资可循途而造焉，可不谓详慎者欤。（节）嘉庆二十有一年岁在丙子（1816）季秋月朔，礼部左侍郎浙江学政山阳汪廷珍序”

《冷庐医活》:“吴门顾松园靖远，有秘方载在《医镜》。一为治膈再造丹，得之何氏家传（原按：京江何培元《济生方》中有此方）。”

从上述史料可知，何镇一生悬壶济世，著作等身，他的著作大多刊于晚年，由其子孙编次、校定，还有门人校阅。此外，还有不少参订者，如《本草纲目类纂必读》就有10人，分别在各卷首署名，如云阳贺弘（任士）、古延张铨衡（遴士）、毗陵杨琯（虞生）、古延张金镜（圣宣）、古延张缵高（琴牧）、济里李瑞年（士颖）、古延张玉驹（方洲）、古延李鸣虞（雍喈）、济里朱名璘（官声）、古延张日浣（源长）。

——何新慧编写

● **【校注】**

［1］僭（jiàn）名：指越分妄称的名号。

［2］跽（jì）：长跪。

［3］白眉：喻兄弟或侪辈中的杰出者。

校评说明

《何氏附方济生论必读》十八卷为清康熙十五年（1676）毓麟堂刊本。本次编撰对原著中存在的问题、舛误等作了修正，主要有如下几方面：

1. 目录与正文不合，包括标题、内容次序、方名等。目录中有病证门标题，正文中无，从目录增补。作为标题的病证名，在正文中均有“论”字，如“卒中暴厥论”、“中风论”等，然目录中均无“论”字，从文义看，当有“论”，故从正文改。正文病证标题后时有附证，均用括号标注，然目录中均无附证，据正文补入。

内容编排次序错误，如卷四目录有“短气少气”，正文中此节内容在卷五中，故从目录改。卷十八中“产难”，正文放在“胎衣不下”后，目录则在“产后将理法”后，据目录改。

方名的不合是本书中存在问题最多的，计110余处。有目录缺失，则从正文补入；有目录中有方名，正文中称“又方”，或无方名，则从目录改；有方名不同，则经查核后从正确者改；有方列次序不同，从正文改。

2. 自卷十六至卷十八的内容主要有三部分，即月经不调，胎前诸病证，产后诸病证，然原书目录仅设“妇人门”，正文为“女科”，今改为“月经门”“胎前门”“产后门”三门。使病证归类较为明了。

3. 原书中方剂第二次及以上再出现，则省文，常标注见某证中，但有出错，今修正之。如正元散，标注“见劳倦”，然方子出在“汗总论”，今改之。又如大三五七散，标注“见中风”，然中风节无此方，在头痛中有提到，但未出方，今出校注说明，列出组方与功效。六君子汤亦是，标注“见虚劳”，然虚劳中未提及，诸疟中首提，但未出方，今校注说明，列出组方与功效，以后再出现的，均标注“见诸疟”。余者如苏合香丸、活血丹、大橘皮汤等等，均同此。

4. 原书中有些方剂，因出处不一，故有同名而方药组成不同，今在方名后予以标注。如七气汤有3首，分别加标注：七气汤（《千金要方》）、七气汤（《三因极一病证方论》）、七气汤（《证治准绳》）；白术汤有6首，分别加标注：白术汤（《奇效良方》）、白术汤（《杂病源流犀烛》）、白术汤（《证治准绳》）、白术汤（《全生指迷方》）、白术汤（《妇人大全良方》）、白术汤（《外台秘要》）；等等。

5. 论中有引“经曰”文句，凡能在《素问》《灵枢》《难经》《伤寒论》《金匮要略》中找到出处，则经字加书名号，即“《经》曰”，如引文有文意出入，则出校注。如找不到出处，存疑者，则不加书名号。

6. 书中有双排小字及眉批处，今用括号标记，且字不加深。

7. 方中个别药物缺漏剂量者，经他书查核后补入。

8. 鉴于古医著中“症”“证”常混用，今据文义修改之。如阳症→阳证，阴症→阴证，表症→表证，肢体麻木、手足不遂等证→肢体麻木、手足不遂等症，等等。

9. 错别字、异体字直接改正，不作校注。如舌胎→舌苔，神痿→神萎，藏府→脏腑，顋→腮，趂→趁，等等。

10. 本书所列“张铨衡序”，录之于何时希《何氏八百年医学》卷八“何氏历代医学著述考”第十七“何氏附方济生论必读十八卷”条目下。

11. 本书原各卷首列有参与校订的何镇子弟或门人姓名，如弟何金瑄（宗源），门人李沛（鸿涛），子何衍（子长）、何灏（瞿涛），侄何如漋（绎源）、何瀌。今均删之，特罗列于此告示之。

张铨衡序

近有培元何君者，世习岐黄，业号专家。其先君继元翁名闻宇内，活人甚多，公以得诸庭授者，与宗源（金瑄）昆季辈，并驰声名于天下。余与何氏原属世交，近忝年谊，宗源昆季时通音问，而公则以移宅云阳，徒切仰止之思，未遂觐[1]止之愿。余与何君交，则自己酉（1669）秋始也，忆其时室人症患关格，服药不效。适何君以亲翁封氏聘，辱临敝邑，随命两男跽而请焉。剂一下而关格随通，调月余而体健如故，非公之详明本草，熟悉证治，乌能按症施治，取效之速如此哉？自是余与何君契结金兰。一日，过公之寓，见公之著述盈几，阅其目则《本草发明》也，《百药主治》也（按:《本草发明》后改名《本草纲目类纂必读》十二卷;《百药主治》一名《药品主治》，定名为《本草主治》四卷），以及《脉讲》《脉诀》《伤寒或问》《活人指掌》《济生论》《原病式》《素问抄》《集验方》（按:《集验方》后改名《集效方》三卷）共计十种。翻阅之暇，公独取本草、济生之四种以示余曰：医书所谓明体达用，必不可少者此也，欲付之剞劂，以公诸世，奈襄其事者之难其人也。余承其意而身任之，随携稿归而细玩焉：其《本草主治》二种，宗诸李东璧之纲目，约取五百九十余种，凡一药当前，必始终具备，冠以短言，可资记诵，后列发明，以便稽考，间附单方，旁罗制度，读是书者无药不明，体立而用不患其无备矣。《集效方》则其先君所家传秘宝也，先生亦不欲自秘而公之世，其用心之仁可知。《济生》一论，衷诸王宇泰之准绳，约计三百六十余症，凡论一症，先原病之根由，次列病之端委，辅以诸家邃论，附以中病要方，且论纂其精，证辨其真，治征其验，读是书者无症不晰，用行而体不患其不著矣。若是乎此书之为体为用，不可相无也，余因题之曰《济生本草》（按:《济生本草》是合《本草必读》《本草主治》《集效方》《济生论》四书之总名，四书可能由毓麟堂同时刊板）。由斯以观：公素养之裕也如此，用心之仁也如此，且著述之尽善也如此，公其轩岐之功臣，而功岂在扁仓诸先贤之下哉？噫，是刻登梓未几，而先生已捐馆舍，其及门李君鸿涛[2]佩公之教，极力校正，不辞寒暑者数载，始克告竣成书，以报先生之德也。噫，公虽往矣，令嗣则英英也：长君子长、次君瞿涛，得诸庭授者有素，复胸富诸书，俱为世所推重，而征聘者已高车驷马之不辍矣。即及门之李君鸿涛、姚君虞生辈，其得授于先生者，咸克随治应手，将见声播寰区，而先生之传灯一炬，盖因是而炜煌不坠也。（节）康熙十五年丙辰，古延年家眷弟张铨衡顿首拜题。

【校注】

［1］觏（gòu）：遇见。

［2］涛：原为“寿”。疑误。

目录

卷一

诸中门

卒中暴厥论

【原文】

《经》曰：暴病卒死，皆属于火[1]。注云：火性疾速故也。盖由将理失宜，肾水衰竭，心火暴盛，以致水不能制火，火热之气怫郁，神明昏冒，筋骨不能自用，而卒倒无所知也。亦有因喜、怒、思、悲、恐五志过极而卒中者，五志热甚故也。世人有中风、中气、中食、中寒、中暑、中湿、中恶之别，但见卒然仆倒，昏不知人，或痰涎壅塞、咽喉作声，或口眼㖞斜，手足瘫痪，或半身不遂，或六脉沉伏，或指下浮盛者，并可用麻油、姜汁、竹沥调苏合香丸[2]，若口噤，抉开灌之，或用三生饮一两，加人参一两煎成，入竹沥二三杯，姜汁少许灌之。如牙关紧急，抉不开者，不可进药，急以生半夏为末，吹入鼻中，或用细辛、皂角、菖蒲为末，吹入得嚏则苏。此可验其受病深浅，则知其可治不可治矣。旧说口开心绝，手撒脾绝，眼合肝绝，遗尿肾绝，声如鼾肺绝，皆为不治之症。然五症不全见者，速服参芪膏，将艾灸脐下，亦有得生者。若卒中之人，发直吐清沫，摇头上撺，面赤如妆，汗缀如珠，或头面赤黑，眼闭口开，气喘遗尿，皆不可治。凡诸中或已苏，或未苏，或初病，或久病，忽吐出紫红色者死。《传心方》云：治男妇涎潮于心，卒然中倒者，当即时扶入暖室，扶好正坐，当面作醋炭熏之，令醋气冲入口鼻内良久，其涎潮聚于心者，自收归旧。轻者即苏，重者亦醒人事，必不可吃一滴汤水入喉。若吃汤水，则其涎永系心络不能去，而必成废人矣。

风邪中人，六脉多沉伏，亦有脉随气奔，指下洪盛者，然必浮迟者吉，若坚大急疾者凶。浮迟为寒，虚大为暑，不当暑则为虚。浮涩为湿，浮大为风，浮数无热亦为风。微而数、浮而紧、沉而迟，皆气中。风应人迎，气应气口，洪大为火，滑为痰，或浮而滑、沉而滑、微而虚者，皆虚与痰。

附方

《易简》[3]三生饮：治卒中昏倒，不知人事，口眼㖞斜，半身不遂，咽喉作声，痰气上壅。无问外感内伤，或六脉沉伏，或指下浮盛，并宜服之。兼治痰厥、饮厥，及气虚眩晕等症，悉有神效。

南星一两　川乌（去皮）　生附子各五钱　木香二钱五分

上㕮咀，每服五钱，姜十片，水煎服。或口噤不能醒人事者，用细辛、皂角各少许，为细末，吹入鼻中，候嚏，其人少苏，然后进药。若痰涎壅盛者，每服加全蝎四枚，仍用养正丹镇坠之。

一方，气盛人止用南星五钱，木香一钱，加生姜七片，名星香散。一方，气虚人用生附子并木香如前数，名附香饮。亦有天雄代附子者，并治卒中始作，无不立效。其人若因气中，以汤化苏合香丸，乘热灌服，仍用前药汁磨沉香一呷许，再煎一沸服之。候服前药已定审的是风，方用醒风汤、小续命汤治之。中寒则用附子理中汤治之。中湿则用白术酒、术附汤治之。若痰饮厥逆，气虚眩晕，止守本方。

胜金丸：治中风，忽然昏倒若醉，四肢不收，风涎潮壅上膈，气阻不通。

生薄荷五钱　猪牙皂角二两（捶碎，水一升，二味一处浸取汁，研成膏）瓜蒂（末）一两　藜芦（为末）二两　朱砂（研）五钱

上将朱砂末作二分，以一分与二味末研匀，用膏搜和丸，龙眼大；以一分为衣。温酒化下一丸，甚者二丸，以吐为度。得吐者即醒，不醒者不可治。《必用方》论中风无吐法，引金虎、碧霞为戒。不知卒暴涎涌，声如引锯，牙关紧急，气闭不行，汤药不入，命在须臾者，呆执无吐法之说可乎？但不当用银粉药，恐损脾胃，坏人四肢尔。

祛痰丸：治急中口闭，涎涌垂死者，一服即瘥。

江子[4]（去皮膜）二粒　白矾（为末）如拇指大一块

上二味于新瓦上，煅令江子焦赤为度，炼蜜丸如芡实大。每服一丸，用绵裹，放患人口中近喉处，良久吐痰即愈。

还魂汤：治卒感忤鬼击飞尸，诸奄忽气绝，全无知觉，或已经缢死，口噤不开，抉齿灌汤。入口不下者，将病人发左右分开，令人捉紧，踏肩牵引，药下，复增取一升尽灌之，须臾立苏。

麻黄三两　桂心二两　甘草一两　杏仁七十粒

上㕮咀，水八升，煮取三升，分三服。

【校注】

［1］暴病卒死，皆属于火：句意与《灵枢·岁露论》："十月申不寒，民多暴死。"略似。

［2］苏合香丸：出《太平惠民和剂局方》卷三。方由白术、青木香、犀角、炒香附、朱砂、诃子、檀香、安息香、沉香、麝香、丁香、荜拨、冰片、熏陆香、苏合香油组成。功能温通开窍，解郁化浊。

［3］《易简》：指《易简方》。1卷，宋·王硕撰。本书选方以《三因方》为基础，参考他著并选录常用，或重要的方药编成。如三生饮、养正丹、来复丹等，选方虽不多，但切于临床实用。

［4］江了：为巴豆之别名。

【评析】

卒中暴厥是指以卒然仆倒，昏不知人为主症的病证，可发生在多种疾病中，本节列有中风、中气、中食、中寒、中暑、中湿、中恶等病。其病机多责之于痰、热、瘀血等，有虚实之分。临证常用的急救方有三生饮、苏合香丸、祛痰丸等。

中风论

【原文】

《内经》云：风者，百病之长也。由此观之，中风在伤寒之上，为病急卒。

岐伯所谓大法有四：一曰偏枯，二曰风痱，三曰风懿，四曰风痹[1]。偏枯者，半身不遂；风痱[2]者，身无疼痛，四肢不收；风懿[3]者，奄忽而不知人；风痹[4]者，诸痹悉类风状。大抵人之一生以元气为根，荣卫为辅，根气强壮，荣卫和平，腠理致密，外邪客气，不能为害。或因七情内伤，饮食不节，劳役过度，遂至真气先虚，荣卫失守，腠理空疏，则邪气乘虚入矣。治须少汗少下。仲景云：汗多则亡阳，下多则亡阴，亡阳则损气，亡阴则损形。故《经》言：血气者，人之神，不可不谨[5]养。所谓表里不和，须汗下之，如表里已和，治之则宜在经也。若中腑者，面现五色，有表证而脉浮，恶风恶寒，拘急不仁，或中身前，或中身后，或中身侧，皆曰中腑，其病多易治。若中脏者，唇吻不收，舌硬失音，鼻不闻香臭，耳聋眼瞀，大小便秘，皆曰中脏，其病多难治。

其中腑者，先以加减续命汤，随症发其表。如兼中脏，则大便多闭涩，宜以三化汤通其滞。若表里既定，别无变端，当服愈风汤以行中道，久服大风尽去，纵有微邪，只以愈风汤加减治之，则清浊自分，荣卫自和矣。凡中腑者，多兼中脏，如左关脉浮弦，面目青，左胁偏痛，筋脉拘急，目瞤，头目眩，手足不收，坐踞不得，此中胆兼中肝也，宜犀角散治之。如左寸脉浮洪，面赤汗多，恶风，心神颠倒，言语謇涩，舌强口干，忪悸恍惚，此中小肠兼中心也，宜加味牛黄散治之。如右关脉浮缓，或浮大，面唇黄，汗多恶风，口祸语涩，身重嗜卧，肌肤不仁，皮肉瞤动，腹胀不食，此中胃兼中脾也，宜防风散治之。如右寸脉浮涩而短，鼻流清涕，多喘，胸中冒闷，短气自汗，声嘶，四肢痿弱，此中大肠兼中肺也，宜五味子汤治之。如左尺脉浮滑，面目黧黑，腰脊与背痛引小腹，不能俯仰，两耳虚鸣，骨节疼痛，足痿善恐，此中膀胱兼中肾也，宜独活散治之。总之，治风之法解表、攻里、行中道三法尽矣，然不可执也。如小续命汤，亦麻黄、桂枝之变，麻黄、桂枝若不施于冬月即病之伤寒，而施之于温热之症，鲜有不杀人者，治法岂可执乎？戴复庵[6]云：治风之法，初得之即当顺气，及其久也，即当活血。久患风疾，四物汤吞活络丹愈者，正是此义。若先不顺气，遽用乌附，又不活血，徒用防风、天麻、羌活等药，未见其能奏效也。故用顺气之药则可，用破气泻气之药必不可，此至要之论也。

又如口眼㖞斜，痰涎壅盛，口噤，小便不利，遗尿，多食，半身不遂等症俱未条分，悉有效方，备列于后。

附方

小续命汤：治八风五痹，痿厥等疾。以一岁为总，六经为别，春夏加石膏、知母、黄芩；秋冬加官桂、附子、芍药。又于六经内，细细分别，将别药随症加减。古人立法，良不诬也，宜细玩之。

麻黄（去节） 人参（去芦） 黄芩（去腐） 芍药 甘草（炙） 川芎 杏仁（去皮尖，炒） 防己 官桂各一两 防风一两五钱 附子（炮，去皮脐）五钱

上附子、杏仁另剉碎，将群药为粗末，后入两味和匀。每服五钱，生姜五片，水煎，食前服。

如精神恍惚，加茯苓、远志；心烦多惊，加犀角屑五钱。骨节疼痛有热，去附子，倍加芍药；骨节间冷痛，倍加桂枝、附子。燥闷小便涩，去附子，倍加芍药，再入竹沥一合。寒下利去防己、黄芩，加附子、白术一两；若热痢，附子不可用。脚软加牛膝、石斛各一两；浑身疼痛加秦艽一两；腰痛加桃仁、杜仲各五钱。失音加杏仁一两。如若歌笑狂语，无所不至，用麻黄三两，人参、桂枝、白术各二两，去附子、防风、生姜，加当归一两。自汗者去麻黄、杏仁，加白术。总之，诸中风用此方者，春加麻黄一两，夏加黄芩七钱，秋加当归四两，冬加附子五钱。

三化汤：治中风，大便秘结，痰壅气盛。

厚朴（姜制） 大黄 枳实 羌活各等分

上每服三两，水三升，煎至一升半。终日服之，以微利则止。

大秦艽汤：凡中风证，外无六经等形，内无便溺阻滞诸症，止是血弱无以养筋，故手足不能运动，舌强不能言语。服此甚效。

秦艽 石膏各二两 甘草 川芎 当归 芍药 羌活 独活 防风 黄芩

白术　白芷　茯苓　生地黄　熟地黄各一两　细辛五钱

上㕮咀，每服一两，水煎，随时温服。

若遇天阴，加生姜七片；如心下痞满，加枳实一钱。秋冬用此方，春夏则于此方内加知母一两。

羌活愈风汤：肝肾虚，筋骨弱，语言难，精神昏愦。是中风湿热内弱者，为风热体重，或瘦而一肢偏枯，或肥而半身不遂，或恐而健忘，喜而多思，皆精不足也，则心神乱而百病生。此药能安心养神，调理阴阳无偏胜也。

羌活　甘草（炙）　防风　防己　黄芪　蔓荆子　川芎　独活　细辛　枳壳　麻黄（去根）　地骨皮　人参　知母　甘菊花　白芷　薄荷叶　枸杞子　当归　杜仲（炒）　秦艽　柴胡　厚朴（姜制）　半夏　前胡　熟地黄各二两　白茯苓　黄芩各三两　生地黄　苍术　石膏　芍药各四两　官桂一两

上㕮咀，每服一两，水煎。空心温服，存渣，临卧再煎服。

天时久阴加生姜三片。春加半夏、人参、柴胡各二两，木通四两；夏加石膏、黄芩、知母各二两；季夏加防己、白术、茯苓各二两；秋加厚朴二两，藿香、桂各一两；冬加附子、官桂各一两，当归二两。

至宝丹：治卒中不语，中恶气绝，及中暗风，中诸物毒，热疫毒，阴阳二毒，山岚瘴气毒，蛊毒，水毒。又治产后血晕，口鼻出血，恶血攻心，烦躁，气喘吐逆，难产闷乱，死胎不下。以上诸症，并用童便一合，生姜自然汁三五滴，入童便内炖温，化下三丸，或加至五丸，神效。更疗心肺积热，伏热，呕吐，邪气攻心，大肠风秘，神魂恍惚，头目昏眩，睡卧不安，唇口干燥，伤寒狂语，俱有神效。

人参　天竺黄　生乌犀角屑（研）　朱砂（研，水飞）　雄黄（水飞）　生玳瑁屑（研）　琥珀（研）各一两　麝香（研）　龙脑（研）各二钱五分　金箔一半入药，一半为衣　银箔（研）各五十片　牛黄（研）　天南星（水煮软，切片）各五钱　安息香一两五钱（为末，以无灰酒飞净一两，火熬成膏）

上先以生犀角、玳瑁为细末，入诸药碾匀，次将安息香膏重汤炖化后，下药末和匀，用瓷[7]罐装盛。临服时，丸桐子大，人参汤化下。

凡小儿诸痫，急惊，心热，卒中，客忤不得睡卧及烦躁，风涎搐搦，计二岁，服二丸。亦大效。

犀角散：治肝经中风，流注四肢，攻及头面疼痛，言语謇涩，上焦风热，口眼㖞斜，脚膝酸痛无力。

犀角屑　石膏各一两　羌活（去芦）　羚羊角屑各七钱五分　人参（去芦）　甘菊花　独活（去芦）　黄芪（去芦）　芎䓖　白术　黄芩　天麻　枳壳（去瓤，麸炒）　当归　酸枣仁　防风　白芷各五钱　甘草（炙）二钱五分

上㕮咀，每服五钱，生姜五片煎熟，随时温服。

牛黄散：治心脏中风，恍惚，恐惧，闷乱，不得睡卧，语言错乱。

牛黄（另研）　麝香（另研）　犀角屑　羚羊角屑　龙齿（另研）　防风　天麻　独活　人参（去芦）　沙参　茯神（去木）　川升麻　甘草（炙）　白鲜皮　远志（去心）　天竺黄（另研）　各二钱五分　龙脑香（另研）一钱　朱砂（水飞）　铁粉（另研）　麦门冬（去心）各五钱

上为极细末，每服两钱，麦门冬汤不拘时调下。

茯神散：治心脏中风，精神不安，语涩昏闷，四肢沉重。

茯神（去木）　羌活　麻黄（去节）　龙齿（另研）各一两　赤芍药　甘草（炙）各五钱　蔓荆子　薏苡仁　麦门冬（去心）　人参　防风　远志（去心）　犀角屑各七钱五分

上㕮咀，每服四钱，水一盏半，生姜四片，煎至一盏，不拘时温服。

犀角丸：治心脏中风，言语颠倒，神思错乱，头面心胸烦热，或舌强语涩，惊悸不安。

犀角屑　羚羊角屑　天麻　防风（去芦）　远志（去心）　羌活（去芦）　沙参（去芦）　茯神（去木）　川升麻　天门冬（去心）　葳蕤（去皮）　玄参各

七钱五分　牛黄（另研）　麝香（另研）各二钱五分　龙齿（另研）　铁粉（另研）　朱砂（水飞）各一两　金箔（研）　银箔（研）各五十片

上为极细末，炼蜜捣五七百下，丸桐子大。每服五十丸，薄荷汤不拘时下。

白术汤（《奇效良方》）：治脾经受病，多汗恶风，身体倦怠，不能举动，饮食少进，口色黄者，急治以此方。若其状蹲踞腹满，通身黄色，口吐咸水者，风中于脾也。急灸脾腧百壮，亦以此方投之，若目下及手足青色者不可治。

白术（去芦）　厚朴（姜制）　防风各一两　附子（炮，去皮脐）　橘皮（去白）　白鲜皮　五加皮各五钱

上㕮咀，每服五钱，水二盏、生姜五片煎熟，随时温服。

防风散：治脾脏中风，手足软弱，舌强语涩，胸背烦闷，意志恍惚，身体沉重。

防风　麻黄（去节）　人参　芎䓖　附子（炮，去皮脐）　桂心　黄芪　赤茯苓　酸枣仁　白术　独活　桑白皮　羚羊角各七钱五分　甘草（炙）五钱

上㕮咀，每服四钱，水一盏，姜五片，煎六分，不拘时温服。

五味子汤：肺经受病，多汗恶风，时咳短气，昼瘥夜甚，其状偃卧胸满，息促冒闷，风中于肺也。鼻之两边，下至于口，上至于眉，色白无神，急灸肺俞百壮，随进此方，可以渐愈。若其色黄甚，则肺经已伤，化而为血，不可治也。若妄自掇空指地，拈衣摸床者，数日必死矣。

五味子　杏仁（炒，去皮尖）　桂心各五钱　防风　炙甘草　赤芍药　川芎各一两　川椒二钱五分

上㕮咀，每服五钱，水二盏，煎一盏半，不拘时温服。

萆薢散：肾经受病，则多汗恶风，面庞浮肿，脊骨疼痛，不能行走，肌肤

变色，坐则腰痛，此风中肾经也。看胁之左右上下，有赤黄色者，急灸肾俞百余壮，随进此方可愈。若齿黄，发鬓直竖，面如土色者不治。

萆薢（酒浸） 狗脊 杜仲（去皮，剉，炒） 白茯苓各一两 何首乌 天雄（炮，去皮脐）泽泻各五钱

上为细末，每服二钱，米饮调下无时。

独活汤：治肾脏中风，腰脊疼痛，不得俯仰，两脚冷痹，软弱不遂，头昏耳聋，语言不清，四肢沉重。

独活 附子（炮，去皮脐） 当归 防风 天麻 桂心各一两 川芎 甘菊花 枳壳（去瓤，麸炒） 山茱萸 黄芪 丹参 牛膝（酒浸） 萆薢（酒浸） 甘草（炙） 细辛（去苗） 菖蒲 白术各五钱

上㕮咀，每服四钱，生姜五片，水煎，随时温服。

《三因》白散子：治肝肾中风，涎潮壅塞不语，呕吐痰沫，头目眩晕。兼治阴证伤寒，六脉沉伏，及霍乱吐泻，小便淋沥不利。

大附子（去皮脐，生用） 滑石（桂府者）各五钱 制半夏七钱五分

（眉批：霍乱，加藿香。小便不利，加木通、灯心草。）

上为末，每服二钱，姜七片，蜜半匙，空心，煎服。

星香散：治中风痰涎壅盛。服热药不得者，用此大效。

南星八钱 木香一钱

上二味，每服四钱，姜十片，煎熟，不拘时温服。

碧霞丹：治卒中急风，眩晕僵仆，痰涎壅塞，心神迷闷，牙关紧急，目睛上视，及五种痫病，涎潮搐搦。

石绿（研九度飞）十两 附子尖 乌头尖 蝎梢各七十个

上三味，为细末，入石绿和匀，面糊丸芡实大。每丸用薄荷汁化下，更入

酒半合，温暖服之，须臾吐出痰涎，然后随证治疗。如牙关紧急，启开灌之立效。

稀涎散：治中风不语，牙关紧急，兼治单蛾双蛾。大效。

江子仁（六粒，每粒剖作两半） 猪牙皂角（切片）三钱 明矾一两

上药先将明矾化开，后入二味搅匀，待矾枯为末，用三分吹入喉间，诸病皆愈。痰涎壅盛者，以五分用灯心汤化下，喉中之痰逆上者即吐，在膈者自下。

又方中风口噤不能开者，用盐梅揩齿，即时能开。

清阳汤：治中风口眼㖞斜，颊腮紧急，胃中火盛，汗不出而小便数者。大效。

黄芪 当归身 升麻各二钱 葛根一钱五分 炙甘草 红花 黄柏（酒拌） 桂枝各一钱 苏木 生甘草各五分

上㕮咀，用酒三盏，煎一盏三分，食前热服。服讫，用热物熨摩，紧急处即愈。

秦艽升麻汤：治中风手足阳明经，口眼㖞斜，四肢拘急，恶风寒等症。

升麻 葛根 甘草（炙） 芍药 人参各五钱 秦艽 白芷 防风 桂枝各三钱

上每服一两，连须葱白三茎，水煎，食后热服。服毕卧，避风寒，略取微汗。

顺风匀气散：治中风中气，半身不遂，口眼㖞斜。宜先服此。

白术四钱 人参 天麻各一钱 沉香 白芷 紫苏 木瓜 青皮 甘草（炙）各五分 乌药三钱

上药分作二服，每服姜三片，煎八分，温服。

虎胫骨酒：治中风偏枯不随，一切诸风挛拳。大效。

石斛（去根） 石楠叶 防风 虎胫骨（酥炙） 当归 茵芋叶 杜仲（炒） 川牛膝 芎䓖 狗脊（燎去毛） 川续断 巴戟（去心）各一两

上药制定绢袋盛之，用酒一斗，渍十日，随时饮一盏。甚妙。

地黄饮子：治舌喑不能言，足废不能用。此肾经虚弱，则气厥不至舌下。服此大效。

熟地黄 巴戟（去心） 山茱萸（去核） 肉苁蓉（酒浸，焙） 石斛 附子（炮） 五味子 白茯苓 石菖蒲 远志（去心） 官桂 麦门冬（去心）各等分

上为末，每服三钱，生姜五片，枣一枚，薄荷叶七片，煎熟。随时服。

涤痰汤：治中风痰迷心窍、舌强不能言者。

南星（姜制） 半夏（汤洗七次）各二钱五分 枳实（麸炒） 茯苓各二钱 橘红一钱五分 石菖蒲 人参各一钱 竹茹七分 甘草五分

上共一剂，姜三片，煎熟。食后服。

铁弹丸：治卒暴中风，神志昏愦，牙关紧闭，目睛直视，手足瘈疭，口面㖞斜，涎潮语涩，筋挛身痛，瘫痪偏枯，或麻木不仁，或瘙痒无常。及打扑伤损，肢节疼痛皆治。

乳香（另研） 没药（另研）各一两 川乌头（炮，去皮脐，为末）一两五钱 五灵脂（酒浸，淘去砂石，晒干，为末）四两 麝香（细研）一钱

上药先将乳香、没药于阴凉处细研，次入麝香，次入药末，再研匀，滴水丸如弹子大。每服一丸，食后临卧时，薄荷酒磨化服。

至圣保命金丹：治中风口眼㖞斜，手足弹曳，语言謇涩，四肢不举，精神昏愦，痰多。

贯众一两 生地黄七钱 大黄五钱 青黛 板蓝根各三钱 朱砂（研）

牛黄（研） 蒲黄 薄荷各二钱五分 珍珠（研） 龙脑香（研）各一钱五分 麝香（研）一钱

上为细末，蜜丸芡实大，金箔为衣。每用一丸，细嚼，茶清送下。如病人嚼不得，用薄荷汤随时化下。神效。

牛黄清心丸：治诸风缓纵不随，语言謇涩，心怔健忘，恍惚去来，头目眩冒，胸中烦郁，痰涎壅塞，精神昏愦。又治心气不足，神志不定，惊悸恐怕，悲忧惨戚，虚烦少睡，喜怒无时，或发狂癫等症。

白芍药 麦门冬（去心） 黄芩 当归 防风 白术各一两五钱 柴胡 桔梗 芎䓖 白茯苓（去皮） 杏仁（去皮尖双仁，麸炒黄，别研）各一两二钱五分 神曲（研） 蒲黄（炒） 人参（去芦）各二两五钱 羚羊角（屑） 麝香（研） 龙脑香（研）各一两 肉桂（去粗皮） 大豆黄卷（碎，炒） 阿胶（碎，炒）各一两七钱五分 白蔹 干姜（炮）各七钱五分 牛黄（研）一两二钱 犀角屑二两 雄黄（研，飞）八钱 干山药七两 甘草（炒）五两 金箔（一千二百片，留四百片为衣） 大枣（蒸熟，去皮核，研成膏）一百枚

上除枣、杏仁、金箔、二角屑及牛黄、雄黄、脑、麝四味外，为细末，入余药和匀，用炼蜜与枣膏为丸，每两作一丸，金箔为衣。每服一丸，食后温水化下。若治小儿惊痫，则酌量多少，以竹叶汤温化下。

排风汤：治男妇风虚冷湿，邪气入脏，狂言妄语，精神错乱。如肝风发则面青，心闷，吐逆，呕沫，胁满，头眩，耳重不闻，偏枯筋急，曲拳而卧。心风发则面赤，翕然而热，悲伤瞋怒，目张呼唤。脾风发则面黄，身体不仁，不能行步，饮食失味，梦寐颠倒。肺风发则面白，咳逆，唾脓血上气，奄然而极。肾风发则面黑，手足不随，腰痛难以俯仰，痹冷骨疼，有此症候，令人心惊不定，恍惚多忘。所论诸风，必服此汤，始可疗治。

白鲜皮 当归（酒浸一宿） 肉桂（去粗皮） 白芍药 杏仁（去皮尖，麸炒） 甘草（炒） 防风 芎䓖 白术各二两 独活 麻黄（去根节） 茯苓（去皮）各三两

上为粗末，每服三钱，姜四片，水煎。不拘时温服。

骨碎补丸：治肝肾风虚，上攻下疰，筋脉拘挛，骨节疼痛，头面浮肿，两臂少力，腰背强痛，脚膝缓弱，屈伸不利。

荆芥穗　白附子（炮）　牛膝（酒浸，焙干）　肉苁蓉（酒浸一宿，切片，焙）　骨碎补（去毛，炒）　威灵仙（去苗）　缩砂仁各五钱　地龙（去土，微炒）　没药各二钱五分　自然铜（醋淬九遍）　草乌头（炮，去皮脐）　半夏（汤洗七次）各五钱

上为细末，酒煮糊丸梧子大。每服五丸至七丸，男子温酒下，妇人或醋汤或当归酒下。妊娠不宜服。

左经圆：治左瘫右痪，手足颤掉，言语謇涩，浑身疼痛，筋脉拘挛，不得屈伸，项背强直，下注脚膝，行履艰难，及跌扑闪肭，外伤内损。常服通经络，活血脉，疏风顺气，壮骨轻身。

生乌头（一斤，以斑蝥二十一枚去头足同煮，候豆胀为度，去之，取豆焙干）　川乌（炮，去皮脐）二两　乳香一两　没药一两五钱　草乌（炮）四两

上为末，醋糊丸梧子大。每服三十丸，不拘时温酒下。

木瓜圆：治肾经虚弱，下攻腰膝，沉重少力，腿脚肿痒，疰破生疮，脚心隐痛，筋脉拘挛，步履艰难，举动喘促，面色黧黑，二便秘涩，饮食减少。无问新久，并宜服之。

熟地黄（洗，焙）　陈皮（去白）　乌药各四两　黑牵牛（炒）三两　石楠藤　杏仁（去皮尖）　当归　肉苁蓉（酒浸，焙）　干木瓜　续断　牛膝（酒浸）各二两　赤芍药一两

上为细末，酒糊丸桐子大。空心，木瓜汤下三五十丸，或温酒亦可。

追风如圣散：治男妇诸般风症，左瘫右痪，半身不遂，口眼歪斜，腰腿疼痛，手足顽麻，语言謇涩，行步艰难；遍身疮癣，上攻头目，耳内蝉鸣，痰涎

不利，皮肤搔痒。又治偏正头风，无问新久，及破伤风，角弓反张，蛇犬咬伤，金刃所伤，血出不止，敷之立效。

川乌　草乌　苍术各四两　金钗石斛一两　川芎　白芷　细辛　当归　防风　麻黄　荆芥　何首乌　全蝎　天麻　藁本各五钱　甘草三两　人参三钱　两头尖二钱

上为细末，每服半钱匕，临卧茶清下，温酒亦可，不可多饮酒。服后忌一切热物，饮食一时，恐动药力。

蠲风饮子：治中风瘫痪，口眼㖞斜，一切手足走疰疼痛，肢节挛急，麻痹不仁。

防风（去芦）　杜仲（去粗皮，姜汁炒）　羌活　白芷　川当归（酒洗）　川芎　生地黄（酒浸）　白芍药　川牛膝（酒洗，去芦）　秦艽（去芦）　何首乌　萆薢　苍术（米泔浸一宿）　白术　木通　大枫子（肉）　威灵仙　血藤（即过山龙）　防己　丁公藤各一两　荆芥穗　海桐皮（去粗皮）　五加皮　南星（煨裂）　半夏（姜汤泡七次）　橘红　赤茯苓（去皮）　桑寄生　天麻　僵蚕（炒去丝嘴）　钩藤各五钱　薄桂（去粗皮）　草乌（去皮尖）　甘草节　川乌（去皮脐，炮）　猪牙皂角各二钱五分　两头尖　阴地蕨（一名地茶）　大蓟　小蓟　理省藤　桑络藤各一两五钱　生姜（另捣细）一两

上药各切细，用无灰好酒二斗五升，以瓷罐盛酒浸药，皮纸十数重封口，冬半月，夏七日，春、秋十日。每清晨、午前、午后、临卧各服一大盏。忌鸡、猪、鱼、羊、驴、马、飞禽、虾、蟹等肉及煎煿油腻，水果生冷，花麦熟面，一切动气发风之物。（眉批：花者，桂花、玫瑰等可食之花也；麦者，各种麦也。）

豨莶丸：治中风口眼㖞斜，时吐涎沫，语言謇涩，手足缓弱。

豨莶草

上五月五日、六月六日、九月九日采叶洗净，不拘多少。九蒸九晒，每蒸用酒蜜洒之，蒸一饭顷，如此九次，日干为末，炼蜜丸桐子大。每服百丸，空

心温酒、米饮任下。

搜风顺气丸：治三十六种风，七十二般气，去上热下冷。腰脚疼痛，四肢无力，多睡少食，渐渐羸瘦，颜色不完，黄赤恶疮下疰，口苦无味，憎寒毛耸，积年癥癖气块，丈夫阳事断绝，女子不能生育，久患寒疟，吐逆泻利，变成劳疾，百节酸疼。小儿老人皆可服之。服此丸补精驻颜，疏风顺气。

车前子二两五钱　白槟榔　火麻子（微炒，去壳，另研）　郁李仁（汤泡，去皮，研）　菟丝子（酒浸，焙炮，晒干）　牛膝（酒浸二宿）　干山药各三两　枳壳（去瓤，麸炒）　防风　独活各一两　锦纹大黄（半生半熟）五钱

上药为末，炼蜜丸桐子大。每服二十丸，酒、茶、米饮任下，百无所忌，早晚各一服。服经一月消食，二月去肠内宿滞，三月不倦少睡，四月精神强胜，五月耳聪目明，六月腰脚轻健，一年百病皆除，老者返少。如服药觉脏腑微动，以羊肚肺羹补之。久患肠风便血，服之除根。如颤语謇涩及瘫痪服之，即可平复。酒后服，宿酲消尽，百病不生。孕妇勿服。

愈风丹：治足三阴亏损，风邪所伤，致肢体麻木，手足不遂等症。

天麻　牛膝（酒浸，焙）　萆薢　玄参各六两　杜仲七两　羌活十四两　当归　熟地黄　生地黄各一斤　独活五两　肉桂三两

上为细末，炼蜜丸桐子大。用白汤下五七十丸。

白术酒：治妊娠中风，口噤语言不出。

白术二两　独活一两　黑豆（炒）一合

上三味，剉碎，以酒三升，煮取一升半，作四分温服。若口噤，抉开灌之，得汗即愈。

又方：产后中风口噤，不知人事。服此大效。

白术四两

上一味，用水三升，煎一升，顿服。

汤熏方：治中风不能言语而脉沉伏者，非大补不可。

用防风、黄芪煎汤数斛，置于床下，汤气熏蒸，满室如雾，使口鼻俱受之，其夕便能言语。盖人之口通乎地，鼻通乎天。口以养阴，鼻以养阳。天主清，故鼻不受有形而受无形；地主浊，故口受有形而兼受乎无形也。

史国公浸酒方：见《集效方》[8]。

【校注】

[1] 岐伯……风痹：此段语出《备急千金要方·卷八·诸风》。

[2] 风痱：指因中风而失音不语。

[3] 风懿：一作风癔。属风中脏腑的范围。

[4] 风痹：又名行痹、筋痹。一说风痹即痛风。

[5] 谨：原为“致”。据《素问·八正神明论》改。

[6] 戴复庵：即戴思恭。明代医家，字原礼，浦江（今浙江浦江）人。年轻时随朱丹溪学医。撰有《证治要诀》《证治要诀类方》《推求师意》等书。

[7] 瓷：原为“磁”。疑误。

[8]《集效方》：即何应时纂集的《何氏类纂集效方》。

【评析】

本节所论中风，以心神颠倒，舌强语涩，口眼㖞斜，半身不遂，筋脉拘急，四肢痿弱，骨节疼痛等为主症，可见于现代脑血管意外等疾病中，如论中所说偏枯、风痱、风懿等证，亦有属痿痹证，如风痹。中风证可分中腑、中脏，临床可据证候表现而与五脏六腑相关，此亦是辨证施治的主要依据，如症见神昏恍惚，舌强语謇，此乃中心，可选用牛黄散、至宝丹等清心开窍，或茯神散祛风养心宁神；如症见头眩目瞤，筋脉拘急，为中肝胆，可用犀角散平肝息风，或骨碎补丸等祛风补肝；如伴见身重嗜卧，腹胀不食，是为中脾胃，可选防风散、白术汤以温中健脾，祛风胜湿，或三化汤通腑去实；如伴有流涕喘冒，自汗声嘶等症，此为中肺，可用五味子汤，以祛风降逆，补肺养阴；如伴见腰背引痛，耳鸣足痿，是为中肾，宜用独活汤、萆薢散、地黄饮子等方以补肾、祛风、通络。对于肢体活动障碍，语言不利者亦可选用大秦艽汤、羌活愈风汤、追风如圣散、蠲风饮子等方治疗。痰涎壅盛者可用星香散、碧霞丹、涤痰汤等方。风痹初起可用小续命汤以取发散外邪之功。

中寒论

【原文】

《素问》云：冬三月，此谓闭藏，水冰地坼，无扰乎阳，早卧晚[1]起，必待日光。此去寒就温之意也。倘体虚不善调摄，偶或触冒，卒然眩晕，口噤失音，四肢强直，或洒洒恶寒，或翕翕发热，面赤多汗，甚则昏迷，不省人事，大抵中寒，脉必迟紧；夹风则脉浮，眩晕不仁；兼湿则脉濡，肿满疼痛。治之之法，不可妄下、妄吐，宜以姜附汤，理中汤，加附子温散之。然杂症亦有寒者，或炎天避暑乘风取凉，或多食生冷等物，皆有寒证，非若中寒之猛而急也。其异于伤寒者，以伤寒发热，而中寒不发热故尔。

附方

五积散：治感冒寒邪，头疼身热，项背拘急，恶寒，呕吐，腹痛。兼治伤寒发热头疼，或感风寒，内伤生冷，心腹痞满，头目昏痛，四肢倦怠，寒热往来，饮食不进，及妇人血气不调，心腹撮痛，经候不匀，或闭不通。

白芷　茯苓　半夏（汤洗七次）　当归　川芎　甘草　肉桂　芍药各三两　枳壳（去瓤，麸炒）　麻黄（去节根）　陈皮（去白）各六两　桔梗（去芦）十二两　厚朴（去粗皮，姜制）　干姜各四两　苍术（米泔浸，去皮）二十四两

上㕮咀，捣为粗末。每服四钱，姜三片，葱白三根，水煎，热服。

冒寒则用煨姜；夹气则加茱萸；妇人调经催生则加艾醋。

姜附汤：治中寒口噤，四肢强直，失音不语，忽然晕倒，口吐涎沫，状如暗风，手足厥冷，或复烦躁。兼治阴证伤寒，大便自利而发热者。

干姜　熟附子各等分

上为粗末。每服四钱，水煎，温服。

理中汤：治中寒。兼治阴证及调脾胃。

人参　甘草　白术　干姜（炮）各等分

上为粗末。每服三钱，水煎，空心热服。若加附子，则名附子理中汤。

灸法：受寒甚者，手足厥冷，腹中绞痛，唇青气冷，宜用此法。

上法于脐下三寸丹田穴下灸之，或三五十壮，或多至百壮，俟手足温暖为度。

【校注】

[1] 晚：原为“晏”。据《素问·四气调神大论》改。

【评析】

本节所论中寒证主要指症见卒然眩晕，甚则昏迷，口噤失音，四肢强直、厥冷的证候，可见于中风，癫痫，或素体虚弱，暴中风寒等疾病中。其辨证要点是脉象迟紧，或沉微，故治宜急祛寒邪，如用五积散；或温阳散寒，甚者急救回阳，方如理中汤、姜附汤，或用灸法。

中气论

【原文】

凡人七情内伤，气逆为病，则痰潮昏塞，牙关紧急。夫七情皆能为中，因怒气而中者尤多，大略与中风相似，然中风与中气有辨，风中身温，气中身冷；风中多痰，气中无痰；风中脉浮应人迎，气中脉沉应气口。以气药治中风则可，以风药治中气则不可。如才觉中气，急以苏合香丸灌之，候醒，继以八味顺气散，重加香附，或木香调气散。余痰未平，宜多进四七汤及星香散。若其人本虚，痰气上逆，关膈不通，或大便虚秘，宜用三和丹。

附方

苏合香丸：见卒中暴厥。

八味顺气散：治中气，兼治中风。凡中先服此药顺气，次进治风之药。

白术　白茯苓　青皮（去白）　白芷　陈皮（去白）　天台乌药　人参各一两　甘草（炙）五钱

上为细末。每服三钱，水煎，温服。

木香调气散：治气滞胸膈，虚痞恶心，宿冷不消，心腹刺痛。

白豆蔻仁　丁香　檀香　木香各二两　藿香叶八两　缩砂仁四两　甘草（炙）八两

上为细末。每服二钱，入盐少许，不拘时滚水点服。

四七汤：见诸气。

星香散：见中风。

三和丹：即来复丹，见中暑。

【评析】

中气多因七情内伤，怒气突发所致，证与中风类似，但须臾证情多能缓和。治以疏通气机为要，方如苏合香丸、八味顺气散、木香调气散等。

中暑论

【原文】

夫中暑脉虚者，盖热伤气而不伤形也。暑在天为热，在地为火，在人脏为心，是以暑善伤心。令人身热头痛，状类伤寒，但中暑则背寒面垢，手足微冷，此为异耳，甚至昏倒而不知人，烦渴口燥，或吐或泻，或喘或满，此皆暑气之所为也。大抵中暑闷乱，切不可便与冷水及卧冷湿之地，得冷则死。惟当温养，用布衣蘸热汤，熨脐中及气海，或掬土至脐心，人更溺之，候渐苏醒，米汤徐徐灌之，然后随证调治。近日中暑搐搦不省人事者，屡见之，医经之所不载，诊其脉浮而虚，浮则为风，虚则为暑，此中暑而又伤风，故有是症，今时谓之暑风[1]。若作惊痫之治，多致不救，仓卒之间，宜以温热水化苏合香丸灌之，俟渐苏醒，却以黄连香薷散加羌活煎服，必无不可救者矣。又有今时患暑证而亡者，手足指甲及肢体青暗，此皆不究其因，不温补其内，而泛用香薷饮之误也。夫香薷饮，乃散阳气、导真阴之剂，须确审有是症者，始可服之，若元气素虚，犯房劳过度者，饮此适所以招祸也，宜慎之。

附方

香薷饮：脏腑冷热不调，或露卧湿地，当风取凉，致成吐利，心腹疼痛，霍乱气逆，或先吐，或吐利交作，有发热，头疼，体疼而复吐利虚烦者，或四肢反冷，而烦闷昏塞欲绝者，悉治。

香薷四钱　厚朴（姜汁炒）　白扁豆各二钱　甘草一钱

上用水四钟，煎二钟，浸冷，徐徐服。

若夹痰，加半夏、南星；虚加参、芪。黄连香薷饮去扁豆，加黄连二钱。

十味香薷饮：治元气本虚弱，更临夏月，暑气浸冒，以致肢体倦怠，精神疲困，脾胃不和，饮食无味诸症。

香薷　人参　白术　黄芪　白扁豆　甘草（炙）　厚朴（姜汁制）　干木瓜　白茯苓　陈皮

上水煎，冷服。

清暑益气汤：治湿热蒸人，四肢困倦，精神减少，胸满气促，肢节疼痛，或气高而喘，身热而烦，心下膨闷，小便黄而数，大便溏而频，或痢或渴，不思饮食，自汗体虚诸症。

黄芪　苍术（米泔水浸，炒）　升麻各一钱　人参　白术　神曲　陈皮　泽泻各五分　甘草　黄柏（酒炒）　麦冬各三分　葛根二分　当归三分　五味子九粒　青皮二分五厘

上水煎，食远，温服。

苏合香丸：见卒中暴厥。

益元散：治中暑身热，小便不利。此方能除胃脘积热，且淡能渗湿，故利小便而散湿热也。

滑石（水飞）六两　甘草（另研细粉末）一两

上和匀，每服三五钱，新汲水调服。

六和汤：治霍乱转筋，呕吐泄泻，寒热交作，痰喘咳嗽，胸膈痞满，头目昏痛，肢体浮肿，嗜卧倦怠，小便赤涩。并伤寒阴阳不分，冒暑伏热烦闷，或成痢疾，中酒烦渴畏食。俱效。

缩砂仁　半夏　杏仁　人参　甘草（炙）各五分　木瓜　白术　赤茯苓　藿香叶　白扁豆　厚朴各一钱　香薷二钱

上用姜三片，枣一枚，水煎，温服。

来复丹：治上盛下虚，里寒外热，伏暑泄泻如水。

硝石（一两，同硫黄为末，入瓷碟内，以微火炒，用柳蓖搅火不可太过，恐伤药力。再研极细，名二气末）　太阴玄精石（研，水飞）　舶上硫黄（透明者）各一两　五灵脂（水澄去砂，晒干）　青皮（去白）　陈皮（去白）各二两

上以五灵脂、青皮、陈皮为末，次入玄精石末，并二气末拌匀，好醋打糊丸豌豆大。每服三十丸，空心，米饮下。

地榆散：治中暑昏迷，不省人事，欲死，并治血痢。

地榆　赤芍药　黄连　青皮（去白）各等分

上为末。每服三钱，浆水调服，如无浆水，新汲水亦可。若血痢，用水煎服。

消暑丸：治伏暑引饮，脾胃不利。

半夏（用醋五升，煮干为度）一斤　甘草（生用）　茯苓（去皮）各八两

上为末，姜汁煮糊丸桐子大，不可着生水。每服五十丸，不拘时热汤送下。中暑为患，此药一下即苏。伤暑发热头痛，服之尤妙。夏月常服，止咳，利小便。

酒煮黄连丸：治伏暑，发热，呕吐，恶心。并治膈热，解酒毒，厚肠胃。

黄连（去须）十二两　好酒五斤

上将黄连以酒煮干，研为末，滴水丸梧子大。每服三五十丸，空心，沸汤送下。

【校注】

[1] 暑风：指中暑而兼昏迷、搐搦者。又指暑月身痒赤肿的病证。

【评析】

中暑有轻重之分，甚者多卒然昏倒而不知人，搐搦，烦渴口燥，或喘或满，脉洪大者可用白虎加人参汤，或用苏合香丸，脉沉微者当急救回阳，用四逆汤。一般中暑可选用香薷饮、清暑益气汤等，泄泻者可用六和汤、地榆散等。

中食论

【原文】

中食之证，忽然厥逆，昏迷，口不能言，肢不能举，状似中风。皆因饮食过伤，醉饱之后，或感风寒，或着气恼，以致填塞胸中，胃气有所不行，阴阳痞隔，升降不通，此内伤之至重者。人多不识，若误作中风、中气，而以祛风行气之药，重伤胃气，则死可立待矣。当先以姜盐汤探吐其食，仍视其风寒尚在者，以藿香正气散解之。气滞不行者，以八味顺气散调之。如遇此卒暴之病，必须审问明确，或方食醉饱，或饮食过伤，但觉胸膈痞闷，痰涎壅塞，气口脉紧盛者，且作食滞治之。

附方

藿香正气散：治中食头疼，憎寒。服此祛风行气。

大腹皮　白芷　茯苓　苏叶　藿香各三两　厚朴　白术　陈皮（去白）桔梗　半夏各二两　炙甘草一两

上㕮咀。每服三钱，姜三片，枣一枚煎，热服。

八味顺气散：见中气。

平胃散[1]：治脾胃不和，不思饮食，心腹胁肋胀满刺痛，口苦无味，胸满短气，呕哕恶心，噫气吞酸，面色萎黄，肌体瘦弱，怠惰嗜卧，体重节痛，常多自利，或发霍乱及膈噎等症。

厚朴（去粗皮，姜制，炒）三斤二两　苍术（去粗皮，米泔浸）五斤　陈皮（去白）三斤二两　甘草（剉，炒）三十两

上为细末。每服五钱，姜三片，枣二枚，水煎，温服。或去姜、枣，空心，食前热服。入盐一捻，沸汤点服亦可。

常服调气暖胃，化宿食，消痰饮，辟风寒冷湿四时非常之气。如小便赤涩，加茯苓、泽泻。米谷不化，饮食伤多加枳实。胃中气不快，心下痞气，加

枳壳、木香。脾胃困弱，不思饮食，加人参、黄芪。心下痞闷腹胀者，加厚朴，减甘草一半。遇夏加炒黄芩。遇雨水湿润时加茯苓、泽泻。如有痰涎，加半夏、陈皮。凡加时，除苍术、厚朴依例加之，如一服五钱，有痰用半夏一两。咳嗽饮食减少，脉弦细，加归身、黄芪。脉洪大缓，加黄芩、黄连。大便秘结，加大黄三钱，芒硝二钱，先嚼麸炒桃仁，以药送下。

藿香平胃散：治中食呕吐不止。

藿香一两　半夏二两　陈皮（去白）二两　厚朴（制）一两　苍术（米泔浸）三两　甘草（炙）二两

上为粗末。每服五钱，姜三片，枣三枚，水煎，温服。

【校注】

［1］平胃散：原为“加减平胃散”。然从组方看，即平胃散。出《太平惠民和剂局方》卷三。

【评析】

中食之证，虽可突发，状如中风，但均有过食醉饱而作的病史，或夹有外邪，故胸腹部胀满拒按，不吐不泻是为特征。治以探吐、消导为大法，方如八味顺气散、平胃散等。如伤食呕吐、泄泻，则可用藿香正气散、藿香平胃散等方。

中湿论

【原文】

《活人书》云：风雨袭虚，山泽蒸气，令人中湿。湿留关节，身体烦痛，其脉浮缓，为中湿。大抵中湿，变症万端，夹风者为烦热，为流走，为拘急；兼寒者为痛，为浮肿；与风寒二气，合而为痹，皆由中湿而后夹以异气使然也。治湿之法，不可大发汗，尤不可以火攻，惟当利其小便。《医经》所谓治湿不利小便，非其治也。

附方

除湿汤：寒湿所伤，身体重着，腰脚痛酸疼，大便溏泄，小便或涩或利。诸湿俱治。

半夏曲（炒） 厚朴（姜制） 苍术（米泔水浸炒）各二两 藿香叶 陈皮（去白） 白茯苓（去皮）各一两 甘草（炙）七钱 白术（生用）一两

上㕮咀。每服四钱，姜七片，枣一枚，水煎，食前温服。

五苓散：治脾胃有湿，小便赤，大便溏泄。

泽泻 猪苓 白术 茯苓 肉桂

上水煎服。

当归拈痛汤：治湿热为病，肢节烦痛，肩背沉重，胸膈不利，遍身疼痛，流注手足，胫骨肿痛，不可忍者。

羌活 甘草（炙） 黄芩（酒炒） 茵陈（酒炒）各五钱 人参 苦参（酒洗） 升麻 葛根 苍术 归身各二钱 知母（酒洗） 泽泻 猪苓 防风各三钱 白术一钱五分

上水煎，不拘时服。

祛湿化痰汤：

茯苓 陈皮 防己 薄荷 南星 羌活 独活 威灵仙 香附 当归 黄芩 白术 半夏 苍术 甘草各等分

上水煎服。

独活寄生汤：治肾虚，腰背疼痛。此因坐卧湿地，当风取凉，流入足膝，偏枯冷痹，缓弱痛重，或肢节挛痹，及妇人老人血虚脚弱，肾虚腰痛等症。

独活　桑寄生（如无寄生，以续断代之）　人参　秦艽　防风　牛膝　甘草（炙）　细辛　桂心　白茯苓　白芍药　熟地　川芎　当归　杜仲（炒）各等分

上水煎服。

【评析】

中湿者多为脾胃有湿，身体重着，大便溏泄。治以运脾渗湿，方如除湿汤、五苓散等。或湿留关节，身体烦痛，肢节挛痹，治宜祛湿通络，可用当归拈痛汤、祛湿化痰汤。病久肾虚腰痛，可用独活寄生汤。

中恶论

【原文】

中恶之证，因冒犯不正之气，忽然手足逆冷，肌肤粟起，头面青黑，精神不守，或错言妄语，牙紧口噤，或头旋晕倒，昏不知人。此是卒厥客忤[1]，飞尸鬼击，皆由神气虚弱，或吊死问丧，入庙登塚，多有此病。急用苏合香丸灌之，候稍苏，以调气平胃散。

附方

苏合香丸：见卒中暴厥。

调气平胃散：

木香　乌药　白豆蔻仁　檀香　砂仁各一钱　藿香一钱二分　苍术一钱五分　厚朴（姜汁炒）　陈皮各一钱　甘草五分

上姜三片，水煎，食前服。

【校注】

[1] 客忤：病名。又名中客、中人、少小客忤。因小儿神气未定，如骤见

生人，突闻异声，突见异物等，而症见惊吓啼哭，甚或面色变易，腹痛，瘛疭等的病证。

【评析】

中恶，泛指感受秽毒或不正之气，突然厥逆，不省人事的病证。多见于体虚神弱者，或小儿。治宜理气通窍，可用苏合香丸、调气平胃散等方。

五绝论

【原文】

五绝云者：一自缢，二摧压，三溺水，四魇魅，五产乳是也。治用半夏一两研末，和葱白捣为丸指顶大，塞鼻中愈。凡五绝心温者，俱可治。

附方

自缢者当徐徐抱解，不得截绳，上下俱安被围之，一人以脚踏其两肩，手挽其发，常令弦急，勿使纵缓；一人以手按据胸上，数摩动之；又一人摩捋臂胫屈伸之，已僵直者，渐渐强屈之，并按其腹。如此一炊顷，若得气从口出，呼吸眼开，仍引按勿置，亦勿重劳之。须臾可与桂汤少许及粥清含与之，令喉润渐渐能咽乃止，更令两人以管吹其两耳，此法最善，无不活者。《千金方》以蓝汁灌之，余法同上。又方鸡屎白如枣大，酒和半盏，灌及鼻中，妙。

摧压者，卒然堕跌，压倒打死也，心头温者可救。将本人如僧打坐，令一人将其头发控低，用半夏末吹入鼻内。如活，即以生姜汁、香油打匀灌之。

溺水死者，捞起横伏凳上，控去其水，冬月以绵被围之，用皂角末，以生姜汁和灌之，上下以炒姜擦之，得苏可治，若五孔有血者不治。

魇魅[1]者，神虚气浊，风痰客于心肺，所以得梦不觉，浊气闭塞而死也。气动不苏而面青黑者可治，急以搐鼻散引出膈痰，用苏合香丸灌之，身动则苏。若身不动而色陷者，不治。又以皂角为末，或雄黄为末，吹入鼻孔。或以

韭菜捣汁吹鼻孔，冬月用韭根取汁，灌口中。

【校注】

［1］魇（yǎn）魅（mèi）：魇，病名。又称梦魇、鬼魇。症为恶梦离奇，或如有重物压身，常突然惊觉。魅，鬼魅、精怪。魇魅，即鬼魇之意。

【评析】

本节介绍了古代对自缢、摧压、溺水、魇魅患者的救治法，仅供参考。

诸伤门

伤暑论

● 【原文】

伤暑与热病，外症相似，然热病脉盛，伤暑脉虚，要自有辨。夫伤暑必自汗面垢，口热烦闷，或头疼发热，神思倦怠，此所谓暑伤气而不伤形也，但身体不痛，与感冒风寒者异。宜香薷饮、六和汤。盖动而伤暑者，心火大盛，肺气全虚，故身脉洪大，热伤气也，辛苦人多得之，宜白虎加人参汤。静而伤暑者，火胜金位，肺气出表，故恶寒，脉沉疾，身体重也，安乐之人多受之，宜白虎加苍术汤。

附方

白虎加人参汤：

知母六两　石膏（碎）一斤　甘草二两　粳米六合　人参六钱

上以水一斗，煮米熟汤成，去渣，温服一升，一日三次。此方去人参加苍术二两，即白虎加苍术汤，增水，作四服。

香薷饮、六和汤、清暑益气汤、消暑丸四方见中暑。

伤湿论

夫湿有天之湿，雨与雾露是也。天本乎气，故先中乎表之荣卫；有地之湿，水泥是也，

地本乎形，故先伤乎皮肤，筋骨，血脉。有饮食之湿，酒水乳酪之类是也，胃为水谷之海，故伤于脾胃。有汗液之湿，汗液亦气也，止感于外。有人

气之湿，太阴湿土之所化也，乃动于中。在天之湿，治以苦温，佐以甘辛，以汗为效。在地之湿，治以苦热，佐以淡酸，酸以燥之，淡以泄之。治饮食之湿，在中者当夺之，在上吐之，在下引而竭之。治汗液之湿与太阴脾土所化之湿，在气交之分，当与在天之湿同治。大率湿在上，则病呕吐，头重身满；湿在外，则身重浮肿；湿在下则足胫肘肿；在中，则腹胀中满痞塞，当分上下中外以验湿。而治又必随其所兼寒热温凉以为用，则药各有所入而湿易除矣。

附方

加味二陈汤：治诸湿。

陈皮　半夏　茯苓　甘草　酒芩　羌活　苍术

上用姜三片，水煎，热服。湿在上，倍加苍术；湿在下加升麻；内湿加猪苓、泽泻；中焦湿加黄连，有实湿者亦用之。肥白人因湿而沉困怠惰是气虚也，加二术、人参。黑瘦人沉困怠惰是湿热也，加白术、黄芩、芍药。

肾着汤：治肾虚伤湿，身重腰冷，如坐水中，不渴而小便自利。

干姜（炮）　茯苓各四两　甘草（炙）　白术各二两

上每服四钱，水煎，空心温服。

渗湿汤：治寒湿所伤，身体重着，如坐水中，小便赤涩，大便溏泄。

苍术　白术　甘草（炙）各一两　茯苓　干姜（炮）各二两　橘红　丁香各二钱五分

上每服四钱，枣一枚，姜三片，水煎，食前温服。

桂枝汤：治伤湿。

桂枝　芍药　生姜各三两　甘草（炙）二两　大枣十二枚

上吹咀，以水七升，微火煮取三升，温服一升，须臾吃稀粥一升余，以助药力，覆被令一时许，遍身微似有汗极佳，不可令汗如水流漓。若一服而微似

有汗，则病瘥矣，不必再服。

除湿汤、五苓散二方见中湿。

【评析】

伤暑、伤湿皆指感受暑邪、湿邪而致病。暑邪热盛，易伤津耗气，故治以清热益气生津，白虎加人参汤是为主方。湿邪致病易犯脾中阻，或留滞肌肤肢节，脾失健运则湿浊内生，内外合邪，其病缠绵，治疗总以健脾祛湿为要，加味二陈汤、肾着汤、渗湿汤等均可选用。

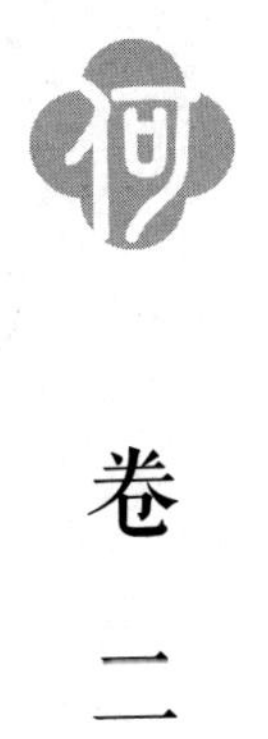

卷二

伤寒论

（附瘟疫、伤风、瘴气）

【原文】

春温夏热，秋凉冬冷，此四时之正气也。冬时严寒，万类深藏，人能固密，则不伤于寒，若不善固密而触冒之者，乃名伤寒。凡伤于四时之气，皆能为病，惟伤寒为毒者，以其最为杀厉之气也，中之而即病者，为正伤寒，不即病者，寒毒藏于肌肤之中，至春变为温病，至夏变为暑病，暑病者，热极重于温也，至秋则为湿病，为疟疾。往往辛苦房劳，奔驰负重之人多得之。

夫伤寒一证，有表里虚实之不同，阴阳传变之各异，治之者，审脉验证，辨名定经。真知其为表邪而汗之，真知其为里邪而下之，真知其为直中阴经而温之，则桂枝、承气投之不差，姜附、理中，发之必当。如于一二日内，不问属虚属实，而便用麻黄、桂枝以汗之；三日四日内，不问在经在腑，而便用柴胡之类以和之；五日六日内，不问在表在里，而便用承气之类以下之，以致内外俱虚，变证蜂起，可不深思而熟虑哉？盖四时俱有伤寒，而冬则为正伤寒者，以其天气严凝，风寒猛烈，适与证合也。故冬月触冒者，必宜用辛温以散之，如桂枝等汤。若非冬时，亦有恶寒头痛之症，皆宜用辛凉之剂，则羌活冲和汤为最。如头痛发热，脉浮有汗者，是为伤风，尤宜明辨。此论数语，何能曲尽伤寒之证，不过概言其大略耳。若夫阴阳传变，无出仲景一书，而节庵复加详辨，兹不复述。盖治伤寒有法，治杂病有方，杂病之方，可易其传，而伤寒之法，当有定则也，是在审脉验症，辨名定经。有不可执一论者，又如一岁之中，不论老幼，症率相似，此则时行之气，传染而得者，俗谓之天行瘟疫也，宜用老君神明散等方治之。

附方

升麻发表汤：治冬月正伤寒，头痛发热，恶寒脊强，脉浮紧无汗，为表证。此足太阳膀胱经受邪，头如斧劈，身似火炽，宜用此汤以发汗。

麻黄　桂枝　甘草　杏仁　升麻　川芎　防风　白芷　羌活

上姜三片，葱白二茎，水煎服。

如本经发热恶寒，头痛，无汗而喘者，加干葛，去升麻。本经发热恶寒，身体痛者加苍术、赤芍，去杏仁。本经恶寒发热，身痒面赤者，以其不得小汗出故也，去白芷、升麻、杏仁，加柴胡、赤芍。本经头痛，发热恶寒，胸中饱闷者，加枳壳、桔梗。本经感寒深重，服汤不作汗者，宜再服，至二三剂而汗终不出者死。本经汗后不解者，宜再服，量证轻重，用麻黄、升麻，分多寡为当。

疏邪实表汤：治冬月正伤风，头痛发热，恶寒脊强，脉浮缓，自汗，为表证。此足太阳膀胱经受邪，当实表散邪。无汗者，不可服。

桂枝　赤芍药　甘草　防风　川芎　羌活　白术

上姜三片，枣二枚，煎。温服。

如汗不止，加黄芪。喘加柴胡、杏仁。胸中饱闷，加枳壳、桔梗。

羌活冲和汤：治春、夏、秋非时感冒暴寒，头痛发热，恶寒脊强，无汗，脉浮紧。此足太阳膀胱经受邪，是表证，宜发散，不与冬时正伤寒同一治法。此汤非独治三时暴寒，春可治温，夏可治热，秋可治湿。兼治杂证，亦有神效。

羌活一钱五分　防风一钱　苍术一钱五分　黄芩　川芎　白芷　甘草各一钱　生地二钱　细辛五分

上姜三片，枣二枚，水煎。发汗宜热服，止汗宜温服。

如胸中饱闷，加枳壳、桔梗，去生地。夏月，加石膏、知母，名神术汤。如服此汤后不作汗者，本方加苏叶。喘而恶寒身热者，本方加杏仁。汗后不解，宜再服。汗下兼行，加大黄。其春、夏、秋感冒非时伤寒，亦有头痛，恶寒身热，脉浮缓，自汗，宜实表，本方去苍术，加白术。汗不止，加黄芪，名加减冲和汤。再不止，以小柴胡加桂枝、赤芍药各一钱，如神。

小柴胡汤：治伤寒少阳证，脉来弦数，寒热往来，胸胁苦痛，默默不欲饮食，心烦喜呕，或烦，或烦而不呕，或口内作渴，或腹中疼痛，或胁下痞硬，或心下惊悸，小便不利，或不口渴而身有微汗者，此汤主之。

黄芩二钱　人参一钱　半夏一钱　柴胡三钱　甘草八分

上用姜三片，枣一枚，水煎服。

如胸满及咽痛，加枳壳、桔梗。胁痛加赤芍、石菖蒲。肚腹痛加枳实、大黄。无汗加升麻、干葛。咳嗽加杏仁、五味子。汗下后病不解加黄连、黄柏、黄芩、栀子。结胸加瓜蒌仁。发黄加茵陈、黄柏。发黄有血加桃仁、当归。狂乱加大黄、朴硝。衄血下血加黄连。

老君神明散：治温疫。

白术一钱　桔梗　细辛一两　附子（炮，去黑皮）一两　乌头（炮，去皮尖）四两

上五味，为粗末，缝绢袋盛，带之可以祛疫。若有疫疠者，温酒服方寸匕，覆被取汗，得吐则瘥。若经三四日者，抄三寸匕，以水一碗，煮令大沸，分三服。

圣散子：若瘟疫盛行，平旦将药共煮一釜，老幼各服一大盏，则时气不入。

草豆蔻（面裹煨，去皮）十个　猪苓（去皮）　石菖蒲　茯苓　良姜　独活（去芦）　附子（炮制，去皮脐）　麻黄（去根）　厚朴（去皮，姜制）　藁本　芍药（炒）　柴胡　泽泻　细辛　防风　白术　藿香　半夏　吴茱萸（汤洗）　苍术　甘草各五钱

上㕮咀。每服五钱，水煎。空心，热服，渣再煎服。

芩连消毒汤：治天行大头病，发热恶寒，头顶肿痛，脉洪，作痰火。治喉痹亦用此方。

柴胡　甘草　桔梗　川芎　黄芩　荆芥　黄连　防风　羌活　枳壳　连翘　射干　白芷

上方，先入大黄，利去一二次后去大黄，加入参、当归，水二钟，姜三

片，煎至一钟，入鼠粘子一撮，再煎一沸，入竹沥、姜汁调服。

伤寒发散单方：凡遇伤寒，或在荒僻无医之处，迫不得药，无论阴阳二证，用生姜一两，葱白十根，好酒二大钟，煎一大钟，去渣。热服，被覆周身，汗透即解，勿令太过，忌大荤五七日。春秋依此方，夏月减半，冬月倍用，若加黑豆二合炒，同煎服，在冬月尤妙。

伤风发散单方：

苏叶三钱　油胡桃（打碎）五枚　鲜姜三片　葱白二根

上用水二钟，煎一钟。热服，微汗即解。夏月去葱。

神术散：治山岚瘴气，并岭南两广蛊毒。

陈皮八两　苍术　厚朴各四两　甘草　石菖蒲各二两　藿香一两

上㕮咀。每服四钱，姜枣为引，水煎服。或用紫金锭磨水服，每服一锭，尤妙。

● 【评析】

本节所论伤寒，是感受风寒之邪，感而即发者。并认为冬月感之，为正伤寒，宜辛温解表，可用桂枝汤、升麻发表汤、疏邪实表汤等方，如春、夏、秋非时受寒感冒，则宜用羌活冲和汤、小柴胡汤等兼以辛凉发散之方。如感受时气、温疫之邪，则用老君神明散、圣散子、芩连消毒汤等方，或温阳发散，祛除秽疫，或清热解毒，祛风散邪。

伤燥论

● 【原文】

《内经》曰：诸燥枯涸，干劲皴揭，皆属于燥[1]。乃阳明之火，燥金肺与大肠之气也，以火烁金，则生水之源竭绝于上，不能灌溉周身，斯色干枯而不能润泽矣。或大病而克伐太过，或吐利而消亡津液，或预防养生，误饵金石之药，或房劳致虚，多服补虚燥剂，或食味过厚，辛热太多，皆能助狂火而害真阴。于是在外则皮肤皴揭；在上则咽鼻干焦；在中则水液衰少而烦渴；在下则肠胃枯涸，津不润而便难；在手足则痿弱无力；在脉则细涩而微，皆阴血为火热所伤。治法当以甘寒滋润之剂，甘能生血，寒能胜热，阴得滋而火降，液得润而燥除，源泉下生，精血上荣，则气液宣通，内神茂而外色泽矣。

附方

滋燥养荣汤：治皮肤皴揭，筋燥爪干。

当归（酒洗）二钱　生地黄　熟地黄　白芍药　秦艽　黄芩各一钱五分　防风一钱　甘草五分

上水煎服。

大补地黄丸：治精血枯涸燥热。

黄柏（盐酒炒）　熟地黄（酒蒸）各四两　当归（酒洗）　山药　枸杞子各三两　知母（盐酒炒）　山萸肉　白芍药各二两　生地黄二两五钱　肉苁蓉（酒浸）　玄参各一两五钱

上为细末，炼蜜为丸桐子大。每服七八十丸，空心，淡盐汤下。

清凉饮子：治上焦积热，口舌咽鼻干燥。

黄芩　黄连各二钱　薄荷　玄参　当归　芍药各一钱五分　甘草一钱

上用水煎，不拘时服。如大便秘结，加九蒸大黄二钱。

【校注】

[1] 诸燥枯涸，干劲皴揭，皆属于燥：此句非出自《内经》。语出金·刘完素《素问玄机原病式》："诸涩枯涸，干劲皴揭，皆属于燥。"

● 【评析】

伤燥证可因外感燥邪导致，更可因内伤而津液亏虚所致。治疗总以甘寒滋润为大法，轻者可用清凉饮子、滋燥养荣汤等方，阴亏及肾者可用大补地黄丸治之。

伤饮食论

● 【原文】

东垣曰:《阴阳应象论》云：水谷之寒热，感则害于[1]六腑。《痹论》云：阴气者，静则神藏，躁则消亡。饮食自倍，肠胃乃伤。此乃浑言之也，分之为二，饮也，食也，饮者水也，无形之气也。大饮则气逆形寒，饮冷则伤肺，肺病则为喘咳，为肿，为水泻。轻则当发汗、利小便，使上下分消其湿，如解酲汤、五苓散、生姜、半夏、枳实、白术之类是也；如重而蓄积为满者，以芫花、大戟、甘遂、牵牛之属利下之，此其大法也。食者物也，有形之血也，如《生气通天论》云：饱食则筋脉横解，肠澼为痔[2]。又云：食伤太阴厥阴，寸口大于人迎两倍三倍者，或呕吐，或痞满，或下利肠澼[3]。当分寒热轻重治之，轻则内消，重则除下，如伤寒物者，半夏、神曲、干姜、三棱、广术、巴豆之类主之；如伤热物者，枳实、白术、青皮、陈皮、麦蘖、黄连、大黄之类主之。亦有宜吐者，《阴阳应象论》云：在上者，因而越之[4]。瓜蒂散之属主之，然不可过剂，过则反伤肠胃。盖先因饮食自伤，再加以药过之，则肠胃复伤，而气不能化，食愈难消，渐至羸困矣。故《五常政大论》云：大毒治病，十去其六，常毒治病，十去其七，小毒治病，十去其八[5]，无毒治病，十去其九。药不可过，此圣人之深戒也。

附方

葛花解酲汤：治饮酒太过，呕吐痰逆，心神烦乱，胸膈痞塞，手足颤摇，饮食减少，小便不利。

青皮（去瓤）三钱　木香五分　橘红　人参　猪苓（去皮）　白茯苓各一

钱五分　神曲（炒）　泽泻　干姜　白术各二钱　白豆蔻　葛花　砂仁各五钱

上为极细末。每服三钱，白汤调服。但得微汗，则酒病去矣。

五苓散：见中湿。

红丸子：壮脾胃，消宿食，去膨胀。

京三棱（浸软，切片）　蓬莪术（煨）　青皮（去白）　陈皮（去白）各五斤　干姜（炮）　胡椒各三斤

上为末，用醋打面糊丸桐子大，矾红为衣。每服三十丸，食后姜汤送下。小儿则临时加减与服。

《易简》红丸子：寻常饮食所伤，中脘痞满。服之应手而愈。

蓬术　三棱　桔皮　青皮　胡椒　干姜　阿魏　矾红

上为末，滴水为丸如桐子大。每服六十丸，姜汤下。

大人小儿脾胃之证极有神效。如大病之后，谷食难化及中脘停，醋并生姜汤下。脾寒疟疾，生姜橘皮汤下。心腹胀痛，紫苏、橘皮汤下。脾痛作楚，菖蒲汤下。酒疸谷疸，遍身昏黄，大麦汤下。两胁引乳痛，沉香汤下。酒积食积，面黄腹胀，时作干呕，煨姜汤下。妇人脾虚作楚及血癥气块，经血不调，过时不来，并用醋汤下；寒热往来者，尤宜服之。产后状如癫痫者，此乃败血上攻，迷乱心神所致，当以此药，热醋汤下。男妇癫疾，未必皆由心经蓄热，亦有因胆气不舒，遂致痰饮上迷心窍，故成斯疾，若服凉剂过多，则愈见昏乱，当以此丸，衣以辰砂，用橘叶煎汤下，名小镇心丸。

大七香丸：治脾胃虚冷，心膈噎塞，渐成膈气，脾泄泻痢，反胃呕吐。

香附子二两　麦糵一两　丁香皮三两五钱　缩砂仁　藿香　官桂　甘草　陈皮各二两五钱　甘松　乌药各六钱五分

上为末，蜜丸弹子大。盐酒、盐汤任嚼下。忌生冷肥腻等物。

小七香丸：温中快膈，化积和气。治伤酒呕逆，气膈食噎，茶酒食积，小儿疳气。

甘松八两　益智仁六两　香附子（炒）　丁香皮　甘草（炙）各十二两　蓬术（煨）　缩砂各二两

上为末，蒸饼丸绿豆大。每服二十丸，温酒、姜汤、熟水任下。

三黄枳术丸：治伤肉食、湿面、辛辣、厚味之物，填塞闷乱，胸膈不快。

黄芩二两　黄连（酒炒）　大黄（煨）　神曲　白术　陈皮各一两　枳实五钱

上为末，汤浸蒸饼丸绿豆大。每服五十丸，白汤下。

除湿益气丸：治伤湿面，心腹满闷，肢体沉重。

枳实（炒）　白术　黄芩（生用）　神曲（炒）各一两　红花三钱　萝卜子（炒）五钱

上为细末，用荷叶裹烧饭丸绿豆大。每服五十丸，白汤下。

消积集香丸：治寒饮寒食所伤，心腹满闷疼痛。兼消散积聚、痃癖气块久不愈者。

木香　陈皮　青皮　京三棱（炮）　广茂[6]（炮）　黑牵牛（炒）　白牵牛（炒）　茴香（炒）各五钱　巴豆（不去皮，用白米一勺同炒，米黑去米）五钱

上为末，醋糊丸桐子大。每服七丸至十丸，不拘时，温姜汤下，以利为度。忌生冷硬物。

三棱消积丸：治伤生冷硬物，不能消化，心腹满闷。

神曲（炒）　京三棱（炮）　广茂（炮）各七钱　蘹香[7]（炒）　青皮　陈皮各五钱　丁皮　益智仁各三钱　巴豆（和米皮炒焦，去米皮）五钱

上为末，醋糊丸桐子大。每服十丸至二十丸，温姜汤下。

神应丸：治伤一切冷物潼乳[8]，腹痛肠鸣飧泄。

木香一钱　丁香（另研）　干姜（炮）　百草霜（研细）各五钱　（以上四味，为末和匀）　杏仁五钱　巴豆（炒，去油尽，微存性）五钱　蜡（醋煮去垢，先备下）二两

上将后三味同研为泥，前四味和匀研末，重罗细，入熔化蜡，又入小油五钱，同药研数百回至凝可搓作挺，蜡纸封裹，每挺重一钱。米饮下一挺。

瓜蒂散：治大满大实，填塞闷乱者。用此方，如尺寸脉俱盛者，不宜用。

瓜蒂（炒）　赤小豆（煮）各等分

上为细末。每服二钱，浆水调下，取吐为度。此药恐伤元气，先以物探而不吐者，不得已而以此药吐之。

【校注】

[1] 于：原为“人”。据《素问·阴阳应象大论》改。

[2] 饱食则筋脉横解，肠澼为痔：语出《素问·生气通天论》：“因而饱食，筋脉横解，肠澼为痔；”

[3] 又云……或下利肠澼：语出《灵枢·禁服》：“寸口大于人迎一倍，病在足厥阴，一倍而躁，在手心主。寸口二倍，病在足少阴，二倍而躁，在手少阴。寸口三倍，病在足太阴，三倍而躁，在手太阴。盛则胀满、寒中、食不化、虚则热中、出糜、少气、溺色变、紧则痛痹，代则乍痛乍止。”

[4] 在上者，因而越之：语出《素问·阴阳应象大论》：“其高者，因而越之。”

[5] 常毒治病，十去其七，小毒治病，十去其八：原为“小毒治病，十去其七，常毒治病，十去其八”。据《素问·五常政大论》改。

[6] 广茂（shù）：指莪术。

[7] 蘹香：即茴香。

[8] 潼乳：指马奶酒。

【评析】

伤食病证的治疗，以消导为大法，然要辨所伤何物，以正确选方用药。如饮酒过多所致，可选用葛花解醒汤、小七香丸；过食湿面，用除湿益气丸；进生冷寒食，硬物不化，可用消积集香丸、三棱消积丸；伤于冷物乳酪，宜用神应丸；寻常饮食所伤，可用红丸子、《易简》红丸子等方。其次，还要辨寒热，如脾虚胃冷积食，可用大七香丸；如过进肉食、辛辣、厚味而热积内停，宜用三黄枳术丸。对于进食不久，大满大实者，亦可用吐法，以速去其邪，方如瓜蒂散。

伤劳倦论

【原文】

东垣曰:《调经篇》云：阴虚生内热。岐伯曰：人若劳倦，形衰气少，谷气不盛，上焦不行，下脘不通，胃气多热，热气熏于胸中，故觉内热[1]。《举痛论》云：劳则气耗。劳则喘且汗出，内外皆越，故气耗。夫喜怒不节，起居不时，有所劳伤，皆损其气，气衰则火旺，火旺则乘其脾土，脾主四肢，故因热而无气以动，懒于言语，动作喘乏，表热自汗，心烦不安。当病之时，宜安心静坐，调养其气，以甘寒泻其热火，以酸味收其散气，以甘温补其中气。《经》言劳者温之，损者温之是也。《金匮要略》云：凡人脉大为劳，脉极虚亦为劳。夫劳之为病，其脉浮大，手足烦热，春夏剧，秋冬瘥，以黄芪建中汤治之，亦温之之意也。治必宜温者，恐误服苦寒之剂，脾胃必致受伤，先儒故立为补中益气汤主之，而加减尤致详焉。

附方

补中益气汤：偶或伤重者一二服必愈。若病久之人则当临时审脉辨证，加减斟酌。

黄芪（病热甚者）一钱　人参（有嗽去之）三分　甘草（炙）五分　当归

身（酒洗晒干） 橘皮 升麻 柴胡各二分 白术三分。

上水煎，食远服。

菟丝子丸：治肾气虚损，五劳七伤，脚膝酸疼，面色黧黑，目眩耳鸣，心忡气短，时有盗汗，小便滑数。

菟丝子（酒洗制） 鹿茸（酥炙，去毛） 泽泻 石龙芮（去土） 肉桂 附子（炮，去皮）各一两 石斛（去根） 熟地黄 白茯苓 牛膝（酒浸，焙） 山萸肉 续断 防风 杜仲（盐水炒断丝） 肉苁蓉（酒浸，焙） 补骨脂（去毛，酒炒） 荜澄茄 巴戟肉 沉香 茴香（炒）各七钱五分 五味子 川芎 桑螵蛸（酒浸，炒） 覆盆子各五钱

上为细末，酒煮面糊丸桐子大。每服三十丸，温酒、盐汤任下。

十补丸：治肾脏虚冷，面寒足寒，耳聋膝软，小便不利。

附子（炮） 五味子各二两 山萸肉 山药 牡丹皮 鹿茸（制） 桂心 茯苓 泽泻各一两

上为末，炼蜜丸桐子大。每服六七十丸，盐汤下。

调中益气汤：饥饱劳役，损伤脾胃，元气不足，四肢饱闷，肢节疼痛，心烦不安，四肢怠倦，口失滋味，胸满气短，咽膈不利，痰唾稠黏，耳鸣渐聋，目中流火，视物昏花，胬肉红丝，热壅头目，不得安卧，及诸泻利俱治。

黄芪一钱 人参 甘草（炙） 当归 白术各五分 白芍药 柴胡 升麻各三分 橘皮二分 五味子十五粒

上水煎，食前温服。

白术附子汤：腹胀，胃脘当心而痛，四肢两胁隔噎不通，或吐痰涎，或流清涕，或多小便，骨乏无力，足痛不能履地，两尻多冷，阴阴作痛，腰背脊膂皆痛，时或妄见谵语，不渴不泻，脉盛大而涩，名曰寒中。此盖内伤寒中之极，有似外感阴证。服此汤效。

白术　附子（炮）　陈皮　苍术（制）　厚朴（制）　半夏（汤泡）　茯苓（去皮）　泽泻各一两　猪苓（去皮）五钱　肉桂四钱

上每服五钱，生姜三片，水煎。食前温服。

【校注】

[1]《调经篇》云……故觉内热：语出《素问·调经论》："帝曰：阴虚生内热奈何？岐伯曰：有所劳倦，形气衰少，谷气不盛，上焦不行，下脘不通。胃气热，热气熏胸中，故内热。"

【评析】

因劳伤致脾胃气虚，内生有热，治以李东垣补中益气汤，此乃甘温除大热之意。如脾虚及肾，症见阴阳两虚，可用菟丝子丸、十补丸等方治疗。

虚劳论

【原文】

虚者，皮毛、筋爪、骨髓、津液不足也。《素问》云：今人未及半百而衰者，以酒为浆，以妄为常，醉饱行房，欲竭其精、耗其真，根源从此而虚竭矣[1]。夫虚劳者，五劳六极七伤是也。何谓五劳？心劳血损，肝劳神损，脾劳食损，肺劳气损，肾劳精损。何谓六极？劳力谋虑成肝[2]劳，应乎筋极；曲运神机成心劳，应乎脉极；意外过思成脾劳，应乎肉极；预事而忧成肺劳，应乎气极；矜持志节成肾劳，应乎骨极。夫精极者，五脏六腑之气衰，则形体皆极，眼视不明，齿枯发落，体重耳聋，行履不正，邪气逆于五脏，厥于六腑，故成精极。何谓七伤？大饱伤脾；大怒气逆伤肝；强力举重，久坐湿地伤肾；形寒饮凉伤肺；忧愁思虑伤心；风雨寒暑伤形；大恐惧不节伤志。总而言之，皆为虚劳，凡若此者，皆因不量才力，勉强云为，忧思过度，嗜欲不节，或病后失调养，积久而成劳。其症头眩眼晕，身疼脚弱，心怯气短，自汗盗汗，或发寒热，或五心常热，或往来潮热，或骨蒸作热，夜多恶梦，昼少精神，耳内蝉鸣，口中无味，饮食减少，此皆劳伤之证也。五脏虽皆有劳，心肾为多，心主血，肾主精，精竭血燥，则劳生焉。治之之法，当以调心补肾为先，宜十全大补、养荣建中等汤温养滋补，以久取效。如失调治，渐致形体羸瘠，短气嗜卧，而劳瘵[3]成矣。

附方

四君子汤：治真气虚弱及短气脉弱。

白术　人参　黄芪　茯苓各等分

上为粗末。每服五钱，水煎。食远温服。

四物汤：和荣卫，滋补气血。

熟地黄　川芎　芍药　当归

上水煎服。临时因病加减。

十全大补散：男子妇人诸虚不足，五劳七伤。不进饮食，久病虚损，时发潮热，气攻骨脊，拘急疼痛，夜梦遗精，面色萎黄，脚膝无力，喘嗽痰满，脾肾气弱，五心烦热，皆治。

肉桂　甘草　芍药　黄芪　当归　川芎　人参　白术　茯苓　熟地黄各等分

上为粗末。每服二大钱，生姜三片，枣二枚，水煎，不拘时温服。（眉批：大钱者，以大钱挑药也。）

圣愈丸：治一切失血血虚，烦渴躁热，睡卧不宁，或疮症脓水出多，五心烦热作渴等症。

熟地黄（自制）　生地　当归（酒拌）各一钱　人参　黄芪（炒）　川芎各二钱

上水煎服。

六味丸：治肾经不足，发热作渴，小便淋闭，气壅痰嗽，头目眩晕，眼花耳聋，咽燥舌痛，齿牙不固，腰腿痿软，自汗盗汗；便血，诸失血，失音，水泛为痰，血虚发热等症。其功不能尽述。

熟地黄（杵膏）八两　山萸肉　干山药各四两　牡丹皮　白茯苓　泽泻各三两

上各碾为末，和地黄膏加炼蜜丸桐子大。每服七八十丸，空心，滚汤下。

八味丸：治命门火衰，不能生土，以致脾胃虚弱，少思饮食，大便不实，脐腹疼痛，夜多漩溺等症。

即六味丸加肉桂、附子各一两

还少丹：大补心肾脾一切虚损，神志俱耗，筋力顿衰，腰脚沉重，肢体倦怠，血气羸乏，小便浑浊。

干山药　牛膝（酒浸）　远志（去心）　山萸肉　白茯苓　五味子　巴戟（酒浸，去心）　肉苁蓉（酒浸一宿）　石菖蒲　楮实　杜仲（姜汁、酒拌，同炒断丝）　舶茴香各一两　枸杞子　熟地黄各二两

上为细末，炼蜜同枣肉丸桐子大。每服三十丸，食前或温酒或盐汤下，日三服。五日觉有力，十日精神爽，半月气壮，二十日目明，一月夜思饮食，冬月手足常暖。久服令人身体轻健，筋骨壮盛，悦容颜，润皮肤，延年不老。

要看形体证候依法加减，如热加山栀一两；心气不宁加麦冬（去心）一两；少精神加五味子一两；阳弱加续断一两。常服固齿、无瘴疟，妇人服之润容颜，暖子宫，去一切病。

人参养荣汤：治脾肺俱虚，发热恶寒，肢体瘦倦，食少作泻等症。

白芍药一钱五分　人参　陈皮　黄芪（蜜炙）　桂心　当归　白术　甘草（炙）各一钱　熟地黄　五味子（炒，杵）　茯苓各七分　远志（去心）五分

上姜、枣，水煎服。

乐令建中汤：治脏腑虚损，身体消瘦，潮热自汗，将成劳瘵。此药大能退虚热，生血气。

前胡　细辛（净）　黄芪（蜜炙）　人参　桂心　橘皮（去白）　当归（洗去土）　白芍药　茯苓（去皮）　麦门冬（去心）　甘草（炙）各一两　半夏（汤洗七次，切）七钱五分

上每服四钱，姜四片，枣一枚，水煎。不拘时热服。

人参膏：治一切虚损劳瘵及亡血过多，头目昏晕。并伤寒汗吐下后，与行倒仓法吐利后，用此补之。韩飞云曰：人参炼膏，回元气于无何有之乡，王道也。如气虚有火邪者，当与麦门冬膏对服。

人参去芦，或一斤，或二斤，切片入砂锅内，水浮于药一手指，文武火煎约干去一半时，取净汁倾入瓶内盛之，渣再煎，如此三次，嚼参无味乃止。去渣，将三次所煎之汁仍和入砂锅内，文武火慢慢熬成膏。如参一斤，约膏一盏，乃成贮碗内，隔一宿去其浮上清水。每空心用沸汤和下，其多寡审病之虚实用之。

【校注】

[1]《素问》云……根源从此而虚竭矣：语出《素问·上古天真论》："今时之人不然也，以酒为浆，以妄为常，醉以入房，以欲竭其精，以耗散其真，不知持满，不时御神，务快其心，逆于生乐，起居无节，故半百而衰也。"

[2]肝：原为"汗"。疑误。

[3]劳瘵：病证名。一作痨瘵。又名传尸劳、劳极、鬼注等。指痨病有传染性者，可见于结核病。

【评析】

虚劳，又作虚痨，是指因气血、脏腑等正气损伤所致的虚弱症和某些具传染性、表现为虚弱症的疾病，后世多将前者称为虚损，后者称为劳瘵或传尸劳。虚劳的治疗以补气血，调养五脏为主，五脏中以调补脾肾为要，如四君子

汤、四物汤是补气血的代表方，人参膏、乐令建中汤补脾建中，六味丸、八味丸补肾之阴阳。

劳瘵骨蒸传尸劳论

【原文】

丹溪论云：劳瘵主乎阴虚者，盖自子至巳属阳，自午至亥属阴，阴虚则热在午后子前。寤属阳，寐属阴，阴虚则汗从寐时盗出。升属阳，降属阴，阴虚则气不降，气不降则痰涎上逆而连绵吐出不绝也。脉浮属阳，脉沉属阴，阴则浮而洪大，沉而空虚也，此皆阴虚之症也。夫此也，别而言之，曰骨蒸，合而言之，曰传尸。蒸有五：骨蒸，脉蒸，皮蒸，肉蒸，内蒸，更有五蒸汤内。所见诸蒸其状遍身发热，皆因热病后，多食牛肉油腻，行房饮酒而犯之，因以成疰，疰之为言住也，邪气居人身内，生既连滞成疰，死又注易旁人，即所谓传尸是矣。葛稚川[1]言鬼疰，蜚尸、遁尸、寒尸、丧尸、尸疰，五尸特一疰耳，其变有二十二种，或三十六种，或九十九种。大抵令人寒热盗汗，梦与鬼交，遗精白浊，发干而耸，或腹内有块，沉沉默默，咳嗽痰涎，或咯脓血如肺痈状，或腹下利，羸瘦困乏，不自胜持以致于死，复传注亲属，乃至灭门。须早灸膏肓俞、四花穴为紧要，其灸法详见《医学纲目》。云传尸、伏尸皆有虫，须用乳香熏病人之手，令仰手掌，以帛覆其上，熏良久，手背出毛长寸许，毛色白而黄者可治，红者稍难治，青黑者不可治，若无毛出，则为寻常虚劳之证，非此证也。又法，烧安息香，令病人吸之，嗽不止，乃为传尸，不嗽则非也。治瘵之法，总以保养精血为上，去虫次之。《直指方》云：瘵虫食人骨髓，血枯精竭，不救者多。人能平时爱护元气，保养精血、则瘵不可得而传，倘纵欲多淫，精血内耗，邪气外乘，是不特男子有此证，即妇人亦不免矣。观于此论，人若气虚腹馁，切不可轻入劳瘵之门，以及吊死问丧，何也？衣服器具中，皆能乘虚染触，可不慎欤？

附方

十四味建中汤：治荣卫失调，气血不足，积劳虚损，形体羸瘠，短气嗜卧，欲成劳瘵。

当归（酒浸，焙） 白芍药 白术 麦门冬（去心） 甘草（炙） 肉苁蓉（酒浸） 人参 川芎 肉桂 附子（炮） 黄芪（炙） 半夏（制） 熟地黄（酒蒸，焙） 茯苓各等分

上㕮咀。姜三片，枣一枚，水煎。空心，温服。

《易简》逍遥散：治血虚劳倦，五心烦热，肢体疼痛，头目昏重，心忪颊赤，口燥咽干，发热盗汗，减食嗜卧，及女人血热相搏，月水不调，脐腹胀痛，寒热如疟。又疗室女荣卫不和，痰嗽潮热，肌体羸瘦，渐成骨蒸。

白茯苓 白术 当归 白芍药 柴胡各一两 甘草五钱

上㕮咀。每服四钱，煨姜三片，水煎。热服。

清骨散：专退骨蒸劳热。

银柴胡一钱五分 胡黄连 秦艽 鳖甲（醋炙） 地骨皮 青蒿 知母各一钱 甘草五分

上水煎，食远服。

血虚之甚加当归、芍药、生地。嗽多加阿胶、麦冬、五味子。

麦煎散：治童男室女，骨蒸黄瘦，口臭，肌热盗汗，妇人风血攻疰四肢。

赤茯苓 当归 干膝 鳖甲（醋炙） 常山 大黄（煨） 柴胡 白术 生地黄 石膏各一两 甘草五钱

上为末。每服三钱，小麦五十粒，水煎。食后临卧时服。若有虚汗，加麻黄根一两。

秦艽鳖甲散：治骨蒸壮热，肌肉消瘦，唇红颊赤，气粗，困倦盗汗。

鳖甲（醋炙）一两 柴胡 地骨皮各一两 秦艽 知母 当归各五钱

上为粗末。每服五钱，入乌梅一枚，青蒿五叶，水煎。温服。空心、临卧各一服。

五蒸汤：

白茯苓三两　甘草（炙）一两　人参二两　地黄三两　葛根三两　知母　黄芩各二两　石膏（研）五两　竹叶二把　粳米二合

上㕮咀，以水九升，小麦一升，煮至六升，去麦入药，煎至二升半，二次服或减作三次。如法煎服，随证加减于后。

实热加黄芩、黄连、黄柏、生大黄。虚热在气加乌梅、秦艽、柴胡；虚热在血加青蒿、鳖甲、蛤蚧、小麦、丹皮。肺蒸而鼻干加乌梅、天冬、麦冬、紫菀；大肠而鼻右孔干痛加大黄、芒硝。皮蒸而舌白唇红，唾血加石膏、桑白皮。肤蒸而昏昧嗜卧加丹皮。气蒸而鼻干喘促，遍身气热，加人参、黄芩、山栀。心蒸而舌干加黄连、生地。小肠蒸而下唇焦加赤茯苓、生地、木通。血蒸而发焦加生地、当归、桂心、童便。脉蒸而唾白浪语，脉络溢，脉缓急不调，加当归、生地。脾蒸而唇焦加白芍、木瓜、苦参。胃蒸而舌下痛加石膏、粳米、大黄、芒硝、干葛。肉蒸而食无味而呕，烦躁不安，加白芍。肝蒸而眼黑加川芎、当归、前胡。胆蒸而眼色白加柴胡、栝楼。三焦蒸而乍寒乍热加石膏、竹叶。肾蒸而两耳焦加生地、石膏、知母、寒水石。脑蒸而头眩闷热加生地、防风、羌活。髓蒸而髓沸骨中热，加生地、当归、天门冬。骨蒸而齿黑、腰痛、足逆冷、疳虫食藏，加鳖甲、地骨皮、丹皮、当归、生地黄。臀蒸而肢细趺肿，腑脏俱热，加石膏、黄柏。胞蒸而小便赤黄加生地、泽泻、茯苓、沉香、滑石。膀胱蒸而右耳焦加泽泻、茯苓、滑石。凡此诸症皆热病后，多食肥甘油腻，不谨房事，过饮醇醪而成，久蒸不除，变成疳病，死期近矣，悔何及焉。

茯神散：劳证不问远年近日，皆可取效。下虫红色者便可治，虫肚下黑色者次之，若虫肚下白色者，是食髓也，万不一瘥，取虫后用此方服。

白茯神　茯苓　人参　远志（去心）　龙骨　肉桂　甘草　陈皮　当归　五味子各一两　黄芪二两　大枣五十六枚

上为散，分作八服，每服入枣七枚，生姜二钱，用水一升半，煎至一升。空心服。神效。

犀角紫河车丸：治传尸劳。三月必平复，其余劳症，数服神效。

紫河车一具（用米泔浸一宿，洗净焙干） 鳖甲（酥炙） 桔梗（去芦） 胡黄连 芍药 大黄 败鼓皮心（醋炙） 贝母（去心） 龙胆草 黄药子 知母各二钱五分 芒硝 犀角（镑） 蓬术各一钱五分 朱砂（研）二钱

上为细末，炼蜜丸桐子大，朱砂为衣。空心食前，温酒服二十丸，如膈间热，食后服。病势虽极重可愈。

蜈蚣散：

赤脚蜈蚣（以竹筒盛，姜汁浸，焙干）一条 乌鸡粪（先将鸡于五日前以火麻子喂之，然后取其粪用）二钱 槟榔二钱五分 辰砂一钱二分五厘 麝香（另研）一钱

上以五味为细末和匀，入前煎药内服。凡合药宜六甲[2]建除[3]日，忌妇人、孝服人、鸡、犬见之，亦不可令患者知之。如利下恶物并虫，急用火烧之，病者所着衣、被褥亦尽烧之。食葱粥将息，以复元气，务要清心静养。

取传尸伏尸劳虫法：

桑枝 柳枝 石榴枝 桃枝 梅枝各七茎，长四寸 青松一小握

上用童便一升半，葱白七茎，去头叶，煎及一半，去渣，入安息香、阿魏各一分，煎至一钟，滤去渣，调辰砂末五分，槟榔末一分，麝香一字[4]。分作两服，五更初一服，五更三点时一服。至巳牌后，取下虫也。红者可治，青者不治。见有所下，即进稀粥饮温暖将息。忌食粉面、生冷、毒物。合药须择良日，不得令猫犬、孝服人、秽污妇人见之。

【校注】

［1］葛稚川：葛洪（281—341），字稚川，自号抱朴子。丹阳句容（今江

苏句容）人。东晋著名医药学家、道家。在炼丹化学史上有一定的地位。著有《抱朴子·内外篇》《肘后备急方》《金匮药方》等书。

[2] 六甲：指甲子、甲戌、甲申、甲午、甲辰、甲寅。用天干地支相配计算时日。

[3] 建除：古有建除择日，是中国传统择日法之一种。建日为一岁之君之义，主健壮、万物生育、强健的日子；除日为除旧布新之义，扫除恶煞、去旧迎新的日子。

[4] 一字：指剂量。用唐代开元通宝钱币，币上有开元通宝四字分列四周，抄取药末，填去一字的剂量，即一钱匕的四分之一量。

【评析】

本节所论虚劳病证是具传染性、表现为虚弱症的疾病，可见于结核病。阴虚内热是此病的主要病机，故养阴清热是为大法，方如清骨散、麦煎散、秦艽鳖甲散等均为临床常用。鉴于古人对本病的认识局限，有些治法仅作参考。

寒热门

发热论

【原文】

《明医杂著》云：世间发热症，类伤寒者数种，治各不同。张仲景论伤寒、伤风，此外感也，因风寒之邪感于外，自表入里，故宜发表以解散之，此用麻黄、桂枝之义也。以其感于寒冷之月，即时发病，故谓之伤寒，而药用辛热以胜寒；如春温之月，则当变以辛凉之药；如夏暑之月，则当变以甘寒苦之药，故云：伤寒不即病，至春变温，至夏变热，而治法亦因时而有异也。又有一种冬温之病，谓之非其时而有其气，盖冬寒时也，而反病温焉，此天时不正，阳气反泄，用药不可温热。又有一种时行寒疫，却在温暖之时，时行温暖，而寒反为病，此亦天时不正，阴气反逆，用药不可寒凉。又有一种天行温疫热病，多发于春夏之间，沿门合境相同者，此天地之疠气，当随令参气运而施治，宜用刘河间辛凉甘苦寒之药，以清热解毒。凡此诸症，皆外感天地之邪者。若夫饮食劳倦，为内伤元气，此则真阳下陷，内生虚热，故东垣发补中益气之论，用人参、黄芪等甘温之药，大补其气，而提起下陷。此用气药以补气之不足也。又若劳心好色，内伤真阴，阴血既伤，则阳气偏胜而变为火矣，是谓阴虚火旺劳瘵之证，故丹溪发阳有余阴不足之论，用四物加黄柏、知母补其阴而火自降，此用血药以补血之不足也，益气补阴，皆内伤证也。又有夏月伤暑之病，虽属外感，却是内伤，与伤寒大异。盖寒伤形，寒邪客表有余之证，故宜汗之；暑伤气，元气为热所伤而耗散，不足之证，故宜补之，东垣所谓清暑益气者是也。又有因时暑热，而过食冷物以伤其内，或过取凉风以伤其外，此则非暑伤人，乃人因暑而自致之病，治宜辛热解表，或辛温理中之药，却与伤寒治法相类者也。凡此数证，外形相似，而实有不同，故必审其果为伤寒、伤风及寒疫也，则用仲景法；果为温病及瘟疫也，则用河间法；果为气虚血虚也，则用东垣、丹溪法，如是则庶几无误矣。今人但见发热之症，便认作伤寒外感，率用汗药以发其表，汗后不解，又用表药以凉其肌，倘属虚证，岂不杀人？间有颇知发热属虚而用补剂，则又不知气血之分，或气病而补血，或血病而补气，误人多矣。故外感之与内伤，寒病之与热病，气虚之与血虚，如冰炭相反，治之若差，则轻病必重，重病必死，不可慎欤？

东垣云：发热昼少而夜多，太阳经中尤甚。昼病则在气，夜病则在血，是足太阳膀胱血中浮热，微有气也。病人既大小便如常，知邪气不在脏腑，是无里证也。外无恶寒，知邪气不在表也。热有时而发，有时而止，知邪气不在表，不在里，在经络也。夜发多而昼发少，是邪气下陷之深也，此是杂症，不必言矣，当从热入血室而论，泻血汤主之。又有能食而热，口舌干燥，大便难者，实热也，用辛苦大寒之剂下之，以泻热补阴，《经》云：阳盛阴虚，下之则愈[1]。脉洪盛有力者是也。有不能食而热，自汗气短者，虚热也，用甘寒之剂治之，以泻热补气，《经》云：治热以寒，温而行之。脉虚弱无力者是也。

按《准绳》内外伤辨，人迎脉大于气口，为外感；气口脉大于人迎，为内伤。外感则寒热齐作而无间，内伤则寒热间作而不齐。外感恶寒，虽近烈火不能除；内伤恶寒，得就温暖而必解。外感恶风，乃不禁一切风寒；内伤恶风，则唯恶夫些微贼风。此内外之辨，为尤详云。

附方

三黄丸：治男妇三焦积热。上焦有热攻冲，眼目赤肿，头项肿痛，口舌生疮；中焦有热，心膈烦躁，饮食不美；下焦有热，小便赤涩，大便秘结。五脏俱热，即生痈疖疮痍。又治五般痔疾，肛门肿痛，或下鲜血。

黄连　黄芩（净）　大黄各十两

上为细末，炼蜜丸桐子大。每服三十丸，食后滚水吞下，视脏腑虚实加减。小儿积热亦治。

凉膈散：治大人小儿积热烦躁，多渴面热，唇焦咽燥，舌肿喉闭，目赤鼻衄，颔颊结硬，口舌生疮，谵语狂妄，肠胃燥涩，大[2]便闭结，睡卧不安，一切风壅。

栀子仁　连翘　薄荷　黄芩　甘草各一两五钱　大黄　芒硝各五钱

上为粗末。每服一两，用水二盏，竹叶七片，煎至一盏，入蜜少许。食后服。

去六经热，减大黄、芒硝，加桔梗、人参、甘草、防风。治肺经邪热咳嗽有痰，加半夏。凉膈散与四物汤各半服，能益血泄热，名双和散。钱氏去连翘，加藿香、石膏，为泻黄散。

本事方：治大人小儿五脏积热，烦躁多渴，唇裂喉闭，目赤，鼻颔结硬，口舌生疮。又治阳明症伤寒，发狂谵语，大小便闭，一切风壅俱效。

山栀仁　甘草　赤芍药各一两　大黄　朴硝　连翘　薄荷叶　干葛各二两

上为散。每服二钱，天竹叶七片，蜜三匙，水煎。食后服。

地骨皮散：治壮热作渴。

地骨皮　茯苓　甘草　柴胡　半夏　人参　知母各等分

上为末。每服一二钱，水煎服。

龙脑鸡苏丸：治上焦热，除烦解劳，去肺热咳衄，血热惊悸；脾胃热，口甘吐血；胆热，泣出口苦；肾热，神志不定；上而酒毒，膈热消渴，下而血滞，五淋血崩等疾。

薄荷（一斤）　麦门冬（去心）二两　甘草一两五钱　生地黄（另末）六两　黄连一两　黄芪　新蒲黄（炒）　阿胶（炒）　人参各二两（以上俱末）木通二两　银柴胡二两（剉，同木通沸汤浸一日夜，绞取汁）

上为细末，好蜜二斤，先煎一二沸，然后下生地末，不住手搅，片时入木通、柴胡汁和匀，慢火熬膏，勿令火紧，膏成，然后入各药末和丸，如豌豆大。每服二十丸，白汤下。

如虚劳虚烦栀子汤下。肺热黄芩汤下，心热悸动、恍惚人参汤下。吐血、咳血、唾血、衄血麦冬（去心）汤下。肝热防风汤下，肾热黄柏汤下，以上并食后临卧服。治五淋及妇人漏下车前子汤下。痰嗽生姜汤下。茎中痛蒲黄、滑石末，水一钟调下。气逆橘皮汤下。室女虚劳，寒热潮作，柴胡人参汤下。

退热汤：治表中虚热，或遇夜则甚。

黄芪一钱　柴胡七分　生甘草　黄连（酒制）　黄芩　芍药　地骨皮　生地黄　苍术各五分　当归身　升麻各三分

上㕮咀。食远温服。

参苏饮：感冒头疼发热，频进此药，以热退为期，不可预止。兼治痰饮积聚，中脘痞满，呕逆恶心，开胃进食。小儿室女，并可服之。此药有前胡、干葛，既能解肌，又有枳壳、橘红等药，自能宽中快膈，不致伤脾。所治之症，立可取效，勿以性凉而致疑也。

干葛（洗）　前胡（去苗）　半夏（汤洗七次，姜汁制炒）　人参　茯苓（去皮）各七分五厘　木香　紫苏叶　枳壳（去瓤，麸炒）　桔梗（去芦）　甘草（炙）　橘红五分

上用姜七片，枣一枚，水煎。不拘时温服。

黄连清膈丸：治心肺间有热及经络中有热。大效。

麦门冬（去心）一两　黄连（去芦）五钱　鼠尾黄芩（净末）三钱

上为细末，炼蜜丸绿豆大。每服二十丸，温水不拘时送下。

小柴胡加地黄汤：治妇人室女伤寒发热，经水或来或断，昼则心下清楚，夜则昏愦谵语，并治产后恶露方来又忽间断而欲死者。

柴胡一两二钱五分　人参　黄芩　甘草（炙）　半夏（汤洗七次）　生地各七钱

上为粗末。生姜三片，枣二枚，同煎服。

干姜柴胡汤：治妇人伤寒，经水[3]方来，热入血室，寒热如疟，狂言谵语。

柴胡一钱　桂枝三分　瓜蒌根五分　牡蛎（煅）　干姜（炮）　甘草（炒）各二分

上水煎，汗出自愈。

泻血汤：治杂症热入血室。

生地（酒洗，炒）　熟地　蒲黄　丹参（酒炒）　当归（酒洗）　防己（酒洗，炒）　柴胡　甘草梢（炙）　羌活各一两　桃仁（汤浸，去皮）三钱

上为粗末。每服五钱，水煎。空心，温服。

小柴胡汤：见伤寒。

【校注】

［1］阳盛阴虚，下之则愈：语意见《灵枢·终始》："阴虚而阳盛，先补其阴，后泻其阳而和之。"

［2］大：原为"小"。疑误。

［3］水：原为"脉"。疑误。

【评析】

发热一症可出现在多种疾病中，临证当辨表里、寒热、虚实，病在气分，抑或血分等。如病在表以发散解肌为要，一般可用参苏饮、小柴胡汤等。病在里，证属实热者，可用三黄丸、凉膈散；热入血分者，可用小柴胡加地黄汤、泻血汤。里热而正虚者可用地骨皮散、龙脑鸡苏丸、退热汤等方。

潮热论

【原文】

潮热者，有作有止，若潮水之来，不失其时，一日一发，是为潮热，若一日三五发，即是发热，非潮热也。果系潮热，有虚有实，必须审其虚实治之。

若大便坚涩，喜冷畏热，心下怔愊[1]，卧则不寐，此皆气盛，所谓实而潮热者也，轻则宜参苏饮，重则宜小柴胡汤；若气消乏，精神憔悴，饮食减少，日渐尪羸，病虽暂去，而五心常有余热，此属虚而潮热者也，宜茯苓补心汤、十全大补汤、养荣汤，病后欠调理者，八珍散主之。有潮热似虚，胸膈痞塞，背心疼痛，服补药而不效者，此乃饮证，随气而潮，故热随饮而亦作，宜于痰饮门用方治之。更有遇夜而身发微热，早起亦能动作，兼之饮食如常，既无别症可疑，乃是血虚，阴不济阳，宜以茯苓补心汤润补之，俟热稍退，继以养荣汤，十全汤调摄之可也。

附方

参苏饮：见发热。

十全大补汤、养荣汤：见虚劳。

八珍散：开胃养气，温脾。病后虚热失调理者，宜服之。

人参　白术　黄芪（蜜炙）　山药　白茯苓　粟米（微炒）　甘草　白扁豆各等分

上为细末。每服三钱，姜、枣煎服。

四物二连汤：血虚，五心烦热，昼则热稍减，夜则复发热。

当归　生地黄　白芍药（炒）各一钱　川芎七分　黄连（炒）五分　胡黄连三分

上水煎服。

【校注】

[1] 愊（bì）：郁结。

【评析】

潮热有虚实之分，实者以清热祛邪为主，方如小柴胡汤，若大便坚涩，喜冷畏热，可用承气汤。虚者治以益气，或养阴除热，方如八珍散、四物二连汤等。

往来寒热论

● 【原文】

又有往来寒热之症，凡病多能为寒为热，但发之有期者，疟也，无期者，诸病使然也。经云：荣之生病也，寒热作而气血不能行乎上下，是内因也。宜小柴胡汤与四物汤各半治之。《经》云：风气盛于皮肤之间，内不得通，外不得泄，风者善行而数变，腠理开则洒然寒，腠理闭则闷而热。其寒也则少饮食，其热也则消肌肉，故使人怯栗而不能食，名曰寒热[1]。又云：因于露风，乃生寒热。又云：风盛为寒热[2]。是外因也，宜解风汤、防风汤。其余寒热诸症，不能尽述，是在审症按脉，因经用药可也。

附方

小柴胡汤：治伤寒四五日，往来寒热，胸满心烦，呕吐身热，少阳发热。亦治潮热。

柴胡八两　黄芩　人参　甘草　生姜各三两　半夏（洗）半升　大枣（擘）十二枚

上七味，用水一斗，煮取六升，去渣，再煎取三升。温服一升，一日三服。

柴胡四物汤：治日久虚劳，微有寒热，脉沉而数。

川芎　当归　白芍药　熟地黄各一钱五分　柴胡八钱　人参　黄芩　甘草　半夏各三钱

上㕮咀。水煎服。

解风汤：治中风寒热，头目昏眩，肢体疼痛，手足麻痹，上膈壅滞。

人参　川芎　独活　甘草　麻黄（去节，汤洗，焙）各一两　细辛五钱

上㕮咀。每服三钱，生姜五片，薄荷叶少许，水煎。不拘时服。

防风汤：治中风寒热。

防风　甘草　黄芩　桂枝　当归　白茯苓各一两　秦艽　干葛各一两五钱　杏仁五十枚

上为散。姜、枣、水、酒煎服。

地骨皮散：热在皮肤，日西尤甚，喘咳洒淅，肺热也。宜此方。

柴胡　地骨皮　桑白皮　枳壳　前胡　黄芪各七钱五分　白茯苓　五加皮　人参　甘草　桂心　芍药（白条）各五钱

上每服三钱，生姜三片，水煎服。

柴胡散：热在肌肉之下，骨之上，寅卯间尤甚者，其脉弦，四肢满闷，困热，便难，转筋，肝热也。宜此方。

柴胡　黄芪　赤茯苓　白术各二两　人参　地骨皮　枳壳（麸炒）　桔梗　桑白皮　赤芍药　生地黄各七钱　麦冬（去心）三两　甘草五钱

上每服四钱，姜五片，水煎服。

佐金丸：此方能佐肺金以伐肝木之邪。凡肝火胁肋刺痛，往来寒热，头目作痛，泄泻淋闭，一切肝火之症，并皆治之。

片芩六两　吴茱萸（汤洗三次）一两

上为末，粥丸桐子大。每服三十五丸，白术陈皮汤下。

黄芪丸：治产后蓐劳，寒热往来，头目眩痛，骨节酸疼，气力虚乏。

黄芪　鳖甲　当归（炒）各一两　桂心　白芍　续断　川芎　牛膝　苁蓉　沉香　柏子仁　枳壳各六钱五分　五味子　熟地黄各五钱

上为细末，炼蜜丸桐子大。每服四五十丸，食后，粥饮下。

抑阴地黄丸：治妇人寡居，独阴无阳，欲心萌而不遂，是以阴阳交争，乍寒乍热，有类温疟，久则为劳。以此治甚效。

生地黄三两　柴胡　秦艽　黄芩各五钱　赤芍药一两

上为细末，炼蜜丸桐子大。每服三十丸，乌梅汤下，不拘时候，一日三服。

【校注】

［1］风气盛于皮肤之间……名曰寒热：语出《素问·风论》："风气藏于皮肤之间，内不得通，外不得泄；风者善行而数变，腠理开则洒然寒，闭则热而闷，其寒也则衰食饮，其热也则消肌肉，故使人怢栗而不能食，名曰寒热。"

［2］风盛为寒热：语出《素问·脉要精微论》："风成为寒热，瘅成为消中，厥成为巅疾，久风为飧泄，脉风成为疠，病之变化，不可胜数。"

【评析】

往来寒热可见于疟疾，一般发作有期，如发之无定期者多为邪留体内，正气不能一鼓足气祛除之，而呈正邪分争之势，治宜扶正祛邪，和解退热，小柴胡汤是为代表方。如外邪偏盛，可用解风汤、防风汤；肺热者用地骨皮散；肝热者用柴胡散、佐金丸；偏阴血虚者，可用柴胡四物汤、抑阴地黄丸；气阴两虚者，宜用黄芪丸。

外热内寒、外寒内热论

【原文】

病有外热内寒者，仲景云：病人身大热，反欲近衣，是热在皮肤，寒在骨髓也。《活人》云：先与桂枝汤治寒，次与小柴胡汤治热。有外寒内热者，仲景云：身大寒，反不欲近衣，是寒在皮肤，热在骨髓也。《活人》云：先与白虎加人参汤治热，次与桂枝麻黄各半汤以解其外。

附方

桂枝汤：见伤湿。

小柴胡汤：亦治前症，见往来寒热。

桂枝麻黄各半汤：亦治前症。

桂枝一两六钱六分羡　芍药　生姜（切）　甘草（炙）　麻黄（去节）各一两　大枣四枚　杏仁（去皮尖及双仁者）二十四枚

上七味，以水五升，先煮麻黄一二沸，去上沫，入诸药煮取一升八合。每次温服六合。

●【评析】

仲景《伤寒论》所说的外热内寒，即热在皮肤，寒在骨髓，是为真寒假热，乃属阳衰阴盛，格阳于外之证，治当温阳散寒，用四逆汤。外寒内热，即寒在皮肤，热在骨髓，乃为真热假寒，属热郁于内，气机阻滞，不得通达之证，治宜大清里热，用白虎汤。

上热下寒、上寒下热论

●【原文】

上热下寒、上寒下热之症，《脉经》云：热病所谓阳附阴者，腰以下至足热，腰以上至头寒，阴气下争，旋心腹满者死。所谓阴附阳者，腰以上至头热，腰以下至足寒，阴气上争，旋得汗者生。《灵枢》经云：上寒下热，先刺其项及太阳，久留之，已刺则熨项与肩胛，令热下合乃止[1]，此所谓推而上之者也。上热下寒，视其虚脉而陷之于经络者取之，气下乃止，此所谓引而下之者也。经云：取之者，凡上热犹如鸟巢高树，射而取之，攻以三棱针于巅前发际，刺出紫黑血自愈。或用既济解毒汤，无有不效者矣。

附方

既济解毒汤：此方单治上热下寒。治上热头目赤肿而痛，胸膈烦闷，不得安卧，身半以下皆寒，足胻尤甚，大便微秘。

大黄（酒煨。大便利不用） 黄连（酒炒） 黄芩（酒炒） 甘草（炙） 桔梗各二钱 柴胡 升麻 连翘 归身各一钱

上㕮咀。水煎。食后温服。忌酒、面、大料及生冷硬物。

王效散：治下焦热，小便黄赤淋闭疼，痛时或出血。

山栀（炒）五钱 瞿麦穗一两 甘草（炙）三分

上为末。每服五钱，水一盏，入连须葱白七根、灯心五十茎、生姜七片，煎七分。温服。

【校注】

［1］令热下合乃止：原为“令热与下合乃止”。据《灵枢·刺节真邪》改。

【评析】

上热下寒、上寒下热多因热郁于内，或寒热交错，气机阻滞不能通达上下所致。治以祛邪为主，兼以理气益气。既济解毒汤、王效散均以清热、泄热为主，邪去则气机条达。

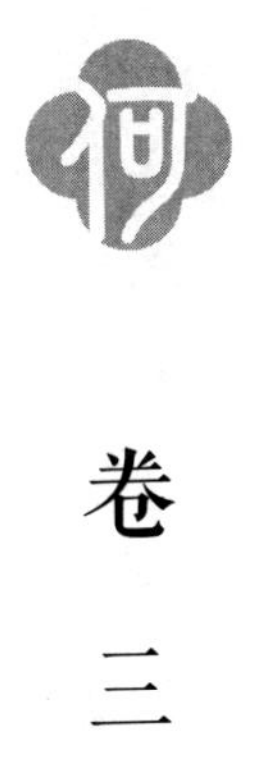

卷三

恶寒论

（振寒、气分寒、三焦寒、寒痹、血分寒、五脏寒）

【原文】

《经》曰：恶寒战栗，皆属于热[1]。又曰：战栗丧神失守，皆属于火[2]。恶寒者，虽当炎月如遇风霜，重绵在身，自觉凛凛战栗，丧神失守，恶寒之甚也。《原病式》曰：病热甚而反觉自冷，此为病热，实非寒也。或问曰：往往见有恶寒服热药而愈者何也？曰：病热之人，其气炎上，郁为痰饮，抑遏清道，阴气不升，病势尤甚。积痰得热，热势助邪，其寒益深。又问曰：寒势如此，谁敢以寒凉治之？若用寒凉，非杀而何？曰：古人遇战栗之症，有以大承气汤下燥粪而愈者。恶寒战栗，明是热证，但有虚实之分耳。昼则恶寒，是阴气上溢于阳分也；夜则恶寒，是阴血自旺于阴分也。或问曰：如六月大热之气，反得大寒之病，气难布息，身凉脉迟者，何以治之？曰：病有标本，病热为本，大寒为标，用凉则顺时而失本，用热则顺本而失时，故不从标本，而从乎中治也。中治者何？用温是矣。然既曰温，则不能治大寒之病，治大寒者，非姜附不可，若用姜附，又似非温治之例。然用姜附，俟寒减其大半乃止，脉得四至，余病便可无矣。虽用姜附，是亦从中而实施治也，非温而何？《经》曰：用热远热。虽用之不当，然胜至可犯，亦其理也。（眉批：论时不当用热药，然大寒非大热药不可，所以说胜之可犯。尤云寒极胜，虽六月大热天，可以用热药犯之。此《内经》成语也。）

振寒论：振寒者，谓寒而颤振也。《经》云：阳明所谓洒洒振寒者，阳明者午也，如五月盛阳之阴也，阳盛而阴气加之，故洒洒振振寒也[3]。此当泻阳者也。又云：寒气客于皮肤，阴气盛，阳气虚，故为振寒寒栗，此当补阳者也[4]。又云：厥阴在泉，风淫所胜，病洒洒振寒[5]。又云：阳明司天之候，清热之气，来与气交。民病振寒，四之气寒雨降，人病振栗[6]。当视其寒热之轻重多少，以用治法也。（眉批：六气内有四之气，自大暑至白露止是也。）

寒痹论：帝问岐伯曰：人身非衣寒也，中又非有寒气也，寒从中生者何？岐伯曰：是人多痹气也，阳气少，阴气多[7]，故身寒如从水中出。帝曰：人有身寒，汤火不能热，厚衣不能温，然不冻栗，是为何病？（眉批：身虽寒极，而不颤振。）岐伯曰：是人者，素肾气胜，以水为事，太阳气衰，肾脂枯不长，一水不能胜二火，肾者水也，而生于骨，肾不生则髓不能满，故寒甚至骨也。所以不能冻栗者，肝一阳也，心二阳也，肾孤脏也，一水不能胜二火，故不能冻栗，病[8]名曰骨痹，是人当挛节也，治法当求之痹门。（眉批：不能冻栗者，是谓不能使他冻栗。）

气血、三焦、五脏寒治例：气分寒，桂枝加附子汤，桂枝加芍药人参汤。血分寒，巴戟丸，神珠丸。上焦寒，陈皮厚朴藿香胡椒理中丸，铁刷丸，桂附丸。中焦寒，白术干姜丁香大建中汤，二气丹，附子理中汤。下焦寒，肉桂附子沉香八味丸，还少丹，天真丹。肝寒，双和汤。心寒，定志丸，菖蒲丸。脾寒，益黄散。肺寒，小青龙汤。肾寒，八味丸。通治大寒则四逆汤，大巳寒丸，沉香桂附丸。

附方

升阳益胃汤：脾胃之虚，怠惰嗜卧，四肢不收，时值秋燥，湿热少退，体重节痛，口舌干，食无味，大便不调，小便频数，不嗜饮食，食不消化，兼见肺病，洒淅恶寒，气惨惨不乐，面色恶而不和，乃阳气不升故也。宜服此汤，以升阳益胃。（眉批：色恶者，面色异于平日也。）

黄芪二两　半夏（脉滞者用）　人参（去芦）　甘草（炙）各一两　独活　防风　白芍药　羌活各五钱　橘皮（不去白）四钱　茯苓（小便利，不渴者勿用）　柴胡　泽泻（不淋勿用）　白术各三钱　黄连一钱

上㕮咀。每服三钱，姜五片，枣二枚，水煎。温服，要在早饭后，午饭前服之，渐加至五钱乃止。服药后，如小便利而病增剧，是不宜利小便也，当去茯苓、泽泻。

黄芪补胃汤：治表虚恶贼风。

黄芪五钱　甘草三钱　香白芷二钱五分　藁本　升麻各二钱　草豆蔻　橘皮各一钱五分　麻黄　当归　莲花青皮七分　柴胡六钱　黄柏少许

上㕮咀。每服五钱，水煎。食前热服。

桂枝加附子汤：

桂枝（去粗皮）四两　附子（炮，去皮，切作八片）三枚　生姜（切）三两　甘草（炙）二两　大枣（劈）十二枚

上用水六升，煮取二升。分作三服，温服。

桂枝新加汤：

即桂枝汤内加人参一两，芍药、生姜各三钱，水煎。热服。

巴戟丸：治肝肾俱虚。此药敛精气，止汗溢，补真戢阳，充悦肌肤，进美饮食。

白术　五味子　川巴戟（去心）　茴香（炒）　熟地　苁蓉（酒浸）　人参　覆盆子　菟丝子（酒浸）　牡蛎　益智仁　骨碎补（洗，去毛）　白龙骨各等分

上十三[9]味，为末，炼蜜丸桐子大，焙干。每服三十丸，食前米饮下，一日二服。

神珠丹：治下焦元气虚弱，小腹疼痛，皮肤燥涩，小便自利，胻寒而逆。

杜仲（炒断丝）　萆薢　巴戟各二两　龙骨一两　破故纸（炒）三两　诃子五个　桃仁一百二十粒　砂仁五钱　朱砂（另研）一钱

上九味为末，酒糊丸桐子大，朱砂为衣。每服三十丸，或温酒、或盐汤送下。

铁刷丸：治积寒痰饮，呕吐不止，胸膈不快，不下饮食。

半夏（汤泡）四钱　草豆蔻　丁香　干姜　诃子肉各三钱　生姜一两

上㕮咀，水五盏，煎二盏半。不拘时，分三服。如大吐不止，加附子三钱，生姜五钱。

桂附丸：疗风邪冷气，入乘心络，脏腑暴感风寒。

川乌（炮，去皮脐） 黑附（炮，去皮脐）各三两 干姜（炮） 赤石脂 川椒（去目，微炒） 桂（去粗皮）各二两

上为细末，蜜丸桐子大。每服三十丸，温水下。

大建中汤：治内虚里急少气，手足厥冷，小腹挛急，或腹满弦急，不能饮食，起即微汗，阴缩，或腹中寒痛不堪，唇破口干，精滑自出，或手足乍寒乍热，时作酸疼，不能久立，睡多梦寐。

黄芪 当归 桂心 芍药各二钱 甘草一钱 半夏（泡，焙） 黑附子（炮，去皮）各二钱五分 人参一钱

上㕮咀。每服五钱，姜三片，枣二枚，煎一盏。食前温服。

二气丹：助阳退阴，正气和中。治内虚里寒，冷气攻击，心胁腹满刺痛，泄利无度，呕吐不止，自汗时出，小便不禁，阳气渐微，手足厥冷。又治伤寒阴证，霍乱转筋，久下冷痢，少气羸困，一切虚寒痼冷。

硫黄（细研） 肉桂（去粗皮）各二钱五分 干姜（炮） 朱砂（另研为衣）各二钱 黑附子（大者一枚，去皮脐，炮制）五钱

上为细末研匀，面糊丸桐子大。每服三十丸，空心，艾盐汤下。

附子理中丸：治脾胃冷弱，心腹疠疼，呕吐泻利，霍乱转筋，体冷微汗，手足厥冷，心下逆冷，腹中雷鸣，饮食不进，及一切沉寒痼冷悉治。

人参（去芦） 附子（炮，去皮脐） 干姜（炮） 甘草（炙） 白术各等分

上碾末，炼蜜为丸，每一两作十丸。每服一丸，以水一盏化破，煎热，食前服。

大巳寒丸：治脏腑虚寒，心腹疠痛，泄泻肠鸣，自利自汗，米谷不化，手足厥冷。

荜拨 肉桂各四两 干姜（炮） 良姜各六两

上为细末，水煮面糊丸桐子大。每服二十丸，食前米饮汤下。

【校注】

［1］恶寒战栗，皆属于热：据《素问·六元正纪大论》："厥明所至为支痛，少阴所至为惊惑恶寒战栗谵妄，太阴所至为蓄满。"

［2］战栗丧神失守，皆属于火：语出《素问·至真要大论》："诸禁鼓栗，如丧神守，皆属于火。"

［3］《经》云……故洒洒振振寒也：语出《素问·脉解》："阳明所谓洒洒振寒者，阳明者午也，五月盛阳之阴也，阳盛而阴气加之，故洒洒振寒也。"

［4］又云……此当补阳者也：语出《灵枢·口问》："寒气客于皮肤，阴气盛，阳气虚，故为振寒寒栗。补诸阳。"

［5］又云……病洒洒振寒：语出《素问·至真要大论》："岁厥阴在泉，风淫所胜，则地气不明，平野昧，草乃早秀。民病洒洒振寒，……"

［6］又云……人病振栗：语与《素问·五常政大论》："阳明司天，燥气下临，肝气上从，苍起木用而立，土乃眚，凄沧数至，木伐草萎，胁痛目赤，掉振鼓栗，筋痿不能久立。"似。

［7］阳气少，阴气多：原为"阴气少，阳气多"。据《素问·逆调论》改。

［8］病：原无此字。据《素问·逆调论》改。

［9］三：原为"二"。疑误。

【评析】

恶寒一症可见于多种疾病中，临证当据伴有症以分表里、寒热、虚实等证候。如外感表证兼卫表虚，或气血不足者，可用黄芪补胃汤、桂枝加附子汤、桂枝新加汤等方。里有积寒痰饮者可用铁刷丸、二气丹等方。里寒证又可从所病脏腑来辨治，如肺寒兼表证者，宜用小青龙汤；脾胃虚寒可用大建中汤、附子理中丸、大巳寒丸等方；心寒夹有风寒之邪，可用桂附丸；肾寒可用神珠丹；肝肾虚寒宜用巴戟丸；更有夹杂者，如脾胃虚、肺寒兼湿热者，可用升阳益胃汤。

诸疟论

【原文】

《素问》云：痎疟[1]皆生于风。夏伤于暑，秋必病疟[2]。此四时之气使然也，或乘凉过度，露卧湿处，饮冷当风，饥饱失宜，致令脾胃不和，痰积中脘，夹食触邪，遂成此疾。其始发也，起于肌皮生粟，频打呵欠，乃作寒栗鼓颔，腰疼头痛，渴欲饮水。有一日一发，有间日一发，有三日一发者，其一日一发，发于午前者，邪在阳分也，宜用黄芩、茯苓等药，以和其阳。其间日三日一发，或在午后及夜发者，皆邪入阴分也，宜用当归、川芎、生地、知母等药，以滋其阴，或用酒柏、升麻提起阳分，而后疟可截也。又有间一日连发两日，或日夜俱发者，为气血俱病，当用四君子汤以补其气，四物汤以补其血。更须知有汗要无汗，扶正为主；无汗要有汗，驱邪为主。倘轻试以速效劫病之剂，以致胃气重伤，祸必难免。故治疟者必分受病之阴阳气血以施治疗，且观形察色以致辨别其形壮色泽者，病在气分，则通经开郁以取汗；色稍失者，则补虚取汗；夹痰者，则先实其胃，一二日后，方服劫剂；形弱色枯者，则不用取汗，亦不可用劫剂，但补养以通经调之。其形壮而色紫黑者，病在血分，则开其阻滞；色枯者，补血调气。若夫取汗而不得汗，理血而汗不足者，非药之切中病原，直攻邪所注处，何能愈之乎？大抵疟之名状不一，而尤宜辨者，如先热而后寒，是谓温疟，此为伤寒坏病，与风疟略同，若热多寒少，小柴胡汤；热少寒多，小柴胡汤加官桂。又有先寒后热，因感寒而得者，无汗恶寒，挛痛面惨，转而为疟，是为寒疟，可与发散寒邪，用生料五积散，或加桂养胃汤。诸如食疟、瘴疟、风虐、牝疟等症，宜各分受病之由，施以治法。又有隔两日一作，缠绵不休者，是谓痎疟，《内经》谓夏伤于暑，秋伤于风[3]，必有痎疟。痎疟者，瘦疟也，若误服峻剂，则秉性虚弱者，轻病变重，重病必死。何也？疟三日一作，阴受病也，作于子午卯酉日，少阴疟也；作于寅申巳亥日，厥阴疟也；作于辰戌丑未日，太阴疟也，多由阴木冷地，乘风取凉，及泉水澡浴，汗不得泄，郁而成痰，遂有是病。故感风感暑皆外邪也，当以汗解，既汗之后，若不守禁忌，其病复作，必先与参、术、陈皮、芍药等补剂，辅以本经之药，令汗出通身，可以获愈。仍要遵守禁忌，谨密调养，无不安矣。

附方

柴苓平胃汤：治疟初起，热多寒少，宜此方分利。

柴胡一钱五分　黄芩　苍术　半夏各一钱　甘草三分　白术一钱五分　陈皮　白茯苓　人参（去芦）　厚朴　猪苓　泽泻各八分　桂枝五分

上用姜三片，枣一枚，水煎服。

清脾饮：服前方一二剂不愈，再用此方。亦治瘴疟，脉来弦数，热而不寒，或热多寒少，口苦咽干，小便赤涩。

白术一钱五分　厚朴八分　半夏一钱　白茯苓一钱　甘草四分　柴胡一钱五分　青皮七分　黄芩一钱二分　草果七分　槟榔七分

上用姜三片，枣一枚，水煎。空心服。

人参养胃汤：加桂，治感寒发疟。

草果　茯苓　人参（去芦）各五钱　甘草（炙）七钱　橘红七钱五分　厚朴（去粗皮，姜制）　苍术（汤洗，炒）　半夏（汤洗）各一两　藿香（洗去土）五钱

上㕮咀。每服四钱，姜七片，乌梅一枚，水煎。热服。

五积散：治寒疟，方见中寒。生用则名生料五积散。

小柴胡汤：治温疟先热后寒者，如热少寒多加官桂。方见伤寒。

白虎加桂汤：治温疟，热而不寒，骨节疼痛。

知母六两　甘草（炙）二两　石膏一斤　粳米二合　官桂（去皮）三两

上剉散。每服五钱，水煎。温服，汗出即愈。

蜀漆散：疟而多寒者，名曰牝疟，此方治之。

蜀漆（烧，去腥） 云母（烧三日夜） 龙骨各等分

上三味杵为散。未发之前以浆水服半钱匕。（眉批：半钱匕者，以钱挑药，约钱之一半也。）

柴胡桂姜汤：久受阴湿，阳不能制阴，疟则寒多不热，气虚而泄，是为牝疟，此方主之。

柴胡（半斤） 桂枝（去粗皮）三两 栝楼根四两 干姜 黄芩 牡蛎（煅）各二两 甘草（炙）一两

上七味，以水一斗二升，煮取六升，再煎取三升。温服每次一升，一日三服。

四兽汤：饮食不节，多食生冷肥腻，其状苦饥而不能食，食则中满，呕逆腹痛，是谓食疟，此方治之。兼治诸疟，和胃消痰。

半夏（制） 人参 茯苓 白术 橘红 草果 生姜 乌梅 大枣各等分 甘草（炙）减半

上药用盐腌一饭顷，湿纸厚裹，慢火煨至香熟。每服四钱，水煎。温服。

香薷饮：见伤暑。治暑疟、瘴疟。

缩脾饮：治同前。

缩砂仁 乌梅肉（净） 草果（煨，去皮） 甘草（炙）各四两 干姜（剉） 白扁豆（去皮，炒）各二两

上每服四钱，水煎温，任意服。

补中益气汤：见伤劳倦。治久疟不愈，元气虚弱。

十全大补汤：见虚劳。治久疟不愈，元气虚惫欲成虚损。若虚甚者加大附子。

鳖甲饮子：疟久不愈，胁下痞满，腹中结块，名曰疟母，此方治之。

鳖甲（醋炙） 白术 黄芪 草果仁 槟榔 川芎 橘红 甘草（炙） 白芍药 厚朴（制）各等分

上㕮咀。每服四钱，姜七片，枣一枚，乌梅少许，水煎。温服。

六君子汤[4]：见虚劳。治疟久不愈，脾胃受伤，或脾胃素弱者。

四君子汤、四物汤：见虚劳。

【校注】

[1] 痎疟：原为“疟疾”。据《素问·疟论》改。

[2] 夏伤于暑，秋必病疟：语出《素问·阴阳应象大论》：“夏伤于暑，秋必痎疟。”

[3] 秋伤于风：语出《素问·疟论》：“帝曰：疟先寒而后热者，何也？岐伯曰：夏伤于大暑，其汗大出，腠理开发，因遇夏气凄沧之水寒，藏于腠理皮肤之中，秋伤于风，则病成矣。”

[4] 六君子汤：出《校注妇人良方》卷二十四。方由四君子汤加陈皮、半夏组成，功能健脾补气，和中化痰。又《世医得效方》卷五。方由四君子汤加肉豆蔻、诃子组成，功能健脾益气，涩肠止泻。

【评析】

疟疾是以寒战壮热，休作有时为特征的病证。多因感受疟邪所致，夏秋季为多发。据其证候表现的寒热多少，而有各种名称，治疗用方亦有区别。如热多寒少称为温疟，但热不寒称瘅疟，可选柴芩平胃汤、小柴胡汤、白虎加桂汤、清脾饮等方；寒多热少，或但寒不热称牝疟，可用五积散、蜀漆散、柴胡桂姜汤等方；久疟不愈，遇劳即发，称劳疟，宜用补中益气汤、十全大补汤、六君子汤等方；疟久不愈，胁下结块，称为疟母，可用鳖甲饮子。

诸厥论

【原文】

《经》曰：寒厥者，手足寒也[1]。热厥者，手足热也[2]。痿厥者，痿病与厥杂合，两足痿弱而无力也。痹厥者，痹病与厥杂合，脚气顽麻而肿痛也。逆厥者，即前寒厥、热厥、痿厥、痹厥、风厥等，气逆上冲于心，或呕吐，或迷闷，或胀、或气急，或小腹不仁，或暴不知人，世所谓脚气冲心者是也。今人又以忽然昏逸，不省人事者为厥。黄帝曰：厥之分寒热者，何也？岐伯对曰：阳气衰于下，则为寒厥；阴气衰于下，则为热厥。帝曰：热厥之为热也，必起于足下者，何也？岐伯曰：阳气起于足五指之表，阴脉每集于足下而聚于足心，故阳气胜则足下热也。帝曰：寒厥之为寒也，必从五指而上于膝者，何也？岐伯曰：阴气起于五指之里，集于膝下而聚于膝上，故阴气胜则从五指至膝上寒，其寒也，不从外，皆从内也。又《原病式》谓厥者有阴阳之辨。阴厥者，原其病脉证候皆为阴证，身凉不渴，脉迟细而微也。阳厥者，原病脉证候皆为阳证，须渴谵妄，身热而脉数也。若阳厥极深，或失下而至于身冷，反见阴证，脉微欲绝而死者，正为极热而然也。王安道曰：热极而成厥逆者，阳极似阴也；寒极而成厥逆者，独阴无阳也。阳极似阴，宜用寒药，独阴无阳，宜用热药，不可不致辨也。

叶氏曰：《内经》所谓寒热二厥者，乃阴阳之气逆而为虚损之证，寒厥补阳，热厥补阴。正王太仆所谓“壮水之主，以制阳光，益火之源，以消阴翳”，此补其真水真火之不足耳。若仲景、河间、安道所论厥证，乃伤寒手足之厥冷也，证既不同，治法亦异。寒厥表热里寒，下利清谷，食入即吐，脉沉伏，手足冷，四逆汤主之；热厥腹满身重，难以转侧，面垢谵语，遗溺身冷，自汗脉沉滑，白虎汤主之。热厥，手足热而游赤，宜升阳泄火汤，若大便结实，大柴胡汤主之；寒厥，手足冷，宜附子理中汤，指尖冷，谓之清，理中汤主之。有暴不知人，类于卒中，但轻而未至卒仆者，不可以诸中目之，此厥有涎潮，如曳锯声在咽中，为痰厥，先用瓜蒂散，或稀涎散，或用人参芦煎汤探吐，随用导痰汤，多加竹沥，少加姜汁治之。暴怒气逆而昏晕者，为气厥，宜八味顺气散，或四七汤。手足搐搦，为风厥，宜小续命汤。因酒而得，为酒厥，宜二陈汤加干葛、青皮，或葛花解酲汤。又有骨枯爪痛，为骨厥。身立如椽，为骭厥。喘而强，为阳明厥。此皆由气逆也，通宜四七汤。亦有腹满不知人者，卒然闷乱，皆因邪气乱，阳气逆，是少阴肾脉不至也，由于肾气衰少，精血奔逸，使气促迫，上入胸胁，客气反结心下，阳气全然下注，热归股腹，与阴相助，令身不仁。又五络皆会于耳，五络俱绝，则令人身脉不动，而形体无知，其状如尸，故曰尸厥。此皆因脏气相刑，或与外邪相忤，则气郁不行，闭于经络，诸脉伏匿，昏不知人，唯当随其脏气而施以治剂也，若寒则热之，热则寒之，闭则通之。所谓脚气顽麻肿痛而为痺厥者，或因受地湿气，或因饮酒无节而成，按东垣论，南方脚气，外感清湿，作寒湿治；北方脚气，内伤酒醴，作湿热治。实发前人之所未发者，以愚论之，不必以南北分寒热，凡外感寒湿者，皆属寒湿，不必南方为然；凡内伤酒醴者，皆属湿热，不必北方为然，但随脉症而询其病机由来，以施治疗可也。凡脉大而缓，宜续命汤；风盛宜越婢汤加白术二两。脉浮大而紧快，宜竹沥汤；又云：脉浮大而紧快，及细而快者，皆为恶脉，浮大者，病在外；沉细者，病在内。若脉微而弱者，因虚而得，宜服风引汤；虚甚而短气力乏者，可间作补汤，随症冷热治之；若脚气属冷者，宜小续命汤，煎成入生姜自然汁服之。

总之诸厥症，脉沉微不数，为寒厥；沉伏而数，为热厥；脉细为气虚；脉大如葱管为血虚；脉浮数为痰；弦数为热；脉浮者为外感；脉至如喘，为气厥。脉寸口沉大而滑，沉为实，滑为气，实气相搏，血气入脏，唇吻青而身冷者死。若身之冷汗自出，是为入腑，此名尸厥，则在临时审脉而验症也。

附方

参芪益气汤：治气虚阳厥，脉伏，手足厥冷。

人参　黄芪　白术各一钱五分　五味子（捶碎）二十粒　麦门冬（去心）陈皮　炙甘草各一钱

上姜三片，枣二枚，水煎，食前服。阳虚加附子（童便煮）一钱。

芎归养荣汤：治血虚阴厥，脉伏虚细，四肢厥冷。

当归（酒洗）　川芎　白芍药（煨）各一钱五分　熟地黄　黄柏（酒炒）知母（酒炒）各一钱　枸杞子　麦门冬（去心）各八分　甘草（五分）

上㕮咀，入竹沥半盏，姜汁二三匙。食前煎服。

四逆汤：治阴证脉沉，身痛而厥。

甘草（炙）二两　干姜（炮）一两五钱　附子（去皮，破八片，生用）一枚

上㕮咀，以水三升，煮取一升二合。分二次温服。强壮者可用大附子一枚，干姜三两。

升阳泄火汤：一名补脾胃泻阴火升阳汤

羌活　黄芪　甘草（炙）　苍术（米泔浸，去黑皮，切片曝干，剉碎）各一两　人参　黄芩各七钱　柴胡一两五钱　黄连（去须，酒制）五钱　升麻八钱　石膏（夏月微用，过夏不用）少许

上㕮咀。每服三钱，水二盏，煎至一盏，去滓。大温服。

加减白通汤：治形寒饮冷，大便自利，完谷不化，脐腹冷痛，足胻寒逆。

附子（炮，去皮）　干姜（炮）各一两　官桂（去粗皮）　人参　甘草（炙）　草豆蔻（面裹煨）　半夏（汤泡七次）　白术各一两五钱

上每服五钱，生姜五片，葱白五根，水煎。空心，温服。

升阳散火汤：即柴胡升阳汤。治热厥，亦治发热。

柴胡　升麻　葛根　独活　羌活各五钱　防风二钱五分　甘草（生、炙）

各二钱　人参　白芍药各五钱

上㕮咀。每服五钱，热服，忌生冷物月余。

六味地黄丸：壮水之主，以制阳光。见虚劳。

八味地黄丸：益火之源，以消阴翳。见虚劳。

越婢加术汤：成无己云：《外台》作越婢汤。治极热而身体津脱，腠理开，汗大泄，兼厉风气而治下焦脚弱。

麻黄六两　石膏八两　生姜　甘草各二两　白术四两　大枣十五枚

上六味，以水六升，先煮麻黄去上沫，纳诸药，煮取三升。分三次温服。如恶风，加附子（炮）一枚。

竹沥汤：治脚痹弱，或转筋皮肉不仁，腹胀如肿，按之不陷，心中恶食，或患寒冷者。

竹沥五升　甘草　秦艽　葛根　黄芩　麻黄　防风　细辛　桂心　干姜各一两　防己　升麻各一两五钱　茯苓三两　附子二枚　杏仁五十枚

上㕮咀，以水七升，合竹沥煮取三升。分三服，取汗。《千金翼方》不用茯苓、杏仁，加白术一两。

羌活导滞汤：治脚气初发，浑身疼痛，或肢节肿痛，便溺阻隔。先以此药导之，后用当归拈痛汤除之。

羌活　独活各一两五钱　防己三钱　大黄（酒煨）一两　当归三钱　枳实（麸炒）二钱

上㕮咀。每服五钱或七钱，水煎。温服。微利则止，再量虚实加减。

白虎汤：

知母六两　石膏（碎）一斤　甘草二两　粳米六合

上四味，以水一斗煮粳米熟汤成，去滓。温服。

附子理中汤、理中汤：见中寒。

四七汤：见诸气。

八味顺气散：见中气。

小续命汤：见中风。

当归拈痛汤：见中湿。

瓜蒂散、葛花解酲汤：见伤饮食。

稀涎散：见中风。

大柴胡汤：

柴胡八两　黄芩　芍药各三两　半夏（洗）八两　生姜（切）五两　枳实（炙）四枚　大枣（劈）十二枚　大黄二两

上㕮咀。每服以水一斗二升，煮取六升，温服一升，一日三服。

大承气汤：见大便不通。

滋肾丸：见小便不通。

返魂丹：治尸厥不语。

朱砂（水飞）　雄黄（另研，水飞）　生玳瑁屑　麝香（另研）　白芥子各二钱五分

上药同研如粉，于瓷器中熔安息香和丸绿豆大。或冲恶不语，每服五丸，童便下。小儿热风只服一丸。

【校注】

［1］寒厥者，手足寒也：语出《素问·厥论》："帝曰：寒厥何失而然也？岐伯曰：……气因于中，阳气衰，不能渗营其经络，阳气日损，阴气独在，故手足为之寒也。"

［2］热厥者，手足热也：语出《素问·厥论》："帝曰：热厥何如而然也？岐伯曰：……此人必数醉若饱以入房，气聚于脾中不得散，酒气与谷气相薄，热盛于中，故热遍于身内热而溺赤也。夫酒气盛而慓悍，肾气有衰，阳气独胜，故手足为之热也。"

【评析】

本节所论厥证以四肢厥冷为主症，据辨证而有虚寒、实热之分。因阳气虚衰，阴寒内盛所致者，称为寒厥，治当温阳散寒，或回阳救逆，四逆汤是为代表方，参芪益气汤、加减白通汤亦可因证选用。因热邪内盛，郁阻气机所致者，称为热厥，治宜大清里热，白虎汤是为代表方，升阳泄火汤、升阳散火汤、大承气汤亦可随症应用。其他还有血虚寒厥，可用芎归养荣汤；痰厥，或痰食厥，病势上逆者可用瓜蒂散吐之；酒厥可用葛花解酲汤；气厥可用四七汤、八味顺气散等。此外，湿热脚气，痿痹等证，可用竹沥汤、羌活导滞汤等。

诸气门

诸气论

【原文】

《经》云：诸痛皆因于气，百病皆生于气，怒则气上，喜则气缓，悲则气消，恐则气下，寒则气收，热则气泄，惊则气乱，劳则气耗，思则气结，此九气之不同也[1]。天地之气，常则安，变则风雨，而况人禀天地之气，五运迭侵于外，七情交战于中，是以圣人啬气如持至宝，庸人役气反伤太和，此轩岐所以论诸痛皆因于气，百病皆生于气，遂有九气不同之说。气本一也，因所触而为九，盖怒气逆甚，则呕血及餐泄，气逆上矣，怒则阳气逆上，而肝木乘脾，故呕血及餐泄也。喜则气和志达，荣卫通利，故气缓。悲则心系急，肺布叶举，上焦不通，荣卫不散，热气在中，故气消。恐则精却，却则上焦闭，闭则气逆，逆则下焦胀，故气不行。寒则腠理闭，气不行，故气收。热则腠理开，荣卫通，汗大泄，故气泄。惊则心无所倚，神无所归，虑无所定，故气乱。劳则喘息汗出，内外皆越，故气耗。思则心有所存，神有所归，正气留而不行，故气结。尝考其病之详，变化多端，不可殚述，治疗之法，各因所致之由，投之以药，罔不效矣。丹溪云：冷气、滞气、逆气皆是肺受火邪，气得炎上之火，有升无降，熏蒸清道，甚而转成剧病，若用辛香燥热之剂，以火济火，咎将谁归？又如气无补法之说，世俗之谬也，以其为病痞闷壅塞，似难于补，独不思正气虚者，不能运行邪滞，以致邪滞著而不出，所以为病。《经》曰：壮者，气行则愈，怯者，气不行而成病[2]。苟或气怯而不用补法，气何由行乎？气属阳，无寒之理，气有余，便是火。冷生气者，乃高阳生之谬言也，自觉冷气从下而升者，非真冷也，盖上升之气自肝而出，中夹相火自下而上，其热为甚，火极似水，阳亢阴也，世医往往有寒凉之谤，故特表而誌之，以见前人之论为不谬云。

附方

正气天香散：治九气。

乌药二两　香附八两　陈皮　紫苏叶　干姜各一两

上为细末。每服一钱匕，盐汤调服。

沉香降气散：治阴阳壅滞，气不升降，胸膈痞塞，喘促短气。又治脾胃留饮，噫醋吞酸，胁下烦闷。

沉香二钱八分　缩砂仁七钱五分　香附子（盐水炒，去毛）六两二钱五分

上为极细末。每服二钱，入盐少许，或沸汤、淡姜汤，不拘时调服。

四七汤：治喜怒忧思悲恐惊之气，结成痰涎，状如破絮，或如梅核在咽喉之间，咯不出，咽不下，此七情所致也。中脘痞满，气不舒快，或痰饮呕逆恶心，并皆治之。

半夏（汤泡五次）一钱五分　茯苓一钱二分　紫苏叶六分　厚朴（姜制）九分

上㕮咀。姜七片，红枣二枚，不拘时煎服。

补中益气汤：见伤劳倦。

七气汤（《千金要方》）：治七情之气，郁结于中，心腹绞痛不可忍者。

人参　肉桂　甘草（炙）各一两　半夏（汤泡七次，焙干）五两

上㕮咀。每服三钱，姜三片，食远服。

流气饮子：男妇五脏不和，三焦气壅，心胸痞闷，咽塞不通，腹胁膨胀，呕吐不食，上气喘急，咳嗽痰盛，面目浮，四肢肿，大便秘滞，小便不通。忧思太过，郁结不散，走注疼痛，脚气肿痛，并皆治之。

紫苏叶　青皮（去白）　当归　芍药　乌药　茯苓（去皮）　桔梗　半夏（汤洗）　川芎　黄芪枳实（麸炒）各一钱　防风（去芦）　陈皮（去白）　甘草

（炙） 木香 大腹子（连皮） 槟榔 枳壳（麸炒）各五分

上㕮咀，姜三片、红枣一枚煎，不拘时服。

苏子降气汤（《证治准绳》）：治虚阳上攻，气不升降，上盛下虚，痰涎壅盛，胸膈噎塞，并年深肺气。大效。

紫苏子（炒） 半夏（汤泡）各二钱五分 前胡（去芦） 甘草（炙） 厚朴（去皮，姜制炒） 陈皮（去白）各一钱 川当归（去芦）一钱五分 沉香七分

上㕮咀，姜三片，不拘时，水煎服。虚冷人加桂五分，黄芪一钱。

四磨汤：治七情过伤，上气喘急，烦闷不食。

人参 槟榔 沉香 天台乌药

上四味，各磨浓水共七分，煎三五沸，空心温服。一方不用人参、沉香，用枳壳、木香，姜汁磨。温服者，当看病人虚实，虚则用人参、沉香，实则用枳壳、木香。

养气丹：治诸虚百损，真阳不固，上实下虚，气不升降，或喘或促。一切体弱气虚之人，妇人血海冷惫诸症，并皆治之。

禹余粮（火煅，醋淬七次，为末）八两 代赭石（如上法）一斤 紫石英（火煅一次） 赤石脂（火煅一次） 磁石（火煅，醋淬十次）各八两

以上五石，各以水研，挹其清者，置之纸上，用竹筛盛，滴尽清水，候干，各用瓦瓶盛贮，以盐水纸筋和泥封固，俟阴干，以硬炭五十斤，分作五处，煅此五石末，以纸灰盖之，火尽再煅，如此三次，埋地坑内两日出火毒，再研细，入后药：

附子（炮）二两 肉苁蓉（酒浸一宿，焙）一两五钱 茴香（炒） 破故纸（酒炒） 木香（不见火） 肉桂 肉豆蔻（面裹煨） 巴戟肉（盐汤浸） 丁香 沉香 山药 当归（酒浸一宿，焙干） 白茯苓 鹿茸（酥炙）远志（去心） 阳起石（煅，别研） 钟乳粉 乳香 没药（并另研） 朱砂（或煅、或

蒸，或黄芪、当归煮） 五灵脂（洗去砂土，令净）以上各一两净作末

上入前药同研极匀，用糯米糊丸，每一两作五十丸，阴干，入布袋内擦光。每服二十丸，空心，温酒、姜盐汤任下，妇人艾、醋汤下。

复原通气散：治气不宣流，或成疮疖，并闪挫腰胁，气滞疼痛。

舶上茴香（炒） 穿山甲（蛤粉炒，去粉用）各二两 玄胡索（去皮） 白牵牛（炒） 陈皮（去白） 甘草（炙）各一两 南木香（不见火）一两五钱

上为细末。每服二钱，用热酒调下。病在上，食后服；病在下，食前服。不饮酒者，煎南木香汤调服。

分气紫苏饮：治男妇脾胃不和，胸膈噎塞，胁痛气促喘急，心下胀满，不思饮食，呕逆不止。

紫苏 五味子（去梗） 桑白皮（炙） 陈皮（去白） 桔梗（去芦） 草果仁 大腹皮 茯苓（去皮） 甘草（炙）各一钱五分

上㕮咀，姜三片，入盐少许，食远煎服。

沉香化气丸：专攻赤白青黄等色痢疾，诸般腹痛，饮食伤积、酒积、痰积、血积，跌扑损伤，五积六聚，胸膈气逆痞塞，胃中积热，中满腹胀，疟痞茶癖，及中诸毒恶气，伤寒大便不通，下后遗积未尽，感时疫气、瘴气，并诸恶肿、疮疡肿毒，及食诸般牛畜等物中毒。不问男妇小儿，并皆治之。

大黄（锦纹者，生用） 黄芩（条实者）各一两 人参（去芦） 白术（去芦，肥者）各三钱 沉香（上好角沉，另为末）四钱

上将前四味剉碎，用竹沥七浸七曝，候干为极细末，和沉香末再研匀，用竹沥入姜汁少许，丸绿豆大，朱砂为衣，晒干，不见火。大人每服一钱，小儿六分，淡姜汤下。

【校注】

[1]《经》云……此九气之不同也：语出《素问·举痛论》：“余知百病生

于气也，怒则气上，喜则气缓，悲则气消，恐则气下，寒则气收，炅则气泄，惊则气乱，劳则气耗，思则气结，九气不同，何病之生？”

［2］《经》曰……气不行而成病：语出《素问·经脉别论》：“当是之时，勇者气行则已，怯者则着而为病也。”

【评析】

本节主要论述因气机阻滞，升降出入失常所引起的病证。气机不通的病因主要有七情不调，外邪侵犯，或饮食不节，或脏腑病变等。治疗当辨寒热、虚实，以理气降逆，补虚行气为大法，常用的理气、行气方有正气天香散、流气饮子、七气汤、四磨汤等。如肺胃气逆，可用苏子降气汤、沉香降气散、分气紫苏饮、沉香化气丸等方；气郁痰结者可用四七汤；气虚、阳虚者可用补中益气汤、养气丹；气滞血瘀者可用复原通气散。

诸郁论

【原文】

六郁论曰：气血冲和，万病不生，一有怫郁，诸疾皆作。故人身诸病，多生于郁。郁者，结聚而不发越也，当升者不得升，当降者不得降，当变化者不能变化，此为传化失常，郁结之病见焉，或恚[1]怒久不得发舒，或思虑久不得遂意，以致气结在内。面黄肌瘦，不思饮食，胸膈饱闷，两胁疼痛，嗳气吞酸，嘈杂吐食，或心口疼，或胃口痛，或头晕目眩，唇焦口干，关节酸麻，心中恍惚，大便结燥，四肢无力，怠惰嗜卧，消谷消食，皆郁之所致也。总而言之，为郁结，分而言之，则有六种：气、湿、血、热、痰、食是也，要当以症脉别之。

气郁者，胞胁痛，脉沉涩。湿郁者，周身走痛，或关节痛，遇阴寒则发，脉沉细。血郁者，四肢无力，能食便红，脉沉而无力。热郁者，昏瞀，小便赤，脉沉数。痰郁者，动则喘满，寸口脉沉滑。食郁者，嗳酸，腹饱不能食，

左寸脉平和，右寸脉紧盛是也。凡郁在中焦，以苍术、抚芎开提其气以升之，假令食在气之上，气升食自降，故诸郁药，春加防风，夏加苦参，秋加吴茱萸，各有以应其候焉。

附方

越鞠丸：解诸郁。

香附　苍术（米泔浸一宿，炒）　川芎各二两　山栀（炒）　神曲各一两五钱

上为末，滴水丸绿豆大。每服百丸，白汤下。

气郁汤：或因求谋不遂，或因横逆来加，或因贫窘所迫，或因暴怒所伤，或因悲哀所致，或因思念太过，皆为气郁。其状胸满胁痛，脉沉而涩，服此甚效。

香附（童便浸一宿，焙干，杵去毛，为粗末）三钱　苍术　橘红　制半夏各一钱五分　贝母（去心）　白茯苓　抚芎　紫苏叶（自汗则用子）　山栀仁（炒）各一钱　甘草　木香　槟榔各五分

上用生姜五片煎服。如胸胁作痛，此有血滞也，宜参血郁汤治之。

湿郁汤：或雨露所袭，或岚气所侵，或坐卧湿地，或汗出衣衫，皆为湿郁。其状身重而痛，倦怠嗜卧，遇阴寒则发，脉沉而细缓。服此汤效。

苍术三钱　白术　香附　橘红　厚朴（姜汁炒）　半夏（制）　白茯苓　抚芎　羌活　独活各一钱　甘草五分

上用生姜五片，煎服。

血郁汤：凡七情郁结，盛怒叫呼，或起居失宜，或挫闪致瘀，或饥饿劳役，皆致血郁。其脉沉涩而芤，胸胁常有疼痛如针刺者，服此汤愈。

香附（童便制）二钱　牡丹皮　赤曲　川通草　穿山甲　降真香　苏木　山楂肉　大麦芽（炒，研）各一钱　红花七分

上用水酒各半，入桃仁去皮，捣为泥七分，韭汁半盏，和匀。煎服。

热郁汤：有阴虚而得之者，有胃虚多食冷物，抑遏阳气于脾土中而得者，治法皆见发热条内。此则治夫非阴虚，非阳陷，亦不发热而常觉自蒸不能解者。

连翘四钱　薄荷叶　黄芩各一钱五分　山栀仁二钱　麦门冬（去心）三钱　甘草五分　郁金一钱　栝楼皮瓤二钱

上用竹叶七片煎服。治郁多用苍术、香附、抚芎，此方独不用者，因三味性燥故也，若以燥治火，反能助火，何以取效？

痰郁：痰饮门见治法。食郁：伤食门见治法。故不复附方。

【校注】

［1］恚（huì）：恨，怒。

【评析】

郁证的发生与气郁关系甚大，然与湿热之邪，痰食、瘀血内结亦有关系，故常称之为六郁。治疗以理气为主，兼顾他因，越鞠丸是为主方。

痞满论

（附胸痹）

【原文】

夫痞而曰痞满者，非痞块之痞，乃胸腹饱闷而不舒也。丹溪曰：痞满与胀满不同。胀满者，胀在腹中，而外亦有形。痞满者，痞在心下，内觉痞闷，而外无胀急之形也。或问痞属何脏，邪属何气。曰：尝考之《内经》，有阳明之复，心痛痞满者注，以清甚于内，热郁于外也。太阳之复，心胃生寒，心痛痞闷者注，以心气内燔，备化[1]之纪病痞，卑监[2]之纪留满痞塞，皆谓由太阴所至，为积饮痞隔注，以其阴胜阳也。由是观之，则受病之脏，心与脾也，因之怫郁壅塞不通为痞者，火与湿也。故论致病所由之邪，不可一言而尽，天气之六淫外感，人身之五邪相乘，阴阳之偏负，饮食七情之过节，皆足以乱火土之气。盖心，阳火也，主血；脾，阴土也，主湿，凡伤其阳，则火怫郁而血凝，伤其阴，则土壅塞而湿聚，二脏之病，相去不离方寸，至于阴阳之分，施治之法，正自不同也。又东垣云：痞者，心下满而不痛是也。太阴者湿也，主壅塞，乃土来心下痞满也。伤寒下太早，亦为痞，乃为寒伤其荣，荣者血也，心主血，邪入于本，故为心下痞闷。仲景立泻心汤数方，皆用黄连泻心下之土邪，其效如响。非止伤寒为然，即酒积杂病，下之太过，亦作痞满，盖下多亡阴，亡阴者，谓脾胃水谷之阴亡也，故心胸之气，因虚下陷于心之分野，则致心下痞满。宜升胃气，以血药兼之，若全用气药导之，则其痞益甚，甚而复下之，气愈下降，必变为中满膨胀，皆非其治也。然亦有虚实之殊，如实痞大便闭者，厚朴枳实汤主之；虚痞大便利者，白芍陈皮汤主之；饮食所伤痞闷者，当消导之，去其胸中窒塞；上逆兀兀欲吐者，则吐之，所谓在上者因而越之也。心下满而不痛为痞，若心下满而痛，则为胸痹，胸痹之病，喘息咳唾，胸背痛而短气，寸口脉沉而迟，关口脉小而紧数者是也，另附治法。

附方

黄芪补中汤：汤内加升麻、柴胡者，缘天地不交为否（眉批：否即痞。）。用猪苓、泽泻，从九天之上而降；用柴胡、升麻，从九地之下而升，则可以转否为泰矣。

黄芪　人参各二钱　甘草　白术　苍术　陈皮各一钱　泽泻　猪苓　茯苓各五分　升麻　柴胡各五分

上水一盏，煎七分。温服。

大消痞丸：治一切心下痞满，积年久不愈者。

白术　姜黄各一两　黄芩（去焦）　黄连（炒）各六钱　枳实（麸炒）五

钱　半夏（汤洗七次）　陈皮　人参各四钱　泽泻　厚朴　砂仁各三钱　猪苓二钱五分　干姜　神曲（炒）　炙甘草各二钱

上为细末，汤浸蒸饼为丸桐子大。每服五七十丸至百丸，食远白汤下。

生姜泻心汤：治伤寒汗解之后，胃中不和，心下痞硬，干噫食臭，胁下有水气，腹中雷鸣下利者。

生姜　半夏（洗）各二两　甘草（炙）　黄芩　人参各一两五钱　干姜　黄连各五钱　大枣（擘）六枚

上八味，以水五升，煮取三升，去渣，再煎取一升半。温服半升。

伊尹泻心汤：治伤寒中风，医妄下之，以致下利日数，米谷不化，腹中雷鸣，心下痞硬而满，干呕心烦不安，医者若见心下痞满，谓病不尽，复妄下之，其痞益甚，不知此非结热，但因胃中空虚，客气上逆，故作痞硬，急宜此汤治之。

甘草二两　半夏一两　黄芩　干姜各三两五钱　黄连　人参各五钱　大枣六枚

上七味，以水五升，煮取三升，再煎至一升半。分三次温服。

半夏泻心汤：下利而不痛者，痞也，若痛即为结胸，服此汤效。

半夏（泡）半升　黄芩　干姜　人参各三两　黄连一两　甘草（炙）二两　大枣（擘）十二枚

上七味，以水一斗，煮取六升，再煎至三升。分三次温服。

黄连消痞丸：治心下痞满，壅塞不散，烦热喘促不宁。

黄连一两　黄芩（炒）二两　半夏九钱　枳实（炒）七钱　橘红　猪苓各五钱　茯苓　白术　炙甘草各三钱　泽泻　姜黄各一钱　干生姜二钱

上制丸服法同大消痞丸。

消痞汤：忧气郁结中脘，腹皮之里微痛，心下痞满，不思饮食。此汤治之。

枳实（炒） 当归梢各二分 陈皮 生姜 木香各三分 柴胡四分 草豆蔻 炙甘草各五分 半夏一钱 红花少许

上㕮咀，姜三片，水煎。食远服，忌酒与湿面。

《活人》桔梗枳实汤：治伤寒痞气，胸满欲绝。

桔梗 枳实（去瓤，炒）各三两

上剉，水煎，分作二服。此手太阴经药也，《活人书》云：审定是痞满，先用此汤，无不验也，缘枳壳行气下膈，故效。

上清散：清利头目，宽胸快膈。

黄芪三钱 甘草二钱 人参 葛根各一钱五分 防风根一钱 蔓荆子五分

上药分作二服，水煎。临卧温服，以被盖覆头面，须臾汗出即效。未服药前，预一日不语，服毕亦一日不语。

木香宽中散：治七情伤于脾胃，以致胸膈痞满，停痰气逆，欲成五膈之病者。

青皮 陈皮 丁香各四两 厚朴（制）一斤 甘草（炙）五两 白豆蔻二两 香附（炒） 砂仁 木香各三两

上为末。每服二钱，姜盐汤点服。若脾胃虚损之证，不可多服，当与六君子汤兼服之。

平补枳术丸：调中，补气血，消痞清热。

白术三两 白芍（酒炒）一两五钱 陈皮 枳实（去瓤，炒） 黄连（姜汁炒）各一两 人参 木香各五钱

上为末，荷叶打米糊丸桐子大。每服六七十丸，米饮下。

人参汤：治虚痞，胸中之气因虚下陷，以致心下痞满者。

白术　人参　甘草　干姜各三两

上四味，以水八升，煮取三升。温服一升，日三服。

半夏汤：治胸痹，心下坚痞，急痛彻背，短气烦闷自汗。

半夏（汤洗，切，焙）二两五钱　栝楼实一枚　薤白（切）二合

上剉片，每服五钱，生姜三片，水煎。食前温服，一日三服。

吴茱萸散：治胸痹，咽喉噎塞，不能下食。

吴茱萸（汤浸，焙炒）　半夏（汤泡）　赤茯苓（去皮）　鳖甲（去裙襴，酥炙黄）　京三棱　前胡（去芦）　青皮（去白，焙）　厚朴（去粗皮，姜汁炙）　槟榔　白术　桂心各一两　枳壳（麸炒，五钱）

上㕮咀。每服五钱，姜三片，枣三枚，水煎。不拘时，稍热服。

枳实散：治胸痹，心下坚痞，胸背拘急，心腹不利。

枳实（麸炒）　赤茯苓（去皮）　前胡（去芦）　陈皮（去白）各一两　木香五钱

上㕮咀。每服五钱，姜三片，水煎。食前温服。

透膈汤：治脾胃不和，中脘气滞，胸膈满闷，噎塞不通，噫气吞酸，胁肋刺痛，呕逆痰涎，饮食不下。

木香　白豆蔻　缩砂仁　槟榔　枳壳（麸炒）　厚朴（姜制，炒）　半夏（汤泡）　青皮（去白）　陈皮（去白）　大黄　朴硝　甘草（炙）各一钱

上作一服，姜三片，红枣一枚，水煎。食远服。

【校注】

［1］备化：运气术语，五运主岁中，土岁平气的名称。语出《素问·五常政大论》："愿闻平气何如而名？……土曰备化。"

［2］卑监：运气术语，五运主岁中，土岁不及的名称。语出《素问·五常政大论》："卑监之纪，是谓减化。"

【评析】

本节所述痞满，是指心下胃脘部胀满窒塞感，此乃脾胃气滞所致。治以理气消痞，方如消痞汤、木香宽中散等。然当区分寒热、虚实之别，如寒热夹杂者，可用大消痞丸、黄连消痞丸、透膈汤等；虚实夹杂者宜用黄芪补中汤、上清散等；寒热交错，虚实夹杂者宜用半夏泻心汤、生姜泻心汤、伊尹泻心汤等；虚痞用人参汤。胸痹包括的病证较多，或病在脾胃，或病在心肺，乃邪结气滞，阳气失达所致。治宜祛邪通阳，如病在心者可用半夏汤；病在胸膈者可用吴茱萸散；病在肺胃者，可用枳实散。

水肿论

【原文】

夫水肿为病，皆由真阴亏损，劳伤脾胃，脾胃既寒，积寒化水，遂成水肿之证。盖脾者，土也；肾者，水也，肾能摄水，脾能舍水，则无是病，若肾水不流，脾舍湮塞，是以上为喘乎咳嗽，下为足膝肘肿，面浮腹胀，小便不利，外肾或肿，甚则肌肉崩溃，足胫流水，多致不救。岐伯所谓水有肤胀、鼓胀、肠蕈、石瘕，种类不一，皆为聚水所致。夫水之始起也，目窠上微肿，如新卧起状，其颈脉动喘时咳，阴股间寒，足胫肿，腹乃大，其水已成，以手按其腹，应手而起，如裹水之状，此其候也。又有蛊胀腹满之症，蛊胀则面目四肢不肿，水肿则面目四肢俱肿，切宜明辨，设治蛊胀以水药，治水肿以蛊药，非其治也。治水之法，先实脾土，土实自能舍水，土得其正，面色纯黄，江河通流，肾水行矣，肿满自消。次温肾水，骨髓坚固，气血乃从，阴极自不能令水成冰，中焦温和，阴水泮流，然后肿自消而形自盛，骨肉相保，巨气乃平。然此病有不可治者五，唇黑伤肝，一也；缺盆平伤心，二也；脐凸伤脾，三也；

背平伤肺，四也；足心平伤肾，五也，凡此五伤，皆不可治。故水病最为难治，须慎口味，戒房劳，若不守禁忌，愈而复病者多矣。《经》云：治水之法，腰以上肿宜发汗，腰以下肿，宜利小便[1]。此至当之论，故治肿满，最慎于下，当辨其阴阳而治之，如阴水为病，脉来沉迟，色多青白，不烦不渴，小便少而清，大腑多泄，此阴水也，则宜用温暖之剂，如实脾饮，复元丹是也。阳水为病，脉来沉数，色多黄赤，或烦或渴，小便黄赤，大腑多闭，此阳水也，则宜用清平之药，如疏凿饮子，五皮散是也。又有年少血热生疮，变为肿满，烦渴而小便少，此为热证，《素问》所谓纯阳者，肿四肢也。

附方

实脾饮：治阴水发肿。用此先实脾土。

厚朴（去皮，姜制） 白术 木瓜（去瓤） 大腹子 附子（炮） 木香（不见火） 草果仁 白茯苓（去皮） 干姜（炮）各一两 甘草（炙）五钱

上㕮咀。每服四钱，姜五片，枣一枚，水煎。不拘时温服。

复元丹：治脾肾俱虚，发为水肿，四肢虚浮，心腹坚胀，小便不通，两目下肿。

附子（炮）二两 南木香（煨） 茴香（炒） 川椒（炒，出汗） 厚朴（去皮，姜制） 独活 白术 陈皮（去白） 吴茱萸（炒） 桂心各一两 泽泻一两五钱 肉豆蔻（煨） 槟榔各五钱

上为细末，糊丸桐子大。每服五十丸，不拘时，紫苏汤下。

疏凿饮子：治水气通身浮肿，喘呼气急，烦躁多渴，大小便不利，服热药不得者。

泽泻 商陆 赤小豆（炒） 羌活 大腹皮 椒目 木通 秦艽（去芦） 茯苓皮 槟榔各等分

上㕮咀。每服四钱，姜五片，水煎。不拘时服。

五皮散：水肿烦渴，小便赤涩，大便闭，此阳水也。宜此方。

陈皮　桑白皮　生姜皮　大腹皮　茯苓皮各等分

上㕮咀。每服五钱，水煎服。

加减金匮肾气丸：肺肾俱虚，腰重脚肿，小便不利，或肚腹肿胀，四肢浮肿，或喘急痰盛，已成蛊证，其效如神。此证多因脾胃虚弱，治失其宜，元气复伤而变证者，非此药不能救也。

白茯苓三两　附子五钱　川牛膝　官桂　泽泻　车前子　山茱萸　山药　牡丹皮各一两　熟地黄（酒蒸，杵膏）四两

上为末，和地黄，炼蜜丸梧子大。每服七八十丸，空心白汤下。

白术木香散：喘嗽肿满，变成水病，不能饮食，不能睡卧，小便秘者。宜服此散。

白术　猪苓（去皮）　槟榔　赤茯苓　泽泻各一钱五分　木香　甘草各一钱　官桂七分　滑石三钱　陈皮二钱

上作一服，姜三片，水煎。食前服。

调荣饮：瘀血留滞，血化为水。四肢浮肿，皮肉赤纹，是名血分。服此饮效。

蓬术　川芎　当归　延胡索　白芷　槟榔　陈皮　赤芍　桑白皮（炒）　大腹皮　赤茯苓　葶苈（炒）　瞿麦各一钱　大黄一钱五分　细辛　官桂　甘草（炙）各五分

上共一剂，姜三片，红枣二枚，水煎。食前服。

当归散：水肿之疾，多由水不能摄济心火，心火不能滋养脾土，故土不能制水，水气盈溢，气脉闭塞，渗透经络，发为浮肿之症。心腹坚胀，喘满不安，宜服此散。

当归　桂心　木香　赤茯苓　木通　槟榔　赤芍　牡丹皮　陈皮　白术各

一钱三分

上㕮咀，紫苏五叶，木瓜一片，不拘时煎服。

防己汤：治妊娠脾虚，遍身浮肿，心腹胀满，喘促，小便不利。

防己七钱五分　桑白皮　赤茯苓　紫苏各一两　木香二钱五分

上为粗末。每四钱，姜三片，水煎。食前服。

葶苈散：治妊娠遍身洪肿。

葶苈子一两　白术五两　茯苓　桑白皮　郁李仁各二两

上为粗末，水六升，煎取二升。分三服，小便利即瘥。

大调经散：治产后肿满，喘急烦渴，小便不利。

大豆（炒，去皮）一两五钱　茯神一两　真琥珀一钱

上为细末。浓煎乌豆紫苏汤调下，每服三钱，早中晚日进三服。

小调经散：产后败血循经流入四肢，淫留日深，腐烂如水，故四肢肿，面皮黄。宜服此方，散血消肿。

没药　琥珀　桂心　芍药　当归各一钱　细辛　麝香各五分

上为细末。每服半钱，姜汁酒各少许，调服。

【校注】

[1]《经》云……宜利小便：语出《金匮要略·水气病》："诸有水者，腰以下肿，当利小便；腰以上肿，当发汗乃愈。"

【评析】

水肿是指体内水液潴留，泛滥肌肤，引起头面、肢体浮肿，甚者伴有胸水、腹水。水肿的发生与肺、脾、肾三脏功能障碍关系密切，辨治主要分阴水、阳水两大类。阳水病起不久，正气未虚，随证可用发汗、利小便、逐水等

法，方如越婢汤、疏凿饮子、五皮散、白术木香散等；阴水病久不愈，脾肾亏虚，治宜健脾利水，温肾行水，方如实脾饮、复元丹、加减《金匮》肾气丸等。如病入血分，瘀血、水气交结，可用调荣饮以理气活血化水。此外，有妊娠水肿可用防己汤、葶苈散，健脾、通调水道而不伤胎气；产后肿满可用大调经散、小调经散，养血散血，利水消肿。

胀满论

【原文】

胀满者，世人所谓膨胀是也。按之不痛为虚，痛者为实，腹胀时减时复为寒。大抵人之脾胃主于中州，大腹小腹是其候也，必阳气外强，阴气内正，则脏气得其平，病无由生。使七情内伤，六淫外感，饮食失节，房劳致虚，脾土之阴受伤，转输之官失职，于是肝肾之阴，当升而不升，心肺之阳，当降而不降，天地不交，清浊相混，隧道壅塞而为热，热留为湿，湿热相生，中焦否塞，胃虽受谷，不能运化，遂成胀满。胀满不已，变症多端，或肠鸣走气，漉漉有声，或两胁腰背痛连上下，或头痛呕逆，或胸满不食，或大小便为之不利，未有不因胀满而枝蔓者也。治宜补其脾，又须养肺金以制木，使脾无贼邪之患；滋肾水以制火，使肺得清化之令；却咸味，断妄想，远音乐，无不安者。若急于取效，纯用利药以求通快，虽宽得一日半日，其胀愈甚而真气伤矣。更有五疸、水气、脚气及妇人血膨，皆令人胀满。胀则有水胀、肤胀、鼓胀、肠蕈[1]、石瘕[2]之不一。水胀者，颈脉动时咳，阴股间寒，脐腹四肢悉肿，以手按其腹，随手而起，如裹水之状，是为水胀，与水肿相似。肤胀者，寒气客于皮肤，鼕而不坚，腹大身尽肿，按其腹窅而不起，腹色不变，是为肤胀。鼓胀者，止是腹胀，四肢不甚肿，经云：鼓胀，以其外虽坚满，中空无物，有似于鼓。又以其胶固难治，因名曰蛊，若蛊之侵蚀，有蛊之义。按：《准绳》孙一奎治王宦之子，年十六，患蛊胀，脉滑数，唇红腹痛，而多嗜肥甘，投以阿魏积块丸，果下虫数十而愈，是其蛊之验也。肠蕈者，寒气客于肠外，

与卫气相搏，气不得荣，因有所系，癖而内着，恶气乃起，息肉乃生。其始生也，大如鸡卵，渐而益大，至其成，如怀子之状，久者离岁，按之则坚，推之则移，月经以时下，此气病而血未病，故月事不断，本非胎娠，此其辨也，宜稀露丸，木香通气散主之。石瘕者，生于胞中，寒气客于子门，子门闭塞，气不得通，恶血当泻不泻，衃以留止，日以益大，如怀子状月经不来，此气病而后血病，故月经不来，可以宣导而下出者也。《难经》云：男子生七疝，女子为瘕聚[3]。此之谓也。非大辛之剂不能治，宜服见䀹丸，和血通经汤。大抵胀满之症，脉浮大洪实者，易治；沉细微弱者，则难治矣。

附方

大沉香尊重丸：治鼓胀，腹满水肿，遍身肿满气逆，呕哕喘乏，小便赤涩，大便不调，一切中满下虚危困之病。

沉香　丁香　人参　车前子　葶苈（炒）槟榔各二钱　青皮　白牵牛　枳实（炒）　木通各四钱　胡椒　海金沙　蝎稍（去毒）　木香　茯苓　肉豆蔻各二钱五分　白丁香一钱五分　萝卜子（炒）六钱　滑石三钱　郁李仁（去皮）一两二钱五分

上为细末，生姜自然汁煮糊丸梧子大。每服二十丸，不拘时，姜汤送下，日进三服。忌盐鱼果肉面食，只可食白粥。

中满分消丸：治中满热胀，有寒者不宜服。

黄芩（去腐，炒。夏月一两二钱）　黄连净、炒各五钱　姜黄　白术　人参（去芦）　甘草（炙）　猪苓（去皮）各一钱　白茯苓（去皮）　干生姜　砂仁各二钱　枳实（炒黄）　半夏（汤泡）各五钱　厚朴（姜制）一两　知母（炒）四钱　泽泻　陈皮各三钱

上除茯苓、泽泻、生姜，余药共为细末，入上三味和匀，汤浸蒸饼丸桐子大。每服百丸，焙热，白汤下，食后服。量病人大小加减。

中满分消汤：治中满寒胀。

黄芪　吴茱萸　厚朴　草豆蔻仁　黄柏各五分　益智仁　半夏　茯苓　木香　升麻各三分　人参　青皮　当归　黄连　泽泻　生姜　麻黄（不去节）柴胡梢　干姜　川乌　荜澄茄各二分

上㕮咀，水煎。稍热，食前服。忌房劳、酒面、生冷、硬物、油腻。

木香顺气汤：治浊气在上，则生䐜胀，两胁刺痛，脉弦而细者。

木香　苍术　草豆蔻（面裹煨）各三分　厚朴（制）四分　青皮　益智仁　陈皮　泽泻　白茯苓（去皮）　半夏　干生姜　吴茱萸（汤泡）各二分　当归　人参各五分　升麻　柴胡（去芦）各一钱

上㕮咀，水煎。食前温服。忌生冷、硬物。

《元戎》木香塌气丸：治单腹胀。

丁香　胡椒各二钱　郁李仁四钱　蝎尾　木香　槟榔各五钱　枳实　白牵牛各一两

上为细末，饭丸绿豆大。每服十丸至十五丸，陈皮、生姜汤任下。

木香散：治单腹胀。

木香　青皮　白术　姜黄　草豆蔻各五钱　阿魏　荜澄茄各一两

上为细末，醋糊丸绿豆大。每服二十丸，生姜汤下。

香砂调中汤：治饮食伤脾胃，呕吐，胸满嗳噫，胸腹胀痛。

藿香　砂仁各一钱二分　苍术（米泔浸一宿，炒）二钱　厚朴（姜制）陈皮　半夏　茯苓　青皮　枳实（麸炒）各一钱　甘草三分

上用姜三片，水煎。食前服。大便泻，去枳实、青皮，加曲糵、山楂、肉果、黄连。

紫苏子汤：治忧思过度，致伤脾胃，心腹膨胀，喘促烦闷，肠鸣气走，漉漉有声，大小便不利，脉虚紧涩。

真紫苏子（炒，搥碎）一钱　大腹皮　草果仁　半夏（制）　厚朴（制）　木香　陈皮（去白）　木通　白术　枳实（麸炒）各一钱　人参五分　甘草（炙）三分

上用姜五片，水煎。食远服。

人参芎归汤：治烦躁喘急，虚汗厥逆，小便赤，大便黑，名血胀。

人参　辣桂（去粗皮）　五灵脂（炒）各二钱五分　乌药　蓬术（煨）　木香　砂仁　炙甘草各五钱　川芎　当归　半夏（汤泡）各七钱五分

上㕮咀。每服一两五钱，生姜五片，红枣二枚，紫苏四叶，空心煎服。

枳壳散：治五种积气，三焦痞塞，胸膈满闷，呕吐痰逆，口苦吞酸。常服顺气宽中，除痃癖，消积聚。

枳壳　三棱　陈皮　益智仁　莪术　槟榔　肉桂各一两　干姜　厚朴　甘草　青皮　肉豆蔻　木香各五钱

上㕮咀。每服三钱，姜五片，枣二枚，水煎。不拘时热服。

加味枳术汤：治气为痰饮所隔，心下坚胀。名曰气分。

枳壳（麸炒）　辣桂　紫苏　陈皮　槟榔　桔梗　白术　五灵脂（炒）　木香各二钱五分　半夏　茯苓　甘草各五钱

上㕮咀。每服五钱，姜三片，水煎。食前服。

夺命丹（《产育宝庆集》）：治瘀血入衣胞，胀满难下。急服此药，血即消，衣自下。

附子（炮）五钱　牡丹皮一两　干漆（碎之，炒令烟尽）一两

上为细末，好醋一升，大黄末一两，同熬成膏，和药丸桐子大。温酒吞五七丸。

人参丸：治经脉不利，血化为水，流走四肢，通身肿满，名曰血分。其候

与水相类，若作水治则非，宜用此丸。大效。

人参　当归　大黄（湿纸裹，饭上蒸熟，去纸，切，炒）　桂心　瞿麦穗　赤芍药　白茯苓各五钱　葶苈（炒，另研）一钱

上为末，炼蜜丸桐子大。每服十五丸，加至二三十丸，空心，饮汤下。

晞露丸：治寒伤于内，气凝不流，结于肠外，久为癥瘕，时作疼痛，腰不得伸。

京三棱　蓬莪术（并酒浸，入巴豆三十粒，切碎，同炒深黄色，去巴豆不用）各一两　干漆（洗去腥，炒烟尽）　川乌（炮）各五钱　硇砂（另研）四钱　轻粉（另研）一钱　茴香（盐炒）　青皮（去白）　雄黄（另研）　穿山甲（炒）各三钱　麝香（另研）五分

上为细末，研匀，生姜汁煮面糊丸梧子大。每服二十丸至三十丸，空心食前，姜汤送下，温酒亦可。

木香通气散：治寒气结瘕，腹大坚满，痛不可忍。

木香　戎盐（炒）　京三棱（炮）各五钱　厚朴（姜制）一两　枳实（麸炒）　甘草（炙）各三钱　干姜（炮）　蓬术（炮）各二钱

上为细末。每服三钱，淡姜汤，食前调下。

见晛丸（《卫生宝鉴》）：治寒气客于下焦，血气闭塞而成瘕聚，渐至坚大，久不得消者。

附子（炮，去皮脐）四钱　鬼箭羽　紫石英各三钱　泽泻　肉桂　玄胡索　木香各二钱　槟榔二钱五分　血竭（另研）一钱五分　水蛭（炒烟尽）一钱　京三棱（剉）五钱　桃仁（汤浸，去皮尖，麸炒，研）三十粒　大黄（剉，用酒同三棱浸一宿，焙）二钱

上十三味，除血竭、桃仁，诸味同碾为末，后将二味另研入诸味末和匀，用福圆浸药酒打糊丸桐子大。每服三十丸，淡醋汤下，温酒亦可。

和血通经散：治妇人室女受寒，月事不来，恶血积结，坚硬如石。

当归　京三棱（炮）各五钱　广莪（炮）　木香　熟地黄　肉桂各三钱　红花　贯众　苏木各二钱　血竭（另研）一钱

上十味，除血竭另碾，余九味同为细末和匀。每服三钱，热酒一盏，食前调下。忌生冷及当风大小便。

积块丸：治癥瘕、积聚、癖块一应难消难化之病，及腹中饱胀或虫积疼痛。皆能取效如神，不伤元气。

京三棱　莪术（各用醋煨）　自然铜　蛇含石（各烧红，醋淬七次以上）各二钱　雄黄　蜈蚣（全用，焙燥）各一钱二分　木香一钱五分　铁华粉（用糯米醋炒）一钱　沉香　辰砂各八分　冰片五分　芦荟　天竺黄　阿魏　全蝎（洗，全用，焙干）各四钱

上为极细末，用雄猪胆汁炼蜜为丸，黑狗胆汁尤妙，如梧子大。每服七八分，重者一钱五分，酒送下。块消即止，不必尽剂。

【校注】

［1］肠蕈：古病名。出《灵枢·水胀》。指女子下腹部有肿块，而月经又能按时来潮的病证。多因气滞血瘀，癖结所致。

［2］石瘕：古病名。出《灵枢·水胀》。指女子寒瘀留积胞宫而导致的瘕块。又名血瘕。

［3］《难经》云……女子为瘕聚：语出《难经·二十九难》："任之为病，其内苦结，男子为七疝，女子为瘕聚。"

【评析】

本节所述胀满是以腹部胀满，或伴疼痛，或腹大膨胀为主症的病证，包括腹胀、鼓胀以及肠蕈、石瘕等病证。多因腹部脏腑，如肝胆、肠胃、子宫等气机阻滞，甚则瘀血、水气停留所致。症以中满嗳噫，或两胁胀满疼痛为主者，治宜理气消胀，兼以清热、散寒，方如中满分消丸、中满分消汤、木香顺

气汤、香砂调中汤、紫苏子汤、加味枳术汤等。鼓胀腹满膨大者，宜用大沉香尊重丸、《元戎》木香塌气丸、木香散等以理气、化瘀、逐水，兼以益气健脾。腹胀满痛，有瘀血积聚瘕块者，治宜理气活血，消积止痛，方如人参芎归汤、枳壳散、晞露丸、木香通气散、积块丸等。妇人产后瘀阻可用夺命丹；胞宫积结可用见晛丸、和血通经散等方活血、温通散结治疗。

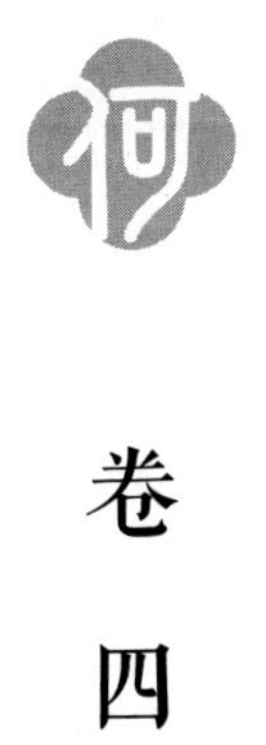

卷四

积聚论

【原文】

夫积有五积，聚有六聚，积者生于五脏之阴气，聚者成于六腑之阳气，皆由阴阳不和，脏腑虚弱，风邪搏之，所以为积为聚也。如喜怒忧思之气，人之所不能无者，过则伤于五脏，逆于四时，传克不行，乃留结而为五积。故在肝曰肥气[1]，在心曰伏梁[2]，在脾曰痞气[3]，在肺曰息贲[4]，在肾曰奔豚[5]，其名不同，其证亦异。肥气之状，在左胁下，大如覆杯，肥大似有头足，是为肝积，诊其脉弦而细，其色青，其病两胁下痛，牵引小腹，足寒转筋，男子为积疝，女子为瘕聚。伏梁之状，起于脐上，其大如臂，上至心下，犹梁之横架于胸膈者，是为心积，诊其脉沉而芤，其色赤，其病腹热，面赤咽干，口燥心烦，甚则吐血，令人食少肌瘦。痞气之状，留在胃脘，大如覆杯，痞塞不通，背痛心疼，是为脾积，诊其脉浮大而长，其色黄，其病饥则减，饱则见，腹满呕泄，足肿肉削，日久不愈，令人四肢不受。息贲之状，在右胁下，大如覆杯，喘息奔逸，是为肺积，诊其脉浮而毛，其色白，其病气逆背痛，少气喜忘，目瞑肤寒，皮中时痛，或如虱喙，或如针刺。奔豚之状，发于少腹，上至心下，或上或下，状若奔豚，是为肾积，诊其脉沉而急，其色黑，其病饥则见，饱则减，小腹里急，腰时作痛，口干目昏，骨冷，日久不愈，令人骨痿少气。若六聚之成于六腑，则异是矣，何则？六腑起于三阳，太阳利清气，阳明泄浊气，少阳化精气，有如都会之府，主转输以为常也。倘六腑失常，则邪气聚而不散，始发既无根本，上下无所留止，其痛亦无常处，故在上则格，在下则胀，傍攻两胁，有如痞块，易于转筋，故非五积者比也。凡诊其脉，脉快而紧者，积聚也；脉浮而牢者，积聚也；脉横大者，胁下有积聚也；脉来沉小实者，胃中有积聚也。大抵病各有症，治各有方，如诊心腹积聚，其脉牢强急者生，虚弱急者死。又诸脉实强者生，沉小者死，盖不可不辨也。又妇人血块，曰血积；气息痞滞于胁下，曰息积，皆为积聚之症，治方并附于后。

附方

大七香丸：治积聚癥瘕，随气上下，心腹疞痛，上气窒塞，小腹胀满，大小便不利。

京三棱　蓬莪术　青皮　陈皮（各去白）　藿香叶　桔梗（去芦）　肉桂（不见火）　益智仁各一两五钱　甘草（炙）七钱五分　香附（炒，去毛）一两

上㕮咀。每服五钱，水煎。食前温服。

肥气丸：治肝之积，在左胁下，如覆杯，有头足，久不愈，令人咳逆，痞疟连年不已，其脉弦而细。

柴胡二两　黄连七钱　厚朴五钱　椒（炒去汗，去目及闭口者）四钱　甘草（炙）三钱　广莪（炮）　昆布　人参各二钱五分　皂角（去皮弦子，煨）白茯苓（去皮）各一钱五分　川乌（炮，去皮脐）一钱二分　干姜　巴豆霜各五分

上除茯苓、皂角、巴豆三味，余为极细末，再另研茯苓、皂角为细末，和匀，旋入巴豆霜和匀，炼蜜丸桐子大。初服二丸，一日加一丸，二日加二丸，渐加至大便微溏，再从两丸服起，如前加服，周而复始，积减大半勿服。秋冬加厚朴五钱，通前共一两，减黄连一钱五分。若治风痫，于一料中加人参、茯苓、菖蒲各三钱，黄连仍依春夏用七钱，不宜减。淡醋汤，空心下。

鳖甲丸：治肥气，体瘦无力，少思饮食。

鳖甲（一枚，重四两者，净洗，以醋和黄泥固济背上可厚三分，令干）京三棱（炮，剉）　枳壳（麸炒微黄，去瓤）各三两　川大黄（剉，炒）二两　木香（不见火）　桃仁（汤浸，去皮尖双仁者，用麸炒微黄，细研如膏）各一两五钱

上除鳖甲一味，余药捣为细末，泥一风炉上开口，可安鳖甲，取前药末并桃仁膏纳鳖甲中，用好米醋二升，时时添入鳖甲内，以慢火熬令稠，取出药，将鳖甲净洗去泥，焙干，捣为细末，与前药同和捣为丸如梧子大。每服二十丸，空心温酒送下，晚食之前再服。

息贲丸：治肺之积，在右胁下，覆大如杯，久不愈，令人洒淅寒热，喘

嗽，发肺痈，其脉浮而毛。

厚朴（姜制）八钱　黄连（炒）一两三钱　人参（去芦）二钱　干姜（炮）　白茯苓（去皮，另末）　川椒（炒去汗）　紫菀（去苗）各一钱五分　桂枝（去粗皮）　桔梗　京三棱（炮）　天门冬　陈皮　川乌（炮，去皮脐）　白豆蔻各一钱　青皮五分　巴豆霜四分

上除茯苓、巴豆霜，余药共为细末，旋入茯苓、巴豆霜，炼蜜为丸桐子大。每服二丸，一日加一丸，二日加二丸，加至大便微溏，再从二丸加服，煎淡姜汤食远送下。周而复始，积减大半勿服。秋冬加厚朴五钱，减黄连七钱。

半夏汤：治肺积，息贲咳嗽。

半夏（汤泡去滑，焙干）　细辛（去苗叶）　桑根白皮（炙）　前胡（去芦）各一两五钱　桔梗（炒）　贝母（去心）　柴胡（去苗）　诃黎勒（煨，去核）　人参（去芦）　白术　炙甘草各一两

上㕮咀。每服三钱，生姜三片，枣三枚，擘破，水煎。食后温服，临卧时再服。

枳实散：治息贲气，腹胁胀硬，咳嗽见血，痰黏不利。

枳实（麸炒）　木香　槟榔　赤茯苓（去皮）　五味子　甜葶苈（隔纸炒令紫色）　诃黎勒（去核）　甘草（微炙）各五钱　杏仁（汤洗，去皮尖双仁，麸炒黄色）一两

上㕮咀。每服三钱，生姜半分，水煎。不拘时温服。

伏梁丸：治心之积起脐上，大如臂，上至心下，久不愈，令人心烦，其脉沉而芤。

黄连（去须）一两五钱　人参（去芦）　厚朴（去粗皮，姜制）各五钱　黄芩三钱　肉桂　茯神（去皮）　丹参（炒）各一钱　川乌（炮，去皮脐）　干姜（炮）　红豆　菖蒲　巴豆霜各五分

上除巴豆霜，余为末，另研巴豆霜，旋入和匀，炼蜜丸桐子大。初服二

丸，一日加一丸，二日加二丸，渐加至大便微溏，再从二丸加服，淡黄连汤食远下。周而复始，积减大半勿服。秋冬加厚朴五钱，减黄连五钱，黄芩全不用。

半夏散：治伏梁积心下，硬急满闷，不能食，胸背疼痛。

半夏（汤泡去滑） 鳖甲（醋炙）各一两五钱 川大黄（剉，炒） 诃黎勒皮 桂心 前胡 当归（焙）青橘皮（去白） 槟榔 木香 荆三棱（炮）各一两

上为末。每服三钱，姜五厘，水煎。不拘时温服。

治伏梁气在心下结聚不散方：

用桃奴三两，为末。空心温酒下。须正月采树上实著不落者为妙。

痞气丸：治脾之积在胃脘，腹大如盘，久不愈，令人四肢不收，发黄疸，饮食不养肌肤，其脉浮大而长。

厚朴（制）五钱 黄连（去须）八钱 吴茱萸（洗）三钱 黄芩 白术各二钱 茵陈（酒制炒） 缩砂仁 干姜（炮）各一钱五分 白茯苓（另为末）人参 泽泻各一钱 川乌（炮，去皮脐） 川椒（各五分） 巴豆霜（另研）桂各四分

上除茯苓、巴豆霜，余药同为细末，另研茯苓、巴豆霜为末，旋入炼蜜丸桐子大。初服二丸，一日加一丸，二日加二丸，渐加至大便微溏，再从二丸加服，淡甘草汤，食远下。周而复始，积减大半勿服。

蒜红丸：治脾积腹胀如鼓，青筋浮起，坐卧不得者。

丁香 木香 沉香 缩砂仁 青皮（去白） 槟榔 陈皮 蓬莪术 草果（去皮） 牵牛各一两 粉霜 肉豆蔻（面裹煨）各一钱 白茯苓（去皮） 人参各五钱 蒜（半生用，半火煨熟）二百瓣

上为细末，以生熟蒜研膏，生绢绞取汁和药丸梧子大。每服五七丸，加至

十五丸，食后秋石汤下。忌咸酸鱼鲊茶酱，腌藏鸡鸭，生冷，马牛杂肉，只可食淡白粥。

鳖甲丸（又方）：治痞气当胃脘结聚如杯，积久不散，腹胁疼痛，体瘦成劳，不能饮食。

鳖甲（去裙襕，以米醋一小盏，化硇砂一两，用涂鳖甲炙，以醋干尽为度）三两　附子（炮，去皮脐）　京三棱（炮）　干漆（捣碎，炒烟尽）　木香各一两　吴茱萸（汤泡微炒）五钱　川大黄（剉碎，醋拌炒令干）二两

上为细末，醋煮面糊丸桐子大。每服二十丸，空心，温酒下。

奔豚丸：治肾之积，发于小腹，上至心下，若豚状，或上或下无时，久不愈，令人喘逆，骨痿少气。又治男子内结七疝，女子瘕聚带下，其脉沉而滑。

厚朴（姜制）七钱　黄连（炒）五钱　苦楝子（酒煮）三钱　白茯苓（另末）　泽泻　菖蒲各二钱　玄胡索一钱五分　附子（去皮）　全蝎　独活　川乌头（炮）　丁香各五分　巴豆霜四分　肉桂二分

上除巴豆霜、茯苓，余药为细末另研，巴豆霜、茯苓旋入炼蜜丸梧子大。初服二丸，一日加一丸，二日加二丸，渐加至大便微溏，再从二丸加服，淡盐汤食远下。周而复始，积减大半勿服。秋冬加厚朴五钱。积热坚大，服前药不减者，再于一料中加存性牡蛎三钱，如疝、带下勿加。

沉香石斛汤：治肾脏积冷，奔豚气攻，少腹疼痛，上冲胸胁。

沉香　石斛　陈曲（炒）各一两　赤茯苓（去皮）　人参　巴戟（去心）　桂心（去粗皮）　五味子（微炒）　白术　芎䓖各七钱五分　木香　肉豆蔻各五钱

上㕮咀。每服三钱，生姜三片，枣三枚，擘破，水煎。食前热服。

醋煮三棱丸：治一切积聚，不拘远年、近日。神效。

京三棱（醋煮软，竹刀切片，晒干）四两　川芎（醋煮微软，切片）二两

大黄（醋浸，湿纸裹，煨过切）五钱

上为末，醋煮糊丸桐子大。每服三十丸，不拘时温水下。

加减四物汤：治妇人血积。

当归　川芎　芍药　熟地黄　广茂　京三棱　桂（去粗皮）　干漆（炒烟尽）各等分

上药为粗末。每服二钱，水煎服。

当归丸：治妇人月经不调血积症。

当归　赤芍药　川芎　熟地黄　广茂　京三棱各五分　神曲　百草霜各二钱五分

上八味，为细末，酒糊丸桐子大。温水下。

牡丹散：治妇人久虚羸瘦，血块走注，心腹疼痛。

牡丹皮　桂心　当归　玄胡索各一两　莪术　牛膝　赤芍药各三两　京三棱一两五钱

上药为粗末。每服三钱，水酒各半盏，煎服。

化气汤：凡患息积者，气息痞滞胁下，不在脏腑荣卫之间，积久形成，气不干胃，故不妨乎饮食，但胁下痞满，气逆息难，频嘐不已。服此大效。

砂仁　桂心　木香各二钱五分　甘草（炙）　茴香（炒）　丁香皮　青皮（炒）　陈皮　干姜　蓬术（炮）各五钱　胡椒　沉香各一钱

上为细末。每服二钱，姜、苏、盐汤调下，妇人醋汤下。

倒仓法：人于四十以外患积聚，宜吐宜利者，当用此法。见《集效方》。

【校注】

［1］肥气：古病名。即肝积。《灵枢·邪气藏府病形》："肝脉……微急为

肥气，在胁下，若覆杯。”

［2］伏梁：古病名。一指心积症；二指髀股胻皆肿，环脐而痛的病患；三指少腹内之痈肿。可见于《灵枢·邪气藏府病形》及《素问·腹中论》。

［3］痞气：古病名。指脾积，见《难经·五十四难》。又指气痞，《伤寒论·辨太阳病脉证并治》：“脉浮而紧，而复下之，紧反入里，则作痞。按之自濡，但气痞耳。”

［4］息贲：古病名。指肺积。见《灵枢·邪气藏府病形》及《难经·五十四难》。

［5］奔豚：病名。出《灵枢·邪气藏府病形》。《难经·五十四难》列为五积之一，属肾积。

【评析】

积聚是指腹内结块，或胀或痛的病证。积证，有形固定，痛有定处，病属血分，多为脏病，故《内经》《难经》有五脏积病之说；聚证无形，聚散无常，痛无定处，病属气分，多为腑病。积聚的治疗总以理气活血，清热散寒，软坚散结为主，病久正虚，则需益气养血，以扶正祛邪。积证分属五脏，治疗还当根据脏器功能特点、主症等随证变化用方。

痰饮论

【原文】

凡痰皆动于脾湿，寒少而热多。湿在肝经，谓之风痰；湿在心经，谓之热痰；湿在脾经，谓之湿痰；湿在肺经，谓之气痰；湿在肾经，谓之寒痰。痰既有五，而饮亦不一，有澼饮、溢饮、痰饮、流饮[1]、留饮，巢氏[2]载之详矣。《经》曰：饮入于胃，游溢精气，上输于脾，脾气散精，上归于肺，通调水道，下输膀胱，水精四布，五经并行。安有所谓痰者哉？痰之生，由于脾气不足，不能制精于肺，而瘀以成焉者也。故治痰先补脾，脾复健运之常，而痰

自化矣。然停积既久，如沟渠壅塞，淹久则倒流逆上，瘀浊臭秽，无所不有。若不疏决沟渠，欲澄已壅之水而使之清，无是理也。故庞安常云：人身无倒上之痰，天下无逆流之水，善治痰者，不治痰而治气，气顺则一身之津液亦随气而顺矣。使调理失宜，气道闭塞，水饮停于胸腑，结而成痰。其为病也，症状不一，为喘、为咳、为呕、为泄、为晕眩、为心嘈、为怔忡、为惧慢[3]、为寒热、为疼痛、为挛癖、为癃闭、为痞膈，皆痰饮之所致也。诊其脉，偏而弦者为饮，浮而滑者亦饮也。观夫治饮之法，或下或汗，或温或利，此固定法，愚谓温利之差，可以无害，汗下之错，为病不浅。法当以顺气为先，分导次之，气顺则津液流通，痰饮运下，自从小便中出。有病喜吐痰唾，必服八味丸而效者，盖有意焉。王叔和云：肾寒多唾，盖肾为水道之官。肾能摄水，肾气温和，则水自润下。肾气虚寒，则邪入溢上，其药用山药、山萸之类，取其补，附子、肉桂之类，取其温，茯苓、泽泻之类，取其利，理极当矣。临病之际，须加详审。

附方

防风丸：治一切风及痰热上攻，头痛恶心，项背拘急，目眩旋晕，心怔烦闷，手足无力，骨节疼痹，言语謇涩，口眼瞤动，神思恍惚，痰涎壅塞，昏愦健忘，虚烦少睡。

防风（洗）　川芎　天麻（去苗，酒浸一宿）　甘草（炙）各二两　朱砂（研，水飞）五钱

上碾细末，炼蜜为丸，每两作十丸，以朱砂为衣。每服一丸，不拘时，荆芥汤化服，用茶酒嚼下亦可。

小黄丸：治热痰咳嗽。

南星（汤洗）　半夏（汤洗）　黄芩各一两

上为细末，姜汁浸蒸饼丸桐子大。每服五七十丸，食后姜汤下。

白术丸：治湿痰咳嗽。

南星　半夏（俱汤洗）各一两　白术一两五钱

上为细末，汤浸蒸饼丸梧子大。每服五七十丸，食后姜汤下。

玉粉丸（《洁古家珍》）：治气痰咳嗽。

南星　半夏（俱汤洗）各一两　橘皮（去白）二两

上为细末，丸服如前法。食后人参姜汤下。

姜桂丸：治寒痰咳嗽。

南星　半夏（俱洗）　官桂（去粗皮）各一两

上为细末，丸服如前法。食后生姜汤下。

胡椒理中丸：治肺胃虚寒，气不宣通，咳嗽喘急，逆气虚痞，胸膈噎闷，胁腹满痛，迫塞短气，不能饮食，呕吐痰水不止。

款冬花（去梗）　胡椒　甘草（炙）　荜拨　良姜　细辛（去苗）　陈皮（去白）　干姜各四两　白术五两

上为细末，炼蜜丸梧子大。每服三十丸，加至五十丸，不拘时温汤、温酒、米饮任下，日二服。

倍术丸：治五饮，由饮水过多，或饮冷酒所致。

白术二两　桂心　干姜各一两

上为末，蜜丸。每服二十丸，或加至三十丸，食前温米饮下。

五饮汤：治五饮最效。

旋覆花　人参　陈皮（去白）　枳实　白术　茯苓　厚朴（制）　半夏（制）　泽泻　猪苓　前胡　桂心　白芍药　炙甘草各等分

上药每一两分四服，姜十片，水煎。不拘时温服。因酒成者，加葛根、葛花、砂仁。

滚痰丸：治诸痰症，并癫狂、瘫痪、嗳逆膈气、喘嗽、呕吐、胸痛、腹满等病。

大黄（蒸少顷，翻过再蒸少顷，即取出，不可过） 黄芩各八两 青礞石（硝煅如金色） 沉香 百药煎[4]（五倍子造成者，此方用百药煎乃得之方外秘传，滚痰丸必得此药，乃能收敛周身顽涎聚于一处，然后利下，甚有奇功）三味各五钱

上为细末，水丸如梧子大。或食后，或空心白汤服。量病人虚实以为多寡，再临时按症加减。

导痰汤：治痰涎壅盛，胸膈留饮，痞塞不通。

半夏（汤洗七次）四两 天南星（炮，去皮） 枳实（去瓤，麸炒） 赤茯苓（去皮） 橘红各一两 甘草（炙）五钱

上㕮咀。每服四钱，姜十片，水煎。食后温服。

二陈汤：治痰饮为患，或呕逆恶心，或头眩心悸，或中脘不快，或食生冷，饮酒过度，脾胃不和，并宜服之。

半夏（汤洗七次） 橘红各五两 白茯苓三两 炙甘草一两五钱

上㕮咀。每服四钱，姜七片，乌梅一枚，水煎。不拘时热服。

八味丸：见虚劳。

理中化痰丸：治脾胃虚寒，痰涎内停，呕吐少食，大便不实，饮食难化，咳唾痰涎。此属中气虚弱，不能统涎归源也。

人参 白术（炒） 干姜 甘草（炙） 茯苓 半夏（姜制）

上为末，水丸桐子大。每服四五十丸，白汤下。

枇杷叶散：此药治逆痰，暖胃开胃。

青皮（去白，焙） 草豆蔻各五钱 前胡 枇杷叶（拭去毛，炙黄色） 半

夏（汤泡） 茯苓（去皮） 人参 大腹皮 白术 厚朴（去粗皮，姜汁炒）各一两

上㕮咀。每服四钱，生姜一片，水煎。不拘时热服。

旋覆花散：治心胸痰热，头目旋痛，饮食不下。

旋覆花 甘草（炙）各五钱 枳壳（去瓤，麸炒） 石膏（细研末）二两 赤茯苓 麦门冬（去心） 柴胡（去苗） 人参 犀角屑 防风（去叉） 黄芩各七钱五分

上㕮咀。每服五钱，生姜五厘，水煎。食后良久温服。

半夏利膈丸：治风痰壅盛，头疼目眩，咽膈不利，涕唾稠黏；并治酒过停饮，呕逆恶心，胸胁引痛，腹内有声。

半夏（汤洗）三两 白附子（生用）二两 白茯苓（去皮） 白矾（生用） 人参（去芦） 白术 滑石 贝母各一两 天南星（生用）一两五钱

上为细末，面糊丸梧子大。每服三十丸，食后姜汤下。

破痰消饮丸：治一切停痰留饮。

陈皮（去白） 川姜（炮） 京三棱（炮，捶碎） 草果（面裹煨） 良姜（湿纸裹煨） 蓬术（炮） 青皮各一两 半夏（汤泡七次）三两

上为细末，水煮面糊丸桐子大，阴干。每服五十丸，食远姜汤下。

破饮丸：治五饮停蓄胸膈，呼吸之间痛引两胁，胀满气促，胸腹结为癥瘕，支满胸膈，旁及两胁，抢心疼痛，饮食不下，反胃吐逆；九种心疼，积年宿食不消，久疟久痢，妇人腹中诸病，悉能治之。

荜拨 丁香（不见火） 缩砂仁 蝎梢 胡椒 木香（不见火） 乌梅肉 青皮 巴豆（去皮膜）各等分

上将青皮、巴豆以浆水同浸一宿，次日滤出同炒，青皮焦去巴豆，水淹同

乌梅肉蒸一炊久，细研为膏，入药末和匀，丸绿豆大。每服五七丸，临睡姜汤下。

法制清气化痰丸：顺气快脾，化痰消食。

半夏　南星（去皮脐）　白矾　皂角　干姜各四两

上先将白矾、皂角、干姜三味用水五碗，煎取三碗后，入半夏、南星二味浸两日，再煮半夏、南星，无白点为度。

陈皮　青皮（去瓤）　紫苏子（炒）　萝卜子（炒，另研）　杏仁（去皮尖）葛根　神曲（炒）　麦蘖（炒）　山楂　香附

上诸药，同煎半夏、南星为末，蒸饼丸桐子大。每服五七十丸，临卧食后茶汤下。

【校注】

［1］流饮：病证名。痰饮之一。一指狭义的痰饮，因饮邪留于肠胃所致；二指痰饮流注无定者。

［2］巢氏：指巢元方。著《诸病源候论》，又称《巢氏病源》。

［3］愪（yún）憽（sǒng）：愪，忧愁的样子。憽，恐惧。

［4］百药煎：药名。出《本草蒙筌》。为五倍子与茶叶等经发酵制成的块状物。酸、甘，平，有润肺化痰，涩肠止泻，清热解毒的作用。

【评析】

本节所论痰饮是指体内水湿不化而生饮酿痰，为多种饮证、痰证之总称。痰分有形与无形，有形之痰咳吐可见，如痰饮犯肺，咳痰喘逆，可用小黄丸、白术丸、玉粉丸、姜桂丸、胡椒理中丸等；无形之痰从症测知，如风痰，头痛眩晕，可用防风丸、旋覆花散、半夏利膈丸等；如顽痰较甚，可用滚痰丸、导痰汤、破痰消饮丸。痰之清稀者为饮，饮停体内，或溢于四肢，可用五饮汤、破饮丸、倍术丸。痰饮之生成与脾失健运密切相关，故健脾化痰饮是为常用，方如理中化痰丸、二陈汤，甚者八味丸，脾肾同治。

咳嗽论

（附肺痿、肺胀）

【原文】

咳谓无痰而有声，肺气伤而不清也；嗽谓无声而有痰，脾湿动而为痰也；咳嗽是有痰而有声，皆因伤于肺气而咳动于脾湿，因咳而为嗽也。《经》言脏腑皆有咳嗽[1]，问咳嗽属肺，何谓脏腑皆有之？曰：咳嗽为病，有自外而入者，有自内而发者，风寒暑湿外也，七情饥饱内也。风寒暑湿，先自皮毛而入，皮毛者，肺之合，故虽外邪欲传脏腑，亦必先从其合而为嗽，此自外而入者也。七情饥饱，内有所伤，则邪气上逆，肺为气出入之道，故五脏之邪上蒸于肺而为嗽，此自内而发者也。伤于风者，憎寒身热，自汗恶风而咳；伤于寒者，憎寒身热，无汗恶寒而咳；伤于暑者，烦渴引饮而咳；伤于湿者，骨节烦疼，四肢重着而咳。喜伤于心者，喉中介介如梗状，甚者咽肿喉痹，谓之心咳；怒伤于肝者，两胁下痛，甚则不可转侧，两脚下满，谓之肝咳；思伤于脾者，右胁下痛，痛引肩背，甚则不可动，动则咳剧，谓之脾咳；恐伤于肾者，腰背相引而痛，甚则咳涎，谓之肾咳；忧伤于肺者，喘息有音，甚则唾血，谓之肺咳。脏咳不已腑受之，心咳不已，小肠受之，咳与气俱失；肝咳不已，胆受之，咳呕胆汁；脾咳不已，胃受之，咳而呕，呕甚则长虫出；肺咳不已，大肠受之，咳而遗矢；肾咳不已，膀胱受之，咳而遗溺；久咳不已，三焦受之，咳而腹满不欲食，此皆聚于胃，关于肺，使人多涕唾，面浮肿气逆也。然风寒暑湿，有不为嗽者，盖所感者重，径伤脏腑，不留于皮毛。七情亦有不为嗽者，其病尚浅，只在本脏，未即上攻，所以伤寒以有嗽为轻，而七情饥饱之嗽，久而后见。治法当审脉证三因，若外因邪气，只当发散，须原其虚实冷热。内因七情，则随其部经在与气口脉相应，当以顺气为先，下痰次之，至停饮而咳，又须消化之，不可用酸涩等药。其寒邪未除，亦不可便用补药，尤忌忧思过度，房室劳伤，恐成劳瘵，急宜养脾生肺。大抵咳嗽之脉，浮大者生，沉小伏匿者死。又咳吐痰涎，热在上焦，因咳而成是为肺痿；咳而上气，喘不得眠，脉浮而大，是为肺胀。

附方

《易简》杏子汤：凡咳嗽，不问外感风寒，内伤生冷及虚劳咯血，痰饮停积，皆治疗之。

人参　半夏　茯苓　细辛（减半）　干姜（减半）　甘草　五味子　芍药各等分

上㕮咀。每服四钱，杏仁去皮尖剉，五枚，生姜三片，水煎温服。

若因感冒而得者，加麻黄各等分。若脾胃素实者，用御米壳去筋膜，剉碎，以醋腌炒，等分加之，每帖加乌梅一枚，煎服尤妙，若呕逆恶心者不用。久年咳嗽，气虚喘急，去杏仁、人参，倍加麻黄、芍药、干姜、五味子。

《济生》橘苏散：伤风咳嗽，身热有汗，恶风，脉浮数有热，服杏子汤不得者，以此散治之。

橘红　紫苏叶　杏仁（去皮）　五味子　制半夏　桑白皮（炙）　贝母（去心）　白术各一两甘草（炙）五钱

上㕮咀。每服四钱，姜五片，不拘时水煎温服。

宁嗽化痰汤：治感冒风寒，咳嗽鼻塞。

桔梗　枳壳（麸炒）　半夏（姜汤泡七次）　陈皮　前胡　干葛　茯苓各一钱　紫苏一钱二分麻黄（冬月加，夏月减）一钱　杏仁（炒，去皮尖）　桑皮各一钱　甘草四分

上用姜三片，水煎。食远热服。

金沸草散：治肺感寒邪，鼻塞声重，咳嗽不已。

旋覆花（去梗）　麻黄（去节）　前胡（去芦）各七分　荆芥穗一钱　甘草（炒）　半夏（汤洗七次，姜汁浸）　赤芍药各五分

上用姜三片，枣一枚，水煎。不拘时服。

麦门冬汤：治火热乘肺，咳嗽有血，胸膈胀满，五心烦热。

麦门冬　桑白皮（炒）　生地黄各一钱　半夏　紫菀　桔梗　淡竹叶　麻黄各七分　五味子　甘草各五分

上用姜三片，水煎服。

华盖散：治肺受风寒，咳嗽声重，胸膈烦满，头目昏眩。

麻黄（去根节）　紫苏子（炒）　杏仁（炒，去皮尖）　桑白皮（炒）　赤茯苓（去皮）　橘红各一钱　甘草五分

上用姜五片，红枣一枚，水煎。不拘时服。

蛤蚧汤：治咳嗽吐脓血，及肺痿羸瘦，涎涕稠黏。

蛤蚧（酒浸，酥炙）　知母（焙）　贝母（焙）　鹿角胶（炙令燥）　枇杷叶（去毛，炙）　葛根　桑皮（炙）人参　甘草（炙）　杏仁（汤浸，去皮尖双仁，炒）以上各一两

上每服三钱，水煎。不拘时温服。

保和汤：治劳证久嗽，肺燥成痿。服之甚效。

知母　贝母　天门冬（去心）　麦门冬（去心）　款冬花各一钱　天花粉　薏苡仁（炒）　杏仁（去皮尖，炒）各五分　五味子二十粒　马兜铃　紫菀　桔梗　百合　阿胶（蛤粉炒）　当归　百部各六分　粉草[2]（炙）　紫苏　薄荷各四分

上用姜三片，水煎。入饴糖一匙，食后服。

吐血或痰带血，加炒蒲黄、生地黄、小蓟。痰多加橘红、茯苓、栝楼仁。喘去紫苏、薄荷。加苏子、桑皮、陈皮。

知母茯苓汤：治肺痿喘嗽不已，往来寒热，自汗。

知母　白术各八分　茯苓　五味子　人参　半夏（汤泡七次）　柴胡　甘草（炙）各一钱　薄荷　川芎　阿胶各五分　款冬花　桔梗　麦门冬　黄芩各七分

上㕮咀。生姜五片，食后煎服。

《本事》鳖甲丸：治劳嗽虚证，及鼻流清涕，耳作蝉鸣，眼见黑花，一切虚证。男妇皆可服。

五味子二两　鳖甲　地骨皮各三两

上为细末，炼蜜丸梧子大。空心食前，或温酒，或盐汤任意服三五十丸，妇人醋汤下。

百合汤：治肺气壅滞，咳嗽喘闷，膈脘不利，气痞多渴，腰膝浮肿，小便淋涩。

百合　赤茯苓　陈皮（汤浸，去白）　紫苏　人参　大腹皮　猪苓（去黑皮）　桑根白皮　枳壳（麸炒）　麦门冬（去心）　甘草（炙）各一两　马兜铃（和皮）七枚

上为粗末。每服四钱，生姜三片，水煎。不拘时温服。

葶苈散：治咳嗽面目浮肿，不得安卧，涕吐稠黏。

甜葶苈（隔纸炒）　郁李仁（汤泡，去皮，炒）　桑白皮各一两　紫菀（去苗土）　旋覆花　槟榔　木通各五钱　大腹皮七钱五分

上为散。每服三钱，生姜半分，水煎。不拘时温服。

款花丸：治久嗽痰喘，肺气浮肿。

青皮　陈皮　槟榔　木香　杏仁　茯苓　郁李仁（去皮）　广茂　川当归　马兜铃（炮）　葶苈各三钱　人参　防己各四钱　牵牛（头末）二两五钱

上为细末，姜汁打面糊丸桐子大。每服二十丸，加至七十丸。食后姜汤下。

杏仁煎：治咳嗽，失音不出。

杏仁（去皮尖，研）三两　生姜汁　白蜜　餳糖各一两五钱　（四味另贮）　桑皮　贝母（去心）　木通各一两二钱五分　紫菀（去土）　五味子各一两

上后五味剉碎，用水三升，熬至半升，去渣，入煎杏仁等四味，再熬成膏。每服一匕，含化。一方加款冬花，知母各一两。

人参半夏丸：化痰坠涎，定喘。疗风痰、食痰，一切痰逆呕吐，痰厥头痛，或风气偏正头痛，或风壅头目昏花，或耳鸣、鼻塞、咽干，胸膈不利。

人参　茯苓（去皮）　南星　薄荷各五钱　寒水石　白矾（生用）　半夏姜屑各一两　蛤粉二两　藿香二钱半五分

上为末，水面糊丸桐子大。每服三十丸，食后姜汤下，日三服，白汤下亦可。一方加黄连五钱　黄柏一两，尤效。又治酒病，调和脏腑甚妙。

半夏温肺汤：治寒痰，心腹中脘痰水冷气，心下汪洋，嘈杂，常多涎唾，口中清水自出，胁肋急胀，痛不欲食。此胃气虚冷所致，其脉沉弦细迟。

旋覆花　人参　细辛　桂心　甘草　陈皮　桔梗　芍药　半夏（制）各五钱　赤茯苓七钱五分

上㕮咀。每服四钱，生姜三片，水煎。食后服。

祛痰丸：治风痰喘嗽。

人参　陈皮（去白）　青皮（去白）　茯苓　白术（煨）　木香　天麻各一两　槐角子　半夏（汤泡七次）各七钱五分　猪牙皂角（去皮弦子，酥炙）五钱

上为细末，姜汁煮糊丸梧子大。每服五七十丸，食后温酒下，姜汤亦可。

星香丸：治诸气嗽生痰。

南星　半夏（用白矾一两入水同二味浸一宿）各三两　陈皮（五两，米泔水浸一周时，去白，取净三两）　香附子（皂角水浸一周时，晒干）三两

上四味，俱不见火，碾为细末，姜汁煮面糊丸梧子大。每服五十丸，食后生姜汤下。

白术汤（《杂病源流犀烛》）：治五脏受湿，咳嗽痰多，上气喘急，身体重

痛，脉濡细。

白术三钱　白茯苓（去皮）　半夏（汤泡七次）　橘红各二钱　五味子　甘草（炙）各一钱

上共一服，用生姜五片，水煎。不拘时服。

麻黄汤：治肺脏发咳，咳而喘急有声，甚则唾血。

麻黄三钱　桂枝二钱　甘草一钱　杏仁二十粒

上水煎服。

桔梗汤：治心脏发咳，咳而喉中如梗，甚则咽肿喉痹。

苦桔梗三钱　甘草六钱

上水煎服。

升麻汤：治脾脏发咳，咳而右胁下痛，痛引肩背，甚至不可转动。

升麻　白芍药　甘草各二钱　葛根三钱

上水煎服。

麻黄附子细辛汤：治肾脏发咳，咳则腰背相引而痛，甚则咳涎。又治寒邪犯齿，致脑齿痛，宜急用此汤，缓则不救。

麻黄　细辛各二钱　附子一钱

上水煎服。

乌梅丸：治胃腑发咳，咳而呕，呕甚则长虫出。

乌梅三十枚　细辛　附子　桂枝　人参　黄柏各六钱　干姜一两　黄连一两五钱　当归　蜀椒各四两

上为末，先用酒浸乌梅一宿，去核蒸之，共米饭捣如泥为丸桐子大。每服三十丸，白汤下。

黄芩半夏生姜汤：治胆腑发咳，呕苦水如胆汁。

黄芩（炒） 生姜各三钱 甘草（炙） 半夏各二钱

上水煎服。

赤石脂禹余粮汤：治大肠腑发咳，咳而遗矢。

赤石脂 禹余粮（并打碎）各二两

上水煎服。

芍药甘草汤：治小肠腑发咳，咳而失气。

芍药 甘草（炙）各四钱

上水煎服。

茯苓甘草汤：治膀胱腑发咳，咳而遗溺。

茯苓二钱 桂枝二钱五分 生姜五大片 炙甘草一钱

上水煎服。

人参养肺汤：治肺痿，咳嗽有痰，午后热，并声嘶者。

人参（去芦） 阿胶（蛤粉炒） 贝母 杏仁（炒） 桔梗 茯苓 桑皮 枳实 甘草以上各一钱 柴胡二钱 五味子五分

上㕮咀，姜三片，枣一枚，水煎。食远服。

越婢加半夏汤：治肺胀。

麻黄六两 石膏半斤 生姜三两 甘草一两 半夏半升 大枣十五枚

上六味，以水六升，先煮麻黄去上沫，入诸药，煮取三升。分三次温服。

治嗽补虚方：

牛骨（全副敲取髓） 白沙蜜八两 杏仁（去皮尖，研如泥）四两 山药（为末）四两 胡桃（去壳皮，研烂）四两上将牛髓和蜜砂锅内熬数滚，以丝绵滤去渣，再和杏仁、山药、胡桃肉装瓶内封固，重汤煮一日夜取起。空心，滚汤进一匙。

急救上气咳嗽肺气有余方：肺感寒邪，邪搏气分，壅滞不通，其症喘咳上气，及多涕唾，面目浮肿，是为气逆，急服此方。

杏仁（去皮尖及双仁者，研膏）三大升　白蜜一大升　牛酥二大升

上将杏仁膏于瓷盆中，用水研取汁五升，净铜铛一只，先倾杏仁汁三升，刻木记其深浅，复将余汁二升倾入，以慢火熬，至刻木所记之处，即纳蜜、酥在内，再熬至刻木记处，药乃成矣，瓷瓶盛之。每日三服，每服一匙，以暖酒下。不能饮者，粥饮下亦可。服至七日，唾色变白，二七日唾稀，三七日咳止。此方不但能止喘咳，兼补虚损，去风美容颜，可令肌肤滑嫩。

小青龙汤：治咳嗽。

麻黄　芍药　干姜　炙甘草　细辛　桂枝各三两　五味子　半夏（汤洗）各半升

上八味，以水一斗，先煮麻黄去上沫，纳诸药，煮取三升，去渣。温服一升。

宁嗽贝母丸：

胡桃仁（去皮）一两　贝母一两　杏仁（去皮尖）一两　熟占米五钱

上除胡桃肉，将三味炒微黄，罗细末，入桃肉，加炼蜜少许为丸。每服三钱，不拘时滚水下。立效。

【校注】

[1]《经》言脏腑皆有咳嗽：语出《素问·咳论》："五藏六府皆令人咳，非独肺也。"

[2]粉草：为甘草之别名。

【评析】

咳嗽是肺系疾病的主症之一，病起于肺，或其他脏腑之病累及于肺而成。咳嗽可分外感与内伤两类。外感所致者，治宜疏散外邪，宣通肺气，方如麻黄汤、《济生》橘苏散、宁嗽化痰汤、金沸草散、华盖散等；如兼里有痰饮者，用小青龙汤、《易简》杏子汤；兼里热者用越婢加半夏汤；兼有阳虚者用麻黄附子细辛汤；兼喘而浮肿者可用葶苈散。久嗽伤肺，或脏腑疾病而致咳者，则成内伤咳嗽，治宜调理脏腑为主，兼以祛邪利肺，方如麦门冬汤、蛤蚧汤、保和汤、人参半夏丸、人参养肺汤、宁嗽贝母丸等。

喘论

（附喘不得卧、产后喘）

【原文】

喘者，促促气急，喝喝息数，张口抬肩，摇身撷肚是也。或问喘病之源何如？曰：尝考古今方论，自《巢氏病源》称为肺主气，为阳气之所行，通荣脏腑，故气有余，俱入于肺，或为喘息上气，或为咳嗽。由是严氏谓人之五脏皆有上气，而肺为之总，以其居于五脏之上，而为华盖，喜清虚而不欲窒碍。使调摄失宜，或为风寒暑湿邪气所侵，则肺气胀满，发而为喘，呼吸促促，坐卧不安。或七情内伤，郁而生痰，脾胃俱虚，不能摄养一身之痰，皆能令人发喘。治之之法，当究其源，如感外邪，则祛散之；多气郁，则调顺之；脾胃虚，则温理之。《圣济方》云：呼随阳出，气于是升，吸随阴入，气于是降，一升一降，阴阳乃和。所谓上气者，盖气上而不下，升而不降，痞满膈中，气道奔迫，喘息有音者是也。此本于肺脏之虚，复感风邪，肺叶胀举，诸脏又上冲而壅遏，此所以有上气之症也，调气之说，洵为至当。又按《活人书》云：气有余则喘，气盛当认作气衰，有余当认作不足。设使肺气果盛与有余，则清肃下行，岂复为喘？唯其火入于肺，炎烁真阴，衰与不足而为喘焉。所言盛与有余者，非肺气也，乃肺中之火也。东垣曰：病机云：诸痿喘呕，皆

属于上[1]。辩云：伤寒家论喘呕，以为火热者，是明有余之邪中于外，寒变而为热，心火太旺攻肺，故属于上。又云：膏粱之人，奉养太过及过爱小儿，亦能积热于上而为喘咳，宜以甘寒之剂治之。丹溪曰：喘因气虚，火入于肺，有痰者，有火炎者，有阴虚自小腹下起而上逆者，有气虚而致气短者，有水气乘肺者。戴复庵云：痰者，凡喘便有痰声，火炎者，乍进乍退，得食则减，食已则喘，大概胃中有实火，则膈上有稠痰，得食坠下稠痰，喘即止，稍久食已入胃，反助其火，痰再升上，喘反大作，世人不知此，作胃虚而治以燥热之药，是以火济火也。一人患此，诸医作胃虚治之不愈，后以导水丸利六七次而愈，此水气乘肺也。若气短喘急者，呼吸急促而无痰声。有胃虚喘者，抬肩撷肚，喘而不休是也。盖肺主清阳上升之气，居五脏之上，通荣卫，合阴阳，升降往来，无过不及，何病之有？若内伤于七情，外感于六气，则肺气不清而喘作矣。由此观之，喘之为症不一，治疗之法，当于理气之中，兼审其火之由来，以降之，斯荣卫通而阴阳合，喘不复作矣。

论诊脉，必滑而手足温者生，若涩而四肢寒者死，数者亦死，谓之形损故也。有喘不得卧者，《素问·逆调论》云：夫不得卧，卧则喘者，是水气之客也。水者，循津液而流也，肾者，水脏主津液，主卧与喘也。东垣云：病人不得眠，眠则喘者，水气逆行，上乘于肺，肺得水而浮，使气不流通，其脉沉而大也。若其脉浮，按之虚而涩者，为阴虚，去死不远，慎勿下之，下则必死，宜四物汤加童便、竹沥、青黛、门冬、五味、枳壳、苏叶服之。更有产后喘急，为病尤甚，因产所下过多，荣血暴竭，卫气无所主，独聚肺中，故令喘也，此名孤阳绝阴，为难治之症。陈无择云：宜大料芎归汤，或用独参汤亦妙。

附方

华盖散：见咳嗽。

麻黄定喘汤：治寒郁而喘，喉鸣，腹内坚满而鸣，鼻流清涕，脉沉急而数。

麻黄　草豆蔻各一钱　益智仁一钱五分　厚朴　吴茱萸各二分　甘草　柴胡稍　黄芩（生）各一分　当归尾　苏木　升麻　神曲各半分　红花少许　全蝎一枚

上分二服，水煎。稍热食远服，取微汗效，忌风寒。

麻黄苍术汤：治秋暮冬天，夜嗽连声不绝，喘至天明方缓，口苦，两胁下痛，心下痞闷，卧而多惊，筋挛肢节疼痛，痰唾涎沫，日晚神昏呵欠，不进饮食。

柴胡根　羌活根　苍术各五分　麻黄八分　防风根　甘草根（生）　归梢各四分　黄芩　熟甘草各三分　五味子九粒　草豆蔻六分　黄芪一钱五分

上作二剂，水煎温服。

四七汤、四磨汤：俱见诸气门。

葶苈大枣泻肺汤：治肺痈，胸膈胀满，上气喘急，浑身面目浮肿，鼻塞声重，不知香臭。

葶苈子（不拘多少，炒令黄，细研约如弹子大许）

上用枣十枚，水三盏，煎一盏，去枣，入葶苈再煎至七分。食后服。

千缗汤：治喘急有风痰者。

半夏（炮制，每个切作四半）七个　皂角（去皮弦）　甘草（炙）各一寸　生姜如指大

上用水一碗，煮去一半，顿服。一方，不用甘草，但用半夏末一两，皂角半两，生姜七片，同入纱袋中，水三盏，煎至一盏五分，以手揉洗取清汁，分作三服，初服一分，次将二分并服。大效。

滚痰丸：见痰饮。

槐角利膈丸：治风胜痰实，胸满及喘满咳嗽。

皂角（酥炙，去皮弦子）一两　半夏　槐角（炒）各五分　牵牛一两五钱

上为细末，生姜汁打糊丸桐子大。每服三十丸，食后生姜汤下。

木香金铃散：治暴热，心肺上喘不已。

大黄五钱　金铃子去核　木香各三钱　朴硝二钱　轻粉少许

上为末，柳白皮煎汤。食后调下三四钱，以利为度。

人参平肺散：治肺受热而喘。

桑白皮（炒）二钱　知母一钱五分　甘草（炙）　茯苓　人参　地骨皮　天门冬（去心）各一钱　青皮　陈皮各六分　五味子（捶碎）三十粒

上用姜五片，水煎。食远温服。如热甚，加黄芩、薄荷叶各一钱。

参苏温肺汤：治肺受寒而喘。

人参　肉桂　甘草　木香　五味子　陈皮　制半夏　桑白皮　白术　紫苏各二两　白茯苓一两

上㕮咀。每服五钱，生姜三片，水煎。　食后温服。如冬寒，每服加不去节麻黄半分，先煎去沫，入诸药。

安肾丸：治肾虚而喘，乃肾经久积阴寒，膀胱虚冷，下元衰惫，耳重唇焦，腰腿肿疼，脐腹撮痛，两胁刺胀，小腹坚疼，下部湿痒，夜梦遗精，恍惚多惊，皮肤干燥，面无光泽，口淡无味，不思饮食，大便涩泄，小便滑数，精神不爽，事多健忘。常服补元阳，益肾气。

肉桂（去粗皮，不见火）　川乌头（炮，去皮脐）各十六两　桃仁（麸炒）　白蒺藜（炒，去刺）　巴戟（去心）　山药　茯苓（去皮）　白术　石斛（去根，炙）　肉苁蓉（酒浸，炙）　萆薢　破故纸各四十八两

上为末，炼蜜丸桐子大。每服三十丸，空心食前，或温酒，或盐汤下。

小安肾丸：治肾气虚乏而喘，下元冷惫，夜睡多溺，肢体倦怠，渐觉羸瘦，腰膝沉重，嗜卧少力，精神昏愦，耳作蝉鸣，面无颜色，泄泻肠鸣，眼目昏暗，牙齿蛀痛。

香附子　川乌头　川楝子（用盐四两，水四升，同煮候干，切，焙）以上各一斤　茴香十二两　熟地黄八两　川椒（去目及闭口者，微炒出汗）四两

上为细末，酒糊丸如桐子大。每服二十丸至三十丸，空心临卧时，盐汤、盐酒任下。

加减泻白散：治阴气在下，阳气在上，咳嗽呕吐喘促。

桑白皮一两　茯苓三钱　地骨皮七钱　甘草　陈皮　青皮（去白）　五味子　人参（去芦）各五钱

上㕮咀。每服四钱，入粳米数十粒同煎。食后温服。

人参定喘汤：治肺气逆喘，喉中有声，坐卧不安，胸膈紧痛，及治肺感寒邪，咳嗽声重。

人参　麻黄（去节）　阿胶（蛤粉炒）　半夏曲　五味子　罂粟壳（去蒂，蜜炙）　甘草各一钱　桑白皮二钱

上用姜三片，水煎。食后服。

九宝汤：治经年喘嗽。

麻黄（去节）　陈皮　桂枝　紫苏　桑皮（炒）　杏仁（去皮尖，炒）　大腹皮　薄荷　甘草（炙）各一钱六分

上用姜五片，乌梅一枚，食远煎服。

百花膏：治喘嗽不已，痰中有血。

百合（蒸，焙）　款冬花各等分

上为细末，炼蜜丸龙眼大。每服一丸，食后细嚼，姜汤送下，噙化尤佳。

《三因》神秘汤：治喘不得卧。

紫苏叶　陈皮（去白）　生姜　桑白皮（炒）　人参各五钱　白茯苓（去皮）　木香各三钱

上㕮咀，水三升煎至一升，去滓。大温，分三服。

真应散：治远年喘急不能眠，服百药而不效者。

白石英（通明者，以生绢袋盛，用雄猪肚一具，以药入内缝定，煮熟取药出，再换猪肚一具，如前法煮三次，煮过取药出，晒干研末）四两

款冬花散：用款冬花一钱，贝母、知母、桑叶、杏仁、半夏、阿胶、甘草各二钱，麻黄（去节）四钱，为粗末。

上以款冬花散二钱，入白石英末二钱，再加桑白皮二寸，生姜三片，枣子一枚，水一盏半，煎至七分。通口服。煮石英猪肚亦可食，但不宜用醋、酱、椒、盐、姜料等物和食。

二味参苏饮：治产后瘀血入肺，咳嗽喘急。

人参一两 苏木二两

上作一剂，水煎服。既愈，即当用六君子汤以补脾胃，若口鼻黑气起，急以此药加附子五钱，亦可得生。

血竭散：治产后败血冲心，胸满上喘。

真血竭（如无以紫矿代）　没药各等分

上研细，频筛再研，取尽为度。每服二钱，用童便、好酒大半盏，煎一沸。温服，方产下一服，上床良久又一服。其恶血自循经下行，再不冲上，免生百病。

旋覆花汤：治产后伤风，寒咳喘嗽，痰涎壅盛，坐卧不宁。

旋覆花　赤芍药　荆芥穗　半夏曲　五味子　麻黄　茯苓　杏仁　甘草　前胡各等分

上每服四钱，姜五片，枣一枚，水煎。食前温服。

小调经散：产后喘急，四肢浮肿者，乃败血循经流入四肢，淫留日深，腐烂如水，故令四肢肿，面黄。服此血行肿消，喘自愈矣。

没药　琥珀　桂心　芍药　当归各一钱　细辛　麝香各五分

上为细末。每服半钱，姜汁、酒少许调服。

【校注】

[1] 诸痿喘呕，皆属于上：语出《素问·至真要大论》。

【评析】

喘证常为一些急慢性疾病的主症之一，可以因外感引起，或因痰浊壅滞，或因情志所伤，或肺肾虚弱等所致。证有虚实之分，实者多由肺气壅阻，治宜祛邪利气，方如麻黄定喘汤、四七汤、葶苈大枣泻肺汤、滚痰丸等；虚喘为气衰不足以息，尤以心肾阳虚为甚，治当益肺补肾纳气，甚者急救回阳固脱，方如人参平肺散、参苏温肺汤、安肾丸、人参定喘汤等。亦有妇人产后瘀血冲逆所致喘满，治以化瘀降逆，方如血竭散、小调经散等。

哮论

【原文】

哮与喘相类，但不似喘之开口气多。《圣济总录》有名呷嗽者，是也。以其胸中多痰，结于喉间，与气相击，故随呼吸呀呷，于喉中作声，呷者口开，呀者口闭，开口闭口，尽有其声。盖喉咙者，呼吸之气，出入之门也，会厌者，声音之户也，悬雍者，声之关也，呼吸本无声，胸中之痰随气上升，沾结于喉咙及会厌、悬雍间，故气出入不得快利，与痰引逆，相击而作声也。是痰因食厚味、咸酸太过，因积成热，由来远矣，故痰胶如漆，粘于肺系。特哮出喉间之痰，则声稍息。若味不节，其胸中未尽之痰，复与新味相结，哮必更作矣。

附方

紫金丹：治哮多年，肺气喘急，哮嗽夜不得卧者。

白砒（水飞）五分　淡豆豉（好者，用水略润片时，以纸挹干，研膏子）二钱

上用豆膏子和砒同杵极匀，如麻子大。每服五丸至十丸，量大小与之，并用腊茶清极冷吞下，临卧。以知为度。

《易简》黄丸子：清痰定喘及齁船[1]。

雄黄（研）　雌黄（研）各一钱　山栀仁七枚 绿豆四十九粒　明白砒（研细，并生用）一字

上为末，稀糊丸绿豆大。每服一二丸，临卧，薄荷茶清冷下。

化痰丸：治久喘哮，或作或止，快脾顺气，化痰消食。甚妙。

半夏（洗）　南星（去皮膜）　白矾　皂角（切碎）　生姜各一斤

上用水煮南星无白点为度，拣去皂角不用，将生姜切作片，同半夏、南星晒干无日色，火焙。

青皮（去瓤）　陈皮（去白）　紫苏子（炒）　萝卜子（炒，另研）　干葛　杏仁（去皮，另研）　神曲（炒）　麦蘖（炒）　香附子（去毛）　山楂

上各半斤净，与前半夏等药合和一处，研为细末，生姜汁浸蒸饼打糊丸桐子大。每服五七十丸，临卧，食后茶汤送下。

清金丹：治哮嗽，遇厚味发者。

萝卜子（淘净蒸熟，晒干为末）一两　猪牙皂角（烧过存性，碗覆地上为末）三钱

上为末拌匀，用生姜汁浸蒸饼丸萝卜子大，每服三十粒，慢咽下。一方劫

喘用姜汁炼蜜丸前药如桐子大。每用七八十丸，噙下止之。

治远年近日哮喘痰嗽方：

蝉蜕（去足） 轻粉（另研） 马兜铃各一两 五灵脂（生用） 雄黄（生用） 杏仁（去皮尖）各五钱 白砒 淡豆豉四十九粒

上为末，用生姜、葶苈自然汁，合轻粉诸药丸小弹子大。每服一丸，临卧，细嚼姜汤下。

【校注】

［1］齁（hōu）𪖙（shà）：鼻息声。

【评析】

哮证病有宿根而经常发作，以痰鸣气喘为主症，故又称哮喘，可见于现代支气管哮喘病。据痰之寒、热不同，而有冷哮、热哮之分。冷哮者痰白，或稀薄多沫，治宜温肺豁痰，方如化痰丸、小青龙汤等；热哮者痰黄稠，治宜清肺化痰，方如《易简》黄丸子、越婢加半夏汤等。哮证缓解期，治宜调理肺脾肾，可用麦门冬汤、参苏温肺汤、安肾丸等方。本节所列方中有些药物有毒，如砒霜（白砒）、水银（轻粉）等，需慎用，可参用喘证、咳嗽方。

短气少气论

【原文】

短气者，气短不能相续，似喘而非喘，若有气上冲而实非也，似喘而不摇肩，呻吟而无痛。《经》言短气，实为难辨，治之而或误者多矣，要识短气之真者，气急而短促，谓之短气是也。仲景论短气皆属饮，《金匮》云：短气有微饮，当从小便去之，苓桂术甘汤主之，肾气丸亦主之。又云：咳逆倚息，短气不得卧，其形如肿，谓之支饮。支饮亦喘而不得卧也。又云：胸中[1]有留饮，其人短气而渴，四肢历节痛，脉沉者有留饮。又云：肺饮不弦，但苦喘而短气。详其治法，危急者，小青龙汤主之；胀满者，厚朴大黄汤主之；眩冒者，苓桂术甘汤及泽泻汤主之；不得偃息者，葶苈大枣汤主之；吐下不愈者，木防己汤主之。少气者，气少虚怯，不足于言也。《素问》云：三阳绝，三阴微，是为少气。又云：怯然少气者，是水道不行，形气消索也。又云：言而微，终日乃[2]复言者，此夺气也。其治法则生脉散、独参汤主之。

附方

苓桂术甘汤：治短气。

茯苓四两　桂枝　白术各三两　甘草二两

上四味，以水六升，煮取三升。作三分温服。

四柱饮：治元脏气虚，真阳耗散，两耳蝉鸣，脐腹冷痛，大小便滑数。

木香（湿纸裹煨）　茯苓　人参　附子（炮，去皮脐）各等分

上每服二钱，姜三片，枣一枚，盐少许，水煎。空心食前温服。

半夏汤：治胸痹短气。

半夏（汤洗，焙）　柴胡各五钱　前胡（去苗）　赤茯苓（去皮）　官桂（去粗皮）　人参各七钱五分　甘草二钱五分

上㕮咀。每服五钱，姜五片，枣三枚擘开，水煎。不拘时温服。

麦门冬饮子：治吐血久不愈，或肺气虚而气短，或肾虚，发热唾痰，皮毛枯涩。

五味子十粒　麦门冬（去心）　当归身　人参各五分　黄芪一钱　生地黄五钱

上为粗末，作一服，水煎。稍热，不拘时服。

肾气丸：即八味丸，见虚劳。

厚朴大黄汤[3]：见痞满。

泽泻汤：见眩晕。

小青龙汤：见咳嗽。

葶苈大枣汤：见喘论。诸方俱治短气。

【校注】

［1］胸中：原为“膈上”。据《金匮要略·痰饮咳嗽病》改。

［2］乃：原为“不”。据《素问·脉要精微论》改。

［3］厚朴大黄汤：出《金匮要略·痰饮咳嗽病脉证并治》。方由厚朴、大黄、枳实组成。

【评析】

短气、少气可见于痰饮、虚劳等病证中。张仲景认为治疗痰饮病“当以温药和之”，苓桂术甘汤是为代表方，如夹有外邪，可用小青龙汤、葶苈大枣汤，里实者可用厚朴大黄汤、泽泻汤等。脾肾亏虚者可用四柱饮、肾气丸，肺肾虚者可用麦门冬饮子。

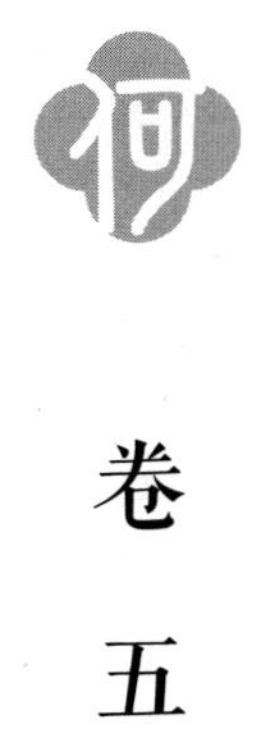

卷五

诸呕逆门

呕吐论

（漏气　走哺　吐食　干呕　恶心　呕苦　吐酸　呕清水　吐蛔）

【原文】

夫人受天地之气以生，必以脾胃为主，盖胃受水谷，脾主运化，生血生气，以充四体者也。脾胃无所伤，则无呕吐之患，若饮食失节，寒热不调，或喜食生冷肥腻，喜餐腥脍乳酪，或露卧湿处，当风取凉，种种不一，动扰于胃，胃既受病，则脾气停滞，清浊不分，中焦为之壅塞，遂成呕吐之患。亦有忧思伤感，宿寒在胃，中脘伏痰，胃受邪热，瘀血停蓄而成者。东垣曰：呕吐哕皆属于胃，胃者，总司也，以其气血多少为异耳。且如呕者，阳明也，阳明多血多气，故有声有物，气血俱病也。仲景云：呕多虽有阳明症，慎不可下[1]。孙真人曰：呕家多服生姜，乃呕吐之圣药也。气逆者必散之，故以生姜为主。吐者太阳也，太阳多血少气，故有物无声，乃血病也，有食入则吐，有食已则吐，以陈皮去白主之。哕者少阳也，少阳多气少血，故有声无物，乃气病也，以姜制半夏为主。故朱奉议治呕、吐、哕三症，以生姜、半夏、陈皮主之是也。究三症之源，皆因脾气虚弱，或因寒气客胃，加之饮食所伤而致也，宜以丁香、藿香、半夏、茯苓、陈皮、生姜主之。若但因内伤而有此疾，宜察其虚实，使内消之，痰饮者必下之，当分经对症以用药，不可乱也。

有漏气者，身背皆热，肘臂牵痛，其气不续，膈间厌闷，食入即先呕而后下，是为漏气，此因上焦伤风，闭其腠理，经气失道，邪气内着，麦冬汤主之。有走哺者，下焦实热，大小便不通，气逆不续，呕逆不禁，是为走哺，人参汤主之。有吐食者，上焦气热上冲，食已暴吐，脉浮而洪，宜先降气和中，以桔梗汤调木香散二钱，隔夜空腹服之，三服后，气渐下，吐渐去，然后去木香，加芍药二两，黄芪一两五钱，同煎服之，病愈则止；如大腑燥结，食不尽下，以大承气汤去芒硝微下之，少利为度，再服前药补之；如大便复结，又依前微下之。有干呕者，《金匮》方云：干呕、哕，若手足厥者，橘[2]皮汤主之。有恶心而干呕者，欲吐不吐，心下映漾，人如晕船，宜大半夏汤、小半夏茯苓汤、理中汤、治中汤皆可用。有呕苦者，《经》云：善呕，呕多有苦，长太息，是邪在胆，逆在胃也。胆液泄则口苦，胃气逆则呕苦[3]。当从《纲目》针刺之法，而兼以苦温、辛温之剂治之也。有吐酸者，吐酸与吞酸不同，吐酸是平日津液随上升之气，郁而成积，郁积之久，湿中生热，故从火化，遂作酸水而出，甚则酸水浸心，不胜其苦，次则吐出酸水，令上下牙酸涩，不能相对，当以大辛热剂疗之。有呕清水者，《经》云：太阴之复，呕而密默，唾吐清液，治以苦热[4]。是呕水属湿，一味苍术丸主之。有吐涎沫者，《金匮》方云：干呕、吐逆、吐涎沫，半夏干姜散主之。半夏、干姜各等分，杵为散，取方寸匕，浆水一升半，煎至七合，顿服之。有呕脓者，仲景云：呕家有痈脓者，不可治呕，脓尽自愈。《仁斋直指方》以地黄丸汤主之，兼施以治肺痈之剂，脓无不尽而愈也。有呕虫者，仲景以吐蛔为胃中寒冷之故，则成蛔厥，宜理中汤加炒川椒五粒，槟榔五分，吞乌梅丸。大抵呕吐之症，脉紧而涩者，难治；脉弱而呕，小便复利，身有微热见厥者死；呕吐大痛，面[5]色如菜叶青者亦死。

附方

大半夏汤：治胃反呕吐。

半夏（洗完用）二升　人参三两　白蜜一升

上用水一斗三升，煮药和蜜扬二百四十遍，取三升。温服一升，余二升分再服。

丁香吴茱萸汤：治呕吐哕，胃寒所致。

丁香五分　吴茱萸　草豆蔻　人参　苍术　黄芩各一钱　升麻七分　当归一钱五分　柴胡　半夏　茯苓　干姜　甘草各五分

上为细末。每服五钱，水煎。食煎热服，忌食冷物。

藿香安胃散：治脾胃虚弱，呕吐不进饮食。

藿香一钱五分　丁香　人参各二钱　橘红五钱

上为细末。每服二钱，姜三片，水煎。食前凉服，和渣服亦可。

红豆丸：治诸呕逆，膈气翻胃吐食，诸药不愈者。神效。

丁香　胡椒　砂仁　红豆各二十一粒

上为细末，姜汁糊丸皂角子大。每服一丸，用大枣一枚，去核填药，面裹煨熟。去面细嚼，空心白汤下，中晚各再下一服。

新法半夏汤：治脾胃气弱，痰饮不散，呕逆酸水，腹肋胀痞，头旋恶心，不思饮食。

缩砂仁　神曲（炒）　陈皮（去白）　草果仁各一两　白豆蔻仁　丁香各五钱　大半夏（汤洗七次，切作两半，白矾末一两，沸汤浸一昼夜，洗去矾，俟干；一半再切作两半，姜汁浸一昼夜，隔汤炖，焙干为末；姜汁拌成饼，炙黄用）四两　甘草（半生半炙）二两

上为细末。每服二钱，先用生姜自然汁调成膏，入炒盐汤。不拘时点服。

竹茹汤：治胃热呕吐。

干葛　半夏（姜汁半盏，浆水一升，煮耗一半）各三钱　甘草

上为末。每服五钱，姜三片，竹茹一弹大，枣一枚，水煎。温服。

槐花散：凡吐多是膈热，热且生痰，此药能化胃膈热涎。甚效。

皂角（去皮，烧烟绝）　白矾（熬沸定）　槐花（炒黄黑色）　甘草（炙）

上各等分，为末。每服二钱，白汤调下。

麦门冬汤：治漏气。因上焦伤风，腠理俱开，上焦之气，慓悍滑疾，遇开即出，经气失道，邪气内著，故有是症。服此大效。

麦门冬（去心）　生芦根　竹茹　白术各五两　甘草（炙）　茯苓各二两

人参　陈皮　葳蕤各三两

上剉为散。每服四大钱，姜五片，陈米一撮，水煎。热服。

人参汤：治走哺。下焦气起于胃下口，别入回肠，注于膀胱，与胃传糟粕而下大肠，今呕逆不禁，而大小便不通，知为下焦湿热之所致也。当服此汤。

人参　黄芩　知母　葳蕤　茯苓各三钱　芦根　竹茹　白术　栀子仁　陈皮各五钱　石膏（煅）一两

上剉为散。每服四钱，水煎。温服。

桔梗汤：治吐食，上焦气热上冲，食已暴吐，脉浮而洪。

桔梗　白术各一两五钱　半夏曲二两　陈皮（去白）　枳实（炒）　白茯苓　厚朴（姜制，炒）各一两

上为粗末。每服一两，水煎。温服。

紫沉丸：治中焦吐食。由食积与寒气相格，故吐而疼。

砂仁　半夏曲各三钱　乌梅（去核）　丁香　槟榔各二钱　沉香　杏仁（去皮尖）　白术　木香各一钱　陈皮五钱　白豆蔻　巴豆霜（另研）各五分

上为细末，入巴豆霜令匀，醋糊丸黍米大。每服五十丸。食后姜汤下，病愈则止。以此药治小儿，宜另为丸。又方反胃吐食，用橘皮一个，浸片时，去白，裹生姜一块，面裹纸封，烧令熟，去外面，煎汤下前丸一百丸。一日二服，服后大便通而不吐则止。

金花丸：治吐食而脉弦者。由肝胜于脾而吐，乃由脾胃虚弱，宜治风安胃。

半夏（汤洗）一两　槟榔二钱　雄黄一钱五分

上为细末，姜汁浸蒸饼丸桐子大。姜汤下，从少至多，渐次服之，以吐止为度。若治小儿此症，另为丸。

陈皮汤：治干呕。

陈皮四两　生姜半斤

上用水七升，煮取三升。温服一升，即愈。

生姜半夏汤：治恶心。

生姜一斤　半夏半升

上用水三升，煮半夏，取二升，纳生姜汁，煮取一升半。少冷，分四服，日三服，夜一服，服而得止，遂停勿服。

茯苓半夏汤：治同前。

炒曲三钱　大麦糵（炒黄）五钱　陈皮　天麻各二钱　白术　白茯苓　半夏各一两

上为粗末。每服五钱，姜五片，水煎。热服。

柴胡半夏汤：治同前。

半夏二钱　苍术　炒曲各一钱　生姜三片　柴胡　藁本　升麻各五分　白茯苓七分

上为粗末。水煎。温服。

理中汤：见中寒。

温中汤：即理中汤加丁香。

治中汤：即理中汤加陈皮、青皮各等分，俱治恶心。

八味平胃散：治吐酸。

厚朴（去皮，姜炒）　升麻　射干（米泔浸）　茯苓各一两五钱　大黄（蒸）　枳壳（去瓤，麸炒）　甘草（炙）各一两　芍药五钱上㕮咀。每服四钱，水煎。空心，热服。

神术丸：治停饮成癖，久则呕吐酸水，吐已，停久复作。服此大效。

苍术（米泔浸）一斤　生芝麻（用水二盏，研细取浆）五钱　大枣（煮熟去皮核，研细）十五枚

上以苍术焙干为末，后以芝麻浆及枣肉和匀，杵丸桐子大。每服五十丸，温汤下。忌桃李、雀蛤。初服觉燥，以山栀末一钱，汤调服之。

茯苓饮：治呕清水。

茯苓　人参　白术各三两　枳实二两　陈皮五钱　生姜四两

上用水六升，煮取一升八合。温分三服，约人行八九里时进一服。

吴茱萸汤：治吐涎沫，干呕头痛者。

吴茱萸（汤泡洗）一两五钱　人参三分　生姜一两五钱　大枣三枚

上㕮咀。水煎。分二服。

小青龙汤：治吐涎末。凡人吐涎末，若妄下之，心下即痞满不快，当先以此汤治其吐，涎沫止后，乃以泻心汤治其痞满。

麻黄　芍药　干姜　炙甘草　细辛　桂枝各三两　五味子　半夏（汤洗）各半升

上八味，以水一斗，先煮麻黄，减两升，去上沫，后纳诸药，煮取三升。温服，每服一升，分三服。

泻心汤：见癫狂痫。

地黄汤：治呕吐脓血。

生地黄（洗，焙）　川芎各一两　半夏　甘草（炙）各七钱五分　南星（汤洗七次）　芍药　白芷　茯苓　北梗　前胡　知母　人参各五钱

上㕮咀。每服三钱五分，姜五片，乌梅一个，煎服。

乌梅丸：治呕虫。

乌梅三十个　细辛　附子（制）　桂枝　人参　黄柏各六钱　干姜一两　黄连一两　当归　蜀椒各一两

上为末，用酒浸乌梅一宿，去核蒸之与米饭捣和丸桐子大。每服十丸，白汤下。

【校注】

［1］仲景云……慎不可下：语出《伤寒论·辨阳明病脉证并治》："伤寒呕多，虽有阳明证，不可攻之。"

［2］橘：原为"陈"。据《金匮要略·呕吐哕下利》改。

［3］善呕……胃气逆则呕苦：语出《灵枢·四时气》："善呕，呕有苦，长太息，心中憺憺，恐人将捕之，邪在胆，逆在胃，胆液泄则口苦，胃气逆则呕苦，故曰呕胆。"

［4］治以苦热：语出《素问·至真要大论》："太阴之复，治以苦热，佐以酸辛，以苦泻之，燥之，泄之。"

［5］面：原为"而"。疑误。

【评析】

呕吐，包括古病名漏气、走哺等，均有胃失和降，气逆于上之病变，辨治当分虚实二类，实证多因邪气犯胃，浊气上逆而成，治以祛邪化浊，和胃降逆，偏寒者可用红豆丸、新法半夏汤、紫沉丸、茯苓半夏汤等方；偏热者可用竹茹汤、人参汤、金花丸、柴胡半夏汤、八味平胃散等方。虚证乃脾胃虚寒，或胃阴不足，失其和降所致，治以温中降逆，或滋养胃阴，方如大半夏汤、藿香安胃散、温中汤、治中汤，或麦门冬汤。更有寒热、虚实夹杂者，可用丁香吴茱萸汤、地黄汤、乌梅丸。如胃中停饮，呕清水，吐涎沫，可用神术丸、茯苓饮、吴茱萸汤等治疗。

吞酸论

【原文】

吞酸者，湿热郁积于肝而出，伏于脾胃之间，且脾虚不能运化饮食，饮食入胃，湿热相蒸，故作酸焉。患此症者，不能自涌而出，咯不得上，咽不能下，酸水刺心而痛，不胜其苦。丹溪尝治吞酸，用黄连、吴茱萸各制炒，以苍术、茯苓等为辅，随时令迭为佐使，汤浸蒸饼为小丸吞之，仍以粮食蔬菜调养，则病易安。若吞酸心痛久而不治，渐成膈噎翻胃之症，悔何及也？

附方

加味平胃散：治吞酸，或宿食不化。

苍术　陈皮　厚朴　甘草　神曲（炒）　麦芽（炒）

上每服五钱，姜三片，水煎服。

茱连丸：治郁积吞酸。

黄连　黄芩（俱用陈壁土炒，去土用）各一两　苍术（米泔水浸，炒）七钱　吴茱萸（泡，炒）　陈皮各五钱

上为末，神曲打糊丸绿豆大。每服五六十丸，津咽下。

平肝顺气保中丸：治郁火伤脾，中气不运，胃中伏火，郁积生痰，致令呕吐，吞酸，嘈杂，心腹闷。常服此丸，顺气和中，开胃健脾，进食化痰，消痞满。

吴茱萸（汤泡）　栀子（姜汁炒）　莱菔子（炒）　白茯苓　干生姜　神曲（炒）　竹茹各一两　小川芎　枳实（麸炒）　黄连（姜汁炒）各二两　白术（土炒）四两　砂仁（微炒）　甘草（炙）各四钱　麦芽（炒）七钱　木香三钱　陈皮（去白）　香附米（童便浸三日，炒）各三两　半夏（姜汁炒）一两五钱

上为细末，竹沥打神曲糊为丸。每服八九十丸，白汤送下，一日进二服。

加味枳术丸：见心痛胃脘。

【评析】

吞酸，亦称吐酸，多因湿痰、热郁、宿食、停饮等所致，多责之于肝胃不和，或脾胃虚寒。茱连丸、平肝顺气保中丸有清热理气，疏肝和胃功效，为治吞酸常用。

翻胃论

（反胃即膈噎）

【原文】

《内经》云：三阳结，谓之隔[1]。三阳者，大肠、小肠、膀胱也；结，谓结热也。小肠结热，则血脉燥；大肠结热，则后不圊；膀胱结热，则津液涸；三阳俱结，则前后闭涩，下既不通，必反上行，此所以噎食不下，从下而复出也。盖胃为水谷之海，调摄得宜，则日受其新，以易其陈，一日一便乃常度也。今病噎者三五七日不便，乖其度也，岂非三阳俱结于下？大肠枯涸，所食之物，为咽所拒，纵入太仓，还出喉咙，此阳火不下，推而上行也。多因寒湿失宜，饮食乖度，七情内伤，六淫外感，以致神气俱扰，遂成是病。故热积于内，血液衰耗，胃脘干槁，其槁在上，近咽之下，水饮可行，食物难入，入亦不多，是名为噎；其槁在下，与胃为近，食虽可入，而不能尽入，朝食暮吐，暮食朝吐，宿食不化，是名为膈，亦曰反胃，甚至大便秘小细若羊矢，名虽不同，病出一体。大抵此证有四，血虚、气虚、有热、有痰，后世概以调气之剂治之，恐不能中其病，而遂欲愈其病也得乎？若服耗气之药过多，中气不运而致者，法当补气而使自运，宜补气运脾汤。服通利之药过多，以致血液耗竭而愈结者，当补血润血而使自行，宜滋血润肠汤。有因火逆冲上，食不得入，其脉洪大有力而数者，宜滋阴清膈散，加枇杷叶二钱，芦根一两。有痰多，食饮才下便为痰涎裹住不得下者，以来复丹控其痰涎，次用涤痰丸。有因脾胃阳火内衰，其脉沉微而迟者，以辛香之药温其气，宜丁沉透膈汤、五膈宽中散之类，仍以益阴之药佐之。有瘀血在膈间，阻碍气道而成者，以代抵当丸作芥子大，取三钱，令病人去枕仰卧，细细咽之，次早利下恶物，令善调理将息自愈。亦有有虫者，以秦川剪红丸取之，此丸亦取瘀血。噎而血槁者，用地黄、麦冬、当归煎膏，入韭汁、人乳、童便、芦根、桃仁泥和匀，细细呷之。大便秘涩，加桃仁泥、玄明粉，或用人参散。治五噎，杵头糠、人参末、石莲肉末、柿霜、玄明粉等分舐喫。（眉批：杵头糠，舂米杵头上细糠也。）噎病，喉中如有肉块，食不能下，用昆布二两（洗去咸水），小麦二合，水三大盏煎，俟小麦烂熟，去滓，不拘时，每服一小盏，仍取昆布长含两三片于口中，咽津极效。噎病声不出，竹皮饮。

大抵噎病之脉，寸口脉浮大，浮则无血，大则为寒，寒气相搏，即为肠鸣，医不知而反下之，或与饮水，令汗大出，水得寒气，冷必相搏，其人即噎。寸口脉紧而芤，紧则为寒，芤则为虚，虚寒相搏，脉为阴结而迟，其人则噎。反胃之脉，寸口微而数，微则无气，无气则荣虚，荣虚则血不足，血不足则胸中冷。趺阳脉浮而涩，浮则为虚，涩则伤脾，脾伤则不磨，朝食暮吐，暮食朝吐，完谷不化，名曰胃反。若脉紧而涩者，则难治。脉弦者，虚也，胃气无余，朝食暮吐，变为胃反，寒在于上，医反下之，令脉反弦，故名曰虚。胃脉软而散者，当病食痹[2]。肾脉微缓为洞[3]，洞者食不化，下嗌而还出。沉缓而无力，或大而弱为气虚。数而无力，或涩而小为血虚。数而有力者为热。寸关或沉伏、或大而滑数者是痰。寸关脉沉而涩者是气。反胃之脉，沉细散乱不成条道、沉浮则有中按则无者，必死。年高病久，元气败坏，手足寒冷，粪如羊矢，涎沫大出者，皆不治。

附方

香砂宽中汤：治气滞胸痞噎塞，或胃寒作痛者。

木香（临服时磨水三四匙，入药内） 白术 陈皮 香附各一钱五分 白豆蔻（去壳） 砂仁 青皮 槟榔 半夏曲 茯苓各一钱 厚朴（姜制）一钱二分 甘草三分上用姜三片，水煎，入蜜一匙。食前服。

补气运脾汤：治中气不运噎塞。

人参二钱　白术三钱　橘红　茯苓各一钱五分　黄芪（蜜炙）一钱　砂仁八分　甘草（炙）四分

上用姜一片，枣一枚，水煎。食远服。有痰加半夏曲一钱。

滋血润肠汤：治血枯及死血在膈，饮食不下，大便燥结。

当归（酒洗）三钱　芍药（煨）　生地各一钱五分　红花（酒洗）　桃仁（去皮尖，炒）　大黄（酒煨）　枳壳（麸炒）各一钱

上㕮咀，水煎，入韭汁半酒杯。食前服。

人参利膈丸：治胸中不利，大便结燥，痰嗽喘满，脾胃壅滞。膈气之圣药也。

木香　槟榔各七钱五分　人参　当归（酒洗）　藿香　甘草　枳实（麸炒黄）各一两　大黄（酒蒸熟）　厚朴（姜制）各二两

上为细末，滴水丸桐子大。每服三五十丸，食后诸米饮下。

滋阴清膈饮：治阴火上冲，或胃火太盛，食不能入，脉洪数者。

当归　芍药（煨）　黄柏（盐水炒）　黄连各一钱五分　黄芩　山栀　生地各一钱　甘草三分

上水煎，入童便、竹沥各半酒杯。食前服。

来复丹：治同涤痰丸。见中暑。

涤痰丸：治膈间痰多，饮食才下痰涎裹住，不得下者。先服来复丹，次用此方。

半夏曲　枯矾　皂角（火炙，去皮弦子）　玄明粉　白茯苓　枳壳各等分

上为细末，霞天膏和丸椒子大。每服二三十丸，白汤下。

丁沉透膈汤：治脾胃不和，痰逆恶心，或时呕吐，饮食不进，一切膈噎，痞塞不通。

白术二两　香附（炒）　缩砂仁　人参各一两　丁香　木香　麦蘖　肉豆蔻　白豆蔻　青皮各五钱　沉香　厚朴（姜制）　藿香　陈皮各七钱五分　甘草（炙）一两五钱　半夏（汤洗七次）　神曲（炒）　草果各二钱五分

上㕮咀。每服四钱，姜三片，枣一枚，水煎。不拘时热服。

五膈宽中散：治七情四气伤于脾胃，以致阴阳不和，胸膈痞满，停痰气逆遂成五膈。并治一切冷气。（眉批：膈有五膈，忧、愤、寒、热、气也。）

白豆蔻（去皮）二两　甘草（炙）五两　木香三两　厚朴（去皮，姜汁炙熟）一斤　缩砂仁　丁香　青皮（去白）　陈皮（去白）各四两　香附（炒，去毛）一斤

上为细末。每服二钱，姜三片，盐少许，冲沸汤。不拘时点服。

谷神嘉禾散：治脾胃不和，胸膈痞满，气逆生痰，不进饮食，一切膈噎。

白茯苓　缩砂仁（去皮）　苡仁（炒）　枇杷叶（去毛，姜汁炙香）　人参各一两　白术（炒）二两　桑白皮（炒）　槟榔（炒）　白豆蔻（炒，去皮）　青皮（去白）　谷蘖　五味子（炒）各五钱　沉香　杜仲（去皮，姜汁、酒涂炙）　丁香　藿香　随风子　石斛（酒和炒）　半夏（姜汁捣和作饼，炙黄色）　大腹子（炒）　木香各七钱五分　甘草（炙）一两五钱　陈皮（去白）　神曲（炒）各二钱五分

上㕮咀。每服三钱，姜三片，枣二枚，水煎。不拘时服。

噎，入干柿一枚。膈气吐逆，入薤白三寸，枣五枚。

代抵当丸：见蓄血。

秦川剪红丸：治膈气成反胃。服此吐出瘀血及下虫。效。

雄黄（另研） 木香（炙）五钱 槟榔 三棱（煨） 蓬术（煨） 贯众（去毛） 干漆（炒烟尽） 陈皮各一两 大黄（生用）一两五钱

上为细末，面糊丸桐子大。每服五十丸，食前米饮下。

厚朴丸：主翻胃吐逆，饮食噎塞，气上冲心腹诸疾。

厚朴 蜀椒（去目，微炒） 川乌头（泡，去皮）各一两五钱 紫菀（去土、苗） 吴茱萸（汤洗） 菖蒲 柴胡（去苗） 桔梗 茯苓 官桂 皂角（去皮弦，炙） 干姜（炮） 人参各二两 黄连二两五钱 巴豆霜五钱

上为细末，入巴豆霜和匀，炼蜜丸桐子大。每服三丸，渐加至五七丸，以利为度，姜汤下。春夏加黄连二两，秋冬再加厚朴二两。

昆布丸：治五噎，咽喉妨塞，食欲不下。（眉批：五噎者，忧、思、劳、食、气也。）

昆布（洗去咸水） 麦门冬（去心，焙） 天门冬（去心，焙） 诃黎勒（去核）各一两五钱 木通 川大黄（微炒） 川朴硝 郁李仁（汤浸，去皮，微炒） 桂心 百合各一两 羚羊角（屑） 杏仁（汤浸，去皮尖，麸炒黄） 紫苏子（微炒） 射干各五钱 柴胡（去芦） 陈皮（去白） 槟榔各二钱五分

上为细末，炼蜜和捣三百杵，丸桐子大。每服三十丸，不拘时，热酒下饭后，用绵裹弹子大一丸噙化。

吴茱萸丸：大理脾胃、胸膈不通，调中顺气。

吴茱萸 草豆蔻仁各一钱二分 橘皮 益智仁 人参 黄芪 升麻各八分 白僵蚕 泽泻 姜黄 柴胡各四分 当归身 甘草（炙）各六分 木香二分 青皮三分 半夏一钱 大麦蘖一钱五分

上为细末，汤浸蒸饼丸绿豆大。每服三十丸，不拘时细嚼，白汤送下。

芫花丸：治积聚停饮，痰水生虫，久则成反胃，及变为胃痈。

芫花（醋炒）一两　牛膝　狼牙根　桔梗（炒黄）　藜芦（炒）　槟榔各五钱　巴豆（炒黑）十粒

上为细末，醋糊丸赤豆大。每服二三丸，加至五七丸，食前姜汤下。

缠金丹：治五种积气及五噎，胸膈不快，停痰宿饮。

丁香　木香　沉香　槟榔　官桂　胡椒　硇砂（研）　白丁香　白豆蔻　飞矾（研）各一钱　马兜铃　南星　五灵脂　瓜蒌根　半夏各五钱　朱砂（留一半为衣）三钱

上为细末，生姜汁煮糊丸桐子大，朱砂为衣。每服三丸，姜汤下或干嚼药，以萝卜煎汤下。

【校注】

［1］隔：原为“膈”。据《素问·阴阳别论》改。

［2］食痹：病证名。《素问·至真要大论》：“食痹而吐。”王冰注：“食痹，谓食已心下痛阴阴然，不可名也，不可忍也，吐出乃止。此为胃气逆而不下流也。”

［3］洞：呕吐之古称。《灵枢·邪气藏府病形》：“洞者食不化，下嗌还出。”

【评析】

翻胃，又称反胃，其症见食入之后，停留胃中，朝食暮吐，暮食朝吐。噎膈则症见食不得入，或食入即吐。本节所述包含两种证候，且以噎膈为主。噎膈一证属本虚标实，其本有津亏液涸及脾肾阳虚，其标则常有气郁、痰阻，瘀血、热结等，且可兼杂互见，治疗亦常结合兼之，如痰气交阻，可用香砂宽中汤、涤痰丸、五膈宽中散，兼气虚可用丁沉透膈汤、谷神嘉禾散、补气运脾汤、吴茱萸丸、厚朴丸等方；津亏气虚，瘀热结滞者，可用滋血润肠汤、人参利膈丸、滋阴清膈饮、秦川剪红丸、昆布丸等方。

吐利论

【原文】

今人概以吐利为霍乱，误矣，成无己云：呕吐而利，谓之吐利，若上吐下利，躁扰烦乱，乃谓之霍乱。其与但称吐利者有异也，盖暴发于旦夕者，为霍乱，可数日久者为吐利。故特为一门以别之。《金匮》云：干呕而利者，黄芩加半夏生姜汤主之。黄芩汤亦主之。海藏云：上吐下泻不止，当渴而反不渴，脉微细而弱者，理中丸主之。丹溪云：泄泻或呕吐，生姜汁冲汤调六一散服。洁古云：有痰而泄利不止，甚则呕而欲吐，利下而不能食，由风痰羁绊脾胃之间，水煮金花丸主之。

附方

黄芩加半夏生姜汤：

黄芩三两　甘草（炙）二两　芍药三两　半夏八两　生姜四两　大枣二十枚

上㕮咀，用水一斗，煮取三升。日间温服二服，夜一服。

黄芩汤：

黄芩二两　人参　干姜各三两　桂枝一两　半夏五钱　大枣十二枚

上药用水七升，煮取三升。作三次温服。

理中丸：

人参　甘草　白术　干姜各三两

上四味为末，蜜丸鸡子黄大，以沸汤数合浸一丸，研碎。温服。

水煮金花丸：治风痰吐利。

半夏（汤洗）　天南星（洗）　寒水石（烧存性）各一两　天麻五钱　雄黄一钱五分　白面四两

上为细末，滴水丸桐子大。每服百丸，先煎浆水数沸，以此丸入内煮，令浮为度，漉出丸药，食前生姜汤下。

● 【评析】

吐利有寒热、虚实之分，属实热者，宜用黄芩加半夏生姜汤；虚寒者宜用理中丸；寒热虚实夹杂者，可用黄芩汤。

霍乱论

● 【原文】

陈无择曰：霍乱者，心腹卒痛，呕吐下利，憎寒壮热，头痛眩晕，先心痛则先吐，先腹痛则先利，心腹俱痛，吐利并作，甚则转筋入腹则毙。盖阴阳反戾，清浊相干，阳气暴升，阴气顿坠，阴阳痞隔，上下奔迫，挥霍变乱，起于仓卒，故名霍乱。宜详三因以调之，三因者何？外因伤风，则恶风有汗；伤寒，则恶寒无汗；冒湿，则重著；伤暑则烦热。内因九气所致，郁聚痰涎，痞隔不通，遂致满闷，随其胜复，必作吐利。或饱食脍炙，恣餐乳酪，过饮寒浆、旨酒，胃既䐜胀，脾脏停凝，因郁而发，遂成吐利，当从不内外因也。故张戴人则以风、湿、暍三气合而为邪，盖脾土为风木所克，郁则热乃发，发则心火炎上，故呕吐。呕吐者，暍也，脾湿下注，故注泄。注泄者，湿也，风急甚，故筋转。转筋者，风也。由此观之，则世俗止谓是停食者，误矣。此疾多生夏秋之交，纵寒月有之，亦多由伏暑所中。病之将作，必先腹中疠痛，吐泻之后，甚则转筋，此兼风也；手足厥冷，气少唇青，此兼寒也；身热烦渴，气粗口燥，此兼暑也；四肢重著，骨节烦疼，此兼湿也。

伤风、伤寒，当于伤寒吐利门求之。若风暑合病，宜石膏理中汤。暑湿相搏，宜二香散。夏月中暑霍乱，上吐下利，心腹撮痛，大渴烦躁，四肢逆冷，汗自出，两脚转筋，宜香薷饮，井底沉极冷服之，桂苓白术汤亦妙。人于夏月多食瓜果及饮冷乘风，以致食留不化，因食成痞，隔绝上下，遂成霍乱，六和汤倍加藿香煎熟，调苏合香丸。湿霍乱，宜除湿汤、诃子散。七情郁结，五脏六腑互相刑克，阴阳不和，吐利交作，宜七气汤。霍乱转筋，吐泻不止，头目昏眩，四肢逆冷，须臾不救，急进茱萸食盐汤。霍乱多寒，肉冷脉绝，宜通脉四逆汤。有宜吐者，虽已自吐利，还用吐以提其气，二陈汤探吐，或樟木煎汤，或白矾汤俱可吐。三因吐法，用极咸盐汤三升，热饮一升，令吐宿食尽，吐止时更服一升，吐讫，仍饮一升，三吐乃止，此法较胜他法，俗人鄙而不用，坐观其毙，哀哉。夫所谓转筋者，陈氏云：以阳明养宗筋，属胃与大肠。今暴吐下，津液顿亡，外感四气，内伤七情，饮食甜腻，攻闭诸脉，枯削于筋，宗筋失养，必致挛缩，甚则舌卷囊缩者难治，急以木瓜煮汁饮之，或香薷煮汁饮之，或烧栀子二十枚，研末熟水调下，此因上热而转筋者用此法。若寒而转筋者，宜理中汤去白术，加生附子一枚，或以造曲蓼草汁暖热浸，或用浓盐汤浸，仍令絷缚腿胫，若筋入腹及通身转筋者，不可治。皂角末一小豆许，吹入鼻中取嚏，艾灸承山穴二十七壮，神效。有霍乱烦渴者，陈氏云：由阴阳反戾，清浊相干，水与谷并，小便闭涩，既走津液，肾必枯燥，引饮自救，烦渴必矣，止渴汤主之，增损缩脾饮亦主之。霍乱吐泻后，烦渴饮水，宜茯苓泽泻汤。霍乱已愈，烦热多渴，小便不利，宜麦门冬汤。霍乱后，恶心懒食，口干多渴，宜白术散。霍乱后，利不止，冷汗出，腹胁胀，宜乌梅散。霍乱后，下利无度，腹中疼痛，宜黄连丸。霍乱后，下利见血，宜止血汤。大抵霍乱转筋，吐泻不止，病在中焦，阴阳交而不和，发为疼痛，此病最急，不可与分毫粥饮，盖以邪物在胃尚未化，新谷一入胃，则反助其邪而必死矣。

有干霍乱者，忽然心腹胀满搅痛，欲吐不吐，欲泻不泻，躁乱无奈，俗名搅肠沙者是也。此由脾土郁极而不得发，以致火热内扰，阴阳不交所致。戴复庵法先以浓盐汤顿服，次调苏合香丸，或吞下来复丹，仍进以藿香正气散，加木香，枳壳各五分。厚朴汤、活命散、冬葵子汤，或刺委中穴，并十指头出血亦妙。

妊娠霍乱，若先吐或腹痛吐利，是因热也；头痛、体疼、发热，是夹风邪也。风折皮肤，则气不宣通，风热上冲为头痛；风入肠胃，则泄利呕吐，甚则手足逆冷，此阳气暴竭，谓之四逆，妊娠患此，多致损胎。薛氏曰：若因内伤饮食，外感风寒，用藿香正气散。若因饮食停滞，用平胃散。果脾胃顿伤，阳气虚寒，手足厥冷，须用温补之剂。治当详审，毋使动胎，宜人参白术散、缩脾饮、木瓜煎等药主之。产后霍乱，多因脏腑虚损，饮食不消，触冒风冷所致。若热欲饮水者，五苓散；寒而不饮水者，理中丸；虚冷者，理中丸加附子，或来复丹尤妙。

大抵霍乱遍身转筋肚痛，四肢厥冷欲绝者，其脉洪大易治；脉微而迟，舌卷囊缩者不治。霍乱之后，阳气已脱，或遗尿而不知，或气少而不语，或膏汗如珠，或大躁欲入水，或四肢不收，皆不可治。

附方

加减理中汤：

人参　干姜　白术各三钱　甘草（炙）一钱

上四味，水煎，不拘时服。

若为寒湿气所中者，加附子一钱，名附子理中汤。若霍乱吐泻者，加橘红、青皮各一钱五分，名治中汤。若干霍乱心腹作痛，先以盐汤少许频服，候吐出令透，即进此汤。若呕吐者，于治中汤内加丁皮、半夏各一钱，生姜十片煎。若泄泻者，加橘红、茯苓各一钱，名补中汤。若溏泄不已者，于补中汤内加附子一钱；不喜饮食，水谷不化者，再加砂仁一钱。若霍乱呕吐，心腹作痛，手足逆冷，于本方内去白术，加熟附子，名四顺汤。若伤寒结胸，先加桔梗、枳壳等分，不愈者，及诸吐利后胸痞欲绝，心胸高起急痛，手不可近者，加枳实、白茯苓各一钱，名枳实理中汤；若渴者，再于枳实理中汤内加栝楼根一钱。若霍乱后转筋者，理中汤内加火煅石膏一钱。若脐上筑者，肾气动也，去白术，加官桂一钱五分，肾恶燥，故去白术，恐作奔豚，故加官桂。若悸多者，加茯苓一钱。若渴欲饮水者，加白术五分。若寒者，加干姜五分。若腹满者，去白术，加附子一钱。若饮酒过多，及啖炙煿热食，发为鼻衄，加川芎一钱。若伤胃吐血，此药能理中脘，分利阴阳，安定血脉，只用本方。

二香散：治暑湿相搏，霍乱转筋，烦渴闷乱。

藿香　白术　厚朴　陈皮　茯苓　半夏　紫苏　桔梗　白芷　香薷　黄连　扁豆各一钱　大腹皮　甘草各五分

上用姜五片，葱白三根，水煎。不拘时服。

香薷散：治阴阳不顺，清浊相干，气郁中焦，成为霍乱。百脉混乱，荣卫俱虚，冷搏转筋，皆宜服此。

厚朴（去皮，姜汁炒）　黄连（姜汁炒）各二两　香薷四两　甘草五钱

上为末。每服四钱，水煎，不犯铁器，井中沉，极冷服。

桂苓白术散：治冒暑饮食所伤，传受湿热，内盛霍乱，吐泻转筋急痛，满腹痛闷，小儿吐泻惊风，皆宜服此。

桂枝　人参　白术　白茯苓各五钱　泽泻　甘草　石膏　寒水石各一两　滑石二两　或加木香、藿香、葛根各五钱。

上为细末。每服三钱，白汤调下，或新汲水，或姜汤下亦可。

六和汤：见伤暑。

苏合香丸：见卒中暴厥。

除湿汤：见中湿。

诃子散：治老幼霍乱。一服即效。

诃子（炮，去核）　甘草（炙）　厚朴（姜制）　干姜（炮）　神曲（炒）　草果（去壳）　良姜（炒）　茯苓　麦芽（炒）　陈皮各等分

上为细末。每服二钱，候发不可忍时，用水煎，入盐少许服。

七气汤（《三因极一病证方论》）：治七气郁结五脏之间，互相刑克，阴阳不和，挥霍变乱，吐利交作。

半夏（汤泡） 厚朴 白芍药 茯苓各二钱 桂心 紫苏 橘红 人参各一钱

上八味，生姜七片，红枣一枚，水煎。不拘时服。

吴茱萸汤：治冒暑伏热，腹痛作泻或痢，并饮水过度，霍乱吐泻。其证始因饮冷，或胃寒，或忍饥，或大怒，或乘舟车马匹，伤动胃气，令人吐泻并行，头旋眼晕，手脚转筋，四肢逆冷，用药稍迟，须臾不救，急宜此方。

吴茱萸 木瓜 食盐各五钱

上三味同炒令焦，先用瓷瓶盛水三升，煮百沸，入药煎至二升。冷热随病人服之。倘入乡居，卒无此药，用枯白矾为末，每服一大钱，沸汤调服。更无前药，用盐一撮，醋一盏，同煎至八分，温服，或盐梅咸酸等物俱可服。

四逆汤：见诸厥。

止渴散：

人参（去芦） 麦门冬（去心） 茯苓（去皮） 桔梗 栝楼根 葛根 泽泻 甘草（炙）各五钱

上为细末。每服二钱，不拘时，蜜汤调下。

茯苓泽泻汤：

茯苓八两 泽泻四两 甘草（炙） 桂心各二两 白术三两

上㕮咀。每服四钱，姜三片，水煎。食前服。

麦门冬汤：

麦门冬（去心） 白茯苓 半夏（汤泡七次） 橘皮 白术各一钱五分 人参 小麦 甘草（炙）各一钱

上药用姜五片，乌梅少许，水煎。不拘时服。

白术散：治伤寒杂病，一切吐泻，烦渴霍乱，虚损气弱，及酒积呕哕。

白术　茯苓（去皮）　人参　藿香各五钱　葛根一两　木香二钱五分　甘草（炙）一两五钱

上为细末。每服二钱，白汤调下。如烦渴，加滑石二两，甚者加姜汁，随时徐徐饮之。

乌梅散：

乌梅肉（微炒）　黄连（去须，微炒）　当归（微炒）　附子（炮裂，去皮脐）　熟艾各七钱五分　阿胶（碎，炒令燥）　肉豆蔻（去壳）　赤石脂各一两　甘草（炙）五钱

上为细末。不拘时，粥饮调下二钱。

黄连丸：

黄连（去须，微炒）　黄柏（微炒）　厚朴（去皮，生姜汁涂炙令香）各七钱五分　当归（微炒）　干姜（炮）　木香（不见火）　地榆各五钱　阿胶（捣碎，炒黄燥）一两

上为细末，炼蜜和捣二三百杵，丸桐子大。每服二十丸，不拘时粥饮下。

止血汤：治霍乱，下焦虚寒，或便利后见血。

当归（焙）　桂心（去粗皮）　续断各三两　生地黄（焙）　干姜（炮）各四两　阿胶（炙令燥）　蒲黄　甘草（炙）各二两

上捣筛。每服三钱，水煎。温服，日三服。

藿香正气散：见中食。

厚朴汤：治干霍乱。

厚朴（去皮，生姜汁涂炙令香）　枳壳（去瓤，麸炒）　高良姜　槟榔　朴硝各七钱五分　大黄（炒）二两

上搗筛。每服三钱，水煎。温服。

活命散：治脾元虚损，霍乱不吐泻，腹胀如鼓，心胸痰塞。

丁香七粒　菖蒲根五钱　甘草（炙）一两　生姜五钱　盐一合

上剉碎，用童便一盏半，煎一盏。分二次温服。

冬葵子汤：治干霍乱，大小便不通，手足俱热，闷乱。

冬葵子　滑石（研）　香薷各二两　木瓜（去皮瓤）一枚

上搗筛。每服五钱，水煎。温服，日四五服。

木瓜煎：治吐泻转筋，闷乱。

吴茱萸（汤炮七次）　生姜（切）各二钱五分　木瓜（竹刀切）一两五钱

每服二三钱，水煎服。

来复丹：见中暑。

五苓散：见中湿。

理中丸：见吐利。

增损缩脾饮：

草果　乌梅　甘草　砂仁各四两　干葛二两

上㕮咀。每服五钱，姜五片，水煎。以水浸，极冷，徐徐服。

平胃散[1]：见中食。去藿香。

人参白术散：治妊娠脾胃虚弱，吐泻作渴，不食。

白术　茯苓　人参　甘草（炒）　木香　藿香各五分　干葛一钱

上水煎服。吐甚，加生姜汁频饮之。

【校注】

[1] 平胃散：当指藿香平胃散。

【评析】

霍乱是以起病急骤，卒然发作，上吐下泻，或伴腹痛为主症的病证。多因感受暑湿、寒湿等秽浊之气及饮食不洁所致。霍乱初起治宜利湿祛邪为主，方如五苓散、木瓜煎、吴茱萸汤、藿香正气散等。随着病进，可分寒、热两类，寒者治宜温中散寒祛湿，可用理中丸、加减理中汤、诃子散、七气汤、茯苓泽泻汤、白术散等，重证可致脾肾阳虚，当急救回阳，用四逆汤；热证治宜清热祛湿，可用二香散、香薷散、黄连丸等；寒热夹杂者可用乌梅散。吐泻甚而致阴伤者，可用止渴散、麦门冬汤；便血者可用止血汤；妊妇患此证可用人参白术散。此外，有干霍乱者，治宜辟浊宣壅，可用厚朴汤、冬葵子汤等。

关格论

【原文】

关者不得小便，格者吐逆，上下俱病者也。格则吐逆，九窍五脏阴极自地而升，是行阳道，乃东方之气、金石之变上壅是也，极则必至阳道不行，反闭于上，故令人吐逆。是地之气不能上行，逆而下降，反行阴道，故气填塞而不入，则气口之脉大四倍于人迎，此清气反行浊道也，故曰格。关则不便，下窍六腑阳极自天而降，是行阴道，乃西方之气、膏粱之物下泄是也，极则必至阴道不行，反闭于下，故不得小便。是天之气不得下通，逆而上行，反行阳道，故血脉凝滞而不通，则人迎之脉大四倍于气口，此浊气反行清道也，故曰关。夫人上下气和，则关格无由而作，若邪在六腑，则阳脉不和，阳脉不和，则气留之，气留之则阳气盛矣，阳气太盛，则阴脉不和，阴脉不和，则血留之，血留之则阴气盛

矣，阴气太盛，则阳气不得相营，故曰关；阳气太盛，则阴气不得相营，故曰格；阴阳俱盛，上下不得相营，故曰关格。关格者，不得尽期而死也。格者拒捍其外入者，不得纳；关者闭塞其内出者，不得泄，其名义详尽于此。后世妄以小便不通为格，大便不通为关，泛指在下阴阳二窍为言，及乎阴阳之大法，则不复穷已。复有以阴阳格绝之证，通属关格，是非错乱，尤可叹焉。

云岐子[1]云：阴阳易位，病名关格。胸膈上，阳气常在，则热为主病；身半以下，阴气常在，则寒为主病。寒反在胸中，舌上白苔而水浆不下，故曰格，格则吐逆；热在丹田，小便不通，故曰关，关则不得小便。胸中有寒，治以热药；丹田有热，治以寒药；若胸中寒热兼有，以主客之法治之。治主当缓，治客宜急，以柏子仁汤、既济丸等药，审证而投之可也。若尺寸反者，阴阳交者，但为死证。张仲景谓寸口脉浮而大，浮为虚，大为实，在尺为关，在寸为格，下微本大者，则为关格不通，不得尿，头无汗者，可治，有汗者死[2]。（眉批：下微谓脉沉而微也，本大为关后脉大也。）

附方

柏子仁汤：

人参　半夏　白茯苓　陈皮　柏子仁　甘草（炙）　麝香（另研）少许

上六味，用姜三片，水煎。入麝香调匀服。加郁李仁更妙。

既济丸：治关格，脉沉细，手足厥冷者。

熟附子（童便浸）　人参各一钱　麝香少许

上为末，糊丸桐子大，麝香为衣。每服七丸，灯心汤下。

槟榔益气汤：治关格劳后，气虚不能运动者。

槟榔多用　人参　白术　当归　黄芪　陈皮　升麻　甘草　柴胡　枳壳

上用姜为引，水煎服。

木通二陈汤：治心脾痛后，小便不通，皆由痰隔中焦，气滞下焦。服此大效。

木通　陈皮（去白）　白茯苓　半夏（姜制）　甘草　枳壳

上用姜为引，水煎服。

导气清利汤：治关格吐逆，大小便不通。

猪苓　泽泻　白术　人参　藿香　柏子仁　半夏（姜制）　陈皮　白茯苓　甘草　木通　栀子　黑牵牛　槟榔　枳壳　大黄　厚朴（姜制）　麝香少许

上用姜为引，水煎服。

加味麻仁丸：治关格，大小便不通。

大黄一两　白芍药　厚朴（姜汁炒）　当归　杏仁（去皮尖）　麻仁　槟榔　南木香　枳壳各五钱　麝香少许

上为细末，炼蜜丸。百沸汤下。

皂角散：治大小便不通，关格不利，经三五日者。

大皂角（烧灰存性）不拘多少，量病重轻

上为细末。米汤调下。

通利方：治关格胀满，大小便不通。

独蒜一枚，烧热去皮，纸裹纳下部，则气立通。

【校注】

［1］云岐子：名张璧。金代医家，号云岐子，张元素之子。易州（今河北易县）人。撰有《脉谈》《云岐子脉法》《医学新说》《伤寒保命集》等。

［2］张仲景谓……有汗者死：语出《伤寒论·平脉法》："寸口脉浮而大，浮为虚，大为实，在尺为关，在寸为格，关则不得小便，格则吐逆。""上微头小者，则汗出；下微本大者，则为关格不通，不得尿。头无汗者，可治，有汗者死。"

【评析】

关格的含义大致有三：一指病名，症见小便不通，或大小便不通，呕吐不已。二指脉象，人迎与寸口脉俱盛极，乃阴阳离决之危象。三指阴阳俱偏盛，不能相互营运之病理状态。关格病证虽较危重，但亦有虚实之分，虚者治宜益气温阳，宣通上下，方如柏子仁汤、既济丸、槟榔益气汤等；实者多见邪结，大小便不通，或气滞痰阻，小便不通，可用木通二陈汤、导气清利汤、加味麻仁丸等方。

呃逆论

【原文】

呃逆，即《内经》所谓哕也。成无己、许学士固以哕为呃逆，然东垣、海藏又以哕为干呕，陈无择又以哕名咳逆，诸论不同，今子独取成、许二家之说，何也？曰：哕义具在《内经》，而诸家不之详察耳。按《灵枢·杂病**》篇末云：哕以草刺鼻，得嚏则已；无息而疾迎引之，立已；大惊之亦可已。详此经文三法，正是治呃逆之法。**（眉批：无息者，不欲其气外出；疾迎者，反欲其气内入。）**按呃逆用纸捻刺鼻便嚏，嚏则呃逆立止，或闭口鼻气使之无息，亦立已，或作冤盗贼，大惊骇之亦已，此予所以取成、许二家之论哕为呃逆，为得经旨也。若以哕为干呕，设使干呕之人，或使之嚏，或使之无息，或使之大惊，其干呕能立已乎？则哕非干呕也明矣。若以哕为咳逆，按《内经·**生气通天论**》曰：秋伤于湿，上逆而咳。《阴阳应象大论》曰：秋伤于湿，冬生咳嗽。以此论之，则咳逆为咳嗽无疑，以春夏冬三时比例自见。孙真人曰：咳逆者嗽也。本自明白，后人不知，何以将咳逆误作呃逆？失之远矣。刘宗厚曰：呃逆一证，有虚，有实，有火，有痰，有水气，不可专作寒论。盖伤寒发汗吐下之后与泻痢日久，及大病后、妇人产后患呃逆者，皆脾胃气血太虚之故。若无疾之人，食入太速而气噎，或饮食喜笑，错喉而气抢，或因痰水停膈心中，或因暴怒气逆痰厥，或伤寒热病失下而有此症者，则皆属实也。夫水性润下，**

火性炎上，今其气自下冲上，非火而何？故《内经》云：诸逆冲上，皆属于火。东垣谓火与元气不两立是也。

大抵治法，虚则补之，虚中须分寒热。如因汗吐下后，误服寒凉过多，当以温补之。如脾胃阴虚，火逆上冲，当以平补之，夹热者，凉而补之。若夫实者，如伤寒失下，地道不通，因而呃逆，当以寒下之。如痰饮停蓄，或暴怒气逆痰厥，此等必形气俱实，别无恶候，皆随其邪之所在，而涌之、泄之、清之、利之也。胃伤阴虚，木夹相火，直冲清道而上者，宜参术汤下大补阴丸。吐利后，胃虚寒者，理中汤加附子、丁香、柿蒂。吐利后，胃虚热者，橘皮竹茹汤。《三因方》云：凡吐利后多作哕，此由胃中虚、膈上热，故哕，或至八九声相连，一气不回，至于惊人者，若伤寒久病，得此甚恶，《内经》所谓坏症是也。病后，哕声频密而相连者，为实也，易治；若半时哕一声者，则为虚而难治。

附方

大补阴丸：降阴火，益肾水。

黄柏（盐酒拌，新瓦上炒褐色） 知母（去皮，酒拌炒）各四两 熟地黄（酒洗，焙干） 龟板（酥炙黄）各六两

上为细末，猪脊髓和炼蜜丸桐子大。每服五十丸，空心，姜盐汤下。

橘皮竹茹汤：

陈皮四钱 竹茹四钱 大枣三枚 生姜八钱 甘草五钱 人参一钱

水三盏，煎盏半。分三次，一日服。

理中汤：见中寒。

调胃承气汤：治呃逆，大肠结燥，脉沉数者。

大黄（去皮，酒浸）四钱 甘草（炙）二钱 芒硝八钱

上二味，用水二盏，煎一大盏，去渣，入芒硝，更上火微煮令沸。少少温服。

小承气汤：治大便不通，哕数谵语。

大黄五钱　厚朴　枳实各三钱

上㕮咀。分作二服，水一盏，姜三片，煎半盏，绞汁服，未利再服。

导痰汤：见痰饮。加姜汁、竹沥治哕而心下坚痞、眩悸、膈间有痰水者。

桃仁承气汤：见蓄血。治有污血而哕者。

丁香柿蒂散：治水寒相搏而呃逆者。

丁香　柿蒂　青皮　陈皮各等分

上为粗末。每服三钱，水煎，去渣。随时温服。

小青龙汤：见咳嗽。治同前

木香调气散：治偶然致呃，此由气逆而生，经一二日不止者，兼治气滞恶心，宿冷不消，心腹刺痛。

白豆蔻仁　丁香　檀香　木香各二两　藿香叶　炙甘草各八两　砂仁四两

上为细末。每服二钱，入盐少许，沸汤。不拘时服。

丁香散：治产后呃逆。

丁香　白豆蔻各五钱　伏龙肝一两

上为末。煎桃仁吴茱萸汤，每服一钱，调下。

羌活散：治产后呃逆。

羌活　附子（炮）　茴香（炒）各五钱　木香　白姜（炮）各一钱

上为末。每服二钱，水一盏，盐一捻，煎服。

参附汤：治阳气虚寒，自汗恶寒，或手足逆冷，大便自利，或脐腹疼痛，呃逆不食，或汗多发痉等症。

人参一两　附子（炮）五钱

上二味，姜、枣为引，水煎。徐徐服。去人参，加黄芪，名芪附汤。

【评析】

呃逆，即哕，俗称打咯忒，指胃气冲逆而上，呃呃有声的症状。可见于胃、膈肌痉挛，或神经性呃逆，或危重病证中。辨治有寒、热、痰、气、瘀、虚之分，如气滞痰阻所致，可用橘皮竹茹汤、导痰汤、丁香柿蒂散、木香调气散等方；实热，或瘀阻者可用调胃承气汤、小承气汤，或桃仁承气汤；阴虚火旺者宜用大补阴丸；虚寒者用理中汤、参附汤。

噫气论

【原文】

《内经》所谓噫气者，即今所谓嗳气也。《灵枢》云：寒气客于胃，厥逆从下上散[1]，复出于胃，故为噫。噫者，火土之气，郁而不得发，故噫而出。《宣明五气论》：心为噫。夫心为噫之义，如火炎上，烟随焰出。如痰闭膈间，中气不得伸而嗳者，亦土气内郁也。仲景云：痞而噫者，旋覆代赭汤主之[2]。心下蓄积痞闷，或作痛多噫，枳壳散主之。丹溪云：胃中有实火，膈上有稠痰，故成嗳气，用二陈汤加香附、栀子仁、黄连、苏子、前胡、青黛、瓜蒌，或丸或汤服之。

附方

旋覆代赭石汤：治痞而噫。

旋覆花　甘草各三钱　人参二钱　赭石一钱　生姜（切）五钱　半夏八钱

大枣（擘）二枚

上用水三盏，煎一盏半。分三次，一日服。

枳壳散：治心下蓄积痞闷，或作痛多噫。

枳壳　白术各五钱　香附一两　槟榔二钱

上为细末。每服二钱，米饮调下，日三服，不拘时。

朱丹溪治气上筑心膈泻肝补脾方：丹溪治宣州人，与前方，症皆除。气上筑心膈，噫气稍宽，脉之右关弱短，左关左尺长，洪大而数，此肝经有热，宜泻肝补脾。

青皮一钱　白术二钱五分　木通五分　甘草二分

上四味，煎汤，下保和丸十五粒，方见幼科，抑青丸[3]二十粒，即钱氏泻心散，黄连为细末粥丸，能伐心经之火，须审虚实用之。

星半汤：治噫气，胃中有火有痰。

南星（制）　半夏　软石膏　香附各等分

上㕮咀。水煎服。

【校注】

[1] 从下上散：原为"从下而上散"。据《灵枢·口问》改。

[2] 痞而噫者，旋覆代赭汤主之：语出《伤寒论·辨太阳病脉证并治（下）》："伤寒发汗，若吐，若下，解后，心下痞硬，噫气不除者，旋覆代赭汤主之。"

[3] 抑青丸：当为泻青丸。出《小儿药证直诀》卷下方。又名泻肝丸。方由当归、龙脑（为龙胆之误，即龙胆草）、川芎、栀子、大黄、羌活、防风组成。有清肝泻火功效。

【评析】

噫气多因胃气不和，或肝气犯胃所致，有虚实之分，虚者治宜益气健脾，和理肝胃，方如旋覆代赭汤；实者治以清热化痰，理气降逆，方如枳壳散、星半汤。

诸逆上冲论

【原文】

逆气，五脏皆有，一曰心小肠，《经》云：诸逆冲上，皆属于火。又云：少腹控睾，引腰脊上冲心[1]。邪在小肠；（眉批：小肠痛结上而不下，痛引心臆。睾，睾丸，即肾子也。）二曰呕吐哕，气逆在胃；三曰喘咳，气逆在肺。《经》云：腹中常鸣，气上冲胸，喘不能久立。邪在大肠；四曰耳聋，耳颇[2]肿，逆在肝；五曰肾，奔豚脚气从少腹上冲心而痛，不得前后，为冲疝是也。《经》云：逆气象阳。凡气逆必见象阳证，面赤脉洪，当以法降，其逆乃愈。若以气象阳盛，而用寒药攻之，则不救矣。其病气上冲心，咽不得息，喘息有声不得卧，于调中益气汤，加吴茱萸五分，或一钱，视厥气多少用之。如夏月有此症，为大热也，盖此症随四时为寒热温凉，宜以酒黄连，酒黄柏，酒知母各等分为细末，熟汤为丸如桐子大。每服二百丸，空心白汤下，仍多饮汤，服毕少时，即以饮食压之，使不得停留胃中，直至下焦，以泻冲脉之邪。

附方

调中益气汤：见伤劳倦。

黑锡丹：治痰气壅塞，上盛下虚，心火炎盛，肾水枯竭，一应下虚之症，及妇人血海久冷无子，赤白带下。

沉香　葫芦巴（酒浸，炒）　附子（炮）　阳起石（细研末，飞）各一两　肉桂五钱　破故纸　茴香（炒）　肉豆蔻（面裹煨）　木香　金铃子（蒸，去皮核）各一两　硫黄　黑锡（去渣）各二两上用黑盏或新铁器内如常法，结黑锡、硫黄砂子，地上出火毒，研令极细，余药并细末和匀，以研至黑光色为度，酒糊丸梧子大，阴干，入布袋内擦令光莹。每服四十丸，空心盐姜汤，或枣汤下，女人艾枣汤下。

苏子降气汤：治气不升降，痰涎壅塞，气满气痛等症。

川芎（去头） 甘草（炙） 前胡（去芦） 厚朴（姜汁制）各五分 苏子（另研） 半夏各一钱 肉桂（去皮） 陈皮（去白）各七分

上㕮咀，姜三片，枣一枚，水煎。不拘时服。如气促喘息，下虚上盛者，此方去前胡，煎服黑锡丹或养正丹。妙。

沉附汤：治气急甚而不能眠卧者。

生附子一钱 沉香 辣桂 荜澄茄 甘草（炙）各五分 香附一钱

上用姜七片，水煎。空心，温服。

养正丹：见《集效方》。

【校注】

［1］少腹控睾，引腰脊上冲心：语出《素问·至真要大论》："岁太阳在泉，寒淫所胜，则凝肃惨栗。民病少腹控睾，引腰脊，上冲心痛，血见，嗌痛颔肿。"

［2］頄（qiú）：颧骨。泛指面颊。

【评析】

大凡脏腑病变，均可致气机上逆，临证当据症辨别病在何脏何腑，乃用何药治之。如脾虚胃气上逆，可用调中益气汤；痰壅肺气上逆，宜用苏子降气汤；肾虚不纳，肺气壅滞不降，可用黑锡丹等。

嘈杂论

【原文】

嘈杂与吞酸一类，皆由肺受火伤，不能平木，木夹相火乘肺，则脾土冲和之气索矣。谷之精微不行，浊液攒聚，为痰为饮，其痰亦或从火木之成化酸，肝木摇动中土，故中土扰扰不宁，而为嘈杂如饥饿状，每求食以自救，或少得食，则嘈杂亦少止，止而复作。盖土虚不能禁木所摇，故治法必当补土伐木，治痰饮。若不以补土为君，务攻其邪，久久而虚，必变为反胃，为泻、为痞满、为眩晕等病矣。脉洪大者火多，二陈汤加姜汁拌炒山栀、黄连。脉滑大者痰多，二陈汤加南星、栝楼、黄芩、黄连、栀子。肥人嘈杂，二陈汤少加抚芎、苍术、白术、炒栀子。脉弦细身倦怠者，六君子汤加抚芎、苍术、白术、姜汁拌炒栀子。有用消克药过多，饥不能食，精神渐減，四君子加白芍、陈皮、姜汁炒黄连。心悬悬如饥，欲食之时，勿与以食，只服三圣丸佳。心下嘈杂者，导饮丸最妙。

附方

二陈汤：见痰饮。

六君子汤：见诸疟。

三圣丸：治嘈杂。神效

白术四两　橘红一两　黄连（炒）五钱

上为细末，神曲糊丸绿豆大。每服七八十丸，食远，津唾下，或姜汤下。

导饮丸：治心下嘈杂，兼治水饮。

吴茱萸三钱　白茯苓一两　黄连五钱　苍术一两　独活七钱

上为细末，神曲丸服。

【评析】

嘈杂多因火、痰、停饮酸水浸心等所致。多责之于肝胃不和，或脾胃虚寒。三圣丸、导饮丸有降火化痰，疏肝和胃功效，为治嘈杂常用。

卷六

诸血门

诸血证总论

（附九窍出血、毛孔出血）

●【原文】

《玉机微义》曰:《经》云：荣者，水谷之精气[1]也，和调于五脏，洒陈于六腑，乃能入于脉也。源源而来，生化于脾，总统于心，脏受于肝，宣布于肺，施泄于肾，灌溉一身，目得之而能视，耳得之而能听，手得之而能摄，掌得之而能握，足得之而能步，脏得之而能液，腑得之而能气，是以出入升降，濡润宣通者，由血足使然也。注之于脉，少则涩，充则实，常以饮食日滋，故能阳生阴长，取汁变化而赤为血也。生化旺则诸经恃此而长养，衰耗竭则百脉由此而空虚，可不谨致养哉？故曰：血者神气也，得之则存，失之则亡。是知血盛则形盛，血弱则形衰，神静则阴生，形役则阳亢，阳盛则阴必衰，又何言阳旺而生阴血也。盖谓血气之常，阴从乎阳，随气运行于内，苟无阴以羁束，则气何以树立？故其致病也易，调治也难，以其比阳常亏而又损之，则阳易亢，阴易乏之论可见矣。诸经有云：阳道实，阴道虚，阳常有余，阴常不足。如妇人之生也，年至十四而经行，四十九而经断，可见阴血之难成易亏如此。阴气一伤，其变立至，妄行于上则吐衄，衰涸于外则虚劳，妄反于下则便红，积热膀胱则癃闭溺血，渗透肠间则为肠风，阴虚阳搏则为崩中，湿蒸热瘀则为滞下，热极腐化则为脓血。火极似水，血色紫黑，热胜于阴，发为疮疡。湿滞于血则为痛痒，瘾疹皮肤则为冷痹。蓄之在上则人喜忘，蓄之在下则人喜狂。堕恐跌仆则瘀血内凝。若分部位，身半以上同天之阳，身半以下同地之阴，此特举显见之症言之也。

故治血必血属之药，欲求血药，其四物之谓乎，河间谓随证辅佐，谓之六合汤者，详言之矣。予故陈其气味专司之要焉，夫川芎，血中气药也，通肝经，性味辛散，能行血滞于气也；地黄，血中血药也，通肾经，性味甘寒，能生真阴于虚也；当归分三治，血中主药也，通肝经，性味辛温，全用能活血，令各归其经也；芍药阴分药也，通脾经，性味酸寒，能和血，治虚腹痛也，若求阴药之属，必于此而取则焉。《脾胃论》有云：能善治者，随症损益，摘其一二味之所宜，以为主治。此特论血病而求血药之属也，倘气虚血弱，又当如长沙治血虚，以人参补之，阳旺则生阴血也。若四物者，独能主血分受伤，为气不虚也，辅佐之属，如桃仁、红花、苏木、血竭、丹皮，为血滞所宜；蒲黄、阿胶、地榆、百草霜、棕榈灰，为血崩所宜；乳香、没药、五灵脂、凌霄花，为血痛所宜；苁蓉、锁阳、牛膝、枸杞子、益母草、夏枯草、败龟板为血虚所宜；乳酪血液之物，为血燥所宜；干姜、肉桂，为血寒所宜；生地黄、苦参，为血热所宜。如虚寒者，法当温中；伤胃者，法当理气；瘀血蓄妄者，法当利下，人能触类而长，则可以应无穷之变矣。

大抵脉芤为失血，脱血而脉实者难治。吐血、衄衄脉当沉细，反浮大而牢者死；吐血、衄血脉滑弱小者生，实大者死；汗出而衄，其脉滑小者生，大躁者死；呕血胸满引痛，脉小而疾者，逆也；脉至而搏，血衄身热者死；吐血咳逆上气，其脉数而有热，不得卧者死。诸见血症，身热脉大者难治，以其邪气胜也；身凉脉静者易治，以其正气复也。衄血，若但头出汗，身无汗，及汗出不至足者死。血溢上行，或唾、或呕、或吐，皆凶，以其上行为逆而难治也，若变而下行，为恶利者吉，以其下行为顺而易治也。仲景云：蓄血证下血者，当自愈。无病之人，忽然下痢者，其病进也，若病血证上行而复下行恶痢者，可卜其邪欲去而吉也。

九窍出血论：九窍出血者，南天竺饮主之，或用血余灰，自发为佳，父子一气者亦佳，以皂角水洗净，晒干，烧灰为末，每服二钱，以茅草根、车前草煎汤调下。荆叶捣取汁，酒和服。刺蓟一握，绞汁，酒半盏和服，如无生者，捣干者为末，冷水调下三钱。

毛孔出血论：血从毛孔中出者，名曰肌衄。用人中白，不拘多少，新瓦上逼干，研极细，每服二钱，入麝香少许，温酒调下，外以男胎发烧灰罨之。湖心寺有僧，偶搔腘中疥，忽自出血，汩汩如涌泉，竟日不止，邀吕元膺往视，时已困极，无气可语及持其脉，惟尺脉如蛛丝，他部皆然，盖以血妄溢而荣气暴衰，惟当益荣以泻其阴火，乃作四神汤，加荆芥穗、防风，不间晨夜并进，明日脉渐出，更服十全大补汤一剂，遂痊。凡九窍出血皆可治，墙头苔藓可塞；车前草汁可滴；莲房烧灰水调扫之；锅底黑煤水调服；石榴花片可塞；生莱菔汁可滴；龙骨火煅，研末吹之；水煎茅花服之。

附方

四神汤：治妇人血气，心腹疼痛，不可忍者。

当归　川芎　赤芍药各一两　干姜（炮）五钱

上为细末。酒调服三钱。

十全大补汤：见虚劳。

茜根汤：治吐血、咯血、呕血等症。

四物汤加童便浸香附一钱五分，茜草根二钱五分。忌铁。

上用水煎，二三服立愈。

生血地黄百花丸：治诸虚不足，吐血、咯血、衄血、肠澼内痔，虚劳寒热，肌肉枯瘦。

生地黄（捣汁）十斤　生姜（捣汁）半斤　藕（捣汁）四斤　白沙蜜四两　无灰酒一升

以上五味，用银器或砂锅内熬至二碗许，渐成膏，一半瓷器收之，一半入干山药末三两，再熬一二十沸，次入后药：

当归（焙）　熟地黄（焙）　肉苁蓉（酒浸，焙）　破故纸　阿胶（麸炒）　黄芪（蜜炙）　石斛（去根，焙）　覆盆子　远志（去心）　麦门冬（去心）　白茯苓（去皮）　枸杞子各二两

上药为细末，以山药膏子和丸如梧子大。每服五十丸，用地黄膏子送下，空心食前，日进三服。

必胜散：治男妇血妄行，吐血，呕血，咯血，衄血。

人参　当归　熟地黄　小蓟（并根用）　川芎　蒲黄（炒）　乌梅肉

上各等分，为粗末，水煎。温服无时。

柏皮汤：治诸失血虚损，形气不理，羸瘦不能食，心忪少气，燥渴发热。

生地黄　甘草　黄柏　白芍药各一两

上㕮咀，用醇酒三升渍一宿，以铜器盛米饮蒸一炊时久，渍汁半升。食后服。服时再对病加减。

犀角地黄汤：治主脉浮，客脉芤，浮芤相合，血积胸中，热甚，血在上焦，此药主之。

犀角　大黄各一钱　黄芩三钱　黄连二钱　生地黄四钱

上用水煎。食后服。

南天竺饮：治血妄行，九窍皆出，服药不止者。

南天竺草（即生瞿麦，剉碎）如拇指大一把　生姜拇指大一块　山栀子（去皮）三十枚　灯心小指大一把　大枣（去核）五枚　甘草（炙）五钱

上㕮咀。水煎。温服。

【校注】

［1］气：原无此字。据《素问·痹论》改。

【评析】

凡血液不循常道，上溢于口鼻诸窍，下出于二阴，或渗出于肌肤的疾患，统称为血证。出血的病因大多为血热，即血热妄行，或气虚不摄，或瘀阻则血不循经而外溢等。大凡血热者，治宜清热凉血，方如犀角地黄汤、柏皮汤、南天竺饮等；属虚者，治宜补气养血摄血，方如十全大补汤、生血地黄百花丸、

必胜散等；有瘀血者，治当活血行瘀，方如四神汤、茜根汤等。

鼻衄论

【原文】

鼻通于脑，血上溢于脑，所以从鼻而出也。《三因方》云：衄者，因伤风寒暑湿，流传经络，涌泄于清道中而致者，皆外所因。积怒伤肝，积忧伤肺，烦思伤脾，失志伤肾，暴喜伤心，皆能动血，随气上溢而致者，属内所因。饮酒过多，嗜啖炙煿辛热，或坠堕车马伤损而致者，非内因，亦非外因也。凡鼻衄，或以莱菔汁滴入，或以萱草根捣汁，每一盏，入生姜汁半盏相和，时时细呷，或白及末以新汲水调服。鼻衄久不止，或素有热而暴作者，以大白纸一张，作十数层，于冷水内浸湿，置顶中，以热熨斗熨之，纸干则止。又方，用线扎中指中节，如左鼻孔出血扎左指，右鼻孔出血扎右指，两鼻孔齐出血，则两指俱扎之。六脉细弦而涩，按之空虚，其色必白而夭，不泽者，脱血也，此大寒证，宜理中汤，小建中汤。六脉俱大，按之空虚，心动面赤，善惊上热，乃手少阴心脉也，此气盛多而亡血，宜三黄补血汤。实热者，宜犀角地黄汤。大便结者，下之。下虚上盛而衄，不宜过用凉剂，宜四物汤加参、芪、麦冬、五味、磨沉香，下养正丹，八味地黄丸。伤湿而衄，宜肾着汤。伏暑而衄，茅花汤调五苓散。上膈极热而衄，金沸草散去麻黄，加茅花，虚者茯苓补心汤。饮酒过多而衄，茅花汤加干葛、鸡矩子[1]，或理中汤去干姜，入干葛，茅花。擷[2]而衄不止，苏合香丸一丸，或以小乌沉汤一钱调下，或浓煎紫苏汤，调小乌沉汤，或添入黑神散一钱，盐汤调下亦可。仍蓦然以水噀其面，使惊则血止，此法五窍出血皆治。有头风自衄，头风才发，则衄不止，宜芎附饮。衄后，血因旧路，一月或三四作，又有洗面而衄，日以为常，此即水不通借路之意，并宜止衄散，茅花煎汤下。衄后头晕，用四物汤，十全大补汤。有先因衄血，衄止而变生诸证，或寒热间作，或喘急不寐，病状不一，渐成劳惫，当于虚损诸证详之。

附方

理中汤：见中寒。

小建中汤：

桂枝　甘草（炙）　生姜（切）各三两　芍药六两　大枣（擘）十二枚

上六味，以水七升，煮取三升，去滓，纳胶饴，更上微火消解。温服一升，日三服。若呕血不可用建中汤，以甜故也。

三黄补血汤：治血溢者上竭。

熟地黄二钱　生地黄三钱　当归　柴胡各一钱五分　白芍药　川芎各二钱　牡丹皮　升麻　黄芪各一钱

上为粗末。每服五钱，水煎五六沸，去渣，食前温服。若两手脉芤者，两头则有，中间全无而虚，曰芤。血至胸中，或衄，或吐，并用犀角地黄汤主之。

犀角地黄汤：易老云：此药为最胜。

犀角（如无犀角以升麻代之）五钱　芍药二钱　生地黄二钱　牡丹皮五钱

上㕮咀。水煎服。

热多者，加黄芩。脉大来迟，腹不满而自言满者，无热也，不用黄芩。升麻与犀角性味主治不同，以升麻代之，以其能引入阳也。如元气虚者，以黄芩芍药汤主之，此方用黄芩、芍药、甘草。一方，加生姜、黄芪，治虚人不能饮食，衄血吐血。

四物汤：见虚劳。

养正丹：见《集效方》。

八味丸：见虚劳。

肾着汤：见伤湿。

茅花汤：

茅花一味，每服三钱。水煎。不拘时温服。

五苓散：见中湿。

金沸草散：见咳嗽。

茯苓补心汤：

木香五分　紫苏叶　干葛　熟半夏　前胡　茯苓各七分　枳壳（去瓤，麸炒）　桔梗　甘草（炙）　陈皮（去白）各五分　生地黄　白芍药　川芎　当归各一钱

上用姜五片，枣一枚，水煎。食远温服。

小乌沉汤：调中快气，治心腹刺痛。

乌药（去心）十两　甘草（炒）一两　香附子（沙盆内淅去毛皮，焙干）二十两

上为细末。每服一钱，不拘时，沸汤点服。

黑神散（《太平惠民和剂局方》）：

黑豆（炒半升，去皮）　干熟地黄（酒浸）　当归（酒制）　肉桂（去粗皮）　干姜（炮）　甘草（炙）　芍药　蒲黄各四两

上为细末。每服二钱，酒半盏，童便半盏煎调，不拘时服。

地黄散：治衄血往来，久不愈。

生地黄　熟地黄　地骨皮　枸杞子

上各等分，焙干，为细末。每服二钱，蜜汤时时调下。

芎附饮：

川芎二两　香附四两

上二味为细末。每服二钱，不拘时茶汤调服。

十全大补汤：见虚劳。

舌衄论

舌上忽出血如线，用槐花研末掺之，麦门冬煎汤调妙香散服。香薷汁，每服一升，日三服。发灰二钱，米醋调服，兼敷血出处。文蛤散，治热壅舌上，出血如泉。五倍子、白胶香、牡蛎粉等分为末，每用少许，掺患处。或烧热铁烙孔上。

附方

妙香散：治心气不足，精神恍惚，虚烦少睡，夜多盗汗。常服补益气血，安镇心神。

山药（姜汁炙）　茯苓　茯神（去皮木）　远志（去心，妙）　黄芪各一两　人参　桔梗　甘草（炙）各五钱　木香（煨）二钱五分　辰砂（另研）二钱　麝香（另研）一钱

上为细末。每服二钱，不拘时，温酒调下。

戎盐丸：治舌上黑，有数孔，孔大如筋，出血若涌泉，此心脏病也。服此方效。

戎盐　黄芩　黄柏　大黄各五两　人参　桂心各二两　甘草二两

上为细末，炼蜜和丸如梧子大。每服十丸，米饮送下，日三服。亦烧铁烙之。

香参丸：治心脏热盛，舌上出血。

人参　生蒲黄　麦门冬（去心）　当归（切，焙）各五钱　生地黄（焙）一两　甘草（炙）二钱五分

上为细末，炼蜜和丸如小弹子大。每服一丸，温水化下，一日三四服。

升麻汤：治心脏有热，舌上出血如涌泉。

升麻　小蓟根　茜根各一两五钱　艾叶七钱五分　寒水石（研）三两

上㕮咀。每服三钱匕，水煎，去滓，入生地黄汁一合，再煎一二沸，温服。

寸金散：治心经烦热，血妄行，舌上血出不止。

新蒲黄三钱匕　新白面三钱匕　牛黄（研）　龙脑（研）各半钱匕

上药研匀。每服一钱，生藕汁食后调服。

黄柏散：治舌出血不止。

黄柏（不拘多少，涂蜜，以慢火炙焦，研为末）

上一味，每服二钱匕，温米饮调下。

齿衄论

血从齿缝中，或齿龈中出，谓之齿衄，亦曰牙宣。有风壅者，消风散外擦内服，外用加盐。有肾虚者，以肾主骨，牙者，骨之余，火乘水虚而上炎，宜

盐汤下安肾丸，仍以青盐炒香附，黑色为度擦之。（眉批：肾虚而齿出血，服凉则愈甚。）亦有胃热牙痛而龈间出血，以至崩落口臭，不可近人者，内服清胃散、甘露饮，外用大黄，米泔浸令软，生地黄薄切，二味旋切，各用一二片合定，贴所患牙上，不可说话，一夜即愈。大抵治齿衄以益肾水、泻相火为主，然有其血暴出，或多至数升者，其脉若洪大有力，当以三制大黄末二钱，枳壳汤少加童便调下，去黑粪自愈。若肾虚血出者，不可同例论也。

附方

雄黄麝香散：治牙断肿烂出血。

雄黄一钱五分　麝香一字　铜绿　轻粉　黄连　黄丹（炒）各一钱　血竭　白矾（枯）各五分

上为细末，研匀。每用些少，敷患处。

生肌桃花散：治牙断内血出，或有窍时出血。

寒水石（煅）三钱　朱砂（飞）一钱　甘草（炒）一字　片脑半字

上为细末，研匀。每用少许，贴患处。

郁金散：治齿出血。

郁金　白芷　细辛各等分

上为细末，擦牙。仍以竹叶、竹皮浓煎，入盐少许，含盐敷亦可。

神效散：治齿缝血出。

草乌　青盐　皂荚各等分

上三味，入瓦器内烧灰存性。每用一字揩齿，立效。

又方：治满口齿血出。

上用枸杞为末，煎汤漱之，然后吞下，立止，枸杞根亦可。一方用子捣取汁含满口，然后吃下。

耳衄论

耳中出血，以龙骨屑吹入即止。左关脉弦洪者，柴胡清肝散治之。尺脉或躁或弱者，六味地黄丸治之。

附方

柴胡清肝散：治耳衄。及肝胆三焦风热疮疡，或怒火憎寒发热，或疮毒结于两耳前后，或身外侧至足，或胸乳小腹下，或两股内侧至足等症。

柴胡　黄芩（炒）人参各三分　山栀（炒）　川芎各五分　连翘　桔梗各四分　甘草三分

上水煎服。

麝香佛手散：治五般耳出血水者。

麝香少许　人牙（煅过存性，出火毒）

上为细末。每用少许，吹耳内即干。及治小儿痘疮出，现面靥[3]者，酒调一字，服之即出。

【校注】

[1] 鸡矩子：为枳椇子的别名。又名鸡距子、臭杞子、拐枣、鸡爪果等。甘、酸，平。有清热除烦止渴，解酒毒，利二便，和血舒筋的作用。

[2] 攧（diān）：跌；摔。

[3] 面靥（yè）：指面颊上的微涡，如笑靥、酒靥。此为凹陷意。

【评析】

衄血是指鼻、齿龈、舌、耳等不因外伤而出血的病证。临证以鼻衄、齿衄多见，因鼻属肺窍，龈属胃络，故肺胃热盛，或阴虚火炎，或气血亏虚均可导致衄血，大凡实热者，可用犀角地黄汤、金沸草散、清胃散、生肌桃花散等方；虚热者可用三黄补血汤；虚寒者可用理中汤、小建中汤。舌属心窍，舌衄属热者可用寸金散、升麻汤、黄柏散以清心凉血；心气不足者可用妙香散、香参丸。耳属肾窍，又与胆经络属，故实证宜用柴胡清肝散；虚证可用六味地黄丸。

吐血论

【原文】

血从下出者顺，从上出者逆。一应血上溢之症，非脾虚泄泻，羸瘦不禁者，皆当以醋制大黄，和生地黄汁，及桃仁泥、牡丹皮之属，引入血分，使血下行，以转逆而为顺，此妙法也。若不知此，日从事于芩、连、栀、柏之属，辅四物而行之，使气血俱伤，脾胃两败，百无一生矣。夫口鼻出血，皆系上盛下虚，有升无降，血随气上，越出上窍，法当顺气，气降则血自归经，宜苏子降气汤，加人参、阿胶各一钱，下养正丹。亦有气虚不能摄血者，其脉必微弱虚软，精神疲惫，宜独参汤，或人参饮子、团参丸。

上膈壅热吐血，脉洪大弦长，按之有力，精神不倦，或觉胸中满痛，或血是紫黑块者，用生地黄、赤芍、当归、丹皮、荆芥、阿胶、滑石、大黄、玄明粉、桃仁泥之属，从大便导之，此釜底抽薪之法也。若急欲止之，用血余灰二钱，以白汤化阿胶二钱，入童便、生藕汁、刺蓟汁、生地黄汁各一杯，仍用好墨磨浓黑，顿温服。余症多端，用药亦异，是在随症而变化之也。有如胸中烦热，吐血不止，口舌干燥，头疼，宜石膏散。冒雨着伤，郁于经络，血溢妄行，从鼻则衄，衄行清道，吐行浊道，流入胃脘，令人吐血，用肾着汤。头疼加川芎，浴室中发衄，此方可立止。吐血在暑天，病人口渴面垢，头晕干呕，煎茅花灯心麦冬汤，仍入藕节汁、侧柏汁、茅根汁、姜汁少许，生蜜少许，调五苓散。血止用生地黄、当归、丹皮、赤芍、百草霜末煎服一二帖，再用黄芪六一汤调理。

怒气伤肝者，唇青面黑，当用鸡苏丸，煎四物汤吞下，并用十四友丸、灯心麦冬汤下。打扑伤损吐血，先以藕节汁、侧柏汁、茅根汁、韭汁、童便磨墨汁，化阿胶止之，再以川芎、当归、白芍药、百合、荆芥穗、阿胶、丹皮、紫金藤、大黄、滑石、红花煎汤，调番降香末、白及末与服。劳心吐血，用莲心五十粒，糯米五十粒，研末温酒调服，再以天门冬汤治之。劳力太过，吐血不止，用苏子降气汤加人参、阿胶，仍以猪肝煮熟，蘸白及末食之。酒色过度，饥饱吐血用枇杷叶、款冬花、紫菀、杏仁、鹿茸、桑白皮、木通、大黄为末，炼蜜为丸噙化。内损吐血、下血，或饮酒太过，劳伤于内，其血妄行，出如涌泉，口鼻并流，危在须臾，宜即用侧柏叶，蒸焙一两五钱，荆芥穗烧灰、人参各一两，为细末，入飞面一钱，新汲水调如稀糊，不拘时啜服。有时吐血两口，随即无事，数日又发，经年累月不愈者，宜黑神散和小乌沉汤常服。吐血人多发渴，名为血渴，十全大补汤主之，或黄芪、人参、五味子、地黄、麦冬、葛根、枇杷叶，量胃气虚实用之。伤胃吐血，因饮食太饱之后，胃中冷，不能消化，心中烦闷，强欲呕吐，使所食之物与气上冲，伤裂胃口，吐血色鲜，腹亦绞痛自汗，其脉紧而数者难治。宜理中汤加川芎、扁豆，渴甚加干葛。吐血甚，头晕，发为寒热者，降气汤合四物汤各半帖，加阿胶一钱。若单发热，宜茯苓补心汤。吐血之后，潮热咳嗽，脉洪大而数，五至以上，不可治也。

附方

苏子降气汤：见诸逆上冲。

人参饮子：治脾胃虚弱，气促气虚，精神短少，衄血吐血。

人参二钱　五味子二十粒　黄芪　麦门冬（去心）　白芍药　当归身各一钱五分　甘草（炙）一钱

上㕮咀。作一服，水煎。食远服。

团参丸：治吐血咳嗽，服凉药不得者。

人参　黄芪　飞罗面各一两　百合五钱

上为细末，滴水和丸如桐子大。每服三五十丸，用茅根汤，食远服。

石膏散：

石膏　麦门冬各二两　黄芩　生地黄　升麻　青竹茹　葛根　瓜蒌根各一两　甘草（炙）五钱

上九味，每用三钱，水煎。温服无时。

肾着汤：见伤湿。

五苓散：见中湿。

黄芪六一汤：见自汗。

鸡苏丸：治虚热昏冒倦怠，下虚上壅，嗽血，衄血。

鸡苏叶八两　黄芪　防风　荆芥各一两　菊花三钱　片脑五分　川芎　生地黄　桔梗　甘草各五钱

上为细末，炼蜜和丸如弹子大。每服一丸，细嚼，麦冬汤下，不拘时服。

又治肺损吐血，日渐乏力，行步艰难，喘嗽痰涎，饮食不美。或发寒热，小便赤涩，加车前子三钱，用桑枝剉，炒香，煎汤嚼下。

四物汤：见虚劳。

黑神散（《太平惠民和剂局方》）：见鼻衄。

小乌沉汤：调中快气，治心腹刺痛。

乌药（去心）十两　甘草（炒）一两　香附子（沙盆内淅去毛皮，焙）二十两

上为细末。每服一钱，不拘时沸汤服。

十全大补汤：见虚劳。

理中汤：见中寒。

茯苓补心汤：

木香五分　紫苏叶　干葛　熟半夏　前胡　茯苓各七分　枳壳（去瓤，麸炒）　桔梗　甘草（炙）　陈皮（去白）各五分　生地黄　白芍药　川芎　当归各一钱

上㕮咀。用姜五片，枣一枚，水煎。食远温服。

天门冬汤：治思虑伤心，吐血，衄血。

天门冬（去心）　远志（去心，甘草煮）　黄芪　白芍药　麦门冬（去心）　藕节　阿胶（蛤粉炒）　生地黄　当归　人参　没药　甘草（炙）各一钱

上用生姜五片，水煎。不拘时服。

松花散：治吐血久不止。

松花[1]一两五钱　生地黄　鹿角胶（炒黄）　薯蓣以上各一两　艾叶二钱五分　茜根　白茯苓　紫菀（去苗）　人参　百合　刺蓟　甘草（炙赤）各五钱

上为细末。每服二钱，不拘时，米饮调下。

百花煎：治吐血不止，咳嗽肺虚。

生地黄汁　藕汁各一升　黄牛乳一升半　胡桃仁（研如粉）十枚　生姜汁（半升）　干柿（细剉，研如糊）五枚　大枣（煮，去皮核，研如糊）二十一枚　清酒（将上七味同酒入银锅煎沸，才下后药）一升　黄明胶（炙燥，为末）　秦艽（为末）各五钱　杏仁（去皮尖，双仁，炒研如糊，同入煎中）三两

上依次下煎，减一半，入好蜜四两，徐徐着火，养成煎后，入瓷盒中盛。每日三度，每服一匙，糯米饮调下，酒亦可。

大阿胶丸：治肺虚客热，咳嗽咽干，多唾涎沫，或有鲜血，并劳伤肺胃，

吐血，呕血。

麦门冬（去心） 丹参 贝母（炒） 防风各五钱 山药 五味子 熟地黄 阿胶（炒） 茯苓各一两 茯神 柏子仁 百部根 制杜仲各五钱 远志肉 人参各二钱五分

上为细末，蜜丸弹子大。每一丸，用水一盏，煎至六分，和渣服。

四生丸：治吐血衄血，血热妄行。方见《集效方》。

【校注】

［1］松花：即松花粉。又名松黄。为松科植物马尾松，或其同属植物的花粉。甘，温。有祛风，益气，收湿，止血功效。

【评析】

本节所述吐血证，有病在肺，抑或病在胃者，证有虚实，治当明辨。胃中壅热、瘀阻，或脾胃虚弱均可致吐血，实者宜用石膏散、小乌沉汤；虚者可用人参饮子、理中汤等。肺气不利，血不循经，或肺伤不摄，可见咯血、吐血，实证可用苏子降气汤；虚实夹杂者可用团参丸、鸡苏丸、茯苓补心汤、天门冬汤等；肺虚吐血久不止者可用松花散、百花煎、大阿胶丸等。

咳嗽血论

【原文】

或问咳血止从肺出，他无可言耶？曰：肺不独咳血，而亦唾血。盖肺主气，气逆为咳，肾主水，水化液为唾。肾脉上入肺，循喉咙，夹舌本，其支者，从肺出络心注胸中。故二脏相连，病则俱病，于是有咳血、唾血也。亦有可分别者，涎唾中有少血散漫者，此肾经从相火炎上之血也。又血如红缕在痰中，咳而出者，此肺络受热伤之血也，其病难已。若咳出白血者必死，白血、浅血色，似肉似肺也。然肝亦唾血，肝藏血，肺藏气，肝血不藏，乱气自两胁逆上，唾而出之，《内经》有血枯[1]症，先吐血，为气竭伤肝也。热壅于肺能嗽血，久嗽损肺，亦能嗽血，壅于肺者易治，不过凉之而已；损于肺者难治，以其渐成劳也。热嗽有血，宜金沸草散，加阿胶一钱，痰盛加栝楼仁、贝母。劳嗽有血，宜补肺汤，加阿胶、白及各一钱。嗽血而气急者，补肺汤加阿胶、杏仁、桑白皮各一钱，吞养正丹，或三炒丹，间进百花膏，或用七伤散、大阿胶丸。丹溪云：咳血乃火升痰盛，身热多，则是血虚，痰带血丝出者，童便、竹沥止之。经血逆行，或血腥吐血、唾血，服韭汁立效。嗽血久而成劳，或劳病成而嗽血，肌肉消瘦，四肢倦怠，五心烦热，咽干颊赤，心忡潮热，盗汗减食，宜黄芪鳖甲散、人参黄芪散。阴虚火动而嗽血者，滋阴保肺汤。二三年间，肺气上喘，咳嗽咯唾脓血，满面生疮，遍身黄肿，人参蛤蚧散。伤寒后伤肺，咳唾脓血，胸胁胀满，上气羸瘦，麦门冬汤。久嗽咯血成肺痿，及吐白涎，胸膈满闷不食，扁豆散。肺痿吐脓血，甘桔加阿胶紫菀汤。咳而胸满，心胸甲错，振寒脉数，咽干不渴，时出浊唾腥臭，久之吐脓如粥者，肺痈也，然待吐脓而后觉为痈，不已晚乎？《千金》云：咳唾脓血，其脉数实者为肺痈。若口中咳，胸中即隐痛，脉反滑数，亦肺痈也，更于本门细查之。

附方

金沸草散：见咳嗽。

补肺汤：治肺气不足，久年咳嗽，以致皮毛焦枯，唾血腥臭，喘乏不已。

钟乳（碎如米粒） 桑白皮 麦门冬（去心）各三两 白石英（碎如米粒） 人参 五味子（拣） 款冬花（去梗） 肉桂（去粗皮） 紫菀（洗去土）各二两

上为粗末。每服四钱，姜五片，大枣一枚，粳米三十余粒，水煎。食后温服。

养正丹：见《集效方》。

三炒丹：

吴茱萸（去枝梗，洗净，以破故纸一两同炒） 草果仁（以舶上茴香一两炒） 葫芦巴（以山茱萸一两同炒，俱候香熟，除去同炒之药）以上各一两

上为细末，酒煮面糊丸桐子大。每服六十丸，不拘时盐汤下。

百花膏：

款冬花 百合（蒸，焙）各等分

上为细末，炼蜜丸龙眼大。每服一丸，临卧嚼姜汤下。

七伤散：治劳嗽吐血痰。

黄药子 白药子各一两五钱 赤芍药七钱五分 知母 玄胡索各五钱 郁金二钱五分 当归五钱 山药 乳香 没药 血竭各二钱

上为细末。每服二钱，茶汤下。一法红花、当归煎汤下。

大阿胶丸：见吐血。

黄芪鳖甲散：治虚劳客热，肌肉消瘦，四肢倦怠，五心烦热，口燥咽干，颊红心忡，日晚潮热，夜有盗汗，胸胁不利，食减多渴，咳嗽稠黏，时有脓血。

黄芪一两 黄芩 桑白皮 半夏 甘草（炙） 知母 赤芍药 紫菀各五钱 秦艽 白茯苓（焙） 生地黄 柴胡 地骨皮各六钱六分 肉桂 人参 桔梗各三钱二分 鳖甲（去裙，酥炙） 天门冬（去心，焙）各一两

上为粗末。每服二大钱，水一大盏，食后煎服。

人参黄芪散：治虚劳客热，肌肉消瘦，四肢倦怠，五心烦热，咽干颊赤，心忡潮热，盗汗减食，咳嗽脓血。

人参 桔梗各一两 秦艽 鳖甲（去裙，酥炙） 茯苓各二两 知母二钱五分 半夏（汤洗） 桑白皮各一两五钱 紫菀 柴胡各二两五钱 黄芪三两五钱

上为粗末。每服五钱，水煎服。

滋阴保肺汤：

黄柏（盐水炒） 知母各七分半 麦门冬（去心）三钱 天门冬（去心）一钱二分 枇杷叶（去毛，炙）一钱五分 当归 芍药（煨） 生地黄 阿胶（蛤粉炒）各一钱 五味子五十粒 橘红 紫菀各七分 桑白皮一钱五分 甘草五分

上水煎服。

人参蛤蚧散：治三二年肺气上喘，咳嗽咯吐脓血，满面生疮，遍身黄肿。

蛤蚧（河水浸五宿，逐日换水，洗去腥气，酥炙黄色）全者一对 杏仁（去皮尖，炒）五两 甘草（炙）三分 人参 茯苓 贝母 知母 桑白皮各二两

上为细末，瓷器内盛。每日如茶点服。神效。

麦门冬汤：

麦门冬（去心） 桑白皮 生地黄各一两 半夏（汤洗七次） 紫菀 桔梗（炒） 淡竹茹 麻黄（去根节）各七钱五分 五味子 甘草（炙）各五钱

上为粗末。每服五钱，姜二钱半，枣三枚劈破，水煎服。

白扁豆散：

白扁豆 生姜各五钱 枇杷叶（去毛） 半夏 人参 白术各二钱五分 白茅根七钱五分

上用水三升，煎一升，去渣，下槟榔末一钱和匀。分作四服，不拘时候。

甘桔汤：见咽喉。

鸡苏丸：见吐血。

噙化丸：治咳嗽吐血。

香附（童便浸） 北杏仁（童便浸，去皮尖，炒） 山栀仁（炒） 青黛 海粉 瓜蒌仁 诃子肉 马兜铃（蜜水拌炒）各等分

上为细末，入白硼砂少许，炼蜜少加姜汁丸弹子大。每噙化一丸，白汤下。

倒仓法：见《集效方》。

【校注】

［1］血枯：出《素问·腹中论》："帝曰：有病胸胁支满者，妨于食，病至则先闻腥臊臭，出清液，先唾血，四支清，目眩，时时前后血，病名为何？何以得之？岐伯曰：病名血枯。此得之年少时有所大脱血；若醉入房中，气竭肝伤，故月事衰少不来也。"

【评析】

咳嗽血有虚实之分。实者多因外感侵袭，热壅于肺，或瘀血阻滞所致，治宜宣肺清肺，化痰祛瘀为主，方如金沸草散、麦门冬汤、鸡苏丸、甘桔汤、噙化丸、七伤散等。肺虚阴亏者治宜益气养阴，清肺化痰，方如黄芪鳖甲散、人参黄芪散、滋阴保肺汤等；肺虚肾不纳气者可用补肺汤、人参蛤蚧散等方；肺脾虚者可用白扁豆散。肺痈是肺部生脓疡的病证，以咳吐脓血为特征，治以清热解毒，化瘀排脓为法。

咯血论

【原文】

咯血者，不嗽而咯出血也。咯与唾少异，唾出于气，上无所阻；咯出于痰，气郁于喉咙之下，滞不得出，咯而后出，详其所属之脏，咯、唾同出于肾

也。治咯血之方，宜用童便、青黛，以泻手足少阳三焦与胆所合之相火，而姜汁为佐，又用四物汤加地黄、牛膝等药，以补肾阴，而安其血也。《撄宁生[1]卮言》云：咯血为病最重，且难治者，以肺手太阴之经，气多血少。又肺者金象，为清肃之脏，金为火所制，迫而上行，逆之甚矣。初得病且宜白扁豆散去半夏，加贝母，入生地黄、藕节尤佳，及浓磨京墨，调黑神散、小乌沉汤各一钱，或新掘生地黄净洗，生姜少许捣汁，去渣温服。又有以生姜一片，四面蘸百草霜含咽，如百草霜已淡，吐出再蘸，如姜已无味，则吐出易之。劳瘵吐血、咯血，宜七珍散加阿胶、当归各五分。因饱而屈身伤肺，吐血咯血者，白及枇杷丸，或白及莲须散。治咯血，黄药子、汉防己各一两为末，每服一钱匕，水一盏，小麦二十粒同煎，食后温服。或用白及一两、藕节五钱为末，每服一钱，汤调下。新绵灰五分，酒调下。苡仁为末，熟煮猪胰切片蘸末，食后微饥时，取食之。

附方

四物汤：见虚劳。

白扁豆散：见咳嗽血。

黑神散（《太平惠民和剂局方》）、小乌沉汤：见鼻衄。

七珍散：见不能食。

白及枇杷丸：

白及一两　枇杷叶（去毛，蜜炙）　藕节各五钱

上为细末，另以阿胶五钱剉如豆大，蛤粉炒成珠，生地黄自然汁调之，火上顿化，入前末，丸龙眼大。每服一丸，噙化。

白及莲须散：

白及一两　莲花须（金色者佳）　侧柏叶　沙参各五钱

上为细末，入藕节汁、地黄汁，磨浓京墨，调药二钱，如稀糊啜服。

【校注】

［1］撄宁生：即滑寿。元代著名医学家，字伯仁，晚号撄宁生。作《读素问钞》《难经本义》《诊家枢要》等。精通针术，著《十四经发挥》，对经络腧穴的考订有相当贡献。

【评析】

咯血，不嗽而喉中咯出血，多为病在肺，本节所论即是。辨治同咳嗽血，白及枇杷丸、白及莲须散有降逆止血作用，可随证应用。

溲血论

【原文】

痛者为血淋，不痛者为溺血，血淋别见淋门。《经》云：悲哀太甚则胞络绝，胞络绝则阳气内动，发则心下崩，数溲血也。又云：胞移热于膀胱，则癃而溺血。是溺血未有不本于热者，由此类推之，则五脏凡有损伤妄行之血，皆得如心下崩者渗于胞中也；五脏之热，皆得如膀胱之移热传于下焦也。何以言之？肺金者，肾水之母谓之连脏，恃之通调水道，下输膀胱者也。肺有损伤妄行之血，若气逆上者，即为呕血矣，气不逆者，如之何不从水而下降，入于胞中耶，其热亦直抵肾与膀胱可知矣。脾土者，胜水之贼邪也，水精不布，则壅成湿热，湿热必陷下，伤于水道，肾与膀胱俱受其害，害则阴络伤，伤则血散入于胞中矣。肝属阳，主生化，主疏泄，主纳血；肾属阴，血闭藏而不固，必渗入胞中，正与《内经》所谓伤肝血枯症，时时前后血者类也。大抵溲血、淋血、便血三者，虽前后阴所出之窍血有不同，然受病则一也，故治分标本亦一也，其散血止血之药，无越于数十品之间，惟引导佐使各走其乡者少异耳。溲血先与生料五苓散和四物汤，若服药不效，其人素病于色者，此属虚证，宜五苓散和胶艾汤，吞鹿茸丸，或八味地黄丸，或鹿角胶丸，或辰砂妙香散和五苓散，吞上二项丸子，若小便自清，后有数点血者，五苓散加赤芍一钱。又有如砂石而色红，却无石淋之痛，亦属虚证，宜五苓散和胶艾汤，或五苓散和辰砂妙香散，吞鹿茸丸，八味丸，鹿角胶丸，或发灰二钱，茅根、车前草煎汤调下，或当归四两，酒三升，煮取一升，顿服。

附方

五苓散：生料者以药为末，用白饮调服方寸匕。见中湿

四物汤：见虚劳。

胶艾汤（《金匮》）：

阿胶（碎，炒燥）　芎䓖　甘草（炙）各一两　当归　艾叶（微炒）各三两　白芍药　熟干地黄各四两

上㕮咀。每服三钱，水一钟，酒六分，煎八分。空心，稍热服。

鹿茸丸：

川牛膝（酒蒸）　鹿茸（去毛，酒蒸）　五味子各二两　石斛　棘刺　杜仲（去皮，炒）　阳起石　川巴戟（去心）　山药（炒）　菟丝子（淘净，酒蒸）　附子（炮，去皮尖）　川楝子（取肉，炒）　磁石（煅）　官桂（不见火）　泽泻各一两　沉香（另研）五钱

上为细末，酒糊丸桐子大。每服七十丸，空心，温酒下。

八味地黄丸：见虚劳。

鹿角胶丸：治房室劳伤，小便尿血。

鹿角胶五钱　没药（另研）　油头发灰各三钱

上为细末，用茅根汁打面糊丸桐子大。每服五十丸，盐汤下。

辰砂妙香散：见心痛胃脘痛。

玉屑膏：治尿血并五淋，砂石疼痛不可忍受者。

黄芪　人参各等分

上为末，用萝卜大者，切一指厚，三指大，四五片，蜜腌少时，蘸蜜炙干，复蘸复炙，尽蜜二两为度，勿令焦，熟时蘸黄芪、人参末吃。不拘时，以盐汤送下。

小蓟饮子：治下焦结热，尿血成淋。

生地黄四两　小蓟根　滑石　通草　蒲黄（炒）　藕节　淡竹叶　当归（酒浸）　山栀仁　甘草（炙）各五钱

上吹咀。每服四钱，水煎。空心，温服。

当归散：治妇人小便出血，或时尿血。

当归　羚羊角　赤芍药各五钱　生地黄一两　大蓟叶七钱五分

上药分作三帖，水煎。食前服。

瞿麦散：治血淋尿血。

瞿麦穗　赤芍药　车前子　白茅根（无根用花）　赤茯苓　桑白皮（炒）　石韦（去毛）　生地黄　阿胶（炒）　滑石　黄芩　甘草（炙）各二钱

上为细末。每服二钱，入血余灰一钱，食前沸汤调服。

金黄散：治小便血淋疼痛。

大黄（煨）　人参　蛤粉　黄蜀葵花（焙）各等分

上为细末。每服一钱匕，灯心煎汤调服，一日三服。

神效方：治血淋。

海螵蛸　生干地黄　赤茯苓各等分

上为细末。每服一钱，用柏叶、车前子煎汤下。

发灰散：治血淋，小便出血如尿。

上用乱发烧灰，入麝香少许，每服一钱，用米醋温汤调下。

犀角地黄汤：见鼻衄。

【评析】

溲血，即尿血，又名溺血，指血从尿道排出而无疼痛者，可见于肾结核、肾肿瘤、尿路感染、尿路结石、某些血液病等疾病中。多因心肝火盛，或脾肾亏虚所致，实证可用五苓散、小蓟饮子、当归散、瞿麦散等以利水、清热、凉血；虚证宜用胶艾汤、鹿茸丸、八味地黄丸、神效方等补肾养阴，兼以利水止血。

下血论

（附肠风、脏毒、五痔、中蛊）

【原文】

血之在身，有阴有阳，阳者顺气而行，循流脉中，调和五脏，洒陈六腑，如是者谓之荣血也；阴者居于络脉专守脏腑，滋养神气，濡润筋骨。若其脏感内外之邪伤，则或循经之阳血，至其伤处，为邪气所阻，漏泄经外，或居络之阴血，因著留之，其邪僻裂而出，则皆渗入肠胃而泄矣。世俗每见下血，率以肠风名之，不知风乃六淫中之一耳，或风从肠胃经脉而入客者，或肝经风木之邪内乘于肠胃者，则可谓之肠风。若其他不因风邪而肠胃受火热二淫，兼之寒燥湿，怫郁其气，及饮食与用力过度，致伤阴络之血者，亦谓之肠风可乎？许

学士谓下清血色鲜者，肠风也；血浊而色黯者，脏毒也；肛门射如血线者，脉痔也。然肠风夹湿者，亦下如豆汁及紫黑瘀血，不必尽鲜，正当以久暂为别耳，要之皆俗设名目，不必分泻血与肠风、脏毒为二门也。凡先血而后便，此近血也，由手阳明随经下行，渗入大肠，传于广肠而下者也，赤小豆当归散主之。先便而后血，此远血也，由足阳明随经入胃，淫溢而下者也，黄土汤主之。下血腹中不痛，谓之湿毒，下血血色不鲜，或紫黑，或如豆汁，黄连汤主之。下血腹中痛，谓之热毒，下血血色鲜，芍药黄连汤主之。《撄宁生卮言》云：肠风是足阳明积热，久而为风，风有以助之也。脏毒是足太阴积热，久而生湿，从而下流也。风则阳受之，湿则阴受之。戴氏《要诀》[1]云：脏毒者，蕴积毒气，久而始见，肠风者，邪气外入，随感随见。肠风、脏毒不拘粪前粪后，并宜米饮汤调枳壳散，下酒煮黄连丸，或枳壳散下乌梅丸。肠风，腹中有痛，下清血，先当解散肠胃风邪，甚者肛门肿疼，败毒散加槐角、荆芥，或槐花汤、枳壳散。脏毒腹内略疼，浊血兼花红脓并下，或肛门肿胀，或大肠头突出，大便难通，先以拔毒剌利之剂追出恶脓水，然后以内托汤并凉血祛风散量用，虚则兼以参、芪、苓、术助养胃气。

东垣治宿有肠血症，因五月大热吃杏，肠澼[2]下血，远三四尺，散漫如筛，腰沉沉然痛，腹中不痛，血色紫黑，是阳明、少阳经血证，宜升麻补胃汤。太阴阳明腹痛，大便常溏泄，若不泄，即秘而难，在后传作湿热毒，下鲜红血，腹中微痛，胁下急缩，脉缓而洪弦，中指下得之，按之空虚，宜和中益胃汤。肠澼下血，另作一派，其血唧出有力，而远射四散如筛，下腹中大作痛，乃阳明气冲热毒所作也，升阳除湿和血汤。以上三症，皆湿热也。肠澼下血红，或深紫黑色，腹中痛，腹皮恶寒，右三部脉，中指下得之俱弦，按之无力，关脉甚紧，肌表阳明分凉，腹皮热，而喜热物熨之，内寒明矣，益智和中汤，此夹寒症也。夫肠澼者，为水谷与血另作一派，如唧筒涌出也，夏热太甚，正当客气盛而主气弱，故肠澼之病甚也，以凉血地黄汤主之，黄柏、知母（炒）各一钱，青皮（炒）、槐子（炒）、当归、熟地各五分，水煎温服。如小便涩，脐下闷，或大便前后重，调木香、槟榔细末各五分，稍热，食前空心服；如前后重不去者，当下之。如腹中动摇有水声而小便不调者，停饮也，当诊是何脏，以去水饮药泻之，假令脉洪大，用泻火利小便之类是也。如胃虚不能食，而大渴不止，不可用淡渗之药止之，乃胃中元气少故也，宜钱氏七味白术散补之。如发热恶热，烦躁大渴不止，肌热不欲近衣，其脉洪大，按之无力，并无目痛鼻干之候者，非白虎汤证也，此血虚发躁，当以黄芪一两，当归二钱，煎服。如大便秘塞，或里急后重，数至圊而不能便，或少有白脓，或少有血，慎勿利之，利则必致病重，及郁结不通，以升阳除湿防风汤升其阳，则阴气自降矣。

《三因方》辨肠风、脏毒、五痔甚详，肠风、脏毒之血出于肠脏间，五痔之血出于肛门蚀孔处，外虽无形，所下之血，一线如箭，或点滴不已，治各不同。若中蛊毒，脏腑败坏，下血如鸡肝，如烂肉，其证唾水则沉，心腹绞痛者是也，治则用马蔺根末，水服方寸匕，随吐则出。一用白蘘荷叶，密安病人席下，勿令病人知觉，自呼蛊主姓名。蚯蚓十四条，以苦酒三升渍之，服其汁。一方用蝟毛烧末，水服方寸匕吐毒。　一用苦瓠一枚，水二升，煮取一升服，吐之。

人抵下血之症，身热则死，身寒则生；脉悬绝则死，滑大则生；沉小留连者生，数疾且大而有热者死；腹胀便血，脉大时绝，是逆也，不及一时而死。

附方

赤小豆当归散：

赤小豆（水浸令芽出，曝干）五两　当归一两

上为细末。浆水服方寸匕，一日三服。

黄土汤[3]：

甘草　熟地黄　白术　附子（炮）　阿胶　黄芩各三两　灶中黄土半升

上用水八升，煮取三升。作二分温服。

黄连汤：

黄连　当归各五钱　甘草（炙）三钱

上每服五钱，水煎服。

芍药黄连汤：

芍药　黄连　当归各五钱　大黄一钱　淡桂五分　甘草（炙）二钱

上每服五钱，水煎服。痛甚者，调木香、槟榔末一钱。

枳壳散：

枳壳（去瓤，炒）二两四钱　甘草（炙）六钱

上为末。每服一钱，空心，沸汤点服。

酒煮黄连丸：见中暑。

乌梅丸：

乌梅三十个　细辛　附子（炮）　桂枝（去粗皮）　人参　黄柏（各六钱）当归　蜀椒（去汗）各四钱　干姜一两　黄连一两六钱

上为细末，以苦酒浸乌梅一宿，去核，饭上蒸，以饭热为度，和药捣成泥，再加熟蜜，杵二千下，丸桐子大。食前服十丸，日三服，渐加至二十丸。禁生冷油滑等物。

败毒散：见脚气。

槐花汤：

槐花（炒）　侧柏叶（杵）　荆芥穗　枳壳（麸炒黄色）各二钱五分

上用水煎。空心，温服。

升麻补胃汤：

升麻　柴胡　防风各一钱五分　黄芪　羌活各一钱　独活　白芍药　牡丹皮　熟地黄　生地黄　甘草各五分　葛根　当归身各三分　肉桂少许

上作二服，水煎。稍热，食前服。

和中益胃汤：

熟地三钱　当归身（酒洗）三分　升麻五分　柴胡五分　苏木一分　藁本二分　甘草（炙）三分　益智三分

上用水三大锺，煎至一锺，去渣。午饭前服。

升阳除湿和血汤：

生地黄　牡丹皮　炙甘草　生甘草各五分　白芍药一钱五分　黄芪一钱　升麻七分　熟地黄　当归身　苍术　秦艽　肉桂各三分　陈皮二分

上用水四大盏，煎至一盏。稍热，空心服。

益智和中汤：

白芍药一钱五分　当归身　黄芪　升麻　炙甘草各一钱　牡丹皮　柴胡　葛根　益智仁　半夏各五分　桂枝四分　肉桂一分　干姜少许

上为粗末。水三盏，煎一盏，去渣。食后温服。

钱氏白术散：治见论。

人参　白术　白茯苓　藿香　木香　甘草各一两　干姜一两

上为末。每服三钱，水煎温服，如饮水多，则多服之。海藏云：四君子加减法治湿胜气脱，泄利太过。

升阳除湿防风汤：

苍术（酒浸，去皮净，炒）四钱　白术　白茯苓　白芍药各一钱　防风二钱

上将苍术切片，用水一碗半，煮至二大盏，后纳诸药同煎至一大盏，去渣。稍热，空心食前服。

如飧泄不禁，以此药导其湿。如飧泄及泄不止，以风药升阳，苍术益胃去

湿。如脉实腹胀闭塞不通，宜权以苦多甘少之药泄之，如得通后，则复以升阳汤助其阳，如竟不便，则以升阳汤中加泄药通之。

结阴丹：治肠风下血，脏毒下血，诸大便血疾。

枳壳（麸炒） 威灵仙 黄芪 陈皮（去心） 椿根白皮 何首乌 荆芥穗各五钱

上为末，酒糊丸梧子大。每服五七十丸，陈米饮入醋少许，煎熟，俟温送下。

芎归散：治痔漏下血不止。

川芎 当归 神曲（炒） 槐花（微炒） 黄芪 地榆以上各半两 荆芥穗头发（烧存性） 木贼 阿胶（蒲黄炒）各一两

上为细末，炼蜜为丸如梧子大。每服五十丸，食前米饮下。

黑丸子：治久年痔漏下血。

百草霜 白姜各一两 木馒头三两 乌梅 败棕 柏叶 乱发（俱各烧存性为末）以上各一两二钱半 桂心三钱 白芷五钱

上为细末，醋糊丸梧子大。每服三五十丸，空心米饮汤下。

加味四君子汤：治五痔下血，面色萎黄，心忪耳鸣，脚弱气乏，口淡食不知味。

人参 白术 茯苓 白扁豆（蒸）黄芪 甘草各等分

上为细末。每服二钱，白汤点服。一方用五味子，去甘草。

臭樗皮散：治痔漏下血及脓不止。

臭樗皮（微炒） 酸石榴皮 黄连 地榆 阿胶（炒令黄）各一两 艾叶（微炒）三分

上为细末。每服二钱，食前粥饮调下。

神效方：治痔疾下血，日夜不止。

白矾五两　绿矾三两　黄丹　伏龙肝　蝟皮各二两

上捣碎，入瓷罐内，用炭火五七斤，烧炭尽为度，候冷取出，研如粉，面糊丸梧子大。每服十丸，空心，米饮下。

地榆散：治血痔。

上用地榆为细末。每服二钱匕，食前米饮调下，日三服。

鲫鱼方：治肠风血痔，及下痢脓血，积年泻血，面色萎黄。

大活鲫鱼一尾（不去鳞，肚下穿一孔，去其肠秽，入白矾一块，如金橘大）

上用败棕皮重包，外用厚纸裹，先煨令香熟，去纸，于熨斗内烧，带生存性，为细末。每服一钱，空心温米饮调下。一方瓦瓶内盖定，炭火烧为灰，软饭和丸如梧子大。每服二十丸，食前粥饮下。

胜金丸（一名百药散）：治肠风下血，溺血不止，及脏毒或便血。

百药煎三两（一两生用，一两炒焦，一两烧存性）

上为细末，软饭和丸如桐子大。每服五十丸，空心米饮下。一方为细末，米汤调二钱服。

四季侧柏散：治肠风脏毒，下血不止。

侧柏叶（烧存性，春采东，夏采南，秋采西，冬采北）

上为细末。每服二钱，糯米饮调下。一用叶一斤，洗炙为末，每服二钱，食前枳壳汤调下。

【校注】

[1]《要诀》：即《证治要诀》，又名《秘传证治要诀》。12卷。明·戴原礼撰。作者以朱丹溪学说为本，集《内经》《难经》及宋元诸家学术经验，参以个

人心得见解，论述多种内科杂病兼及疮疡、妇科、五官科等常见病证的证治。

［2］肠澼：古病名。出《素问·通评虚实论》。一指痢疾，《景岳全书》卷二十四："痢疾一证，即《内经》之肠澼也。"一指便血，《古今医鉴》卷八："夫肠澼者，大便下血也。"

［3］汤：原为"散"。疑误。

【评析】

下血，即便血，指血经肛门而出。《金匮要略》以先便后血为远血，先血后便为近血，远者或在小肠，或在胃；近者或在广肠，或在肛门，近血又有肠风、脏毒之分。便血多由湿热、积滞、结毒侵袭肠胃，或风热客于下焦，血脉损伤所致，亦可因脏腑亏损，血失所藏、所统、所固引起。辨治当分虚实，实热者治宜清热解毒，理气和血，方如黄连汤、芍药黄连汤、槐花汤、结阴丹等；夹虚者可用升麻补胃汤、和中益胃汤、升阳除湿和血汤、益智和中汤等方，脾胃虚寒者宜用黄土汤、钱氏白术散、加味四君子汤；病久虚实夹杂者可用乌梅丸。痔漏下血可用芎归散、黑丸子、臭樗皮散等方治之。

蓄血论

【原文】

夫人饮食起居一失其宜，皆能使血瘀滞不行，故百病由污血而生者多也。医书分门定证，有七气而无蓄血，予特增著之。衄血者蓄血上焦；心下手不可近者，蓄血中焦；脐腹小肿大痛者，蓄血下焦；三焦蓄血，脉俱在左手中。蓄血上焦，宜活人犀角地黄汤；蓄血中焦，宜仲景桃仁承气汤；蓄血下焦，宜仲景抵当汤，地黄汤，生漆汤。

海藏云：蓄血可用仲景抵当汤丸，恐世医不知药性之太过，有非老弱虚损人所宜者，故立生地黄汤，用虻虫、水蛭、大黄、桃仁，内又加生地、干漆、生藕、蓝叶之辈也。又云：用生漆汤一方，亦恐抵当汤丸下之太过也，是以知

干漆为破血之剂，比之抵当汤则轻，用之通血，则重用之，以其能破积治食，故重用也。若食药内加干漆、硇砂，非气实者不可用也。如牙齿等蚀，数年不愈，当作阳明蓄血治之，以桃仁承气汤为细末，炼蜜丸桐子大，服之好饮者多有此疾，屡服有效。若登高坠下，重物撞打，箭镞刃伤，心腹胸中停积郁血不散，分上中下三焦部位，以犀角地黄汤、桃仁承气汤、抵当汤丸之类下之。若虚人下而不禁者，以四物汤加穿山甲煎服，亦有用花蕊石散，以童子小便煎服，或酒调下，此药与寒药，正分阴阳，不可不辨也。

附方

犀角地黄汤：见鼻衄。

桃仁承气汤：

桃仁（去皮尖）十五个　桂枝　芒硝　甘草（炙）各二两　大黄四两

上五味，以水七升，煮取二升半，去滓，纳芒硝，更上火微沸，下火。食前温服，每服五合，一日三服，当微利。

抵当汤：

水蛭（熬）三十个　虻虫（去足翅，熬）三十个　桃仁（去皮尖）二十个　大黄（酒浸）三两

上四味为末。以水五升，煮取三升，去滓。温服一升，如不下再服。

人之所有者，气与血也，气为阳，气留而不行者，则易散，以阳病易治故也；血为阴，血蓄而不行者，则难散，阴病难治故也。血蓄于下，非大毒快剂，则不能抵当，故治蓄血，曰抵当汤。《内经》曰：咸胜血，血蓄于下，必以咸为主。故以水蛭咸寒为君；苦走血，血结不行，必以苦为助，是以虻虫苦寒为臣；肝者血之源，血聚则肝气燥，肝苦急，食甘以缓之，散血缓肝，是以桃仁味苦甘平为佐；大黄味苦寒，湿气在下，以苦泄之，血亦湿类也，荡血逐热，是以大黄为使。四物相合，虽苛毒重病，亦获全济。

地黄汤：治病人七八日后，两手脉沉迟细微，肤冷脐下满，或喜或妄，或狂或躁，大便实而色黑，小便自利者，此蓄血证具也。凡老人少年气虚弱者，宜此方主之。

生地黄（自然汁一升，如无生地汁，用干地黄末一两） 生藕（自然汁半升，如无藕汁，用蓟刺汁半升，如无蓟刺汁，用蓟刺末一两） 蓝叶（一握，切碎，晒干，为末）一两 虻虫（去足翅，炒黄）三十个 大黄（剉如骰子）一两 桃仁（麸炒）半两 水蛭十个

上同一处，水三升半，慢火熬取二升。俟冷，分三服。投一服，至半日许血未下，再投之。此汤较抵当汤丸则甚轻也。

生漆汤：病人七八日后，两手脉沉细而数，或关前脉大，脐下满，或狂走，或喜妄，或谵语，不大便而小便自利者，服此下之。盖因病人年少气实，则血凝难下，恐抵当丸力不及此，又立此方。

生地黄（汁一升，如无汁，用生干地黄三两半） 犀角（镑，为末）一两 大黄（剉碎如骰子大）三两 桃仁（擂碎）三十个

上作一处，用水三升，好酒一升，慢火熬三升，去滓，再入锅内，投点光生漆一两半，再熬至二升即住，净滤去滓。俟冷，作三服，每投一服，候半日许，血未下，再投一服，候血下即止。药内如无生地黄汁，添水一升同煎。

代抵当丸：行瘀血。

大黄（川产，如锦纹者，去皮及黑心）四两 芒硝（如欲稳，以玄明粉代）一两 桃仁（麸炒黄，去皮尖，另研如泥）六十枚 当归尾 生地黄 穿山甲（蛤粉炒）各一两 桂三钱，或五钱

上为极细末，为丸。蓄血在上焦，丸如芥子大，临卧去枕仰卧，以津咽之，令停留喉下，搜逐膈上瘀血。中焦食远服，下焦空心服，俱丸桐子大，以百涝水煎汤下之。（眉批：百涝水，杓扬百遍，乃仲景甘澜水也。）此方用归、地者，欲下血而不损血，且引诸药至血分也，诸药皆犷悍，必以归、地和剂

之。如血老积久，此药攻之不动，宜去归、地，加广莪，醋浸透焙干，一两，肉桂七钱。

通真丸：妇人通经，男子破血。

大黄（去皮，米醋同煮烂） 桃仁（去皮尖，另研）各四两 天水散四两（眉批：天水散，一名益元散） **干漆（用瓦上焙烟尽）二两 杜牛膝（生）二两**

上为细末，醋糊丸桐子大。每服六七十丸。

【评析】

蓄血一证出自《伤寒论》，指外感病过程中，邪热入里与血相搏，而致瘀热互结于内的病证，如太阳蓄血、阳明蓄血证等。后世亦有泛指多种瘀血郁结于内的病证，本节所论即是。治以活血化瘀为大法，方如桃仁承气汤、抵当汤。

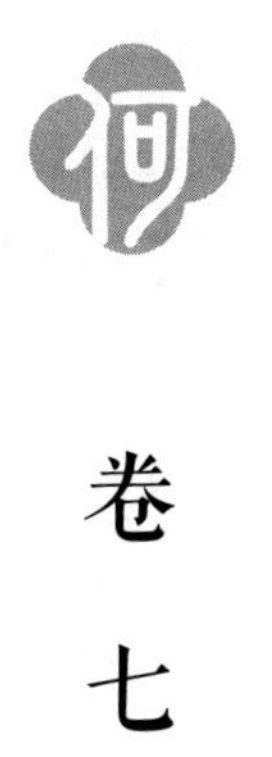

卷七

诸痛门

头痛论

（偏头风、雷头风、真头痛、大头天行、眉棱骨痛、头风屑、头重头摇）

● 【原文】

夫头者，上配乎天，诸阳脉之所聚也。凡头痛者气血俱虚，风寒暑湿之邪伤于阳经，伏留不去，名曰厥头痛，盖厥者，逆也，逆壅而冲乎头也。医书多分头痛、头风为二门，不知乃一病也，但有新久去留之分耳。浅而近者，名头痛，其痛卒然而至，易于解散速安也；深而远者为头风，其痛作止不常，愈后偶触复发也，皆当验其邪所从来而治之。东垣曰：《金匮真言》论云：东风生于春，病在肝，俞在颈项。故受伤于春气者病在头。又诸阳会于头面，如足太阳膀胱之脉，起于目内眦，上额交巅，直入络脑，还出别下项，则冲头痛。又足少阳胆之脉，起于目锐眦，上抵头角，病则头角额痛。夫风从上受之，风寒伤上，邪从外入，客于经络，令人振寒头痛，身重恶寒，治在风池、风府，调其阴阳，不足则补，有余则泻，汗之则愈，此伤寒头痛也。头痛耳鸣，九窍不利者，肠胃之所生，乃气虚头痛也，如气上不下，头痛巅疾者，下虚上实也，过在足少阴、巨阳，甚则入肾，寒湿头痛也。有厥逆头痛者，所犯大寒，内至骨髓，髓以脑为主，脑逆故令头痛齿亦痛。有心烦头痛者，病在膈中，过在手巨阳、少阴，乃湿热头痛也。

凡治头痛，皆以风药者，总其大体而言之也。高巅之上，惟风可到，故味之薄者，阴中之阳，自地升天者也，然亦有三阴三阳之异。太阳经头痛，恶风寒，脉浮紧，川芎、独活之类为主。少阳经头痛，脉弦细，往来寒热，用柴胡、黄芩主之。阳明经头痛，自汗发热，不恶寒，脉浮缓长实者，升麻、葛根、石膏、白芷主之。太阴经头痛，必有痰，体重，或腹痛为痰，脉沉缓者，苍术、半夏、南星主之。少阴经头痛，三阴三阳经不流行而足寒，气逆，为寒厥，其脉沉细，麻黄附子细辛汤主之。厥阴经头疼，项痛，或吐痰沫，冷厥，其脉浮缓，吴茱萸汤主之。三阳头痛药羌活、防风、荆芥、升麻、葛根、白芷、柴胡、川芎、芍药、细辛、葱白（连须）。风湿热头痛，上壅损目及脑痛。偏正头痛，年深不愈，并以清空膏主之。如苦头痛，每料中加细辛二钱。如太阴脉缓有痰，名曰痰厥头痛，去羌活、防风、川芎、甘草，加半夏一两五钱。如偏头痛，服之不愈，减羌活、防风、川芎一半，加柴胡一倍。如发热恶热而渴，此阳明头痛，只与白虎汤，加白芷。丹溪云：东垣清空膏，诸般头痛皆治，惟血虚头痛，从鱼尾相连痛者不治。（眉批：眉尖后近发际曰鱼尾。）又云：治少阳头痛。如痛在太阳、厥阴者勿用，盖谓头巅痛也。头旋眼黑，头痛，宜安神川芎散。热厥头痛，虽严寒犹喜风凉，微来暖处，或见烟火，其痛复作，宜清上泻火，后用补气汤。风热头痛，石膏散、荆芥散。冬月大寒犯脑，令人脑痛，齿亦痛，名曰厥逆[1]，此出《奇病论》中，宜羌活附子汤。头痛、胸中痛，食减少，咽嗌不利，寒冷，脉左寸弦急，宜麻黄吴茱萸汤。湿热在头而头痛者，必以苦吐之，轻者用透顶散搐鼻取涎。新沐中风为首风，头面多汗，恶风，每先风一日则病甚，至其风日则少愈，大川芎丸主之。风气循风府而上，则为脑风，项背怯寒，脑户极冷，神圣散主之。头痛耳鸣，九窍不利，肠胃之所生，东垣以为此气虚头痛也，用顺气和中汤，以人参、黄芪主之。血虚头痛自鱼尾上攻头痛，当归、川芎主之，其方用当归一两，酒一升，煮取六升，合饮至醉效。又方用当归、川芎、连翘、熟苄[2]各二钱，水煎入龙脑、薄荷二钱，乘沸泡之，鼻吸其气，候温即服，服即安卧，效。气血俱虚头痛者，于调中益气汤加川芎、蔓荆子、细辛，其效如神。痰厥头痛，眼黑头旋，恶心烦乱，半夏白术天麻汤主之，盖痰厥头痛，非半夏不能疗；眼黑头旋，风虚内作，非天麻不能解，天麻名为定风草，治内生虚风之圣药也。《素问》曰：头痛巅疾，下虚上实，过在足少阴、巨阳，甚则入肾。徇蒙招尤，目冥[3]耳聋，下实上虚，过在足少阳、厥阴，甚则入肝。下虚者，肾虚也，肾虚则头痛，其脉举之则弦，按之则坚，用玉真丸治之。戴复庵用正元散，或大三五七散，入盐煎服，或于正元散内入炒椒十五粒，下来复丹，间进黑锡丹。若服诸药不效，而痛愈甚者，宜茸朱丹。上虚者，肝虚也，肝虚则头晕徇蒙者，如以物蒙其首，招摇不定，目眩耳聋皆晕之状也，谓之肝厥，宜钩藤散主之。伤食头痛，胸膈痞塞，咽酸噫败卵臭，畏食，虽发热而身不痛，宜治中汤加砂仁一钱。伤酒头痛，恶心呕吐出宿酒，昏冒眩晕，宜葛花解酲汤。怒气伤肝，及肝气不顺，上冲于脑，令人头痛，宜沉香降气散，并苏子降气汤，下养正丹。上热头目赤肿而痛，胸膈烦闷，不得安卧，身半以下皆寒，足胻[4]尤甚，大便微秘，宜既济解毒汤。外有臭毒头痛，一味吃炒香附愈。头痛连睛痛，石膏、鼠粘子炒为末，茶清食前调下。

偏头风论：偏头风者，头半边痛者是也。丹溪谓有痰者多宜芎犀丸。左属风，荆芥、薄荷；右属血虚，川芎、当归；右属痰，苍术、半夏；左属热，黄芩、荜麻子半两（去皮）、大枣十五枚（去核），上共捣令熟，涂纸上用箸一只卷之，去箸，纳鼻中良久取，下清涕即止。或生萝卜汁，仰卧注鼻中，左痛注右，右痛注左。

雷头风论：雷头风者，头痛赤肿而起核块是也。或云：头如雷之鸣为风邪所客，风动则作声也。《局方》以升麻汤主之，又名清震汤。亦有因痰火者，痰生热，热生风故也，痰火上升，壅于气道，兼乎风化，则自然有声，轻如蝉鸣，重如雷声，故名雷头风也，用半夏、牙皂（姜汁煮）一两，大黄（酒浸透，以湿纸包煨，如是三次）二两，白僵蚕、连翘、橘红、桔梗、天麻各五钱，片芩（酒炒）七钱，薄荷叶三钱，白芷、青礞石、粉草各一钱，共末，水浸蒸饼，丸绿豆大。食后、临卧茶吞二钱，以痰利为度，然后用清痰降火之剂以调理之。

真头痛论：真头痛者，天门真痛，上引泥丸[5]，夕发旦死，旦发夕死。盖头为脑之髓海，真气所聚，卒而受邪，受邪则不可治。古方云：用黑锡丹灸百会，急进参、沉、乌、附，或可生，若天柱折者，亦难为力。

大头天行[6]论：大头痛者，头肿大如斗是也，乃天行时疫之病。东垣云：长夏多疫疠，初觉憎寒体重，次传面目肿盛，目不能开，上喘咽喉不利，舌干口燥。俗云大头天行，亲戚不相访问，如染之多不救。以僵蚕一两，锦纹大黄二两，姜汁丸弹子大，新汲泉水和生蜜调服。外用井底泥调大黄、芒硝末敷之。

眉棱骨痛论：眉骨者，目系之所过，上抵于脑，以目属于脑也。若诸阳经，或夹外邪，郁成风热，毒上攻于头脑，下注于目睛，遂从目系过眉骨，相并而痛。若心肝壅热，上攻目睛而痛，则亦目系与眉骨牵连并痛。胸膈风痰上攻者，亦然。若太阴之胜，湿气内郁，寒迫下焦，痛留于项，互引眉间。其痛有酸者，有抽掣者，有重者，有昏闷者，便可审为孰气之胜也。东垣选奇汤，治眉棱痛不可忍者，神效。

头风屑论：有头风屑者，罗谦甫云：肝经风盛，木自摇动。《尚书》云：满招损。老子云：物壮则老。故木临脾土，金来克之，是子来为母复仇也。使梳头有雪皮，见肺之症也，因肺主皮毛，故耳。若大便实者，泻青丸主之；虚者，人参消风散主之。

头重论：或问头重之症，何因而得之？曰：因天之湿淫外着也，因人之湿痰上蒸也，因在下之阴气逆于上也，皆得而头重。何以言之？头象于天，其气极清，地气重浊，地者，阴也、上湿也，若外着内蒸，必壅蔽清道，致气血不利，沉滞于经隧脉络，故重也。东垣云：头重如山，此湿气在头也，红豆散鼻内搐之。又方，羌活根（烧）、连翘各三钱，红豆五分，共为末搐鼻。

头摇论：头摇者，风也、火也，二者皆主动，会之于巅，乃为摇也。病机有为诸风掉眩，皆属肝木。夫头之巅，足太阳之所过，督脉与厥阴之所会，故三经所逆之火，留聚于此者，皆从风木而为掉摇也。张仲景又言，心绝者，亦直视摇头也。

凡诊头痛诸脉，寸口之脉，中手短者则头痛。推而下之，下而不上，则头顶痛。寸口紧急，或短，或弦，或浮，则头皆痛。浮滑者，为风痰，易治，短涩难治。浮紧为太阳，弦细为少阳，浮缓而长为阳明，沉缓为太阴，沉细为少阴，浮缓为厥阴。浮弦为风，浮洪为火。右寸滑或大，或弦而有力，皆属痰火积热。细或缓，兼体重者为湿。左脉不足，为血虚，右脉不足为气虚，左右俱不足为气血两虚。右寸紧盛为食积，右关洪大为胃热上攻。寸口弦细为膈上有风涎冷痰，或多呕吐。沉细为阴毒伤寒，但头痛而身不热。若头痛目痛，久视而无所见者死。病苦头痛、目痛，急而且短涩者亦死。

附方

清空膏：

羌活　防风各一两　柴胡七钱　川芎五钱　甘草（炙）一两五钱　黄连

（炒）一两　黄芩（一半炒，一半酒制）三两

上为细末。每服二钱，热盏内入茶少许，汤调如膏。临卧时抹在口内，少用白汤送下。

芎犀丸：治偏正头疼，一边鼻不闻香臭，常流清涕，或作臭气。服芎、蝎等药不效者。服此丸不十服而愈。兼治喷嚏而有稠浓者。

朱砂（水飞）三两　川芎　石膏（研）　片脑各四两　人参　茯苓　甘草（炙）　细辛各二两　犀角（生用）　栀子各一两　阿胶（炒）一两五钱　麦冬（去心）三两

上为细末，炼蜜丸弹子大，另用飞过朱砂一两为衣。每服一丸或二丸，食后细嚼，茶、酒任下。

川芎散：治偏正头风，头痛昏眩。

川芎　细辛　羌活　槐花　甘草（炙）　香附子　石膏各五钱　荆芥　薄荷　菊花　防风　茵陈各一两

上为末。每服二钱，食后茶清调下，一日三服。忌食动风物。

石膏散：

麻黄（去根节）　石膏各一两　何首乌五钱　葛根七钱五分

上为细末，每服三钱，生姜三片，水煎，稍热服。

又方：

川芎　石膏（乱纹好者）　白芷各等分

上为细末。每服四钱，热茶调下。

荆芥散：治头风。

荆芥　石膏（煅，存性）等分

上为细末。每服二钱，姜三片，葱白三寸和须，水煎。食后服。

茵陈散：男妇风虚头疼，气虚头疼，胎前产后伤风头疼，皆可治之。

茵陈（拣净）五两　麻黄　石膏（煅）各二两

上为末。每服一钱，腊茶调下，食后服。服毕仰卧片时。

羌活附子汤：

黄芪　麻黄各一钱　羌活　苍术各五分　防风　升麻　甘草各二分　黑附子一分　白芷　僵蚕　黄柏各三分

上水煎，食后温服。若有寒嗽，加佛耳草三分。

麻黄吴茱萸汤：

苍术一钱　麻黄　羌活各五分　吴茱萸三分　藁本　柴胡　升麻　黄芪　当归　黄柏　黄连　黄芩各二分　半夏　川乌　蔓荆子各一分　细辛　红花各少许

上水煎，食远，稍热服。

透顶散：治偏正头风，夹脑风，并一切头风，不问年深日近。

细辛（表白者）三茎　瓜蒂七个　丁香三粒　糯米七粒　脑子　麝香各一黑豆大

上将脑、麝乳钵内研极细，将前四味研匀为末，用瓦罐盛之，谨闭罐口。患人随左右搐之一大豆许，良久出涎一升许则安。

大川芎丸：治头风旋晕眩急，外合阳气，风寒相搏，胃膈痰饮，偏正头疼，身体拘倦。

川芎一斤　天麻（用郓州者）四两

上为末，炼蜜为丸，每两作十丸。每服一丸，食后或茶，或酒细嚼下。

神圣散：

麻黄（去节）　细辛（去苗）　干葛（生、炒各半）　藿香叶各等分上为末。每服二钱，煮荆芥、薄荷，茶酒俱可调下。并治血风证。

顺气和中汤：

黄芪一钱五分　人参一钱　白术　陈皮　当归　芍药各五分　甘草（炙）升麻　柴胡各三分　蔓荆子　川芎　细辛各二分

上水煎，食后温服减半，再服而愈。

调中益气汤：见伤劳倦。

半夏白术天麻汤：见头痛。

玉真丸：治肾气不足，气逆上行，头痛不可忍，谓之肾厥。

硫黄二两　石膏（煅，通红，研）　半夏（汤洗）　硝石（研）各一两

上为细末，生姜汁煮糊丸桐子大，阴干。每服二十丸，姜汤、米饮任下。更灸关元百壮。若寒甚者，去石膏，用钟乳粉一两。

正元散：见汗总论。

大三五七散[7]：见头痛。

来复丹：见中暑。

黑锡丹：见诸逆上冲。

钩藤散：见痓。

治中汤：见呕吐。

葛花解酲汤：见伤饮食。

沉香降气散、苏子降气汤（《证治准绳》）：见诸气。

养正丹：见《集效方》。

既济解毒汤：见上热下寒。

治八般头风方：

草乌尖　细辛等分　黄丹少许

上为细末。用芦管搐入鼻中。

斗门方：治卒然头痛。

皂荚研末，吹鼻得嚏，即止。

秘方茶调散：治风热上攻，头目昏痛，及头风热痛不可忍者。

片芩（酒拌炒三次，不可令焦）二两　小川芎一两　细芽茶三钱　白芷五钱　薄荷三钱　荆芥穗四钱

上为细末。每服二三钱，用茶调下。若头巅及脑俱痛，加细辛、藁本、蔓荆子各三钱。

菊花散：治风热上攻，头痛不止。

菊花（去梗）　旋覆花（去梗）　防风　枳壳（麸炒）　川羌活　蔓荆子　石膏　甘草（炙）各一两

上作一服，姜五片，水煎。不拘时服。

洁古方：治头痛连睛痛。

石膏　鼠粘子（炒）等分

上为细末。茶清食前调下三钱。

一奇散：治产后头痛。

用当归、川芎等分为末。每服二钱，水煎。温服。

加减四物汤：治产后头痛。血虚、痰癖、寒厥皆令头痛者。

苍术一两六钱　羌活　川芎　防风　香附（炒）　白芷各一两　石膏二两五钱　细辛一两五钱　当归　甘草各五钱

上为粗末，每服一两，水煎，不拘时服。

如有汗者，气弱头痛也，加芍药三两，桂一两半，生姜煎服。如痰癖头痛加半夏三两，茯苓一两，生姜煎服。如热痰头痛，加白芷三两，石膏三两，知母一两。如寒厥头痛，加天麻三两，附子一两半，生姜三片，煎服。

芎附散：治产后败血作梗，头痛诸药不效者。

大附子（酽醋一碗，用火四畔炙透，蘸令尽，去皮脐）一个　川芎一两

并为细末。每服一钱，茶清下。

升麻汤（又名清震汤）：治头面疙瘩，憎寒拘急发热，状似伤寒。

升麻　苍术（米泔浸一宿）各四钱　荷叶（全者）一个

上用水煎。食后服。

加味黑锡丹：治真头痛。

沉香　附子（制）　葫芦巴　肉桂各五钱　茴香　破故纸　肉豆蔻　金铃子　木香各一两　黑锡　硫黄（与黑锡结砂子）各二两

上同研为末匀，酒煮面糊和丸，如梧子大，阴干，以布袋擦令光莹。每服四十丸，空心姜盐汤下。一方加阳起石五钱，巴戟一两。

神芎丸：治心经积热，风痰壅滞，头目赤肿，或生疮疖，咽膈不利，大小

便闭涩，一切风热之证，并宜服之。

生大黄　黄芩各二两　牵牛（生用）　滑石各四两　黄连　薄荷叶　川芎各五钱

上为末，滴水丸梧子大。每服五十丸，食后温水下。

凉膈散：见发热。

黑白散：治大头病。如神。

乌黑蛇（酒浸）　白花蛇（去头尾，酒浸）　雄黄二钱　大黄（煨）五钱

上为极细末。每服一二钱，不拘时，白汤调下。

选奇汤：治眉棱骨痛不可忍者。神效。

防风　羌活各三钱　酒黄芩（冬不用，如能食而热痛者加之）一钱　甘草（夏生用，冬炙用）三钱

上每服三钱，水煎。稍热，食后随时服。

祛风清上散：治风热上攻，眉棱骨痛。神效。

酒黄芩二钱　白芷一钱五分　羌活　防风　柴胡梢各一钱　川芎一钱二分　荆芥八分　甘草五分

上㕮咀。水煎。食后服。

二陈汤、导痰汤：二方见痰饮。

泻青丸：治头风屑。

当归　草龙胆（各焙）　川芎　栀子　川大黄（煨）　羌活　防风各等分

上为末，炼蜜丸鸡头大。每服一丸，煎竹叶汤同砂糖化下。

人参消风散：治诸风上攻，头目昏痛，项背拘急，肢体烦疼，肌肉蠕动，

目眩旋晕，耳啸蝉鸣，眼涩好睡，鼻塞多嚏，皮肤顽麻，燥痒瘾疹。又治妇人血风头皮肿痒，眉骨疼痛，旋晕欲倒，痰逆恶心。

芎藭　羌活　防风　人参　茯苓　白僵蚕（炒）　藿香叶　荆芥穗　甘草（炙）　蝉蜕（去土）各二两　厚朴（姜制）　陈皮（去白）各五钱

上为末。每服二钱，茶清调下。

如久病偏头风，每日三服，便觉减轻。如脱衣沐浴暴感风寒，头痛声重，寒热倦疼，用荆芥茶调下半盏。小儿虚风，目涩昏倦，及急慢惊风，用乳香、荆芥汤调下。

红豆散：

麻黄根（炒）五钱　苦丁香五分　红豆十粒　羌活（烧）　连翘各三钱

上为细末。鼻内搐之。

治天白蚁方：头内如虫蛀响，名天白蚁。

茶子为细末。吹鼻中即愈。

【校注】

[1] 冬月大寒犯脑……名曰厥逆：语出《素问·奇病论》："当有所犯大寒，内至骨髓，髓者以脑为主，脑逆故令头痛，齿亦痛，病名曰厥逆。"

[2] 熟芐：即熟地黄。

[3] 冥：原为"眩"。据《素问·五藏生成》改。

[4] 胻：原为"跻"。疑误。胻，小腿。

[5] 泥丸：道家谓上丹田，在两眉间。《黄庭内景经》："脑神精根字泥丸。"

[6] 大头天行：病名。温疫的一种，又称大头瘟、时毒、鸬鹚瘟。

[7] 大三五七散：出《备急千金要方》卷十三。方与治同《济生》三五七散，见眩晕。

【评析】

头痛可见于多种急慢性疾病中，本节所论是以头痛为主症的病证。头痛可分外感、内伤两大类，头痛的治疗以祛风、息风为要。证属外感者，治以祛风散寒，祛风清热，方如神圣散、清空膏、川芎散、荆芥散、菊花散、选奇汤、祛风清上散等。内伤头痛当分虚实，实热者治宜泄热息风，方如茵陈散、神芎丸、凉膈散、泻青丸等，夹虚者可用芎犀丸、石膏散；虚寒者治宜益气通阳散寒，方如羌活附子汤、顺气和中汤等；头痛日久，寒热虚实夹杂，宜用麻黄吴茱萸汤、人参消风散。头痛危重证，即真头痛，治当回阳救逆，用加味黑锡丹，或大剂参附汤。产后头痛属血虚生风者，可用一奇散、加减四物汤，血瘀者用芎附散治之。

面痛论

【原文】

面痛皆属火，盖诸阳之会，皆在于面，火则阳类也。心者生之本，神之变，其华在面，是心为君火也。暴痛多实，久痛多虚。高者宜抑之，郁者宜开之，血热者宜凉血，气虚者宜补气。不得过用苦寒泻火，如清胃散，甘露饮，大加石膏恐见虚证。亦不得过服参、芪等补药，恐复见火证，唯以越鞠加山栀，连翘，贝母，橘红之属，开其郁结，而病自安矣。诸方书俱不载面痛一症，余按《准绳》，载此证治，明若指掌，特为标出，以见用药之不可执一也。

项强痛论：《经》云：东风生于春，病在肝，俞在颈项。又云：诸项痛，皆属于湿[1]。则此证多由邪客于三阳经而然也。寒搏则筋急，风搏则筋弛，在左多属血，在右多属痰，当分风寒、痰湿与虚而治之，无不效矣。有挫闪及久坐，或失枕而致项强不可转移者，皆由肾虚不能生肝，肝虚无以养筋，故机关不利，宜食后服和气饮，常服六味地黄丸自愈。

附方

和气饮：

干姜半钱　干葛　升麻　苍术（炒）　桔梗各一两　大黄（蒸）半两　熟枳壳五分　芍药七钱五分　陈皮　甘草各五钱　半夏　白芷　茯苓各二钱　当归二钱

上㕮咀。每服四钱，水一盏，姜三片，灯心十茎，煎七分。食前温服。

六味地黄丸：见虚劳。

驱邪汤：

升麻　桂枝　杏仁　甘草　防风　羌活　独活　川芎　藁本　柴胡　家葛　白芷

上用生姜、薄荷为引，水煎服。又方多加紫金藤。

消风豁痰汤：

黄芩（酒炒）　羌活　红花　半夏（姜制）　陈皮　白茯苓　甘草　独活　防风　白芷　家葛　柴胡　升麻

上用生姜为引煎服。又方，多加紫金藤。

加味胜湿汤：

羌活　独活　藁本　防风　蔓荆子　川芎　苍术（米泔浸，炒）　黄柏（酒炒）　荆芥　甘草（炙）

上生姜为引，水煎服。一方多加紫金藤。

如发热恶寒有外邪者，加麻黄、桂枝。腰痛沉沉者，加熟附、防己。虚极者，去黄柏，加人参。

椒附散：治项筋痛连背髀，不可转移。

大附子（炮，去皮脐，为末）六钱以上者一枚上末每服二大钱，好椒二十粒，用白面填满，水一盏半，生姜七片，煎至七分，去椒入盐少许，空心服。予一亲患此证，服诸药无效，服此方便瘥。

木瓜煎：人患筋急项不得转侧者，皆由肝肾二脏受阴气，故发。服此方三服即愈。

本瓜（取盖去瓤）两个　没药（研）二两　乳香（研）二钱五分

上二味内木瓜中，将木瓜蒂盖合，用竹签签定，饭上蒸三四次，研成膏。每服三五匙，地黄汁、无灰酒化下。

【校注】

[1] 诸项痛，皆属于湿：语出《素问·至真要大论》："诸痉项强，皆属于湿。"

【评析】

面痛多因风热所致，治宜疏风开郁，方如和气饮、驱邪汤、消风豁痰汤等。兼项背痛者，可用椒附散、木瓜煎等方。

心痛胃脘痛论

（附膈痛、心瘥）

【原文】

或问丹溪曰：心痛即胃脘痛，然乎？曰：心与胃各一脏，其病形不同，因胃脘痛处在心之下，故有当心而痛之名，岂胃脘痛即心痛哉？盖心之脏君火也，是神灵之舍与手少阴之正经，邪皆不得而伤，其受伤者乃手心主包络也，如包络引邪入于心之正经，脏而痛者，则谓之真心痛，必死不可治。方论虽有九种心痛之别，曰饮、曰食、曰风、曰冷、曰热、曰悸、曰虫、曰疰、曰往来，究未识六淫五邪不一之因也。若痛而手足俱青至骨节者，为真心痛。乍减乍甚者，则为厥心痛，《灵枢经》云：厥心痛与背相控，善瘛，若从后触其心而伛偻者，肾心痛也；厥心痛而腹胀胸满，心尤痛甚，胃心痛也；厥心痛而如锥针刺其心者，脾心痛也；厥心痛而色苍如死状，终日不得太息者，肝心痛也；厥心痛而卧若徒居，间或动作，其痛益甚，色不变者，肺心痛也。识其诸脏从来之病，以施其疗，则不难矣。若夫胃，真湿土也，位居中焦，禀冲和之气，多气多血，是水谷之海，为三阳之总司，五脏六腑、十二经脉皆受气于此。是以足之六经，自下而上，胃脘壮则气行，胃脘弱则着而成病，其冲和之气，变至偏寒偏热，因之水谷不消，停留水饮食积，真气相搏而为痛，则胃脘不一之病因，亦有可得而详者。胃之湿土主乎痞，故胃病者，或满，或胀，或食不下，或呕吐，或吞酸，或大便难，或泻利，面色浮而黄者，皆胃之本病也。其有六淫五邪相乘于胃者，大率与前所列诸心痛之形状相类，但其间皆与胃本病参杂而见之也。有卒急心痛者，若其脉洪大而数，其人火盛，黄连八两，水七升，煮五升，绞去渣，温服五合，一日三服。又方用龙胆草四两，酒三升，煮一升半，顿服。若中恶心痛，腹胀大便不通者，走马汤治之。又方治心痛牙关紧急欲死者，用隔年陈葱白三五根，去皮须叶，擂为膏，将口抉开，用匙将膏送入咽喉，以香油灌之，但得葱下喉即苏。一方用香油顿服一盏亦妙。

膈痛论：膈痛与心痛不同，心痛则在岐骨陷处，本非心痛，乃心之胞络痛耳。膈痛则痛横胸间，比之心痛为轻，诸家称为烦躁忪悸，皆其证也，宜四物汤，十全大补汤，去桂，生血而益阴，此以水制火之义也。因积冷与痰气而成，宜五膈宽中散。气上急者，宜苏子降气汤，去前胡加木香。痰涎壅盛者，宜小半夏茯苓汤，加枳实一钱治之。

心瘥[1]论：心瘥者，亦痰饮所致，俗名饮瘥。以胃口热食易消故瘥。《素问》谓之食瘥，亦类消中之状，俗名肚瘥。痰气，宜小半夏茯苓汤加枳壳一钱；胃中热，宜二陈汤加黄连一钱治之。

诊脉：脉多见于右关，阴弦为痛，微急为痛，微大为心痹引背痛，短数为痛，涩为痛，痛甚者脉必伏。脉大是久病，洪大数属火热，滑大属痰。右手实者为痰积，沉滑者有宿食，弦迟者有寒。沉细而迟者可治；坚大而实，浮大而长，滑而利，数而紧，皆难治。

附方

四物汤、十全大补汤：二方见虚劳。

五膈宽中散：见翻胃。

苏子降气汤：见诸逆上冲。

小半夏茯苓汤：

半夏　茯苓各等分

上二味，每服五钱，水一盏半，姜五片，煎七分。不拘时温服。

辰砂妙香散：治心气不足，精神恍惚，虚烦少睡，夜多盗汗。常服补益气血，安镇心神。

山药（姜汁炙）　茯苓　茯神　远志（去心，炒）　黄芪各一两　人参　桔梗　甘草（炙）各五钱　木香（煨）二钱半　辰砂（另研）三钱　麝香（另研）一钱

上为细末。每服二钱，不拘时温酒调下。

金铃子散：治热厥心痛，或作或止，久不愈者。

金铃子　玄胡索各一两

上为末。每服三钱，酒调下。

术附汤：治寒厥暴心痛，脉微气弱。

附子（炮，去皮脐）一两　白术四两　甘草（炙）一两

上为粗末。每服三钱，姜五片，枣一枚，水煎，去滓。食前温服。

麻黄桂枝汤：治外因心痛，恶寒发热，内攻五脏，拘急不得转侧者。

麻黄（去节，汤浸，焙） 桂心 芍药 细辛 干姜 甘草（炙）各七钱半 半夏 香附各五钱

上㕮咀。每服五钱，生姜五片，水煎。食前服。大便秘，入大黄，量虚实加减。

扶阳助胃汤：胃脘当心而痛，不任其苦。服此甚效。《内经》曰：寒淫于内，治以辛热，佐以苦温。附子、干姜大辛热，温中散寒，故以为君；草豆蔻、益智仁辛甘大热，治客寒犯胃，为佐；脾不足者，以甘补之，炙甘草甘温，白术、陈皮苦温，补脾养气，水夹木气，亦来侮土，故作急痛，官桂辛热以退寒水，芍药味酸以泻木来克土，吴茱萸苦热，泄厥气上逆于胸中，为使。

附子（炮，去皮脐） 干姜（炮）各一钱半 草豆蔻 益智仁 拣参 甘草（炙） 官桂 白芍药各一钱 吴茱萸 陈皮 白术各五分

上用姜三片，枣二枚，水煎。食前温服。

按：《准绳》载罗谦甫治漕运使崔君长男医案云：其人年二十五，体本丰肥，奉养高粱，时有热证，误食寒凉之物，并服寒凉之药。至秋疟发，医以砒霜等药治之，新汲水下，禁食热物。疟病未除，反添吐泻，脾胃复伤，中气愈虚，腹痛肠鸣，时复胃脘当心而痛，不胜其苦，屡医未效，至冬不瘥。延至四月间，劳役烦恼过度，前证大作，请予治之。视其脉，弦细而微，手足稍冷，面色青黄不泽，情思不乐，恶人烦冗，饮食减少，微饱则心下痞闷，呕吐酸水，每发冷汗时出，气促闷乱不安，须人额相抵而坐，少时易之。予思《内经》云：中气不足，溲便为之变，肠为之苦鸣；下气不足，则为痿厥心悗。又曰：寒气客于肠胃之间，则卒然而痛，得热则已。非甘辛大热之剂，则不能愈，遂制此方。

星半安中汤：治痰积作痛。

南星 半夏（俱姜汤炮）各一钱半 滑石 香附 枳壳（麸炒） 青皮（醋炒） 木香 苍术（米泔浸一宿，炒） 砂仁 山栀（炒黑） 茯苓 橘红各

一钱　甘草（炙）五分

上姜三片，水煎。食前服。

气攻痛者，去南星、滑石，加厚朴、玄胡索各一钱。痰甚者，加白螺狮壳（烧灰）一钱，临卧时入。

海蛤丸：治痰心痛。

海蛤（烧存性为灰，研极细，过数日俟火毒散用之）　栝楼仁（带瓤同研）

上以海蛤灰入栝楼内，干湿拌匀为丸。每服五十丸，食远滚汤下。

加味七气汤：治七情郁结，心腹因气攻痛。

蓬术　青皮　香附（俱米醋浸，炒）各一钱半　玄胡索一钱　姜黄一钱　草豆蔻仁八分　三棱（炮）七分　桂心五分　益智仁七分　陈皮八分　藿香七分　炙甘（炙）四分

上用水煎。食前服。如死血在胃脘作痛，加桃仁、红花各一钱。

清中汤：治火痛。

黄连　山栀各二钱　陈皮　茯苓各一钱半　半夏（姜泡七次）一钱　草豆蔻仁（槌碎）　甘草（炙）各七分

上用姜三片，水煎。食前服。

拈痛丸：治九种心痛。

五灵脂　蓬莪术（煨）　木香　当归各等分

上为细末，炼蜜丸梧子大。每服二十丸，食前，橘皮汤下。

蚕砂散：治男妇心气痛，不可忍者。

晚蚕砂（炒，为末）二两

上一味，用滚汤泡过，滤取清汁。不拘时服。

加味枳术丸：治清痰、食积、酒积、茶积、肉积在胃脘当心而痛，及痞满恶心，嘈杂嗳气，吞酸吐呕，脾疼等证。

白术三两　枳实（麸炒黄色）　苍术（米泔浸三宿，焙）　猪苓（去黑皮）　麦糵曲（炒黄）　川芎　神曲（炒微黄）　半夏（汤泡透）各一两　泽泻　赤茯苓　黄连（陈壁土炒）　白螺壳（煅）各七钱　砂仁　草豆蔻　黄芩（陈壁土炒）　青皮（去白）　莱菔子（炒）　干生姜各五钱　陈皮（去白）　香附米（童便浸）　瓜蒌仁　厚朴（姜制炒）　槟榔各三钱　木香　甘草各二钱

上为细末，用青荷叶泡汤浸，晚粳米研粉作糊丸梧子大。每服七十丸，多至百丸，清米饮下。吞酸加吴茱萸，寒月用五钱，热月用二钱半。久病夹虚，加人参、白扁豆、石莲肉各五钱。时常口吐清水，加炒滑石一两，牡蛎五钱。

芜荑散：治大人小儿蛔咬心痛。经云：虫贯心则杀人。或吐青黄绿水涎沫，或吐虫出，发有休止，此是蛔心痛也，急宜用此散疗之。

芜荑（真者）　雷丸各五钱　干漆（捶碎，炒大烟尽）一两

上为细末。每服三钱，不拘时，温水七分调服。痛甚者不过三服，小儿每服五分。

理中汤、温中汤、五积散：见中寒。

倒仓法：见《集效方》。

失笑散：见产后血晕。

大承气汤：见大便不通。

乌梅丸：见呕吐。

桃仁承气汤：见蓄血。

● 【校注】

［1］心瘅：古病名。指食入易消的疾病。证似中消。

● 【评析】

胃脘痛是以胃脘部经常发生疼痛为主症的病证，古亦称心痛。胃脘痛的发生多与病邪犯胃、肝气郁结、脾胃虚寒等有关，病邪包括寒、热、痰、瘀、食滞、虫积等，治以祛邪为主，如麻黄桂枝汤散寒；清中汤、大承气汤清热邪实；星半安中汤、海蛤丸、小半夏茯苓汤祛痰；拈痛丸、桃仁承气汤化瘀；加味枳术丸消滞；芜荑散、乌梅丸驱虫。肝郁者可用金铃子散、加味七气汤理气止痛。脾胃虚寒者可用术附汤、扶阳助胃汤、理中汤温中散寒止痛。

胸痛论

（心痛条有膈痛；痞满条有胸痹，宜与此条参看）

● 【原文】

《经》云：南风生于夏，病在心，俞在胸胁。又云：仲夏善病胸胁。此则胸连痛属心，肝虚则胸痛引背胁。《经》云：春脉如弦，其气来[1]不实而微，此谓不及，令人胸痛引背，下则两胁胠[2]满。此肝虚而其脉证见于春者，如此也，宜补肝汤。肝实则胸痛不得转侧，喜太息。《金匮》云：肝中寒者，两臂不举，舌本燥，喜太息，胸中痛不得转侧，食则吐而汗出也。肝着，则常欲蹈压其胸，先未苦痛时，但欲饮热，旋覆花汤主之。有因水气而痛者，则胸痛短气，宜五苓散。有痰滞于胸膈而痛者，则痞满壅塞，用半夏洗净焙干，捣罗为末，生姜自然汁和为饼子，用湿纸裹，于慢火中煨令香熟，水一盏，用饼子一块，如弹丸大，入盐半分，煎取半盏温服。胸中痛，连大腹小腹亦痛者，为肾虚。胸痛连胁，胁支满，膺背肩胛两臂内亦痛，其脉洪数者为火。大凡胸痛久不愈者，倒仓法治之极妙。

附方

旋覆花汤：

旋覆花　枇杷叶　川芎　细辛　赤茯苓各一钱　前胡一钱五分

上用姜、枣为引，水煎服。

五苓散：见中湿。

补肝汤：见诸痹。

倒仓法：见《集效方》。

【校注】

[1] 来：原无此字。据《素问·玉机真藏论》改。

[2] 胠（qū）：原为“胀”。据《素问·玉机真藏论》改。胠，腋下。

【评析】

本节所论胸痛主要指胸胁痛，病在肝，故治以疏肝养肝，通络止痛为主。

腹痛论

【原文】

或问腹痛何由而生？曰：邪正相搏，是以作痛。夫经脉者，乃天真流行，出入脏腑之道路也。所以水谷之精，悍为荣卫，行于脉之内外而统大其用，是故行六气运五行，调和五脏，洒陈六腑，法四时升降浮沉之气，以主长化收藏。其正经之别，脉络在内者，分守脏腑部位，各司其属，与之出纳气血。凡是荣卫之妙用者，皆天真也，故《经》曰：血气者，人之神，不可不谨养。养之则邪不能伤矣，失之则荣气散解，而诸邪皆得从其脏腑所虚之舍而入客焉，入客则气停液聚，为积为痰，血凝不行，或瘀或蓄，脉络皆满，邪正相搏，真气迫促，故作痛也。由是观之，凡心、胃脘、腹中诸痛，大抵皆因劳力过甚，饮食失节，六淫内伤，七情外感，遂有是症。故丹溪有云：腹痛之症，所感不一，或因寒热，或因暑湿，有食，有痰，有虫，有气，有死血，由邪客于腹中，气不运行，故作痛也。经云：痛则不通，通则不痛是也。

绵绵痛而无增减，欲得热手按及喜热食，其脉迟者，寒也，宜香砂理中汤，或治中汤、小建中汤、五积散等药。若冷痛用温药不效，痛愈甚，大便不甚通，当微利之，用藿香正气散，每服加官桂、木香、枳壳各五分，吞下来复丹，或用苏感丸，不利，则量虚实用神保丸。时痛时止，热手按而不散，其脉洪大而数者，热也，宜二陈平胃散，加炒芩、连，或四顺清凉饮、黄连解毒汤、金花丸之类。若腹中常觉有热而痛，此为积热，宜调胃承气汤。感暑而痛，或泄利并作，其脉必虚豁，宜十味香薷饮，或六和汤。感湿而痛，小便不利，大便溏泄，其脉必细，宜胃苓汤。痰积作痛，或时眩晕，或呕冷涎，或下白积，或小便不利，或得辛辣热汤则暂止，其脉必滑，宜二陈加行气之剂，及星半安中汤。食积作痛，痛甚欲大便，利后痛减，其脉必弦，或沉滑，宜二陈平胃加山楂、神曲、麦芽、砂仁、草果，枳术丸，木香槟榔丸之类。酒积腹痛，多年败田螺壳（煅，存性），加三倍于木香槟榔丸中，更加山茵陈等分，甚效。气滞作痛，痛则腹胀，其脉必沉，宜木香顺气散。死血作痛，痛有常处而不移，其脉必涩而芤，宜桃仁承气汤，虚者加归、地蜜丸服，以缓除之。七情内结，或寒气外攻，积聚坚牢如杯，心腹绞痛，不能饮食，时发时止，发即欲死，宜七气汤。腹痛有作止者，有块耕起往来者，吐清水者，皆是虫痛，或以鸡汁吞万应丸下之，或以椒汤吞乌梅丸安之。腹痛以手可重按者，属虚，宜参术姜桂之类。手不可按者，是实，宜芒硝、大黄下之。

腹痛证治，上条列之详矣，但有因别病而致痛者，亦不可不明，且如病疝而致腹痛，必是睾丸肿疼，牵引而痛，或边有一条，冲腹而痛。霍乱腹痛，必吐利兼作，甚有不呕不利，四肢厥冷痛极者，名干霍乱，又名搅肠沙，急用樟木煎汤大吐之，或用白矾末一钱，清汤调服探吐之；甚者面青昏倒，不省人事，急以鼠矢一合研末，滚汤调，澄清，通口服，或刺委中并十指出血。肠内生痈，亦常腹痛，但小便数似淋，脉滑数，身甲错，腹皮急，按之濡，如肿状，或绕脐生疮，乃小肠痈也，急宜下之，或以云母膏、太乙膏作丸服。凡此数证，当审随其所因而施治，毋苟且而误人也。

少腹痛，有实、有虚、有寒、有死血、有溺道不利。实者，按之愈痛，宜青皮、香附以温其气。虚者，常欲手按，宜温补之。寒者，宜肉桂、吴茱萸之类。死血者，小便反利，兼以胀急，用桃仁、红花、归尾、赤芍、生地、青皮、香附。小水不利者，五苓散加木通。

诊脉：腹痛者脉多细小紧急，滑为痰，弦为食，阴弦或紧，或尺紧而实，或伏者，可下。细小迟者，生；坚大疾者，数而紧者，浮大而长者，死；痛而喘，脐下卒然大痛，人中黑色者，不治。

附方

香砂理中汤：即理中汤加藿香、砂仁。

治中汤：即理中汤加陈皮、青皮等分。

小建中汤：见鼻衄。

五积散：见中寒。

藿香正气散：见中食。

来复丹：见中暑。

苏感丸：即苏合香丸、感应丸[1]并用。苏合香丸见卒中暴厥。

神保丸：治心膈痛、腹痛、血痛、肾气胁下痛，大便不通，气噎，宿食不消。

木香　胡椒各二钱半　巴豆（去皮心膜，研）十粒　干蝎七枚

上四味为末，汤浸蒸饼为丸麻子大，朱砂三钱为衣。每服五丸。心膈痛，柿蒂、灯心汤下。腹痛，柿蒂、煨姜煎汤下。血痛，炒姜、醋汤下。肾气胁下痛，茴香、酒下。大便不通，蜜汤调槟榔末一钱下。气噎，木香汤下。宿食不消，茶酒浆饮任下。

四顺清凉饮：

大黄（蒸）　甘草（炙）　当归（酒洗）　芍药各等分

上㕮咀。每服五钱，用水一盏半，薄荷十叶同煎至七分，去滓，温服。

黄连解毒汤：

黄连七钱五分　黄柏　栀子各五钱　黄芩一两

上㕮咀。每服五钱，水一盏半，煎一盏，去滓，热服。

大金花丸：

黄连　黄柏　黄芩　大黄各等分

上为末，水丸。新汲水下三十丸。加栀子，减大黄，名栀子金花丸。

调胃承气汤：见呃逆。

十味香薷饮、六和汤：见中暑。

胃苓汤：见泄泻。

星半安中汤：

南星　半夏（俱姜汤炮）各一钱五分　滑石　香附　枳壳（麸炒）　青皮（醋炒）　木香　苍术（米泔浸一宿，炒）　砂仁　山栀（炒黑）　茯苓　橘红各一钱　甘草

上用姜三片，水煎。食前服。

枳术丸：治食积作痛。兼消食强胃。

枳实（去瓤，麸炒）一两　白术二两

上为末，荷叶裹烧饭为丸桐子大。每服五十丸，白术汤下。

木香槟榔丸：治食积作痛。兼能润燥流湿，推陈致新。

木香　槟榔　青皮（去瓤）　陈皮（去白）　广茂　枳壳　黄连　黄柏　大黄　黑牵牛　香附各一两　当归一两五钱

上为细末，滴水丸梧子大。每服五七十丸，姜汤下。

木香顺气散：治气滞腹痛。

木香　香附　槟榔　青皮（醋炒）　陈皮　厚朴（姜汁炒）　苍术（米泔浸一宿，炒）　枳壳（麸炒）　砂仁各一钱　甘草（炙）五分

上用姜三片，水煎。食前服。

桃仁承气汤：见蓄血。

七气汤（《证治准绳》）：治喜怒忧思悲恐惊七气为病，则心腹刺痛不可忍，或外感风寒湿气作痛，亦宜服之。

半夏（汤炮，洗）三钱　桂心（不见火）　玄胡索（炒，去皮）各二钱五分　人参　乳香　甘草各一钱

上用姜五片，红枣二枚，水煎。食前服。

乌梅圆：见呕吐。治腹痛作止不常，有块耕起往来，吐清水者。兼治伤寒吐蛔。

万应丸：见虫。

云母膏、太乙膏：俱见疡科。

五苓散：见中湿。

【校注】

［1］感应丸：出《太平惠民和剂局方》卷三。方由百草霜、杏仁、木香、丁香、干姜、肉豆蔻、巴豆组成。有温中理气，消积导滞功效。

【评析】

腹痛可在许多疾病中出现，本节所论以内科常见腹痛为主。辨治当分虚实，虚者多属脾胃虚寒，治宜温中健脾，理气止痛，或缓急止痛，方如香砂理中汤、治中汤、小建中汤。实者可因寒、热病邪所致，治宜祛邪止痛，方如五积散、四顺清凉饮、黄连解毒汤、大金花丸、调胃承气汤等；或因气滞血瘀，痰阻食积，虫积等所致，治宜理气活血，豁痰消积，驱虫，方如木香顺气散、七气汤、星半安中汤、枳术丸、木香槟榔丸、乌梅圆等。

腰痛论

（附肾着、腰胯痛、腰软）

【原文】

《经》云：腰者，肾之府，转摇不能，肾将惫矣。故腰痛之症，多因嗜欲过度，劳伤肾经，肾脏既虚，则喜怒忧思，风寒湿热，皆得伤之，遂致腰痛。风伤肾而痛者，其脉必带浮，或左或右，痛无常处，牵引两足，宜五积散，每服加防风五分，全蝎三个。小续命汤、独活寄生汤皆可选用。伤湿而痛，其脉必带缓，遇天阴或久坐必发，身体必带沉重，宜渗湿汤主之，不效，宜肾着汤，或生附汤。感寒而痛，腰间如冰，其脉必紧，见热则减，见寒则增，宜五积散，去桔梗，加吴茱萸五分，或姜附汤，加辣桂、杜仲，外用摩腰膏。伤热而痛，

脉必洪数而滑，发渴便闭，宜甘豆汤，加续断、天麻。因闪挫攧扑伤损而痛，宜乳香趁痛散，及复元通气散，黑神散，不效，当必有恶血停滞，以五积散加桃仁、大黄、苏木各一钱，倍加当归。若因劳役负重而痛者，宜普贤正气散。若打扑伤损，从高坠下，恶血在太阳经中，令人腰脊痛，宜地龙汤，橘核酒，或熟大黄汤。瘀血为病者，其脉必涩，宜调荣活络饮。气滞而痛者，其脉必沉，宜人参顺气散。痰注而痛者，其脉必滑或伏，宜二陈汤加南星、香附、乌药、枳壳主之。风湿者，宜独活寄生汤。湿热者，苍术汤、独活汤、羌活汤选用。

凡此风湿寒热，挫闪瘀血，滞气痰积，皆标也，肾虚其本也。所以诸腰痛皆起于肾虚，既夹邪气，则须除其邪，如无外邪积滞而自痛，则惟补肾而已。腰肢痿弱，身体疲倦，脚膝酸软，脉或洪，或细而皆无力，痛亦攸攸隐隐而不甚，是其候也。亦分寒热二症，脉细而无力，怯怯短气，小便清利是为阳虚，宜肾气丸、茴香丸、鹿茸、羊肾之属，或以大建中汤加川椒十粒，吞下腰肾丸，此皆所以补阳之不足也。其脉洪而无力，小便黄赤，虚火时炎，是谓阴虚，东垣所谓膏粱之人，久服汤药，醉以入房，损其真气，则肾气热，肾气热则腰脊痛而不能举，久则髓减骨枯，发为骨痿，宜六味丸、滋肾丸、封髓丹、补阴丸之类，以补阴之不足也。是当推其所因而治之耳。

肾着论：肾着者，其体重，腰冷如冰，饮食如故，小便自利，腰以下冷痛，如带金石之物，重而下赘。治宜流湿而兼温散，肾着汤主之。

腰胯痛论：腰痛，足太阳膀胱经也，胯痛，足少阳胆经之所过也。若因伤于寒湿，流注经络，结滞骨节，气血不和而致者，宜除湿丹，或渗湿汤加芍药、青皮、苍术、槟榔。有痰积郁滞经络，流搏瘀血，内亦作痛，用导痰汤加槟榔、青皮、芍药，实者禹攻散。湿热腰胯作痛者，宜清湿散。若腰软一症，丹溪以为肾肝伏热，治宜黄柏防己。

附方

五积散：见中寒。

小续命汤：见中风。

独活寄生汤：治肾气虚弱，冷卧湿地，腰腿拘急，筋骨挛痛。当风取凉过度，风邪流入脚膝，为偏枯冷痹，缓弱疼痛，或腰痛牵引，脚重行步艰难。

独活　桑寄生（如无以川续断代）　杜仲（去皮，切，炒去丝）　牛膝　细辛　秦艽　茯苓　桂心　防风　芎䓖　人参各一钱五分　甘草　当归　芍药　干地黄各一钱

上生姜五片，水煎。食前服。

渗湿汤、肾着汤：俱见伤湿。

生附汤：治受湿腰痛。

附子（生用）　白术　茯苓　牛膝　厚朴　干生姜　甘草（炙）各一钱　苍术（炒）　杜仲（去皮，姜制炒）各二钱

上作一服，生姜三片，红枣二枚，水煎。食前服。

甘豆汤：治内蓄风热入肾，腰痛，大小便不通。

黑豆二合、甘草二钱，加续断、天麻。

上用姜七片，水煎服。

乳香趁痛散：治打坠腰痛。

虎胫骨（酒炙黄）　败龟板（酒炙）各二两　麒麟竭　赤芍药　当归　没药　防风　自然铜（烟、醋焠，细研）　白附子（炮）　辣桂（去粗皮）　白芷　苍耳子（微炒）　骨碎补（炒，去毛）各三两　牛膝　天麻　槟榔　五加皮　羌活各一两

上为末。每服一盏，温酒调下，加全蝎，妙。脚气通用。

复元通气散：见耳病。

黑神散：见鼻衄。

普贤正气散：

陈皮　半夏　苍术　厚朴　藿香　甘草　生姜各等分

上每服五钱，葱二段，黑豆百粒，水煎。不拘时热服。

地龙汤：

中桂四分　桃仁六粒　羌活二钱　独活　甘草　黄柏各一钱　麻黄五分　地龙四分　苏木六分　当归梢一钱

上为粗末。每服五钱，水煎。食远热服。

橘核酒：治打扑腰痛，恶血瘀蓄，痛不可忍。

橘核（炒去皮，研细）

上每服二钱匕，酒调下。或用猪腰子一个，去筋膜破开，入药同葱白、茴香、盐，湿纸裹煨熟，细嚼温酒下。

熟大黄汤：治坠堕闪挫，腰痛不能屈伸。

大黄（切如指大）　生姜（切）各五钱

上同炒令黄色，以水一盏，浸一宿，五更时去渣服。天明取下如鸡肝者，即恶物也。

调荣活络饮：治失力腰闪，或跌扑瘀血，及大便不通而腰痛者。

川大黄　当归条　川牛膝（去芦，酒洗）　杏仁（去皮，研如泥）各二钱　赤芍药　红花　羌活　怀生地（酒洗）各一钱　川芎一钱五分　桂枝三分

上㕮咀。水煎。食前温服。

人参顺气散：治气滞腰痛。

人参　川芎　桔梗　白术　白芷　陈皮　枳壳　麻黄（去节）　乌药　白姜（炮）　甘草（炙）各一钱

上㕮咀，水煎服，或为细末。食前用甘草汤调服。一方加五加皮一钱。

二陈汤：见痰饮。

苍术汤：治湿热腰腿疼痛。

苍术五钱　柴胡三钱　防风　黄柏各一钱五分

上水煎。空心食前服。

独活汤：治因劳役，腰痛如折，沉重如山。

羌活二钱　防风　独活　肉桂各三钱　甘草（炙）二钱　归尾五钱　桃仁五十粒　连翘五钱　汉防己　黄柏（酒浸）各一两　泽泻　大黄（煨）各三钱

上㕮咀，如麻子大。每服五钱，酒半盏，水一盏，去渣热服。

羌活汤：治腰膝无力沉重。

羌活三钱　防风一钱五分　甘草生、熟各五分　草豆蔻　黄柏　葛根各五分　砂仁一钱　陈皮六分　知母二钱五分　黄芪二钱　苍术　升麻　独活　柴胡各一钱

上为粗末。作二服，水煎。空心服。

大建中汤：

当归　白芍药　白术　麦门冬（去心）　黄芪　甘草　肉苁蓉（酒浸）　人参　川芎　肉桂　附子（炮，去皮）　半夏　熟地黄　茯苓各等分

上每服五钱，姜三片，枣二枚，水煎。空心温服。

六味丸：见虚劳。

滋肾丸：见小便不通。

封髓丹[1]：见遗精。

补阴丸：

败龟板（酒炙） 黄柏（酒炒） 知母 侧柏叶 枸杞子 五味子 杜仲（姜汁炒，去丝） 砂仁各等分 甘草减半

上为末，猪脊髓和地黄膏为丸。空心温酒，或盐汤下。

立安丸：治五种腰痛，常服补暖肾经，壮健腰脚。

破故纸 干木瓜 杜仲（去皮，姜炒，去丝） 牛膝 续断各一两 萆薢二两

上为细末，炼蜜丸梧子大。每服五十丸，空心温酒，或盐汤下。

神应丸：治肾经不足，风冷乘之，腰痛如折，牵引背膂俯仰，或劳役伤于肾，或寝湿地，或坠堕伤损，风寒客搏，皆令腰痛。

威灵仙 桂心 当归各二两

上为细末，酒煮面糊丸梧子大。每服二三十丸，食前温酒，或茴香汤下，妇人桂心汤下。

如神汤（一名舒筋汤）：治男妇腰痛闪肭，血滞腹中疼痛。产后服之更妙。

玄胡索（微炒） 当归 桂心各等分

上为细末。每服二钱，不拘时，温酒调服。一方加杜仲，或加桃仁、牛膝、续断亦可。

除湿丹：治肾着。

槟榔 甘遂 芍药（煨） 威灵仙 泽泻 葶苈各二两 乳香 没药各一两 大戟（炒）三两 陈皮四两 黑牵牛（头末）一两

上为末，面糊丸桐子大。每服三十丸，空心灯草汤下。

渗湿汤：见伤湿。

导痰汤：见痰饮。

清湿散：

黄柏（盐水拌炒）一钱五分　泽泻一钱　苍术（米泔浸炒）一钱五分　杜仲　白芍（煨）　牛膝（酒浸）　木瓜　威灵仙　陈皮各一钱　甘草三分

上用姜三片，水煎。食前服。痛甚者，临服加乳香、没药末五分。

治腰痛如神方：

杜仲（炒，去丝）　木香各四两　官桂一两

上为细末。每服二钱，空心，温酒调下。此药活血化气。

【校注】

［1］封髓丹：出《御药院方》卷六。又名凤髓丹。方由黄柏、砂仁、甘草、肉苁蓉组成。功能降心火，益肾水。

【评析】

腰痛辨证宜分表里寒热虚实，大凡感受风寒湿等外邪者，发病多急，证属表属实，治宜祛邪通络，方如五积散、生附汤、普贤正气散、苍术汤、羌活汤等。劳伤，或外伤所致者多气滞血瘀，证属里，多虚实并见，治当活血通络，兼调肾气，方如乳香趁痛散、地龙汤、调荣活络饮、人参顺气散、治腰痛如神方等。腰痛反复发作，多为肾虚，治当补肾益气，兼以活血通络，方如独活寄生汤、大建中汤、补阴丸、立安丸等。

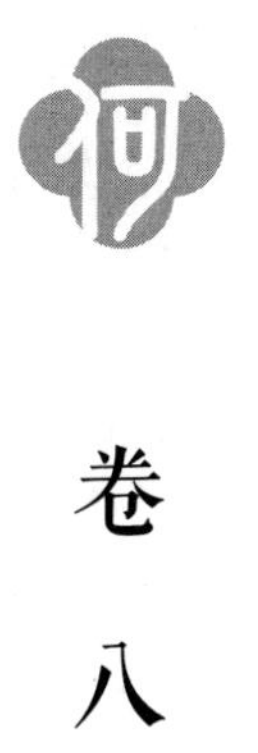

卷八

胁痛论

【原文】

或问胁痛从肝治，复有可言者乎？曰：肝位居左，胁痛不仅在左也，然则治胁痛，当亦不仅在肝也。夫左右者，阴阳之道路也，是故肝生于左，肺藏于右，肝藏血，肝阳也，血阴也，乃外阳而内阴也；肺主气，肺阴也，气阳也，乃外阴而内阳也。故痛在左胁者，多因留血；痛在右胁者，悉是痰积。其两胁之病，有未可一概论者，其致病之邪，凡外之六淫，内之七情，劳役饮食，皆足以致痰气积血之病。虽然痰气固亦有流注于左者，然必与血相搏而痛，不似右胁之痛，无关于血也，如治右胁痛者，宜推气散，左胁痛者，宜枳芎散，或柴胡疏肝散。怒气者，脉弦实有力，大剂香附合芎归之属。痰饮停伏者，脉沉弦滑，宜导痰汤加白芥子。有瘀血痛者，脉短涩或芤，宜桃仁承气汤，加鳖甲、青皮、柴胡，芎、归之属。跌扑胁痛者，亦是死血，宜复元活血汤、破血散瘀汤。食积痛者，凡痛有一条扛起者是也，用保和丸。觉有积块者，宜当归龙荟丸。更有房劳过多，肾虚羸怯之人，胸膈之间，多有隐隐微痛，此肾虚不能约气，气虚不能生血之故，气与血，犹水也，盛则流畅，少则壅滞，壅滞则作痛。有必然者宜用破故纸之类补肾，芎、归之类和血，若作寻常胁痛治之，即殆矣。由此类推，病有不一，药亦未可概施也。

附方

推气散：治右胁疼痛，胀满不食。

片姜黄　枳壳（麸炒）　桂心（不见火）各五钱　甘草（炙）二钱

上为细末。每服二钱，食远，姜、枣汤调下。

枳芎散：治左胁刺痛，不可忍者。

枳实　川芎各五钱　粉草（炙）二钱

上引同上，亦可用酒调下。

柴胡疏肝散：

柴胡　陈皮（醋炒）各二钱　川芎　芍药　枳壳（麸炒）各一钱五分　甘草（炙）五分　香附一钱五分

上作一剂，水煎，食前服。

导痰汤：见痰饮。

桃仁承气汤：见蓄血。

复元活血汤：治从高坠下，恶血流于胁下，疼痛不可忍者。

柴胡五钱　栝楼根　当归各三钱　红花　甘草　穿山甲（炮）各二钱　大黄（酒浸）一两　桃仁（酒浸，去皮尖，研如泥）五十粒

上件除桃仁外，剉如麻豆大。每服一两，水一盏，酒半盏，煎七分，去渣。食前大温服，以利为度。

破血散瘀汤：治乘马跌伤，损其脊骨，恶血流于胁下，其痛苦不能转侧，妨于饮食者。

羌活　防风　中桂各一钱　苏木一钱五分　连翘　当归尾　柴胡各二钱　水蛭（炒烟尽，另研）三钱　麝香（另研）少许

上药分作二服，每服水一大盏，酒二大盏，除水蛭、麝香别研如泥，煎余药作一大盏，去渣，上火令稍热，将二味调入，空心服。

保和丸：治食积作痛，亦治酒积。

山楂肉二两　半夏（姜制）　橘红　神曲　麦芽（炒）　白茯苓各一两　连翘　莱菔子（炒）黄连各五钱

上为末，滴水为丸。淡姜汤下。加白术二两，名大安丸。

当归龙荟丸：

当归（焙）　草龙胆　山栀　黄连　黄柏　黄芩各一两　大黄　芦荟　青

黛各五钱　木香二钱五分　麝香（别研）五钱

上为细末，炼蜜丸小豆大，小儿丸麻子大。每服二三十丸，姜汤下。忌发热诸物，兼服防风通圣散。

补肝散：治肝肾二经气血亏损，胁胀作痛，或胁胀头眩，寒热发热。

山茱萸　当归　五味子（炒，杵）　山药　黄芪（炒）　川芎　木瓜各五钱　熟地黄（自制）　白术（炒）各一钱　独活　酸枣仁（炒）各四钱

上为末。每服五钱，枣为引，水煎服。

沉香导气散：治一切气不升降，胁肋痞塞。

沉香二钱五分　人参五钱　槟榔二钱五分　白术　乌药　麦蘖（炒）　神曲（炒）　紫苏叶　大腹皮（炒）　厚朴（制）各一两　诃子皮（炮）五钱　香附（炒）一两五钱　姜黄　橘红　甘草各四两　京三棱二两　广茂（炮）四两　益智二两　红花四两

上为细末。每服二钱，食前沸汤点服。

芎归芍药汤：治肝积气滞，左胁下遇发作，手足头面昏痛。

川芎　当归　芍药　桂枝　防风　枳实　羌活　甘草各一钱六分　干葛四分　麻黄　侧子各二分

上㕮咀。分作二帖，每帖用水二钟，生姜五片，煎七分。不拘时服。有汗避风。

乳香神应散：治从高坠下，疼痛不可忍，及腹中疼痛。

乳香　没药　雄黑豆　桑白皮　独科栗子各一两　破故纸（炒香）二两

上为细末。每服五钱，醋一盏，于瓷石器内煎六分，入麝香少许，去渣温服。

【评析】

胁痛之病，主要责之于肝胆。证有虚实，实者可因肝郁所致，治宜疏肝理

气，方用柴胡疏肝散、推气散、沉香导气散等；或因瘀血导致，治以活血祛瘀，方如桃仁承气汤、复元活血汤、破血散瘀汤等；或由湿热积滞引起，治宜清化祛积，可用当归龙荟丸、保和丸等方。虚证多为肝肾亏虚，治以滋肾柔肝，可用补肝散治之。

肩背痛论

（附脊痛、脊强）

【原文】

肩背分野属肺，《经》云：西风生于秋，病在肺，俞在肩背。故秋气者病在肩背。又云：肺病者，喘咳逆气，肩背痛，汗出。又云：秋脉[1]太过，为病在外，则令人逆气，背痛愠愠然。又云：肺手太阴之脉，气盛有余，则肩背痛，风寒汗出；气虚则肩背痛寒，少气不足以息。此肺金自病也，东垣云：肩背痛不可回顾，此手太阳气郁而不行，以风药散之。《脉经》云：风寒汗出，肩背痛中风，小便数而欠者，风热乘其肺，使肺气郁甚也，当泻风热以通气，防风汤主之。湿热相搏，肩背沉重而疼者，当归拈痛汤。当肩背一片冷痛，背膂疼痛，古方用神保丸愈者，此有积气故也。如人素有痰饮流注，肩背作痛，宜星香散，或导痰汤。有肾气不循故道，气逆夹脊而上，致肩背作痛，宜和气饮加盐炒小茴香五分，炒川椒十粒。或看书对奕，久坐而致脊背痛者，补中益气汤，或八物汤加黄芪。

大抵脊背痛，脉皆洪大，洪为热，大为风，脉促上击者，肩背痛也。脉沉而滑者，背膂痛也。若夫元气素虚之人，及病后心膈间痛，或牵引乳胁，或走注肩背，此乃元气上逆，当引使归元，不可复下疏刷之剂，愈刷愈痛，发汗人患此者居多，惟宜温补。若拘于气无补法之说，误矣。汗者心之液，阳受气病于胸中，汗过多则心液耗，阳气不足，故致痛也。有脊痛而脊强者，腰似折，项似拔，冲头痛，乃足太阳经不行也，羌活胜湿汤主之。打扑伤损，从高坠下，恶血在太阳经中，腰脊痛不可忍，地龙汤主之。

附方

通气防风汤：

柴胡　升麻　黄芪各一钱　防风　羌活　陈皮　人参　甘草各五分　藁本　青皮各三分　黄柏一分　白豆蔻仁二分

上水煎，食后温服。气盛者宜服，面白脱色、气短者勿服。

当归拈痛汤：见中湿。

星香散：见中风。

导痰汤：见痰饮。

和气饮：

干姜五分　甘葛一两　大黄（蒸）五钱　熟枳壳五分　桔梗　熟苍术　升麻各一两　芍药七钱五分　陈皮　甘草各一两五钱　当归　熟半夏　白芷　茯苓各二钱

上每服四钱，姜三片，灯心十茎，水煎。食前温服。

补中益气汤：见伤劳倦。

八物汤：即四物汤合四君子汤。

加减当归饮子：治肩背忽痛。

当归　防风　柴胡　生地　大黄各一两半　芍药　黄芩　人参各一两　黄连五钱　滑石六两　甘草一两三钱

上每服六七钱，水煎服。

神保丸：见腹痛。

羌活胜湿汤：脊痛项强，乃足太阳经不行也，服此汤愈。

羌活　独活　藁本　防风各一钱　蔓荆子三分　川芎二分　甘草（炙）五分

上㕮咀。水煎，食后温服。

地龙汤：见腰痛。

臂痛论

（附手气手肿痛）

臂痛有六道经络，究其痛在何经络之间，以行本经药，行其气血，血气通则愈矣。故臂之为痛不一，或为风寒湿所搏，或因痰与饮液气滞，或因提挈重物，皆致臂痛，有肿者，有不肿者。如因于风寒，除饮证外，宜五积散加羌活。若坐卧为湿所搏，或睡后手在被外为寒邪所袭，遂令臂痛，宜五积散及蠲痹汤、乌药顺气散。确审知是湿，则于蠲痹汤，加苍术三匙，防己四分，或用五痹汤。因提挈重物伤筋，宜劫劳散，或和气饮，每服加白姜黄五分，以姜黄能入臂故也。若痰饮流入四肢，令人肩背酸疼，两手软痹，医误以为风，则非其治矣，宜导痰汤加木香、姜黄各五分。血不荣于筋而痛者，用蠲痹汤、四物汤各半帖和匀煎服。气血凝滞，经络不行而致臂痛者，宜舒筋汤。若手气手肿痛，或指掌连臂膊痛，宜五痹汤、蠲痹汤，以薄桂味淡，能横行手臂，令他药至痛处，白姜黄，能引至手臂为尤妙也。

附方

五积散：见中寒。

蠲痹汤：见诸痹。

和气饮：见肩背痛。

导痰汤：见痰饮。

四物汤：见虚劳。

舒经汤：治臂痛不能举。有人常苦左臂痛，或以为风，为湿，诸药悉投，继以针灸，俱不得效，用此方而愈。盖因气血凝滞，经络不行所致，腰以下食前服，腰以上食后服。

片姜黄（如无，以嫩莪术代之）二钱　赤芍　当归　海桐皮（去粗皮）白术各一钱五分　羌活　甘草（炙）各一钱

上作一服，姜三片，水煎，去渣，磨沉香汁少许入药内。食前服。

五痹汤[2]：见痹。

乌药顺气散：见痛痹附方。

劫劳散：

人参　甘草　黄芪　当归　芍药　熟地黄　阿胶　紫菀各等分

上每服五钱，姜三片，枣二枚，水煎。食前温服。一方加五味子。

茯苓丸：治臂痛如神。

赤茯苓　防风　细辛　白术　泽泻　官桂各五钱　瓜蒌根　紫菀　附子　黄芪　芍药　甘草（炙）各七钱五分　生地黄　牛膝（酒浸）　山芋　独活　半夏（酒浸）　山茱萸各二钱五分

上为细末，炼蜜丸桐子大。每服十丸，温酒下。

身体痛论

（附身体拘急）

体痛者谓一身尽痛也。伤寒、霍乱、中暑、阴毒、湿痹、痛痹，皆有体痛，但看兼症，及问因、诊脉而别之。治法已分见各门，其留连难已者，于此求之。寒而一身痛者，甘草附子汤。热者，当归拈痛汤。内伤劳倦饮食，兼感风湿相搏，一身尽痛者，补中益气汤加羌活、防风、升麻、藁本、苍术治之。湿热相搏，肩背沉重，疼痛上热，胸膈不利，遍身疼痛，宜当归拈痛汤。阴室中汗出懒语，四肢倦怠，走注疼痛者，宜麻黄复煎汤主之，俾风湿去而阳气升也。若身体拘急，皆属于寒，与夫寒湿、风湿。《经》云：诸寒收引，皆属于肾。又云：太阴司天之政，民病寒厥拘急，风湿相搏，民病经络拘强，关节不利。治法用小续命汤，或仲景三黄汤之类是也。

诊脉：伤寒太阳经表证，六脉俱紧。阴毒伤寒，身如被杖，脉沉紧。伤寒发汗后，身体痛，气血未和，脉弦迟。伤湿流关节，一身尽痛，风湿相搏，肢体重痛，不可转侧，脉缓。虚劳人气血虚损，脉弦小，或豁大。

附方

甘草附子汤：

甘草　白术各一两　桂枝二两　附子（炮）一枚

上㕮咀。作四剂，水煎。温服。

当归拈痛汤：治湿热为病，肢节烦疼，肩背沉重，胸膈不利，遍身疼痛，流注手足，足胫肿痛不可忍者。

羌活　甘草（炙）　黄芩（酒炒）　茵陈（酒炒）各五钱　人参　苦参（酒洗）　升麻　葛根　苍术　归身各二钱　泽泻　猪苓　防风　知母（酒洗）各三钱　白术一钱五分

上水煎，不拘时服。

补中益气汤：见伤劳倦。

麻黄复煎汤：治阴室中汗出懒语，四肢困倦乏力，走注疼痛，乃下焦伏火，不得伸浮而躁热汗出，一身疼痛。盖风湿相搏也，以麻黄发汗，渐渐发之，在经者亦宜发汗，倘值季春之月，脉缓而迟，尤宜发之，令风湿去而阳气升，困倦乃退，血气俱得生旺也。

麻黄（去节，用水五盏先煎，令沸去沫，渣再煎至三盏，方入后药） 黄芪各二钱 白术 人参 柴胡根 防风 生地黄各五分 甘草三分 羌活 黄柏各一钱 杏仁（去皮尖）三粒

上入麻黄汤内，煎至一盏。临卧服，勿饱服。

小续命汤：见中风。

三黄汤：

黄连 黄芩 大黄各等分

上水煎服。

【校注】

［1］脉：原为“肺”。据《素问·玉机真藏论》改。

［2］五痹汤：《太平惠民和剂局方》卷一方。方由姜黄、羌活、白术、防己、炙甘草组成。功能祛风寒湿邪，活血止痛。

【评析】

肩背痛、臂痛、身体痛等症，均因经脉阻滞，不通则痛，故治疗以舒经通络为主。大凡有外邪侵袭者，首当祛邪，法如祛风、散寒、清热、化湿，方如通气防风汤、和气饮、羌活胜湿汤、当归拈痛汤、麻黄复煎汤等。久痛不已，正气虚者，治宜益气养血通络，方如补中益气汤、八物汤、加减当归饮子等。此外，肩背痛可从治肺入手，方如劫劳散；臂痛常加入姜黄，以能入臂；身体痛可用甘草附子汤，以冀温通一身阳气。

痿痹门

诸痹论

（附白虎历节风）

【原文】

《内经》谓风寒湿三气杂至，合而为痹。皆由体虚，腠理空疏，受风寒湿气而成者也。其风胜者，为行痹，行痹者，行而不定也，世称为走注疼痛，及历节之类是也。寒气胜者，为痛痹，痛痹者，疼痛苦楚，世称为痛风及白虎飞尸之类是也。湿气胜者为着痹，着痹者，着而不移，世称为麻木不仁之类是也。痹者闭也，五脏六腑，正气为邪气所闭，则痹而不仁。《灵枢》云：病人一臂不遂，时复移在一臂者，痹也，非风也[1]。《要略》曰：风病当半身不遂，若但臂不遂者，痹也。凡此三者，以冬遇之为骨痹，以春遇之为筋痹，以夏遇之为脉痹，以至阴遇之为肌痹，以秋遇之为皮痹。骨痹之为病，应乎肾，其状骨重不可举，不遂而痛，善胀。筋痹之为病，应乎肝，其状夜卧则惊，饮食多，小便数。脉痹之为病，应乎心，其状血脉不流，令人萎黄，心下鼓气，卒然喘逆不通，嗌干善噫。肌痹之为病，应乎脾，其状四肢懈怠，发喘呕吐。皮痹之为病，应乎肺，其状皮肤无所知觉，气奔喘满，此痹之由于五脏者也。又有数饮而小便不通，中气喘争，时作餐泄[2]者，为肠痹。少腹膀胱按之内痛，若沃以汤，涩于小便，上为清涕者，为胞痹。邪入于阴分，其状体常如被风所吹，骨弱劳瘦，汗出，卧则不时摇动者为血痹。血脉之中，上下游行，周身俱痛者，为周痹。手足麻痹，臂痛不举，多睡眩冒，忍尿不便，膝冷者，是为支饮作痹。诊其脉大而涩者，为痹脉来急者，亦为痹；脉涩而紧者，亦为痹，当随证施治可也，方附于后。

白虎历节病者，世有体虚之人，将理失宜，受风寒湿毒之气，使筋脉凝滞，血气不流，蕴于骨节之间，或在四肢，肉色不变。其病昼静夜剧，其痛彻骨如虎之啮，名曰白虎病。痛如掣者，为寒多；肿满如脱者，为湿多；汗出者，为风多，通用虎骨二两，犀角屑，沉香，青木香，当归，赤芍，牛膝，羌活，秦艽，骨髓补，桃仁各一两，甘草五钱，槲叶一握。每服五钱，水煎，临服入麝香少许，或用麝香丸，附子八物汤，或用木通二两，长流水煎汁顿服，二服即愈，盖痛则不通，通则不痛也。

附方

防风汤：治风痹。

防风　当归（酒洗）　赤茯苓（去皮）　杏仁（去皮尖，炒）各一钱　黄芩　秦艽　葛根各二钱　羌活八分　桂枝　甘草各五分

上水二钟，姜三片，煎七分，入好酒半盏。食远服。

五积散：治寒痹。方见中寒。

茯苓川芎汤：治湿痹。

赤茯苓一钱五分　桑白皮　防风　苍术（米泔浸一宿，炒）　麻黄　芍药（煨）　当归（酒洗）各一钱　官桂五分　川芎一钱二分　甘草四分

上用枣二枚，水煎。食前温服。

升麻汤：治热痹。

升麻三钱　茯神（去皮木）　人参　防风　犀角（镑）　羚羊角（镑）　羌活各一钱　官桂三分

上水二钟，煎八分，入竹沥半酒杯。不拘时温服。

五苓散：见中湿。治肠痹加桑皮、木通、麦冬。

肾着汤：见伤湿。治胞痹。

肾沥汤：治胞痹。

麦门冬（去心） 五加皮 犀角各一钱五分 杜仲（姜汁炒，去丝） 桔梗 赤芍（煨） 木通各一钱 桑螵蛸一个

上水二钟，入羊肾少许，煎八分。食前服。

当归汤：治血痹。

当归（酒洗）二钱 赤芍药（煨）一钱五分 独活 防风 赤茯苓 黄芩 秦艽各一钱 杏仁（去皮尖）八分 甘草六分 桂心三分

上姜三片，水煎。不拘时温服。

蠲痹汤：治周痹及手足冷痹，脚腿沉重，或身体烦疼，背项拘急。

当归（酒洗） 赤芍药（煨） 黄芪 姜黄 羌活各一钱半 甘草五分

上姜三片，枣二枚，水煎。不拘时服。

茯苓汤：治支饮作痹。

半夏（汤泡七次） 赤茯苓 橘红各二钱 枳壳（麸炒） 桔梗（去芦） 甘草（炙）各一钱

上姜五片，水煎。不拘时服。

加味五痹汤：治五脏痹证。

人参 茯苓 当归（酒洗） 白芍（煨） 川芎各一钱（肝、心、肾痹倍之） 五味子十五粒 白术一钱（脾痹倍之） 细辛七分 甘草五分

上水二钟，姜一片，煎八分。食远服。肝痹加酸枣仁、柴胡。心痹加远志、茯神、麦门冬、犀角。脾痹加厚朴、枳实、砂仁、神曲。肺痹加半夏、紫菀、杏仁、麻黄。肾痹加独活、官桂、杜仲、牛膝、黄芪、萆薢。

石楠散：治热痹，肌肉热极，体上如鼠走，唇口反坏，皮肤色变。兼治诸风。

石楠叶（醋炙） 山芋 葳蕤（剉） 天雄（炮，去皮脐） 升麻各一两

黄芪（剉） 桃花（生用） 菊花（未开者，炒） 甘草各五钱 石膏（另研）一两 珍珠（另研）二钱五分 山萸肉一两五钱 丹砂（别研，仍与珍珠、石膏末一处同研极细）二钱半

上为细末，入别研药，更研令匀。每服一钱，渐加至二钱，空心，温酒调服。

人参散：治肝痹气逆，胸胁引痛，眠卧多惊，筋脉挛急。此药镇肝去邪。

人参二两 杜仲（去粗皮，炒） 黄芪（蜜炙） 酸枣仁（微炒） 茯神（去木）各一两 五味子 细辛（去苗） 熟地黄 秦艽（去苗土） 羌活（去芦） 丹砂（细研） 芎䓖各五钱

上为细末，入丹砂再研令匀。每服一钱，不拘时，温酒调下，日三服。

防风丸：治热痹。

防风（去叉） 羌活（去芦） 茯神（去木） 五加皮 枳壳（麸炒） 牛膝（酒浸） 桂心（去粗皮） 麦门冬（去心） 人参 玄参 薏苡仁 生地黄（焙） 芍药 丹参各一两 槟榔二两 磁石（火煅醋淬）四两 大黄（剉，炒） 松子仁 木香各五钱

上为细末，炼蜜丸梧子大。每服三十丸，渐加至四十丸，空心，温酒下。

巴戟天汤：治冷痹，肋膝疼痛，行履艰难。

巴戟天（去心）三两 附子（炮，去皮脐） 五加皮各二两 牛膝（酒浸，焙） 石斛（去根） 甘草（炙） 萆薢各一两半 白茯苓（去皮） 防风（去叉）各一两七钱半

上剉如麻豆大。每服五钱，生姜三片，水一盏半，煎一盏，去渣。空心，温服。一方，无生姜。

补肝汤：治肝痹，两胁下满，筋急，不得太息，疝瘕四逆，抢心腹痛，目不明。

乌头（炮，去皮脐）四枚　附子（炮，去皮脐）二枚　山茱萸（去核）官桂（去粗皮）各七钱五分　薏苡仁　甘草（炙）　独活各五钱　白茯苓（去皮）一两二钱　柏子仁（另研）　防风（去叉）细辛各二两

上剉如麻豆大，入研药拌匀。每服五钱，水一盏半，大枣二枚（去核），煎八分。不拘时服。

萆薢丸：治肝痹，缓筋脉，去邪毒，调荣卫。

萆薢　羌活（去芦）　天麻（酒浸一宿，切，焙）各一两　附子（炮，去皮脐）五钱　乳香（别研）　没药（别研）各二钱五分

上为细末，入乳香、没药同研匀，炼蜜丸弹子大。每服一丸，空心，温酒化下，日再服。

犀角散：治心痹，精神恍惚，恐畏闷乱，不得睡卧，志气不定，语言错误。

犀角（屑）　牛黄（别研）　麝香（另研）　羚羊角（屑）　白鲜皮　茯神（去木）　沙参（去芦）　天竺黄（别研）　防风　天麻　独活　人参　升麻　龙齿　远志（去心）　甘草（炙）各二钱五分　麦门冬（去心）　丹砂（别研）各五钱　龙脑（别研）一钱二分

上为细末，入别研药，再研令极细。每服二钱，不拘时用麦冬汤调下。

茯神汤：治心痹，神思昏塞，四肢不利，胸中烦闷，时复惊悸。

茯神（去木）　羌活（去芦）　麻黄（去根节）　麦门冬（去心，焙）　龙齿各一两　远志（去心）　犀角屑　薏苡仁　人参　蔓荆子　防风各七钱五分　赤芍药　甘草（炙）各五钱

上㕮咀。每服三钱，生姜五片，水煎。不拘时温服。

枳实散：治心痹，胸中气坚急，心微痛，气短促，咳唾亦痛，不能饮食。

枳实（麸炒）　桂心　细辛　桔梗各七钱五分　青皮（去白）一两

上㕮咀。每服三钱，水一钟，姜一钱半，煎至六分，去滓。不拘时温服。

黄芪丸：治脾痹，肌肉消瘦，心腹胀满，水谷不化，食即欲呕，饮食无味，四肢怠惰，或时自利。

黄芪（剉） 石斛（去根） 附子（炮，去皮脐） 肉苁蓉（酒浸，切，焙） 益智（去皮） 白术 人参各一两 厚朴（去皮，姜汁炙） 桂心各一两半 五味子 当归 白豆蔻（去壳） 枳实（麸炒） 沉香（剉） 良姜各七钱五分 诃黎勒（煨，去核）二两 吴茱萸（汤泡） 丁香各五钱

上为细末，煮枣肉和捣五百杵，丸梧子大。每服三十丸，食前温酒下。

温中法曲丸：治脾痹，发咳呕汁。

法曲[3]（炒） 枳实（麸炒） 白茯苓 吴茱萸（汤浸，焙炒） 桂心 厚朴（去皮，姜汁炙） 当归（切，焙） 甘草（炙）各三两 麦蘖（微炒）五合 细辛（去苗） 干姜（炮） 麦门冬（去心，焙） 附子（炮，去皮脐） 桔梗（炒） 人参各一两

上为细末，炼蜜丸桐子大。每服七十丸，食前热水下，一日三服。

当归汤：治肺痹上气闭塞，胸中胁下支满，乍作乍止，不得饮食，唇干口燥，手足冷痛。

当归（切，焙） 防风（去叉） 黄芪各二两 杏仁（去皮尖，炒）五十粒 黄芩（去腐） 细辛（去苗） 麻黄（去根节，水煮二三沸，掠去沫，控干） 人参各一两 桂心三两 柴胡（去苗）八两 半夏（汤泡去滑）五两

上㕮咀。每服四钱，姜七片，枣二枚，水煎。不拘时温服，日三夜二。

五味子汤：治肺痹，上气发咳。

五味子三两 麻黄去根节 细辛（去苗） 紫菀（去苗土） 黄芩（去腐） 甘草（炙）各二两 当归（焙） 人参 桂心各一两 紫苏子（炒）八两 半夏（汤洗七次）三两

上㕮咀。每服四钱，姜五片，水煎。不拘时温服。上气病，亦单煮紫苏子及生紫苏叶，冬月煮干枝茎叶服。

紫苏子汤：治肺痹，胸心满塞，上气不下。

紫苏子（炒）八两　半夏（汤洗）五两　陈皮（去白）　桂心各三两　人参　白术　甘草（炙）各二两

上㕮咀。每服四钱，生姜五片，枣二枚，水煎。不拘时温服。

舒筋丸：治筋骨不能屈伸。

海桐皮　没药　血竭　木香各二钱　肉桂　牛膝　虎骨　防风　木瓜　天麻各二钱五分　乳香三钱　甜瓜仁五钱　沉香　楮实子各一钱五分　自然铜　当归各一钱

上为细末，炼蜜丸弹子大。每服一丸，细嚼，用温酒送下。忌热物。未服时，先饮酒半盏，后服药。

附行痹方

防风汤：见前诸痹。

如意通圣散：治走注风疼痛。

当归（去芦）　陈皮（去白）　麻黄（去节）　甘草（炙）　川芎　御米壳（去顶膜）　丁香各等分

上用慢火炒令黄色。每服五钱，水煎温服。

如腰脚走注疼痛，加虎骨、没药、乳香同煎。如心痛，加乳香、良姜。如赤眼，加草龙胆、黄连。此治诸痛之仙药也，又可服一粒金丹。

虎骨散：治风毒走注，疼痛不定，难得睡卧。

虎胫骨（醋炙）　败龟（醋炙）各二两　麒麟竭（另研）　没药（另研）　自然铜（醋焠）　赤芍药　当归（去芦）　苍耳子（炒）　骨碎补（去毛）　防风

（去芦）各七钱五分　牛膝（酒浸）　天麻　槟榔　五加皮　羌活（去芦）各一两　白附子（炮）　桂心　白芷各五钱

上为细末。每服二钱，不拘时，温酒下。

桂心散：治风走注疼痛。

桂心　漏芦　威灵仙　芎藭　白芷　当归（去芦）　木香　白僵蚕（炒）　地龙（炒，去土）各五钱

上为细末。每服二钱，温酒调下，不拘时。

仙灵脾散：治风走注，往来不定。

仙灵脾　威灵仙　芎藭　苍耳子（炒）　桂心各一两

上为细末。每服一钱，温酒调下，不拘时服。

小乌犀丸：治一切风走注肢节疼痛不可忍者。

乌犀角屑　干蝎（炒）　白僵蚕（炒）　地龙（去土）　朱砂（水飞）　天麻　羌活（去芦）　芎藭　防风（去芦）　甘菊花　蔓荆子各一两　干姜（炮）　麝香（另研）　牛黄（研）各五钱　虎胫骨（醋炙）　败龟（醋炙）　白花蛇（酒浸）　天南星（姜制）　肉桂（去粗皮）　附子（炮，去皮脐）　海桐皮　木香　人参（去芦）　当归（去芦）各七钱五分

上为细末，入研令匀，以炼蜜丸弹子大。每服一丸，温酒，或薄荷汤嚼下。

没药丸：治风毒走注疼痛，四肢麻痹。

没药（另研）　五加皮　干山药　桂心　防风（去芦）　羌活（去芦）　白附子（炮）　香白芷　骨碎补（去毛）　苍耳（炒）　自然铜（醋焠）各五钱　血竭（另研）二钱五分　虎胫骨（醋炙）　败龟（醋炙）各一两

上为细末，同研令匀，以酒煮面糊丸梧子大。每服二十丸，空心温酒送下，日进二服。

虎骨丸：治男妇走注疼痛，麻木困弱。

虎骨（醋炙）四两　五灵脂（炒）　白僵蚕（炒）　地龙（去土，炒）　白胶香（另研）　威灵仙各一两　川乌头（炮，去皮脐）二两　胡桃肉（去皮，捣研如泥）二两

上为细末，同研令匀，以酒煮面糊丸梧子大。每服十丸至十五丸，空心温酒送下，日进二服。妇人当归酒下；打扑损伤，豆淋酒送下。老幼加减服之。

十生丹：治风走注疼痛。

防风　羌活　独活　草乌头　当归（上俱去芦）　何首乌　天麻　川乌　川芎　海桐皮各等分，并生用

上为细末，炼蜜为丸，每丸重一钱。每服一丸，细嚼，冷茶清送下。病在上食后服，病在下空心服。忌食热物一日。

定痛丸：治风虚走注疼痛。

威灵仙　木鳖子（去壳）　川乌（炮，去皮脐）　防风（去芦）　香白芷　五灵脂　地龙（去土，炒）各五钱　水蛭（糯米炒熟）　朱砂（水飞）各三钱

上捣研为细末，酒煮面糊丸梧子大，以朱砂为衣。每服十丸，空心温酒下，妇人红花酒下。常服轻身壮骨。

八神丹：治风虚走注疼痛，昏迷无力，四肢麻木。

地龙（去土，炒）　五灵脂（炒）　威灵仙　防风（去芦）　木鳖子（去壳）　草乌头（炒）各一两　白胶香（另研）　乳香（另研）各三钱

上为细末，酒煮面糊丸桐子大。每服五七丸至十丸，温酒下，不拘时。若汗出，其顽麻自散，是其效也。老幼加减服之。

一粒金丹：治腰膝风走注疼痛。

草乌头（剉，炒）　五灵脂各一两　地龙（去土，炒）　木鳖子（去壳）各五钱　白胶香（另研）一两　细墨（煅）　乳香（研）各五钱　没药（另研）　当归（去芦）各一两　麝香（另研）一钱

上为细末，以糯米糊和丸桐子大。每服二丸至三丸，温酒下。服药罢，遍身微汗为效。

控涎丹：

甘遂（去心） 紫大戟（去皮） 白芥子（真者）各等分

上为末，煮糊丸桐子大，晒干。临卧淡姜汤，或熟水下五七丸至十丸。痰猛气实，加丸数不妨。

透骨丹：治男妇一切走注疼痛不可忍。

地骨皮 甜瓜子（炒） 芸薹子（葱捣为饼）各三两 乳香（另研） 没药（另研） 草乌头（剉，炒）各一两 苍术 牛膝（酒浸） 赤芍药 当归（去芦） 川乌头（炮，去皮脐） 自然铜（醋煅） 五灵脂各二两

上为细末，醋糊丸梧子大。每服十丸，加至十五丸，不拘时，温酒送下。先用甜瓜子一两，炒香研烂，酒煎数沸，量虚实，调黑牵牛末五钱服之，以利为度，然后服此。

神效膏：治风走注疼痛，上下不定。

牛皮胶（水溶成膏）一两 芸薹子 安息香 川椒（生用） 生附子各五钱

上为细末，入胶中和成膏，纸摊，随痛处贴之。

熨法：治风走注疼痛不定。

芫花 桑白皮 川椒各二两 桂心一两 柳蛀屑五钱 麦麸一升

上为粗末，用醋一升拌炒令热，以青布裹，熨痛处，冷即更入醋再炒，依前熨之，以瘥为度。

又方：

芫花一斤 黑豆五升 生姜（切）半斤

上三味同炒，旋入醋拌，用青布裹熨，痛止更再炒熨，以效为度。

附痛痹方

小续命汤：见中风。

除湿蠲痛汤：

苍术（米泔浸炒）二钱　羌活　茯苓　泽泻　白术各一钱五分　陈皮一钱　甘草四分

上水煎，入姜汁、竹沥各二三匙服。在上痛者，加桂枝、威灵仙、桔梗；在下痛者，加防己、木通、黄柏、牛膝。

乌药顺气散：治风气攻注，四肢骨节疼痛，遍身顽麻，及疗瘫痪，步履艰难，脚膝痿弱。

麻黄（去根节）　陈皮　乌药各二钱　白僵蚕（去丝嘴，炒）　干姜（炮）各五分　川芎　枳壳　桔梗　白芷　甘草（炒）各一钱

上姜三片，枣一枚，水煎。食远服。

豁痰汤：治一切痰疾。余制此剂，为滚痰丸相副。盖以小柴胡为主，合前胡半夏汤，以南星、紫苏、橘皮、厚朴之类出入加减。素抱痰疾及肺气壅塞者，以柴胡为主，余证并去柴胡，用前胡为主。

柴胡（洗去土并苗）四两　半夏（洗去滑）四两　黄芩（去内外腐）三两　人参（去芦，风壅者不用）　赤甘草各二两　带梗紫苏　陈皮（去白）　厚朴（去粗皮，姜汁制）　南星（去脐）各二两　薄荷叶一两五钱　羌活（去芦，无怒气者不用）一两　枳壳（去瓤，麸炒）

上方，中风者，去陈皮，入独活。胸膈不利者，去陈皮，加茯苓、枳实（去瓤麸炒）。内外无热者去黄芩，虚弱有内热者，勿去黄芩，加南木香。一切滚痰气之药，无有出其右者。气无补法之说，正恐药味窒塞之故，是以选用前件品味，并是清疏温利，性平有效者也。

潜行散：治痛风。

黄柏（不拘多少，酒浸，焙干，为末）

上一味，生姜汁和酒调服，必兼四物汤相间服妙。

二妙散：治筋骨疼痛，因湿热而成者。如有气加气药，如血虚加补药，如痛甚以姜汁热辣服之。

黄柏（炒） 苍术（炒制，去皮）

上为末，用生姜研，入汤煎沸调服。此二物皆有雄壮之气，如表实气实者，少酒佐之。

一法，二妙为君，加甘草、羌活各二钱，陈皮、芍药各一钱，酒炒威灵仙五分，为末服之佳。

四物苍术各半汤、活血丹[4]：俱见身体痛。

五积散：见中寒。

八正散：见小便不通。

大橘皮汤[5]：见胀满。

防风通圣散：见耳病。

苍术复煎散：治寒湿相合，脑户痛，恶寒，项筋脊强，肩背胛挛痛无力，行步艰难，能食身重。

苍术（水二碗，煎至二大盏，去渣，入下药）四两 羌活一钱 升麻 柴胡 藁本 泽泻 白术各五分 黄柏 红花少许

上为粗末。用苍术汤二盏，煎至一盏，去渣，空心温服。微汗为效。忌酒面。

缓筋汤：治目如火肿痛，两足及伏兔骨筋痛，膝少力，身重腰痛，夜恶寒，痰嗽，颈颈筋骨皆急痛，目多眵泪，食不下。

羌活　独活各二钱　藁本　麻黄　柴胡　升麻　草豆蔻　生地黄　当归身　黄芩　黄柏各三分　炙甘草　生甘草根　熟地黄各二分　苍术五分　苏木一分

上为粗末。水二盏，煎一盏，去渣，食远热服。

活血应痛丸：治风湿客于肾经，血脉凝滞，腰背肿疼，不能转侧，皮肤不仁，遍身麻木，上攻头目虚肿，耳内常鸣，下注脚膝，重痛少力，行履艰难。

狗脊（去毛）六两　苍术（米泔浸一宿）十两　香附（炒）十二两　陈皮九两　没药一两二钱　草乌（炮）二两五钱　威灵仙三两

上为细末，酒煮面糊为丸，桐子大。每服十五丸，温酒，或热汤下，不拘时。常服和血脉，壮筋骨，使气脉宣通。忌桃李及雀鸽诸血物。

大羌活汤：治饮酒过多，风湿相搏，以致指节肿痛，屈伸不利，膝髌亦然。心下痞闷，身体沉重，不欲饮食，食即呕吐，面色萎黄，精神短少。

羌活　升麻各一钱　独活七分　苍术　防风（去芦）　甘草　威灵仙（去芦）　茯苓（去皮）当归　泽泻各五分

上剉作一服，水煎，温服，食前一服，食后一服。忌酒、面、生冷、硬物。

乌头汤：治病历节，不可屈伸疼痛。

麻黄　芍药　黄芪各三两　甘草（炙）　川乌（㕮咀，以蜜二升，煎取一升，即去乌头）五枚

上五味，以水三升，煮取一升，去渣，纳蜜再煎。服七合，不时尽服之。

犀角汤：治热毒流入四肢，历节肿痛。

犀角二两　羚羊角一两　前胡　黄芩　栀子仁　射干　大黄　升麻各四两　淡豆豉一升

上㕮咀。每服五钱，水煎服。

茵芋丸：治历节肿满疼痛。

茵芋[6]　朱砂　薏苡仁各一两　牵牛一两五钱　郁李仁五钱

上为细末，炼蜜丸桐子大，轻粉滚为衣。每服十丸至十五丸，五更温水下，到晚未利可二三服，快利为度，白粥将息。

趁痛散：

乳香　没药　桃仁　红花　当归　羌活　地龙（酒炒）　牛膝（酒洗）　生甘草　五灵脂（酒炒）　香附（童便浸）

上为末。每服二钱，酒调下。如痰热加酒炒芩、柏。

治酒湿痰痛风方：

黄柏（酒炒）　威灵仙（酒炒）各五钱　苍术　羌活　甘草各三钱　陈皮　芍药各一钱

上为细末。每服一钱或二钱，沸汤入姜汁调服。

治气实表实骨节痛方：

滑石（水飞）六钱　甘草一钱　香附　片芩各三钱

上为末，姜汁糊丸梧子大。每服五七十丸，白汤下。

经验九藤酒：治远年痛风及中风，左瘫右痪，筋脉拘急，日夜作痛，叫呼不已等证，其功甚速。

青藤　钩藤　红藤（即理省藤）　丁公藤（又名风藤）　兔丝藤（即无根藤）　桑络藤　天仙藤（即青木香）　阴地蕨（名地茶，取根）各四两　五味子藤（俗名红内消）　忍冬藤各二两

上细切，以无灰老酒一大斗，用瓷罐一个盛酒，其药用真绵包裹，放酒中浸之，密封罐口勿令泄气，春秋七日，夏五日，冬十日。每服一盏，日三服。

病在上，食后及临卧服，病在下，空心食前服。

史丞相遇仙方：治诸般痛风，手足艰难，筋骨疼痛，口眼㖞斜，言语謇涩。

附子（炮，去皮脐） 川乌（炮，去皮脐） 当归（酒浸，焙） 川芎 羌活 肉苁蓉（酒浸，焙） 杜仲（去皮，炒去丝，姜汁制） 黄芪 白蒺藜（炒，去刺） 白术 人参 川牛膝（去芦，酒浸，焙） 防风 天麻（去芦） 白茯苓 萆薢 狗脊（炒，去毛） 续断 独活 肉桂（去粗皮） 赤芍各一两 虎胫骨 （酥炙）二两半

上切细，以生绢袋盛之，用无灰酒浸，密封瓶口，春三日，夏二日，秋七日，冬十日，取出晒，焙干为末，酒糊丸桐子大。用浸药酒一盏，送下五十丸，空心服。忌生冷油腻，豆腐面食发风之物。

五加皮酒：治风湿遍身疼痛，俗名痛风，或肿或瘫，或脚气不能步履者。用五加皮，不拘多少，入白面内，同酿白酒饮之，或入曲内，造好酒尤妙。

附着痹（麻木）方

神效黄芪汤：治浑身麻木不仁，及两目紧急缩小，羞明畏日，或隐涩难开，或视物无力，睛痛昏花，手不能近，或目少睛光，或目中热如火。五六服即效。

黄芪二钱 人参（去芦） 白芍 炙甘草各三钱 蔓荆子（剉）二分 陈皮（去白）五分

上水煎，临卧稍热服。

如小便淋涩，加泽泻五分。如有大热证，加黄柏（酒炒四次）三分。麻木不仁，虽有热不用黄柏，再加黄芪一钱。如眼缩小，去芍药。忌酒、醋、湿面、大料物、葱、韭、蒜，及淡渗、生冷、硬物。如麻木重甚者，加芍药、木通各一钱。

芍药补气汤：治皮肤间有麻木不仁。此肺气不行也。

黄芪一两　白芍药一两五钱　陈皮一两　泽泻五钱　甘草（炙）一两

上㕮咀。每服一两，用水二大盏，煎一盏，去渣。温服。

人参益气汤：治五六月间，两手麻木，四肢困倦，怠惰嗜卧，乃湿热伤元气也。

黄芪八钱　人参　生甘草各五钱　炙甘草二钱　五味子一百二十粒　升麻二钱　柴胡二钱五分　芍药三钱

上㕮咀。每服五钱，水煎。空心服。服后少卧，于麻痹处按摩屈伸少时，午饭前又一服，日二服。

第二次药，煎服如前：

黄芪八钱　红花五分　陈皮一钱　泽泻五分

第三次服药：

黄芪六钱　黄柏一钱二分　陈皮三钱　泽泻　升麻各二钱　白芍药五钱　生甘草四钱　五味子一百粒　生黄芩八钱　炙甘草一分

上分作四服，煎服如前法，稍热服。秋凉去五味子，冬月去黄芩。

除湿补气汤：治左腿麻木沉重。

黄芪八钱　甘草梢六钱　五味子一百二十粒　升麻梢六钱　当归　柴胡梢　泽泻各二钱　红花二钱五分　陈皮一钱　青皮四钱

上分作四服，水三大盏，煎至一盏，去渣。稍热，食前服。

补气升阳和中汤：麻木人皆以为风，假如久坐而起，亦有麻木绳所系缚，释时亦觉麻木，以此验之，非有风邪，乃气不行也。治法当补其肺中之气，则麻木自去矣。知经脉阴火乘于阳分，火动于中而为麻木，当兼去阴火则愈。时痰嗽者，秋凉在外，湿在上作也，当以温剂实其皮毛。身重脉缓者，湿气伏匿而时见燥作，当升阳助气益血，微泻阴火，去湿通行经脉，调其阴阳。非五脏六腑之本有邪也，宜此汤主之。

黄芪五钱　人参三钱　甘草（炙）四钱　陈皮　当归身各二钱　甘草根（生，去肾热）一钱佛耳草四钱　白芍三钱　草豆蔻（益阳退寒）一钱半　黄柏（酒洗，除湿泻火）一钱　白术二钱　苍术（除湿调中）一钱半　白茯苓（除湿导火）　泽泻（用同上）　升麻（行阳明经）　柴胡各一钱

上㕮咀。每服三钱，水煎。稍热服，早饭后，午饭前服之。

温经除湿汤：治肢节沉重，疼痛无力之圣药也。

羌活七分　独活　黄柏　麻黄（去节）　当归各三分　柴胡　黄芪　黄连　木香　草豆蔻　神曲各二分　人参　甘草（炙）　泽泻　猪苓　白术各一钱　陈皮　苍术各二钱　白芍三钱　升麻五分

上作二服，水煎。稍热，食远服。

清阳补气汤：治体热麻木，股膝无力，饮食有汗，妄喜笑，善饥，痰涎不利，舌强难言，声嘎不鸣，身重如山。《内经》曰：热淫所胜，治以苦寒，佐以苦甘，以甘泻之，以酸收之。当以黄柏、知母之苦寒为君，以泻火邪，壮筋骨，又肾欲坚，急食苦以坚之。黄芪、生甘草之甘寒，泻热补表；五味子之酸止汗，补肺气之不足，以为臣。炙甘草、当归之甘辛，和血润燥；柴胡、升麻之苦平，行少阳、阳明二经，自地升天，以苦发之者，以为佐。

苍术四钱　藁本二钱　升麻六钱　柴胡三钱　五味子一钱五分　黄柏（酒制）三钱　知母（酒炒）二钱　陈皮二钱五分　甘草（生）二钱　当归二钱　黄芪三钱

上㕮咀。每服五钱，水煎。空心服，少时，复以美食压之。

续断丸：治风湿流注，四肢浮肿，肌肉麻痹。

川续断　当归（炒）　萆薢　附子　防风　天麻各一两　乳香　没药各五钱　川芎七钱五分

上为细末，炼蜜丸桐子大。每服四十丸，空心温酒，或米饮送下。

防风汤：治血痹，皮肤不仁。

防风二钱　赤茯苓（去皮）　川独活　桂心　秦艽（去芦）　赤芍药　杏仁（去皮尖）　黄芩甘草（炙）各一钱　川当归（去芦，洗）一钱半

上用姜五片，水煎。不拘时服。一方，有葛根、麻黄，无独活、赤芍。

羌活散：治风痹，手足不仁。

羌活　汉防己　防风　酸枣仁　道人头[7]　川芎各一两　附子（炮，去皮脐）　麻黄（去根节）天麻各一两五钱　黄松节　薏苡仁各二两　荆芥一握

上为细末。每服二钱，不拘时，用温酒调下。

乌头粥：治风寒湿痹，麻木不仁。

川乌头（生，研为细末）

上用熟米半碗，入药末四钱，同米以慢火熬熟作稀薄粥，不可稠，下生姜汁一茶脚许，白蜜三大匙，搅匀。空心，温啜之为佳。如中湿，更入薏苡仁末二钱，增米作一中碗，煮服。此粥大治手足四肢不随及重痛不能举者，如有此证，当预服防之。左氏云：风淫末疾，谓四肢为四末也，脾主四肢，风邪客于肝，则淫脾，脾为肝克，故疾在末。谷气引风温之药，径入脾经，故四肢得安。此汤剂极为有功，余尝制此方以授人，服者良验。

蔓荆实丸：治皮痹不仁。

蔓荆实（去浮皮）七钱五分　枳壳（麸炒）　蒺藜子（炒，去刺）　白附子（炮）　桔梗（炒）　羌活（去芦）　防风（去叉）各五钱　皂荚（不蛀者半斤，剉碎，用新汲水浸一宿，以熟绢滤去渣，入面少许，同煎成膏和药）

上为细末，以皂荚膏和丸，如桐子大。每服二十丸，食后熟水送下。

黄芪酒：治血痹及诸痹甚者，四肢不遂，风湿寒痹，举体肿满，疼痛不仁。兼治风虚痰癖，四肢偏枯，两脚软弱，手不能上头。或小腹缩痛，胁下挛急，心下有伏水，胁下有积饮，夜梦悲愁不乐，恍惚善忘，由风虚五脏受邪所

致。或久坐腰痛耳聋，卒起眼眩头重，或举体肿疼，饮食恶冷，啬啬恶寒，胸中痃满，心下寒疝。又治妇人产后余疾，风虚积冷之不除者。

黄芪　独活　防风（去叉）　细辛（去苗）　牛膝　川芎　附子（炮，去皮脐）　甘草（炙）　蜀椒（去目并合口者，炒出汗）以上各三两　川乌（炮，去皮脐）　山茱萸（去核）　秦艽（去苗、土）　葛根各二两　官桂（去粗皮）　当归（切，焙）各二两半　大黄（生剉）一两　白术　干姜（炮）各一两半

上剉如麻豆大，用夹绢囊盛贮，以清酒一斗浸之，春夏五日，秋冬七日。初服一合，日二次，夜一次，渐加之以知为度。

虚弱者，加苁蓉二两。下利者，加女萎[8]三两。多忘，加石斛、菖蒲、紫石英各二两。心下多水，加茯苓、人参各二两，山药三两。酒尽，可更以酒二斗重渍服之。不尔可曝滓捣筛，酒服方寸匕，不知，则少增之。服一剂得力，令人耐寒冷，补虚，治诸风冷，神妙。少壮人服勿熬炼，老弱人微熬之。

萆薢丸：治血痹，手足顽麻不仁，游走无定，及风痹等证。

萆薢（炒）　山芋　牛膝（酒浸）　山茱萸（去核，炒）　熟地黄（焙）　泽泻各一两　狗脊（去毛）　地肤子（炒）　白术各五钱　干漆（炒令烟尽）　天雄（炮，去皮脐）　车前子（炒）　蛴螬（研）各七钱五分　茵芋（去皮茎）二钱五分

上除蛴螬生研外，捣为细末，和令匀，炼蜜丸桐子大。每服十丸至十五丸，空心温酒下，日二次，夜一次。

附白虎历节风方

麝香丸：治白虎历节，诸风疼痛，游走无定，状如虫啮，昼静夜剧，及一切手足疼痛。

川乌（大八角者，生用）三个　全蝎（生用）二十一个　黑豆（生用）二十一粒　地龙五钱

上为细末，入麝香半字（约三分），同研匀，糯米为糊丸绿豆大。每服七丸，甚者十丸，夜卧令膈空，温酒下。微出冷汗一身便瘥。

附子八物汤：治历节风，四肢疼痛，如锤锻不可忍。

附子（炮，去皮脐） 干姜（炮） 芍药 茯苓 半夏 桂心各三两 白术四两 人参三两

上剉碎。每服四钱，水煎。食前服。

【校注】

[1]《灵枢》云……非风也：此句当出自《证治汇补·痰症》："有病患一臂不遂，时复移一臂，其脉沉细者，非风也。"

[2]餐泄：水谷不化而完出。多因湿兼风邪，清气不升，或火不生土所致。餐泄疑飧泄之误。

[3]法曲：当指神曲。

[4]活血丹：出《证治准绳·疡医》卷六。方由青桑炭、当归、牛膝、川芎、赤芍、熟地黄、黑豆、首乌、制南星、白芷、老松节、杜仲、补骨脂、羌活、独活、制苍术、防风、荆芥、骨碎补、桔梗、粟间、续断、草乌、川乌、肉桂、木鳖子、大茴、地龙、白蔹、白及、细辛、降香、檀香、松香、枫香、五灵脂、煅京墨、血竭、乳香、没药组成。

[5]大橘皮汤：出《宣明论方》卷八。方由橘皮、茯苓、木香、滑石、槟榔、猪苓、泽泻、白术、官桂、甘草组成。功能清热利湿，行气除满。

[6]茵芋：又名黄山桂。为芸香科植物茵芋的茎叶。辛、苦，温，有小毒。有祛风胜湿，通络止痛功效。

[7]道人头：即枲耳。苍耳的别名。

[8]女萎：指葳蕤。

【评析】

痹证是气血为病邪阻闭而引起的病患。人体肌表经络骨节遭受风寒湿邪侵袭，致气血运行不畅，而出现筋骨、肌肉、关节疼痛、重着、麻木，或关节肿大屈伸不利等症，统称为痹证，《金匮要略·中风历节病》称本病为历节。据其风、寒、湿三气的偏胜，又分为行痹、痛痹、着痹。邪郁日久可化热而成热痹。如以肌肉麻痹为主，兼有营卫气血不足，则为血痹。治疗总以祛邪通络为要，行痹治宜祛风为主，兼以散寒除湿，可用防风汤、桂心散、小乌犀丸、羌活散、乌药顺气散等方；痛痹治以散寒为主，兼以祛风除湿，方如乌头汤、五积散、巴戟天汤、除湿蠲痛汤、附子八物汤等；着痹治以除湿为主，兼以祛风散寒，方如茯苓川芎汤、补气升阳和中汤、温经除湿汤、续断丸、大羌活汤；热痹治以清热为主，兼以祛风胜湿，方如升麻汤、防风丸、清阳补气汤、犀角汤、二妙散等；血痹治以调益气血为主，兼以祛风除湿，方如当归汤、萆薢丸、芍药补气汤等。痹证日久，可发展侵入五脏，而成五脏痹证，其中尤以心痹为常见，可用加味五痹汤、犀角散、茯神汤、枳实散等方治之。

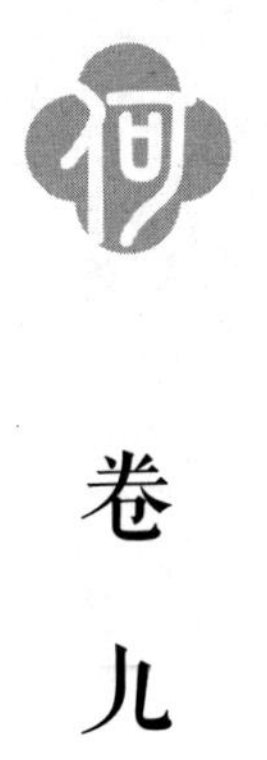

卷九

诸痿论

【原文】

痿者，手足痿软而无力，百节缓纵而不收也，古圣以痿病在诸证尤为切要。夫人赖真气以生，谷气以成，诚能调和五脏，则血气行而阴阳合，斯筋骨濡而关节利矣。痿病何由而生乎？倘不善调摄，而色欲过度，阴血不足以养筋，则五劳五志，六淫七情，尽得成五脏之热而成痿焉。丹溪云：肺金体燥，居上而主气，畏火者也。脾土性湿，居中而主四肢，畏木者也。火性炎上，若嗜欲无节，则水失所养，火寡于畏而侮所胜，肺得火邪而热矣。木性刚急，肺受热邪，则金失所养，木寡于畏而侮所胜，脾得木邪而伤矣。肺热则不能管摄一身，脾伤则四肢不能为用，而诸痿作矣。

必泻南方，则肺金清而东方不实，何脾伤之有？补北方，则心火降而西方不虚，何肺热之有？故阳明不[1]虚则宗筋润，能束骨而利机关矣，治痿之法，无出于此。骆龙吉[2]亦曰：风火相炽，当滋肾水。东垣先生取黄柏为君，黄芪等药为佐，而无一定之方，有兼痰积者，有湿多者，有热多者，有湿热相半者，有夹寒者，临病制方，其善于治痿者乎。然虽药中肯綮，若将理失宜，即圣医不能治也。按丹溪以《难经》泻南补北之法，摘为治痿之方，亦是举其例耳。若胃口不开，饮食少进，当以芳香辛温之剂进之，不可拘于此例，宜藿香养胃汤主之。况《内经》分五脏，为皮、脉、筋、肉、骨之痿，尤宜详焉。肺热叶焦，则皮毛虚弱急薄着则生痿躄，肺者，脏之长，为心之盖也，有所失亡，所求不得，则发肺鸣，鸣则肺热叶焦，故曰五脏因肺热叶焦，发为痿躄。又曰：肺热者，色白而毛败。宜黄芪、天冬、麦冬、石斛、百合、山药、犀角、通草、桔梗、枯芩、栀子、杏仁、秦艽之属主之。心气热，则下脉厥而上，上则下脉虚，虚则生脉痿，枢折挈，胫纵而不能任地。悲哀太甚则胞络绝，胞络绝则阳气内动，发则心下崩数溲血也。故《本病》曰：大经空虚，发为肌痹，传为脉痿。又曰：心热者，色赤而络脉溢。宜铁粉、银屑、黄连、苦参、龙胆、石蜜、牛黄、龙脑、秦艽、白鲜皮、牡丹皮、地骨皮、雷丸、犀角之属主之。肝气热，则胆泄口苦筋膜干，筋膜干则筋急而挛，发为筋痿。思想无穷，所愿不得，意淫于外，入房太甚，宗筋弛纵，发为筋痿，及为白淫。故《下经》[3]曰：筋痿者，生于肝使内也。又曰：肝热者，色苍而爪枯。宜生地、天冬、百合、紫葳[4]、白蒺藜、杜仲、萆薢、菟丝子、牛膝、防风、黄芩、黄连之属主之。脾气热，则胃干而渴，肌肉不仁，发为肉痿。有渐于湿，以水为事，若有所留，居处相湿，肌肉濡渍，痹而不仁，发为肉痿。故《下经》曰：肉痿者，得之湿地也。又曰：脾热者，色黄而肉蠕动。宜苍术、白术、二陈，入霞天膏之属主之。肾气热，则腰脊不举，骨枯而髓减，发为骨痿。有所远行劳倦，逢大热而渴，渴则阳气内伐，内[5]伐则热舍于肾，肾者，水脏也，今水不胜火，则骨枯而髓虚，故足不任身，发为骨痿。故《下经》曰：骨痿者，生于大热也。又曰：肾热者，色黑而齿槁。宜金刚丸。更有肾肝俱病者，有湿热者，有痰湿者，有气血虚者，有死血者，有食积妨碍不降者，症有不同而施治亦异，未可泥也，方附于后。

附方

藿香养胃汤：治胃虚不食，四肢痿弱，行立不能。皆由阳明虚，宗筋无所养，遂成痿躄。

藿香　白术　神曲（炒）　白茯苓　乌药　缩砂　半夏曲　薏苡仁　人参各一钱五分　荜澄茄　甘草（炒）各一钱

上用姜五片，枣二枚，水煎。不拘时服。

霞天膏：见《集效方》。

金刚丸：治肾损骨痿，不能起床。宜服此益精。

萆薢　杜仲（炒去丝）　苁蓉（酒浸）　菟丝子（酒浸）各等分

上为细末，酒煮猪腰子捣和丸梧子大。每服五七十丸，空心，温酒下。

牛膝丸：治肾肝损，骨痿不能起床，筋弱不能胜持。宜益精缓中。

牛膝（酒浸）　萆薢　杜仲（炒去丝）　白蒺藜　防风　菟丝子（酒浸）

肉苁蓉（酒浸）各等分　官桂（减半）

上制、服同金刚丸法。

加减四斤丸：治肾肝虚热淫于内，致筋骨痿弱，不自胜持，起居须人，足不任地，惊恐战掉，潮热时作，饮食无味，不生气力，诸虚不足。

肉苁蓉（酒浸）　牛膝（酒浸）　天麻　木瓜（干）　鹿茸（烧去毛，切，酥炙）　熟地黄　五味子（酒浸）　菟丝子（酒浸，另研）各等分

上为细末，炼蜜丸梧子大。每服五十丸，空心，温酒、米饮任下。一方，不用五味子，有杜仲。

煨肾丸：治肾肝损，及脾损完谷不化。宜益精暖中消谷。

牛膝　萆薢　杜仲（炒去丝）　防风　白蒺藜　菟丝子（酒浸）　肉苁蓉（酒浸）　葫芦巴　破故纸（酒炒）各等分　官桂（减半）

上为细末，将猪腰子制如食法，捣烂，炼蜜和杵丸梧子大。每服五七十丸，空心，温酒下。治腰痛不起，甚效。

健步丸：见痿厥。

补益丸：治诸痿。

白术二两　生地黄（酒浸）一两五钱　龟板（酒浸，炙）　锁阳（酒浸）　当归身（酒浸）　陈皮　杜仲　牛膝（酒浸）各一两　干姜七钱五分　黄柏（炒）　虎胫骨（酒炙）　茯苓各五钱　五味子二钱　甘草（炙）一钱　白芍（酒浸）　菟丝子（酒蒸熟，研如糊，入余药末晒干）各一两

上诸药为末，紫河车为丸。如无紫河车，猪脑、骨髓亦得。

补阴丸：

黄柏　知母（俱盐、酒拌炒）　熟地黄　败龟板（酥炙）各四两　白芍　陈皮　牛膝（酒浸）各二两　虎胫骨（酥炙）　锁阳（酒浸，酥炙）　当归（酒

洗）各一两五钱

冬月加干姜五钱五分。

上为末，酒煮羯羊肉为丸。盐汤下。

虎潜丸：

龟板　黄柏各四两　知母　熟地黄各二两　牛膝三两五钱　芍药一两五钱　锁阳　虎胫骨（酥炙）　当归各一两　陈皮七钱五分　干姜五钱

上为末，酒糊为丸。加附子，治痿厥如神。

王启玄傅玄珠耘苗丹三方：序曰：张长沙戒人妄服燥烈之药，谓药势偏有所助，胜克流变，则真病生焉，犹悯苗之不长而揠之者也。若禀气血不强，合服此而不服，是不耘苗者也，故名为耘苗丹。

上丹：养五脏，补不足，秘固真元，均调二气，和畅荣卫，保神守中。久服轻身耐老，健力能食，明目降心火，益肾水，益精气。男子绝阳事无嗣，女子绝阴不能成孕，以至腰膝重痛，筋骨衰败，面色黧黑，神志昏愦，寤寐恍惚，烦劳多倦，余沥梦遗，膀胱邪热，五劳七伤，肌肉羸瘦，上热下冷。服之半月，阴阳自和，肌肉光润，悦泽容颜，开心意，安魂魄，消饮食，养胃气。

五味子四两　百部（酒浸一宿，焙）　菟丝子（酒浸）　肉苁蓉（酒浸）　杜仲（炒去丝）　远志（去心）枸杞子　防风　白茯苓（去皮）　巴戟（酒浸，去心）　蛇床子　柏子仁　山药各二两

上为细末，炼蜜丸桐子大。每服五十丸，食前温酒、盐汤任下。春煎干姜汤下；夏加五味子四两；四季月加苁蓉六两；秋加枸杞子六两；冬加远志六两。食后兼服卫生汤。

中丹：补百损，体劣少气，善惊昏愦，上焦客热，中脘冷痰，不能多食，心腹痞满，脾胃气衰，精血妄行。

黄芪（去芦）　白芍药　当归（去芦）各四两　白茯苓（去皮）　人参（去芦）各二两　川椒（炒）　大附子（炮，去皮脐）　黄芩（为末，姜汁和作饼）各一两　桂心二两

上为细末，粟米饮搜和，捣千余下，丸桐子大。每服五十丸，食前温酒下。

小丹：补劳益血，去风冷百病，诸虚不足，老人精枯神耗，女子绝伤断产。久服益寿延年，安神志，定魂魄，滋气血脉络，开益智慧，释散风湿，耳目聪明，筋力强壮，肌肤悦泽，添精补髓，活血驻颜。

熟地黄　肉苁蓉（酒浸）各六两　五味子　菟丝子（酒浸）各五两　柏子仁　天门冬（去心）蛇床子　覆盆子　巴戟（酒浸，去心）　石斛各三两　续断　泽泻　人参（去芦）　山药　远志（炒，去心）　山茱萸肉　菖蒲　桂心　白茯苓　杜仲（炒去丝）各二两　天雄（炮，去皮脐）一两

上为细末，炼蜜丸梧子大。每服三十丸，食前温酒下，渐加至五十丸。忌生葱、芜荑、饧、鲤。

虚人加地黄。多忘加远志、茯苓。少气神虚加覆盆子。风虚加天雄。虚寒加桂心。小便赤浊加白茯苓，一倍泽泻。吐逆加人参。

卫生汤：补虚劳，强五脏，除虚烦，养真气，退邪热，顺血脉，安和神志，润泽容色。常服通畅血脉，不生痈疡，养胃益精。自汗盗汗，并宜服之。

当归（去芦）　白芍药各四两　黄芪八两　甘草（炙）一两

上每服五钱，水煎。不拘时服。年老加酒半盏煎。

虎骨酒：去风补血益气，壮筋骨，强脚力。

虎胫骨（真者）　萆薢　仙灵脾　薏苡仁　牛膝　熟地黄各二两

上细剉，绢袋盛，酒浸二斗，饮去一盏，随添一盏，可得百日。妇人去牛膝。

痿厥论

足痿软不收为痿厥，有二症：一属肾、膀胱，《经》云：恐惧不解则伤精，

精伤则骨酸痿厥，精时自下。是肾伤精脱也，又云：三阳为病发寒热，下为痈肿，及为痿厥腨[6]痟[7]。是膀胱在下发病也。二属脾湿伤肾，《经》云：凡治痿厥发逆，肥贵人则膏粱之疾。又云：秋伤于湿，上逆而咳，发为痿厥是也。目中溜火，视物昏花，耳聋耳鸣，困倦乏力，寝汗憎风，行步不正，两脚欹[8]侧，卧而多惊，腰膝无力，腰以下消瘦，宜补益肾肝丸。膝中无力，伸不能屈，屈不能伸，腰膝腿脚沉重，行步艰难，宜健步丸，以愈风汤送下。腿脚沉重无力者，于羌活胜湿汤内，加酒洗汉防己五分，轻则附子，重则川乌少许，以为引用而行经也。他若寒热表里诸证，是在临证而详审焉。

附方

补益肾肝丸：

柴胡　羌活　生地　苦参　防己（炒）各五分　附子（炮）　肉桂各一钱　当归二钱

上为细末，熟水丸如鸡头大。每服五十丸，温水送下。此药如在冬天中寒，或心肺表寒，目中溜火，嚏喷，鼻流清涕，咳嗽痰涎者，止可服一丸，须与姜附御汗汤等药相兼服之，不可单服此表药也。姜附汤即干姜、熟附子，二味等分煎汤。

健步丸：

羌活　柴胡各五钱　防风三钱　川乌一钱　滑石（炒）五钱　泽泻三钱　防己（酒洗）一两苦参（酒洗）一钱　肉桂　甘草（炙）　栝楼根（酒制）各五钱

上为细末，酒糊丸桐子大。每服十丸，煎愈风汤，空心下。愈风汤即中风门愈风丹作汤

神龟滋阴丸：治足痿。

龟板（酒炙）四两　黄柏（炒）　知母（炒）各二两　枸杞子　五味子　锁阳各一两　干姜五钱

上为细末，猪脊髓为丸桐子大。每服七十丸。

羌活胜湿汤：治腿脚无力沉重，脊痛项强，腰似折，项似拔，冲头痛。乃足太阳膀胱经不行也。

羌活　独活　藁本　防风各一钱　蔓荆子三分　川芎二分　甘草（炙）五分

上㕮咀。水煎。食后温服。

越婢加术汤：治肉极热，则身体津脱，腠理汗大泄，厉风气下焦脚弱。

麻黄六两　石膏半斤　生姜　甘草各二两　白术四两　大枣十五枚

上用水六升，先煮麻黄，去上沫，纳诸药，煮取三升。温分三服。如恶风，加附子一枚。

左经丸：治筋骨诸疾，手足不遂，行动不得，遍身风疮。

草乌（白大者，去皮脐）　木鳖（去壳）　白胶香　五灵脂各三两五钱　斑蝥（去头足翅，醋炙）五个

上为末，用黑豆去皮，生杵取粉一升，醋糊共搜杵为丸，如鸡头大。每服一丸，温酒磨下。大有奇功。

续骨丹：治两脚软弱，虚羸无力，及小儿不能行走。

天麻（明净者，酒浸）　白附子　牛膝　木鳖子各五钱　乌头（炮）一钱　川羌活五钱　地龙（去土）一分　乳香　没药各二钱　朱砂一钱

上以生南星末一两，无灰酒煮糊为丸，如鸡头大，朱砂为衣。薄荷汤磨一丸，食前服。

【校注】

[1] 不：原无此字。疑漏。

[2] 骆龙吉：宋代医生。著有《内经拾遗方论》8卷。

[3]《下经》：即《易经》中的"经"的下半部分。

[4] 紫葳：即凌霄花。

[5] 内：原无此字。据《素问·痿论》改。

[6] 腨（shuàn）：小腿肚子。

[7] 痛（yùn）：酸痛。

[8] 攲（qī）：倾斜，歪向一边。

【评析】

痿证是指肢体筋脉弛缓，软弱无力，日久运动障碍而肌肉萎缩的病证，以下肢痿弱多见，亦称痿躄。其病机有肺热叶焦，湿热侵淫，脾胃虚弱，肝肾亏虚等，然多有夹杂，临证当分虚实，以及虚实寒热的偏胜。湿邪偏胜属实者，治宜利湿通络，方如羌活胜湿汤、越婢加术汤等。脾胃虚寒者可用藿香养胃汤。临床尤多见肝肾亏虚者，治宜补益为主，可用金刚丸、牛膝丸、加减四斤丸等方；如夹有阴虚内热者，可用补益丸、虎潜丸、神龟滋阴丸等方；如夹有湿邪，或湿热者，可用补益肾肝丸、健步丸等方。

脚气论

【原文】

脚气之名，起自后代，其顽麻肿痛者，则《经》所谓痹厥也；痿软不收者，则《经》所谓痿厥也；其冲心者，则《经》所谓厥逆也。其称为脚气者，自晋苏敬[1]始，经云：地之寒暑风湿，皆作蒸气，足常履之，遂成脚气。东垣云：实水湿之所为也。盖湿之害人，皮肉、筋脉皆受其害，然亦有二焉，一则自外而感，一则自内而致，其治法自应不同。因有南方、北方所中之殊，谓南方地下水寒，其清湿之气中于人，必自足始；北方之人，多饮湩乳致有停积之湿者亦然。后人泥之，遂分南北之派，独不思北方纵无地之卑湿，其在冒雨露，履汗袜，洗濯足，皆湿也，与夫脱卸靴履，汗出而风吹之，血凝于足者，宁不与南方地之湿同类，岂尽属内致者乎？南方虽无湩乳之湿，其在酒食与脏

腑所伤，津液水谷，停积之湿而下注者，宁不与北方湩乳同类，岂尽属外中者乎？夫东垣之言，亦以明其外感内致之异耳，能达此理，斯内外之邪可辨，而治之无难矣。

方书以肿者为湿脚气，不肿者为干脚气，不问久近干湿及属何经，并可用除湿汤加木瓜、槟榔、白芷各五分，或芎芷香苏散加赤芍、萆薢各五分，仍吞木瓜丸。其发动也，必身痛发热，先从脚起，大类伤寒，或行起忽倒，或两胫肿满，或膝枯细，或心中忪悸，或小腹不仁，或举头转筋，或见食呕逆，憎闻食臭，或胸满气急，或遍体酸疼，此其候之不同也。

若论其脉，浮而弦者起于风；濡而弱者起于湿；洪而数者起于热；迟而涩者起于寒。风者，汗而愈；湿者，温而愈；热者，下而愈；寒者，熨而愈。凡得脚气，速宜针灸之，惟用汤淋洗者医家之大禁也。补泻之法，当顺四时，春秋二时宜急补；夏月疾盛，专须汗利；入冬以后，须量人之盛衰，微加滋补，不然则血气日衰，年年遇蒸热而作，理之必然者也。当于四时之中，谨加调摄，不得久坐久立冷湿之地，暑月亦不得露卧潮湿之处，以及脱足当风，能慎于此，而随证依法以治之，无不瘥矣。

附方

除湿汤：见中湿。

芎芷香苏散：不问脚气之久近干湿，及属何经者，皆可用。

川芎七钱　甘草二钱　紫苏叶　干葛　白茯苓　柴胡各五钱　半夏六钱　枳壳（炒）三钱　桔梗（生）二钱半　陈皮三钱五分

上每服三钱，姜三片，枣一枚，水煎。不拘时温服。一方加赤芍药、萆薢各五分。

木瓜丸[2]：见水肿。

风引汤：治两脚疼痹，肿或不仁，拘急不得行。

麻黄　石膏　独活　茯苓各二两　吴茱萸　附子　细辛　秦艽　桂心　人参　防风　芎䓖　防己　甘草各一两　干姜一两五钱　白术三两　杏仁六十枚

上以水一斗六升，煮取三升。分三服，取汗。

麻黄左经汤：治风寒暑湿，流注足太阳经，腰足挛痹，关节重痛，行步艰难，憎寒发热，无汗恶寒，或自汗恶风，头疼眩晕。

麻黄（去节）　干葛　细辛（去苗）　白术（去芦）　茯苓（去皮）　防己（去皮）　桂心　羌活（去芦）　防风（去芦）　甘草（炙）各等分

上㕮咀。每服七钱，姜五片，枣一枚，水煎。空心服。

自汗去麻黄，加肉桂、芍药。重着加术、陈皮。无汗减桂，加杏仁、泽泻。

大黄左经汤：治风寒暑湿，流注足阳明经，腰脚痹痛，行步艰难，涎潮昏塞，大小便秘涩，腹痛呕吐。或腹下利，恶闻食气，喘满肩息，自汗谵妄，并宜服之。

大黄（煨）　细辛（去苗）　茯苓（去皮）　防己（去皮）　羌活（去芦）　黄芩　前胡（去芦）　枳壳（去瓤，麸炒）　厚朴（姜制）　甘草（炙）　杏仁（去皮尖，麸炒）

上各等分，每服七大钱，姜五片，枣一枚，水煎。空心，热服。

腹痛加芍药。秘结加阿胶。喘急加桑白皮、紫苏。小便秘加泽泻。四肢疮痒浸淫加升麻。并等分。

荷叶藁本汤：治脚胫生疮，浸淫腿膝，脓水淋漓，热痹痒痛。

干荷叶四个　藁本二钱五分

上㕮咀。水二斗，煎至五升，去渣。温热得所淋渫[3]，仍服大黄左经汤。

半夏左经汤：治足少阳经受风寒暑湿，流注发热，腰脚俱痛，头疼眩晕，呕吐酸水，耳聋惊悸，热闷心烦，气上喘满，肩背腿痹，腰腿不随。

半夏（汤洗七次，切片） 干葛 细辛（去苗） 白术（去芦） 茯苓（去皮） 桂心 防风（去芦） 干姜（炮） 黄芩 甘草（炙） 柴胡（去芦） 麦门冬（去心）各七钱半

上㕮咀。每服七大钱，姜五片，枣二枚，水煎。空心服。

热闷加竹沥，每服半合。喘满加杏仁、桑白皮。

大料神秘左经汤：治风寒暑湿，流注足三阳经，手足拘挛疼痛，行步艰难，憎寒发热，自汗恶风，或无汗恶寒，头眩腰重，关节掣痛，或卒中昏塞，大小便秘涩。或腹痛呕吐下利，恶闻食臭，髀腿顽痹，缓纵不随，热闷惊悸，心烦气上，脐下冷痹，喘满气粗。

麻黄（去节） 干葛 细辛（去苗） 厚朴（姜制） 茯苓（去皮） 防己（去皮） 枳壳（去瓤，麸炒） 羌活 防风 柴胡（俱去芦） 黄芩 桂心 半夏（汤洗七次） 干姜（炮） 麦门冬（去心） 甘草（炙）各等分

上㕮咀。每服五七钱，水一盏半，生姜五片，枣一枚，煎一盏。空心服。

自汗加牡蛎、白术，去麻黄。肿满加泽泻、木通。热甚无汗减桂心，加橘皮、前胡、升麻。腹痛吐利去黄芩，加芍药、附子（炮）。大便秘加大黄、竹沥。喘满加杏仁、桑白皮、紫苏。并等分。凡有此病，备细详证，逐一加减，无不愈者。

加味败毒散：治三阳经脚气流注，脚踝焮热赤肿，寒热如疟，自汗恶风，或无汗恶寒。

人参 赤茯苓（去皮） 芎䓖 甘草（炙） 前胡（去芦） 柴胡（去芦） 羌活（去芦） 独活（去芦） 枳壳（去瓤，麸炒） 桔梗（去芦） 大黄（煨） 苍术（米泔浸）各等分

上每服五七钱，姜五片，薄荷五叶，水煎。热服。

皮肤瘙痒，赤疹，加蝉蜕。

六物附子汤：治四气流注于足太阴经，骨节烦疼，四肢拘急，自汗短气，

小便不利，恶风怯寒，头面手足肿痛。

附子（炮，去皮脐） 桂心 防己（去皮）各四两 白术（去芦） 茯苓（去皮）各三两 炙甘草二两

上㕮咀。每服五钱，引用生姜七片，水煎。空心，温服。

八味丸：治少阴肾经，脚气入腹，小腹不仁，上气喘急，呕吐自汗。此证最急，以肾乘心，水克火，死不旋踵。

牡丹皮 泽泻 茯苓（去芦）各三两 附子（炮，去皮脐） 桂心各二两 山茱萸 山药各四两 熟地八两

上为细末，炼蜜丸梧子大。每服五十丸，食前温酒、米汤任下。

神应养真丹：治厥阴肝经受邪，四气所伤肝脏，或左瘫右痪，涎潮壅塞，半身不遂，手足顽麻，语言謇涩，头旋目眩，牙关紧急，气喘自汗，心神恍惚，肢体缓弱，上攻头目，下注脚膝，荣气凝滞，遍身疼痛。兼治妇人产后中风，角弓反张，堕车落马，打扑伤损，瘀血在内等证。

当归（酒浸，去芦） 天麻 川芎 羌活（去芦） 白芍药 熟地各等分

上为细末，炼蜜丸弹子大。每服一丸，木瓜、菟丝子煎酒下。脚痹，薏苡仁煎酒下。中风，温酒米汤下。

追毒汤：治肝肾脾三经为风温、寒热、毒气上攻，阴阳不和。四肢拘挛，上气喘满，小便秘涩，心热烦闷，遍身浮肿，脚弱缓纵，不能行步。

半夏（汤洗七次） 黄芪（去芦） 甘草（炙） 当归（去芦） 人参（去芦） 厚朴（姜制） 独活（去芦） 橘皮（去白）各一两 熟地黄 芍药 枳实（去瓤，麸炒） 麻黄（去节）各二两 桂心三两

上㕮咀。每服八钱，水一大盏半，姜七片，枣二枚，煎一大盏。空心温服，日三夜一。

抱龙丸：治肝肾脏虚，风湿寒邪流注腿膝，行步艰难，渐成风湿脚气，足

心如火，上气喘急，小腹不仁，全不进食。

赤小豆四两　白胶香（另研）　破故纸（炒）　狗脊　木鳖子（去壳，另研）　海桐皮　威灵仙　草乌（去芦，剉，以盐炒熟，去盐不用）　五灵脂（炒）　地龙（去土，炒）各一两

上为细末，酒糊丸桐子大，辰砂为衣。每服五十丸，空心盐汤、温酒任下，临晚食前再进一服。

十全丹：治脚气上攻心肾，相系足心隐痛，小腹不仁，烦渴，小便或秘或利，关节挛痹疼痛。

肉苁蓉（酒浸）　石斛　狗脊　萆薢（酒浸）　茯苓（去皮）　牛膝（酒浸）　枸杞子　远志（去心）各一两　熟地黄　杜仲（去粗皮，剉，炒去丝）各三两

上为细末，炼蜜丸桐子大。每服五十丸，温酒、盐汤任下。

四蒸木瓜丸：治肝肾脾五经气虚，受风寒暑湿搏著，流注经络，远年近日，治疗不痊。凡遇六气，更变七情，心神不宁，必然动发，或肿满，或顽痹，憎寒壮热，呕吐自汗。

威灵仙（苦葶苈同入）　黄芪（续断同入）　乌药（去木，与黄松节同入）　苍术（橘皮同入）　大木瓜四枚

上各半两，以木瓜切去顶盖，去瓤，填药在内，却用顶盖簪定，酒洒蒸熟，三蒸三晒，取药出，焙干为末，木瓜为膏，和捣千余下，丸梧子大。每服五十丸，空心温酒、盐汤任下。（黄松节，即茯苓中木。）

续断丸：治肝肾风虚气弱，脚不可践地，腰脊疼痛，风毒流注下经，行止艰难，小便余沥。此药补五脏内伤，调中益气，凉血，强筋骨，益智，轻身耐老。

思仙木（即杜仲）五两　五加皮　防风　薏苡仁　羌活　川续断各三两　萆薢四两　生地黄五两　牛膝（酒浸）三两

上为末，好酒三升，化青盐三两，用木瓜半斤去皮子，以盐、酒煮成膏和

杵丸梧子大。每服三五十丸，空心食前温酒、盐汤任下。

薏苡仁酒：治脚痹。

薏苡仁　牛膝各二两　海桐皮　五加皮　独活　防风　杜仲各一两　熟地黄一两五钱　白术五钱

上为粗末，入生绢袋内，用好酒五升浸，春、秋、冬二七日，夏月分作数帖，逐帖浸酒。每日空心温服一盏或半盏，日三四服，常令酒气醺醺不绝。久服觉皮肤下如数百条虫行，即风湿气散也。

三脘散：治脚气冲心，腹气饱闷，大便秘滞。

独活　白术　木瓜（焙干）　大腹皮（炙黄）　紫苏各一两　甘草（炙）五钱　陈皮（汤浸，去白）　沉香　木香　川芎　槟榔（面裹煨熟）各七钱半

上共杵为粗散。每服二钱半，水二盏，同煎至一盏。分三服热服，取便利为效。

大腹子散：治风毒脚气，肢节烦疼，心神壅闷。

大腹子　紫苏　木通　桑白皮　羌活　木瓜　荆芥　赤芍药　青皮　独活各一两　枳壳二两

上每服四钱，姜五片，葱白三寸，水煎。空心，温服。

茱萸木瓜汤：治脚气冲心，闷乱不识人，手足脉欲绝。

吴茱萸五钱　干木瓜一两　槟榔二两

上㕮咀。每服八钱，生姜五片，水煎。不拘时温服。

地黄汤：治穿心脚气。

熟地黄四两　当归二两　芍药　川芎　牛膝（酒浸）　三柰子各一两　杜仲（姜制）五钱

上㕮咀。每服五钱，水煎。温服。

桑白皮散：治脚气盛发，两脚浮肿，小便赤涩，腹胁胀满，上气喘急，坐卧不得。

桑白皮　郁李仁各一两　赤茯苓二两　木香　防己　大腹子各一两五钱　紫苏子　木通　槟榔　青皮各七钱五分

上每服三钱，姜三片，水煎服。

集验桑白皮散：治脚气上气，坐卧不得，咽喉不利，四肢烦痛。

桑白皮　赤茯苓（去皮）　柴胡（去芦）各一两　生干地黄一两五钱　甘草（炙）五钱　射干　枳壳（去瓤，麸炒）　贝母　前胡（去芦）　赤芍药　天门冬（去心）　百合　槟榔各七钱五分

上每服八钱，生姜五片，水煎。不拘时温服。

紫苏散：治脚气上气，心胸壅闷，不得眠卧。

紫苏叶　桑白皮　赤茯苓（去皮）　槟榔　木通（去皮）各一两　甘草（炙）　紫菀　前胡（去芦）　百合　杏仁（去皮尖）各七钱五分

上㕮咀。每服八钱，生姜五片，水煎。不拘时温服。

半夏散：治脚气，烦闷呕逆，心胸壅闷，不能饮食。

半夏（汤洗七次，切片）　桂心各七钱五分　赤茯苓（去皮）　人参（去芦）　陈橘皮（去白）　前胡（去芦）　槟榔各一两　紫苏叶一两五钱

上㕮咀。每服五钱，生姜七片，淡竹茹二钱，水煎。温服无时。

橘皮汤：治脚气，痰壅呕逆，心胸满闷，不思饮食。

陈橘皮（去白）　人参（去芦）　紫苏叶各一两

上㕮咀。每服八钱，生姜五片，水煎。不拘时温服。

沉香散：治脚气，心腹胀满，四肢壅闷，不思饮食。

沉香　枳壳（去瓤，麸炒）　桂心各七钱五分　大腹皮　赤茯苓（去皮）

槟榔　赤芍药　川大黄（煨）　诃黎勒皮　桑白皮（剉）各一两　吴茱萸（汤洗）　木香各五钱

上㕮咀。每服八钱，生姜五片，水煎。不拘时温服。

鳖甲散：治脚气，心腹胀满，小便不利。

鳖甲（去裙襕，醋炙焦黄）　赤茯苓（去皮）　槟榔各一两　郁李仁（汤浸，去皮）　木通（去皮）各七钱半

上㕮咀。每服八钱，水煎。不拘时温服。

茱萸丸：治脚气入腹，腹胀不仁，喘闷欲死。

吴茱萸　木瓜各等分

上为细末，酒糊丸梧子大。每服五十丸至百丸，温酒下。或以木瓜蒸烂，研膏为丸，尤妙。

槟榔丸：治脚气发时，大小便秘涩，腹中满闷，膀胱里急，四肢烦疼。

槟榔　赤茯苓（去皮）　紫苏叶　大麻仁　郁李仁各一两　川大黄（煨）二两　木香　桂心各五钱　枳壳（去瓤，麸炒）　木通（去皮）　泽泻　羚羊角屑各七钱半

上为细末，炼蜜和捣二三百下，丸梧子大。每服三四十丸，食前温水送下，以利为度。

附子八味汤：治脚气日久，脚胫枯细，或寒或热，或疼或痒，或一脚偏患软弱，亸[4]曳状如偏风。

附子（炮，去皮脐）　干姜（炮）　芍药　茯苓　甘草（炙）　桂心各三两　白术四两　人参三两

上每服四钱，水煎。食前温服。又方，去桂心，加干地黄三两。或以此汤吞活络丹，尤妙。

活络丹：治同前。

川乌（炮，去皮脐） 草乌（炮，去皮脐） 地龙（去土） 天南星（炮）各六两 乳香（研） 没药（研）各二两二钱

上为末，酒打面糊丸梧子大。每服二十丸，空心，日午冷酒送下，或荆芥汤下亦可。

犀角散：治脚气，风毒生疮肿痛，心神烦热。

犀角屑 天麻 羌活（去芦） 枳壳（去瓤，麸炒） 防风（去芦） 黄芪 白蒺藜 黄芩 白鲜皮各七钱半 槟榔一两 甘草（炙）五钱 乌蛇（酒浸）二两

上㕮咀。每服八钱，生姜五片，水煎。不拘时温服。

鸡鸣散：治脚气，脚心疼痛，不问男女皆可服。如人感风湿流注，脚足痛不可忍，筋脉浮肿，宜服之。

槟榔七枚 陈皮（去白） 木瓜各一两 吴茱萸 紫苏叶各三钱 桔梗（去芦） 生姜（和皮）各五钱

上㕮咀，只作一遍煎，用水三大碗，慢火煎至一碗半，渣再入水二碗，取一小碗，两次药汁相和，安置床头。次日五更分作三五服，宜冷服，冬月略温亦可服，后用干物压下。如服不尽，留次日渐渐服之亦可。服药至天明，大便当下黑粪水，即是原肾家感寒湿毒之气下也。至早饭痛住肿消，只宜迟吃饭，候药力作效。此药不是宣药，并无所忌。

加减槟榔汤：治一切脚气脚弱，名曰壅疾。贵乎疏通，春夏多宜服之。

槟榔 陈皮（去白） 紫苏（茎叶）各一两 甘草（炙）五钱

上每服五钱，水一盏半，生姜五片，煎至八分。不拘时温服。

如脚痛不已者，加木瓜、五加皮。妇人脚痛加当归。室女脚痛，多是肝血盈实，加赤芍药，师尼寡妇亦然。中满不食者加枳实。痰厥或呕者加半夏。腹痛大便不通者，用此汤下青木香丸，如更不通加大黄。小便不利者加木通。转

筋者加吴茱萸。脚肿而痛者加大腹皮、木瓜。足痛而热加地骨皮。

【校注】

［1］苏敬：唐代医家。公元657年，奉命与李世勣、孔志约等20多人编撰《新修本草》。又与徐思恭、唐临等人编撰《三家脚气论》1卷。

［2］木瓜丸：出《太平圣惠方》卷四十五。方由木瓜、赤茯苓、沉香、陈皮、紫苏茎叶、柴胡、高良姜、木香、赤芍、桂心、槟榔、炒吴茱萸组成。治脚气，心腹胀满，喘促足肿。

［3］渫（xiè）：除去；泄。

［4］觯（duǒ）：同亸。下垂。

【评析】

脚气，又称脚弱，多因外感湿邪风毒，内伤饮食厚味，积湿内盛，流注腿脚而成。治疗总以宣壅逐湿，调血行气为法。临证当分寒热虚实，寒湿为患者，治宜温通祛湿，方如麻黄左经汤、六物附子汤、茱萸丸、附子八味汤、鸡鸣散等；湿热偏盛者，治宜清利湿热，方如大黄左经汤、加味败毒散、桑白皮散、槟榔丸、犀角散等；夹杂证候，治以益气温散清利，方如风引汤、半夏左经汤、追毒汤、抱龙丸等。病进，则脚气入腹攻心，或五脏内伤，治宜补益心肝肾为主，兼以祛湿，方如八味丸、十全丹、地黄汤、续断丸等。

诸风门

疠风论

● 【原文】

《素问·脉要精微论》曰：脉风成为疠。盖风寒客于脉而不去，名曰疠风也。疠风者，荣气[1]热胕，其气不清，故使鼻柱坏而色败，皮肤疡溃。又谓风气与太阳俱入，行诸脉俞，散诸皮肉之间，与卫气相干，其道不利，致使肌肤膹䐜[2]而有疡，卫气有所凝而不行，故其肉有不仁[3]，而骨节重，须眉堕也[4]。丹溪云：须分在上在下，在上者以醉仙散，取臭恶血于齿缝中出；在下者以通天再造散，取恶物蛔虫，于谷道中出，所出虽有上下道路之异，然皆不外于阳明一经而已。看其疙瘩上先见，在上体多者，病在上也；下先见，在下体多者，病在下也；上下同得者，病在上，复在下也。阳明主胃与大肠，无物不受，此风之入人也，气受之，在上多血受之，在下多血气俱受者，上下皆多。夫气为阳为卫，血为阴为荣，身半以上，阳先受之，身半以下，阴先受之。故再造散治其病在阴者，醉仙散治其病在阳者。丹溪取二方分用之，如破敌之先锋。至于余邪未除者，但调和荣卫，药中少加驱逐剂耳。薛新甫[5]曰：大抵此证多由劳伤气血，腠理不密，或醉后房劳，沐浴，登山涉水，外邪所乘，卫气相搏，湿热相攻，血随火化而致，故淮扬闽广间多患之。眉毛先落者，毒在肺；面发紫泡者，毒在肝；脚底先痛或穿者，毒在肾；遍身如癣者，毒在脾；目先损者，毒在心，此五脏受病之重者也。一曰皮死，麻木不仁；二曰肉死，针刺不痛；三曰血死，肉烂溃；四曰筋死，肉脱；五曰骨死，鼻柱坏，此五脏受伤之不可治者也，若声哑目盲，尤为难治。治则当辨本症，兼症，变症，类症，阴阳虚实而斟酌焉。若妄投燥热之剂，脓水淋漓，则肝血愈燥，风热愈炽，肾水愈枯，相火愈旺，反成坏症矣。按：治疠疡，须分经络之上下，病势之虚实，不可概施攻毒之药，当先助胃壮气，使根本坚固，而复治其风病可也。

附方

醉仙散：治疠风，遍身麻木。

胡麻子（炒） 牛蒡子（炒） 枸杞子 蔓荆子（炒）各一两 白蒺藜 苦参 防风 瓜蒌根各五钱

上为细末，每一两五钱，入轻粉二钱拌匀。每服一钱，茶清调，晨午各一服。至五七日，于牙缝中出臭涎，令人如醉，或下脓血，病根乃去。仍量人病之轻重虚实用，病重者须先以再造散下之，候元气将复，方用此药。忌一切炙煿厚味，止可食淡粥时菜。诸蛇以淡酒蒸熟食之，可以助药势。

通天再造散：治大风恶疾。

郁金五钱 大黄（煨） 皂角刺（黑大者，炒）各一两 白牵牛（半生半炒）六钱

上为末。每服五钱，日未出时，面东以无灰酒调下。

加味逍遥散：治血虚有热，遍身瘙痒，心烦目昏，怔忡颊赤，口燥咽干，发热盗汗，食少嗜卧。

当归 芍药（酒炒） 茯苓 白术（炒）各一钱 柴胡五分 牡丹皮 甘草（炙） 山栀（炒）各八分

上共一剂，水煎服。

《宝鉴》换肌散：治疠风久不愈，或眉毛脱落，鼻梁崩坏。其效如神。

白花蛇 黑花蛇（酒浸）各三两 地龙（去土） 当归 细辛 白芷 天麻 蔓荆子 威灵仙 荆芥穗 菊花 苦参 紫参 沙参 木贼草 白蒺藜（炒） 不灰木[6] 甘草 天门冬（去心） 赤芍药 九节菖蒲 定风草[7] 何首乌（不犯铁） 胡麻子（炒） 川芎 草乌头（炮，去皮脐） 苍术（炒） 木鳖子各一两

上各为末。每服五钱，温酒调下，食后，酒多尤妙。

升麻汤：治风热身如虫行，或唇反绽裂。

升麻三分　茯苓　人参　防风　犀角（镑）　羌活　官桂各二钱

上每服四钱，水煎。下泻青丸。

泻青丸：方见头痛。

加味清胃散：治热毒在表，以此发散之。

升麻　白芷　防风　白芍药　干葛　甘草　当归　川芎　羌活　麻黄　紫背浮萍　木贼草各等分

上每服五七钱，水煎服。

透经解挛汤：治风热，筋挛骨痛。

穿山甲（炮）三钱　荆芥　红花　苏木　羌活　当归　防风　蝉蜕（去土）　天麻　甘草各七分　白芷一钱　连翘　川芎各五分

上㕮咀。水酒各半煎服。

秦艽地黄汤：治风热血燥，筋骨作痛。

秦艽　生地黄　当归　川芎　羌活　防风　荆芥　白芍药　甘草　白芷　升麻　大力子（蒸）　蔓荆子各一钱

上㕮咀。水煎服。

易老祛风丸：治疥癞风疮。

黄芪　枳壳（炒）　防风　芍药　甘草　地骨皮　枸杞子　熟地黄　生地黄（各酒拌，杵膏）

上各等分为末，入二黄膏加炼蜜丸桐子大。每服七八十丸，白汤下。

羌活当归散：治风毒血热，头面生疮，或赤肿，或成块，或瘾疹瘙痒，脓水淋漓。

羌活　当归　川芎　黄连（酒浸，炒）　鼠粘子（蒸）　防风　荆芥　甘草　黄芩（酒浸，炒）　连翘　白芷　升麻各一钱

上吹咀，用酒拌，晒干。水煎服。

海藏愈风丹：治疠风，手足麻木，眉毛脱落，遍身生疮。及疠风瘾疹，皮肤瘙痒，搔破成疮，并皆主之。

苦参（一斤，取末四两）　皂角（剉寸许，无灰酒浸一宿，以水一碗，挼成汁去渣，入砂器中，文武火熬成膏）一斤　土花蛇（去肠阴干，酒浸，取净肉晒干为末）一条　白花蛇　乌梢蛇（依前酒浸，取肉为末）各一条

上为末，入前二味和丸桐子大。每服六七十丸，空心，煎通圣散送下，食干物压之，日三服。间日浴之，汗出为度。按前方果系疠风，用之必效。若肝经血热，脾经血虚，肾经虚火，脾肺气虚，遍身作痒，搔破成疮，或内热生风而眉须脱落，或皮肤赤晕，或搔起白屑，类乎疠风者，服之反成疠风矣。

当归饮：治血热，瘾疹痒痛，或脓水淋漓，发热等症。

当归　白芍药　川芎　生地黄　防风　白蒺藜　荆芥各一钱五分　黄芪（炙）　甘草　何首乌各一钱

上吹咀。水煎服。

胡麻散：治风热瘾疹搔痒，或兼赤晕寒热，形病俱实者。

胡麻一两二钱　苦参　何首乌（不见铁器）　荆芥穗各八钱　威灵仙　防风　石菖蒲　牛蒡子（炒）　甘菊花　蔓荆子　白蒺藜　甘草（炒）各六钱

上为末。每服三钱，酒调下。

治疠风白花蛇丸：丹阳荆上舍得疠疾，一僧疗之而愈，以数百金求方，秘不肯传，馆宾袁生，窥知藏衲衣领中，因醉之而窃焉，用者多效。

防风（去苗）二两　荆芥穗一两五钱　金银花（去叶）二两　川芎一两　枸杞子二两　黄芩黄连　山栀子　黄柏　全蝎（用醋浸一日，去盐味）各一两

蝉蜕（用草鞋踏去土）二两　漏芦（半斤，洗净，去苗取四两）　乌药　何首乌（不犯铁）　牛膝　牛蒡子　连翘　天花粉　白蒺藜　威灵仙　细辛　金毛狗脊　胡麻子（炒）　蔓荆子各一两　槐花　苦参　生地黄各二两　白花蛇（去头尾，连骨生用）一条　乌梢蛇（去头尾，生用）一条

如上头面者，加香白芷一两。如肌肉溃烂，加大皂角一两。一僧，加风藤一两。

上共为细末，米糊丸梧子大。每服五六十丸，茶清送下，空心、午后、临卧各一服。

防风天麻丸：治疠风癞病。此方料是神仙所传，一年中常疗数人，初服药有呕吐者，不可怪，服药得安如故，其效如神。

防风（去芦）　天麻　升麻　白附子（炮）　定风草　细辛（去苗）　川芎　人参（去芦）　丹参　苦参　玄参　紫参（俱去芦）　蔓荆子　威灵仙　穿山甲（炒）　何首乌（另捣为末）各一两　蜈蚣一对

上为细末，与何首乌末拌匀。每药末二两，胡麻一斤，淘净晒干，炒香熟，另碾为极细末，与药末一处拌匀，炼蜜和丸，共作九十丸。每服一丸，细嚼，温浆水下，不拘时，日三服。宜食淡白粥一百二十日。病人大忌房劳，将息慎口。

天麻散：治一切疠风癞疾。

天麻二两　何首乌　胡麻子各三两　蔓荆子　威灵仙　菖蒲　荆芥穗　地骨皮　苦参（去芦）　白蒺藜　甘菊花　牛蒡子（炒）各一两　薄荷五钱

上为细末。每服三钱，温酒调下，茶清亦可，日进二服。先食前服半月，次食后服半月，大有神效。

六香散：淋渫癞病。其效如神。

甘松（去土）　零陵香　香白芷　茅香（去土，剉）　香附子（炒）　藿香　川芎各二两　三柰子五钱

上除三柰子另研，余七味同为㕮咀，分作四剂。每用一剂，以水六碗，煎

至三碗，去渣，入三柰子搅匀，乘热洗疮。若疮不破，用钗针于疙瘩疮上刺破，令恶血出尽，然后淋洗，一伏时洗一番。浴室毋令透风，卧处须令暖和。一月之间，不可出外，如洗疮拭干，用八金散点，若热不可饮冷水。

八金散：

金精石　银精石　阳起石　玄精石　磁石　石膏　滑石　禹余粮石

上件各等分，碾末，入金银钳锅子内盛之，用盐泥固济其口，以文武火煅炼红透，放地上候冷，研如粉，入水银五钱，轻粉一钱，研令不见星子，后入余药再研匀。令患人先洗疮拭干，便用小油调稠硬作剂子，于有疮处擦上药，兼治疙瘩。擦药之后，大忌饮水，宜禁身静坐至三日，口中涎出为度。二次药了，用贯众四两，黑豆半升煎汤，急漱其口，以去其毒。恐伤牙齿，不可咽下药汁，两手便洗净，不可近口鼻耳目。第四日一伏时，依前上药，第七日不可更用，见效即止。

解毒散：治风疮，解外毒。

巴豆肉　皮硝各一两　黄蜂窠　黑狗脊各七钱　白芷　雄黄　猪牙皂角　羊蹄根　轻粉　蝉蜕（去土）　枯矾　寒水石各五钱

上为末，腊猪油调搽。外毒既去，却搽黄连散。

按：洗药虽能疏通腠理，而损元气；解毒散虽能攻毒，而伤良肉，不宜多用。

黄连散：治疠疮，清热解毒。

黄连五两　五倍子一两

上为末，唾津调涂之。

侧柏叶丸：治疠风癞疾，令眉须再生。

侧柏叶不拘多少

上一味，九蒸九晒，为细末，炼蜜丸梧子大。每服五十丸，熟水下，日三次，夜一次服之。

【校注】

［1］气：原为“卫”。据《素问·风论》改。

［2］膹䐜：膹，指肉。䐜，胀起。指肉胀起。

［3］盖风寒客于脉而不去……故其肉有不仁：此段语述内容出自《素问·风论》。

［4］骨节重，须眉堕：语出《素问·长刺节论》：“骨节重，须眉堕，名曰大风。”

［5］薛新甫：即薛已。明代医家，号立斋，字新甫。吴县（今江苏苏州）人。编辑和校刊医书较多，均收入《薛氏医案二十四种》中，后人将其医案整理成《薛氏医案》。

［6］不灰木：药名。出《开宝重定本草》。又名无灰木。为角闪石石棉的矿石。甘、淡，寒。有清热、除烦、利尿的作用。

［7］定风草：即天麻。

【评析】

疠风属慢性传染性皮肤病，多由体虚感受暴疠风毒，邪留肌肤而发，或接触传染，内侵血脉而成。治宜祛风化湿，活血杀虫，并须隔离治疗。疠风初起治宜发散，可用加味清胃散；祛风化湿可用防风天麻丸、胡麻散等；祛风活血解毒可用《宝鉴》换肌散、升麻汤、透经解挛汤、羌活当归散、当归饮、防风天麻丸等方。风热气虚血燥者，可用秦艽地黄汤、易老祛风丸等方。

破伤风论

【原文】

夫风者，百病之始也，清净则腠理闭拒，虽有大风苛毒莫之能害。若诸疮不瘥，荣卫虚，肌肉不生，疮眼不合，而风邪入之，为破伤风之候，亦有因疮热郁结，多着白痂，疮口闭塞，气难宣通，故热甚而生风者。先辨疮口，平

无汁者，中风也；边自出黄水者，中水也，并欲作痉（风强病），急治之。东垣云：破伤风者，通于表里，分别阴阳，同伤寒证治。人知有发表，不知有攻里、和解。夫脉浮而无力太阳也，在表宜汗；脉长而有力阳明也，在里宜下之；脉浮而弦小者，少阳也，半在表，半在里，宜和解，明此三法而治不中病者，未之有也。此但云三阳，不及三阴者何？盖风邪在三阳经，便宜按法早治而愈，若传入三阴，其证已危，或腹满自利，口燥嗌干，舌卷卵缩，皆无生理，故置而勿论也。刘河间云：破伤风风热燥甚，怫郁在表而里气尚平者，善伸数欠，筋脉拘急，或时恶寒，或筋惕而搐，脉浮数而弦也，宜以辛热治风之药，开冲结滞而愈。犹伤寒表热怫郁，而以麻黄汤辛热发散也。凡用辛热，开冲风热结滞，宜以寒药佐之则良，免致药中病而风热转甚也，如治伤寒发热，用麻黄、桂枝，加黄芩、知母、石膏之类是也，若止以甘草、滑石、葱、豉寒药发散甚妙。若表不已，渐传入里，里未太甚，而脉弦小者，宜以退风热开结滞之寒药调之，或微加治风辛热药亦可，犹伤寒在半表半里，而以小柴胡和解之也。若里势已甚而舌强口噤，项背反张，惊惕搐搦，涎唾稠粘，胸腹满塞，便溺秘结，或时汗出，脉沉洪数而弦，汗出者，由风热郁甚于里，而表热稍罢，则腠理疏泄，而心火热甚，故汗出也。法宜除风散结寒药下之，后以退风热、开结滞之寒药调之，则热退结散而风自愈矣。若症有头目青黑色者，额上汗珠不流者，眼小目瞪者，身上汗出如油，痛不在疮处者，伤经络也，俱为死证。更有犬咬刀伤者，若不守禁忌，有犯色欲，兼感风邪，亦谓破伤风，虽有良药，必不能救，慎之慎之。

附方

羌活防风汤：治破伤风，脉浮弦，初传在表。

羌活　防风　川芎　藁本　当归　芍药　甘草各四两　地榆　细辛各二两

上㕮咀。每服五钱，水煎热服。

量紧慢加减用之，热盛加黄芩、黄连各二两。大便秘加大黄一两。自汗加防风、白术各五钱。

防风汤：治破伤风同伤寒表证，未传入里，急宜服此。

防风　羌活　独活　川芎各等分

上㕮咀。水煎服。后宜调蜈蚣散。大效。

蜈蚣散：

蜈蚣一对　鱼鳔（炒）五钱　左蟠龙（炒烟尽）五钱

上为细末，用防风汤调服。

如前药解表不已，觉直转入里，当服左龙丸，服之渐渐看大便软硬，加巴豆霜。

芎黄汤：破伤风脏腑秘、小便赤用热药，自汗不休，故知其无寒也，宜速下之，先用芎黄汤三二服，后用大芎黄汤下之。

川芎一两　黄芩六钱　甘草（炙）二钱

上㕮咀。每服七钱，水煎。不拘时温服。

大芎黄汤：

川芎五钱　生大黄一两　黄芩一两　羌活（去芦）一两

上㕮咀。依前煎服，以利为度。

江鳔丸：治破伤风惊而发搐，脏腑秘涩，知病在里。

江鳔（炒）五钱　野鸽粪（炒）五钱　雄黄（水飞）一钱　蜈蚣一对　天麻一两　白僵蚕（炒）五钱

上为细末，分作三分，先用二分，烧饭为丸，如桐子大，朱砂为衣。又用一分，入巴豆霜一钱同和，亦以烧饭为丸，不用朱砂为衣。每服朱砂为衣丸药二十丸，入巴豆霜丸药一丸，次服二丸，渐加至利为度。利后只服朱砂为衣丸药，病愈乃止。

左龙丸：

左盘龙　白僵蚕　鳔（并剉，炒）各五钱　雄黄（水飞研）一钱

上为细末，烧饭为丸，如梧子大。每服十五丸，温酒下。如里证不已，当于左盘龙药末一半内，加巴豆霜五分，烧饭为丸，如梧子大，每服一丸，同左龙丸一处合服，名左龙丹。每服药中加一丸，如此渐加服至十丸，以利为度。若利后更服后羌活汤，若搐痉不已，亦宜服后羌活汤。

羌活汤：治破伤风，搐闭不通。

羌活　独活　防风（俱去芦）　地榆各一两

上㕮咀。每服一两，水煎。温服。

如有热加黄芩。有涎加半夏。若病日久，气血渐虚，邪气入胃，全以养血为度。

地榆防风散：治半表半里，头微汗，身无汗。

地榆　防风　地丁香　马齿苋各一两

上为细末。每服三钱，温米饮调下。

养血地黄当归散：治破伤风，日久渐虚，邪气入内。

当归（去芦）　地黄　芍药　川芎　藁本（去芦）　防风（去芦）　白芷各一两　细辛（去苗）五钱

上㕮咀。每服五钱，水煎。温服。

玉真散：初觉疮肿起白痂，身寒热急，宜服此。

南星　防风各等分

上为末。生姜汁调服，伤处以此贴之。

狗咬破伤风方：

人参不拘多少，桑柴火上烧令烟绝，用盏子合研为末，掺疮上，仍以鱼胶

煮烊封固。

治破伤风神方：

蛴螬虫[1]（粪堆内，烂草房上，俱有俗名土蚕）一条

上将虫捏其脊，待虫口吐水就抹在疮口上，觉麻即汗出，仍以其虫埋原处，勿伤其命。

【校注】

［1］蛴螬虫：又名老母虫、土蚕、核桃虫。为金龟子科昆虫铜绿金龟子等的幼虫。咸，温，有毒。有破血、行瘀、解毒的功效。

【评析】

破伤风，又名伤痉、金疮痉、金疮中风痉，多因风邪侵入破伤或疮口所致。初起头痛，发热发冷，进而面肌痉挛，舌强口噤，甚则全身肌紧张，角弓反张，最后吞咽、呼吸困难，甚或窒息而死。本病初起治宜祛风定痉，方如羌活防风汤、防风汤，外治以清创及敷玉真散；病邪传里呈腑实里热，可用芎黄汤、大芎黄汤；后期治宜祛风解毒镇痉，方如蜈蚣散、左龙丸等；日久正虚，可用养血地黄当归散。还可配合针灸及注射破伤风抗毒素。

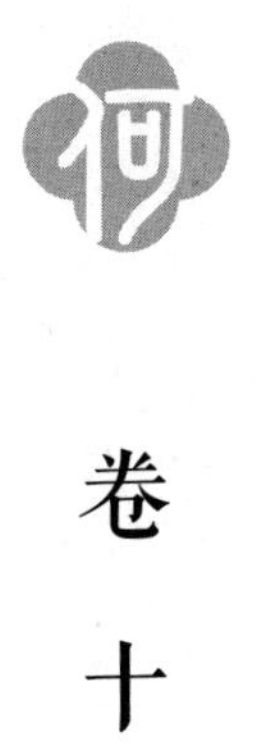

卷十

痓论

（俗作痉，非）

【原文】

《金匮》云：病者身热足寒，颈项强急，恶寒，时头热，面赤目赤，独头动摇，卒口噤，背反张者，痓病也。《活人书》云：外症发热恶寒，与伤寒相似，但其脉沉迟弦细而项背反张为异耳。太阳病，发热无汗，反恶寒者，名曰刚痓。太阳病，发热汗出而不恶寒，名曰柔痓。太阳病，其症备，身体强，几几然，脉反沉迟，此为柔痓，栝楼桂枝汤主之。太阳病，无汗而小便反少，气上冲胸，口噤不得语，欲作刚痓，葛根汤主之。刚痓为病，胸满口噤，卧不着席，脚挛急，必齘齿，可与大承气汤。（此阳明经药也，阳明总宗筋，以风寒湿热之邪入于胃中，津液不行，宗筋无所养，故急宜此汤下湿热，行津液。然非察证之明的有实热者，亦不可轻用也。）**按世知治痓之法，创自仲景，而不知仲景之论伤寒，皆自《内经》中来，其所谓刚痓者，为中风发热，重感于寒而热郁，郁则热愈甚，甚则热兼燥化而无汗，血气不得宣通，大小筋俱受热害而僵直，故曰刚痓也。其所谓柔痓者，为太阳发热，重感于湿，湿热不攘，大筋软短，小筋弛长，软短为拘，弛长为痿，肺移热于肾，传为柔痓。薛新甫云：痓病因伤寒汗下过度，与产妇溃疡等病，及因克伐之剂，伤损气血而变。若金衰木旺，先用泻青丸，后用异功散；肾水虚，用六味丸；肝火旺，先用加味小柴胡汤，次用加味四物汤，发热用加味逍遥散；若木侮脾土，用补中益气加芍药、山栀；脾经郁结，用加味归脾汤；脾土湿热，用三一承气汤。大凡病后气血虚弱，用参、术浓煎，佐以姜汁、竹沥，时时用之，如不应，用十全大补汤，更不应，急加附子，或用参附汤，缓则不救。海藏云：发汗太多因致痓，身热足寒，项强恶寒，头热面肿目赤，头摇口噤，背反张，太阳痓也；若头低视下，手足牵引，肘膝相构，阳明痓也；若一目或左右斜视，并一手一足搐搦者，少阳痓也，汗之、止之、和之、下之，各随其经，可使必止。**（太阳痓属表，无汗宜汗之，有汗宜止之。阳明痓属里，宜下之。少阳痓属半表半里，宜和之。所谓各随其经也。）**神术汤加羌活、麻黄，治刚痓，解利无汗；**

白术汤加桂心、黄芪，治柔痉，解和有汗。太阳阳明，加川芎、荆芥穗；正阳阳明，加羌活、酒大黄；少阳阳明，加防风、柴胡根。热而在表者，加黄芩；寒而在表者，加桂枝、黄芪、附子。热而在里者，加大黄；寒而在里者，加干姜、良姜、附子，此王氏分经论痉，固得仲景伤寒之法矣。然痉既以有汗、无汗辨刚柔，又以厥逆、不厥逆辨阴阳。仲景虽曰痉者身热足寒，然阳痉不厥逆，其厥逆者，皆阴也（阳痉已前见）。阴痉一二日，面肿手足厥冷，筋脉拘急，汗不出，恐阴气内伤，宜八物白术散。若发热脉沉而细者，附太阴也，必腹痛，宜桂枝加芍药、防风、防己汤，又宜小续命汤。阴痉，手足厥逆，筋脉拘急，汗出不止，颈项僵直，头摇口噤，宜附子散、白术汤、附子防风散。

大抵痉脉皆伏弦沉紧。痉病，发其汗已，其脉沧沧，如蛇暴腹胀大者，为欲解。倘脉如故，反伏弦者，死。痉病有灸疮者难治（即破伤风之类）。

附方

麻黄加独活防风汤：治刚痉。

麻黄（去节）　桂枝各一两　芍药三两　甘草五钱　独活　防风各一两

上剉细。每服一两，水煎。温服。

栝楼桂枝汤：治柔痉。

栝楼根二两　桂枝三两　芍药三两　甘草二两　生姜三两　大枣十二枚

上用水九升，煮取三升。温分三服，取微汗。汗不出，食顷啜粥发之。

葛根汤：

葛根四两　麻黄（去节）三两　桂（去皮）二两　芍药　炙甘草各二两　生姜三两　大枣十二枚

上七味，以水一斗，先煮麻黄、葛根减二升，去沫，纳诸药，煮取三升。温服一升，覆取微汗，不须啜粥。其将息禁忌如桂枝汤法。

大承气汤：

大黄（酒洗）四两　厚朴（去皮，炙）八两　枳实（炙）五枚　芒硝三合上四味，以水一斗，先煮厚朴、枳实，取五升，去渣，纳大黄，煮取二升，去渣，纳芒硝，更上火微一二沸。分二服，温再服，得下则止。

海藏神术汤：治内伤冷饮，外感寒邪而无汗者。

苍术（制） 防风各二两 甘草（炒）一两

上㕮咀，加葱白、生姜同煎服。

如太阳证，发热恶寒，脉浮而紧者，加羌活二钱。如太阳证，脉浮紧带弦数者，是兼少阳也，加柴胡二钱。如太阳证，脉浮紧带洪者，是兼阳明也，加黄芩二钱。妇人服者，加当归，或木香汤，或加藁本汤各二钱。如治吹乳，煎成调六一散三五钱，神效。

海藏白术汤：治内伤冷物，外感风寒有汗者。

白术三两 防风二两 甘草（炙）一两

上㕮咀。每服三钱，姜三片，水煎，温服，一日止一二服。待二三日，渐渐汗少为解。

又白术汤：上解三阳，下安太阴。

白术（如汗之，改用苍术） 防风各一两

上㕮咀。水煎。温服。

若发热引饮者，加黄芩、甘草。头疼恶风者，加羌活散三钱：羌活一两五钱，川芎七钱，细辛（去苗）二钱五分。若身热目痛者，加石膏汤四钱：石膏二钱，知母五钱，白芷七钱。腹中痛者，加芍药汤三钱：芍药一两，桂枝五钱。往来寒热而呕者，加柴胡散三钱：柴胡一两，半夏五钱。心下痞者，加枳实一钱。若有里证，加大黄一钱。以上量虚实加减，邪去止服。

桂枝葛根汤：治伤风项背强，及有汗不恶风柔痓。

（制服法与前葛根汤同，止无麻黄三两）

桂枝加川芎防风汤：治发热自汗而不恶寒者，名曰柔痉。

桂枝　芍药　生姜各一两五钱　甘草　防风　川芎各一两　大枣六枚

上每服一两，水三盏，煎一盏半，去渣。温服。

柴胡加防风汤：治汗后不解，乍静乍躁，目直视，口噤，往来寒热，脉弦。此少阳风痉。

柴胡　防风各一两　半夏（制）六钱　人参　黄芩各五钱　生姜　甘草各六钱五分　大枣三枚

上煎服法与前同。

防风当归汤：治发汗过多，发热，头面摇，卒口噤，背反张者，太阳兼阳明也。宜去风养血。

防风　当归　川芎　地黄各一两

上每服一两，水三盏，煎至二盏。温服。

泻青丸：见头痛。

钱氏异功散：见不能食。

六味丸：见虚劳。

加味小柴胡汤、加味四物汤、加味逍遥散：见调经。

补中益气汤：见伤劳倦。

十全大补汤：见虚劳。

三一承气汤：治伤寒大承气汤，症腹满实痛；调胃承气汤，症谵语下利；

小承气汤，症内热不便，三一承气汤，合而为一也。及治中风僵仆，风痫发作，并皆服之。此下剂也。

大黄（锦纹者） 芒硝 厚朴 枳实各五钱 甘草一两

水一钟半，生姜三片，煎至七分，纳硝煎二沸，去滓。温服，不拘时，以利为度。

参附汤：见汗总论。

八物白术散：治伤寒阴痉，一二日面肿，手足厥冷，筋脉拘急，汗不出，恐阴气内伤。

白术 茯苓 五味子各五钱 桂心三分 麻黄五钱 良姜一分 羌活五钱 附子三分

上每服四钱，水一大盏，姜五片，同煎至五分，去渣。温服，无时。

桂枝加芍药防风防己汤：治发热，脉沉而细者，附太阴也，必腹痛。

桂枝一两五钱 防风 防己各一两 芍药二两 生姜一两五钱 大枣六枚

上每服一两，水三盏，煎至一盏半。温服。亦宜小续命汤。

小续命汤：见中风。

附子散：治伤寒阴痉，手足厥冷，筋脉拘急，汗出不止，头项强直，头摇口噤。

桂心三钱 附子（炮）一两 白术一两 川芎三钱 独活五钱

上每服三钱，水一盏，枣一枚，煎至五分。温服。

附子防风散：治伤寒阴痉，闭目合面，手足厥逆，筋脉拘急，汗出不止。

白术一两 防风 甘草 茯苓 附子 干姜各七钱五分 柴胡一两五钱 五味子一两 桂心五钱

上每服三钱，水二盏，生姜四片，同煎，去渣。温服。

钩藤汤：见胎动不安。

加味归脾汤：即归脾汤（见健忘）加柴胡、山栀。

钩藤散：

钩藤　陈皮（炒）　半夏（姜制）　麦门冬（去心）　茯苓　茯神（去木）　人参　甘菊花　防风各一钱　甘草（炙）三分　石膏（煅）二钱

上姜水煎。温服。

麦门冬散：治伤寒阳痉，身体壮热，项背强直，心膈烦躁，发热恶寒，头面色赤，四肢疼痛。

麦门冬（去心）　地骨皮　麻黄（去节）　赤茯苓（去皮）　知母　黄芩　赤芍药　白鲜皮　杏仁（麸炒，去皮尖）　甘草　犀角屑各七钱五分

上㕮咀。每服五钱，水一大盏，煎至五分。温服，不拘时。

羚羊角散：治伤寒阳痉，身热无汗，恶寒，头项强直，四肢疼痛，烦躁心悸，睡卧不得。

羚羊角（屑）　犀角（屑）　防风　茯神（去木）　柴胡（去芦）　麦门冬（去心）　人参　葛根　枳壳　甘草（炙）各二钱五分　石膏　龙齿（另研）各五钱

上㕮咀。每服五钱，水一盏，煎至五分。不拘时服。

石膏散：治伤寒阳痉，通身壮热，目眩头痛。

石膏二两　秦艽（去土）　龙齿（另研）各一两　犀角屑　前胡（去芦）各五钱

上每服五钱，入豆豉五十粒，葱白七茎，水煎，去渣，入牛黄末一字，搅

匀。不拘时温服。

防风散：治伤寒阳痉，壮热不解，筋脉拘急，牙关紧痛。

防风（去芦） 木通 麦门冬（去心） 川升麻 虎杖 葛根各一两 甘草（炙）七钱五分 石膏二两

上每服五钱，水一大盏，煎五分。不拘时温服。

【评析】

痉证是以项背强急，四肢抽搐，甚则角弓反张为主症的病患。其发病多因风寒湿侵袭人体，经络阻滞，或热盛动风发痉，或正气亏虚，虚风内动，经脉失养而成痉。辨治当分表里虚实，外感发痉，多属实证，初起治以解表祛风，散寒除湿，刚痉无汗可用麻黄加独活防风汤、葛根汤、海藏神术汤；柔痉有汗可用栝楼桂枝汤、桂枝葛根汤、桂枝加芍药防风防己汤等方。邪传阳明，热盛腑实，可用大承气汤、三一承气汤、麦门冬散、石膏散等方清热泻下；邪传少阳，可用柴胡加防风汤。内伤发痉多属虚证，或虚实夹杂，可用防风当归汤、加味四物汤、十全大补汤等方祛风养血益气，或用八物白术散、附子散、附子防风散温阳祛风散寒；或用钩藤散、羚羊角散育阴平肝熄风。

瘛疭论

【原文】

瘛者，筋脉拘急也；疭者，筋脉张纵也，俗谓之搐是也。《原病式》云：诸热瞀[1]瘛，皆属于火。热胜风搏，并于经络，风主动而不宁，风火相乘是以热瞀瘛生矣。治宜祛风涤热，折其火热，瞀瘛可立愈，若妄加灼艾，或饮以发表之剂，则死不旋踵矣。《灵枢》[2]云：心脉急甚者为瘛疭。此心火虚寒也，治宜补心，牛黄散主之。《素问》[3]云：心脉满大，痫瘛筋挛。此心火实热也，治宜泻心火，凉惊丸主之。肝脉小急，亦痫瘛筋挛，此肝虚也，续断丸主之。

若肝脉盛者，先救脾，宜加减建中汤。《灵枢》[2]又云：脾脉若急甚者，亦为瘛疭。此脾虚，肝乘之而瘛也，故宜实土泻肝木之剂。热伤元气，四肢困倦，手指麻木，时时瘛疭，人参益气汤主之。风虚昏愦，不自知觉，手足瘛疭，或为寒热，血虚不能服发汗药，独活汤主之。虚风证，能食麻木，牙关紧急，手足瘛疭，目肉蠕瞤面肿，此胃中有风，胃风汤主之。肝劳虚寒，胁痛胀满，眼昏不食，挛缩瘛疭，续断丸主之。风气留滞，心中昏愦，四肢无力，口眼瞤动，或时搐搦，或渴，或自汗，续命煮散主之。

附方

牛黄散：治心虚风，筋脉挛搐，神昏语涩。

牛黄　龙脑　朱砂　麝香各一钱　蝉蜕　乌蛇肉（酒浸）一两　全蝎（炒）　僵蚕（炒）　桑螵蛸　羚羊角　阿胶（炒）　天麻　防风　甘菊花　蔓荆子　桂心　细辛　侧子（炮，去皮）　独活以上各五钱　犀角五钱　麻黄七钱五分

上为细末，和匀再研。每服一钱，豆淋酒下。

凉惊丸：

龙胆（末）　防风（末）　青黛（研）各三钱匕　钩藤（末）钱匕　牛黄　麝香各一字匕　黄连（末）五钱匕　龙脑（研）一钱匕

上同研，面糊丸粟米大。每服三五丸至一二十丸，煎金银汤下。

续断丸：治肝劳虚寒胁痛，眼昏，挛缩瘛疭。

续断（酒浸）　川芎　当归（酒浸）　半夏（姜制）　橘红　干姜（炮）各一两　桂心　甘草（炙）各五钱

上为细末，炼蜜丸如桐子大。每服百丸，白汤下。

加减建中汤：（即桂枝芍药汤）

桂枝（去粗皮）　甘草（炙）　生姜（切）各三两　芍药六两　大枣（擘）

二十枚　胶饴一升

上六味，以水七升，煮取三升，去滓，纳胶饴，更上微火消解。温服一升，日三服。呕家不可用，以其甜故也。

人参益气汤：见着痹。

独活汤：治中风自汗。

独活　羌活　人参　防风　当归　细辛　茯神　远志　半夏　桂心　白薇　菖蒲　川芎各五钱　甘草（炙）二钱五分

上每服一两，姜五片，水煎。食后温服。

胃风汤：

白芷一钱二分　升麻二钱　葛根　苍术　蔓荆子　当归身各一钱　甘草（炙）　柴胡　藁本　羌活　黄柏　草豆蔻　麻黄（不去节）各五分

上用姜三片，枣二枚，水煎。温服。

续命煮散：

防风　独活　当归　人参　细辛　葛根　芍药　川芎　甘草　熟地黄　远志　荆芥　半夏各五钱　桂心七钱五分

上每服一两，生姜三片，水煎八分。通口服。汗多者，加牡蛎粉一钱五分。

加味逍遥散、八珍散：见调经。

【校注】

［1］瞀（mào）：目眩，眼花。

［2］《灵枢》：原为“《素问》”。疑误。“心脉急甚者为瘛疭”、“脾脉急甚者为瘛疭”均出自《灵枢·邪气藏府病形》。

［3］《素问》：原为“《灵枢》”。疑误。“心脉满大，痫瘛筋挛。”出自《素问·大奇论》。

【评析】

瘛疭可见于多种疾病中，多由热盛伤阴，风火相扇，风痰壅滞等引起。据证可用相应治法，如清心泻火，宜用凉惊丸，阳虚夹寒者，可用牛黄散；祛风涤痰，可用独活汤、胃风汤；益气健脾宜用加减建中汤、人参益气汤；养肝祛痰息风可用续断丸等。

颤振论

【原文】

颤，摇也；振，动也，筋约束不住而莫能任持，风之象也。《内经》云：诸风掉眩，皆属肝木。肝主风，风为阳气，阳主动，此木气太过而克脾土，脾主四肢，四肢者，诸阳之末，木气鼓之故动，经谓风淫末疾者此也。亦有头动而手足不动者，盖头乃诸阳之首，木气上冲，故头独动而手足不动；散于四末，则手足动而头不动也，皆木气太过而兼火之化也。木之畏在金，金者土之子，土为木克，何暇生金？《素问》曰：肝一阳也，心二阳也，肾孤脏也，一水不能胜二火。由是木夹火势而寡于畏，反侮所不胜，直犯无惮，《难经》谓木横乘金者是也。如中风手足亸曳，星附散、独活散、金牙酒，无热者宜之。摧肝丸，镇火平肝，消痰定颤，有热者宜之。气虚而振，参术汤补之。心虚而振，补心丸养之。夹痰而振，宜导痰汤加竹沥以消之。老人战振，宜定颤丸。大抵此病，壮年鲜有，中年以后乃有之，老年尤多，夫老年阴血不足，少水不能制盛火，极为难治也。

附方

星附散：治中风虽能言，口不㖞斜，手足亸曳。

天南星（姜制）　半夏（姜制）　人参　黑附子（去皮脐）　白附子　茯苓

川乌（去皮脐） 僵蚕 没药各等分

上㕮咀。每服五钱，水、酒各一盏，煎八分。热服，得汗为度。

独活汤[1]：见瘛疭。

金牙酒：疗积年八风五疰，举身亸曳，行步跛躄不能收持。

金牙（碎如米粒，用小绢袋盛） 地肤子（无子，用茎叶，一方用蛇床子） 熟地黄 蒴藋[2]根 附子 防风 细辛 莽草各四两 川椒四合 羌活（一方用独活）一斤

上药盛以绢袋，用酒四斗，于瓷器中渍，封固勿令泄气，春夏三四宿，秋冬六七宿。服一合。常令酒气相接，病无不愈。

摧肝丸：镇火平肝，消痰定颤。

牛胆天南星 钩藤 黄连（酒炒） 滑石（水飞） 铁华粉各一两 青黛三钱 僵蚕（炒）五钱 天麻（酒洗）二两 辰砂（飞）五钱 大甘草（二钱）

上末，以竹沥一碗，姜汁少许，打糊丸绿豆大。食后及夜茶下一钱五分。忌鸡、羊肉。

参术汤：治气虚颤掉。

人参 白术 黄芪各二钱 白茯苓 炙甘草 陈皮各一钱 甚者加附子（童便制）一钱

上水二钟，煎八分。食前服。

补心丸秘方：治心虚手振。

当归（酒洗）一两五钱 川芎 粉甘草各一两 生地黄一两五钱 远志（去心）二两五钱 酸枣仁（炒） 柏子仁（去油）各三两 人参一两 朱砂（另研）五钱 金箔二十片 麝香一钱 琥珀五钱 茯神（去皮木）七钱 牛胆南星五钱 石菖蒲六钱

上为细末，蒸饼糊丸绿豆大，朱砂为衣。每服七八十丸，津唾咽下，或姜汤送下。

导痰汤：见痰饮。

秘方定振丸：治老人颤动，皆因风气所致，及血虚而振。

天麻（蒸熟） 秦艽（去芦） 全蝎（去头尾） 细辛各一两 熟地黄 生地黄 当归（酒洗） 川芎 芍药（煨）各二两 防风 荆芥各七钱 白术 黄芪各一两五钱 威灵仙（酒洗）五钱

上为末，酒糊丸桐子大。每服七八十丸，食远，用白汤或温酒送下。

【校注】

［1］汤：原为“散”。疑误。

［2］蒴藋（diào）：药名。出《名医别录》。又名扦扦活、接骨草、走马箭、七叶麻。为忍冬科植物接骨草的全草或根。甘、酸，温。有活血消肿，祛风除湿的功效。

【评析】

颤振是指头部或四肢掉摇抖动之症，常见于震颤麻痹，老年性震颤等疾病中。多由气血不足，筋脉失养，或肝旺化风，或痰浊相夹所致。治疗可取益气养血，祛风化痰，方如补心丸秘方、秘方定振丸等；温化痰浊，方如星附散、独活汤等；平肝息风，方如摧肝丸。

挛论

【原文】

《内经》曰：挛皆属肝，肝主身之筋故也。又阳明之复甚则入肝，惊骇筋挛。又脾移寒于肝，痈肿筋挛。有热、有寒、有虚、有实，热挛者，《经》所谓肝气热则筋膜干，膜干则筋急而挛。又云：因于湿，首如裹，湿热不攘，大筋软短，小筋弛长，软短为拘，弛长为痿之类是也。（眉批：丹溪云：大筋软短者，热伤血不能养筋，故为拘挛。小筋弛长者，湿伤筋不能束骨，故为痿弱。）筋膜干者用生地、当归之属濡之。大筋软短者，薏苡仁散主之。寒挛者，《经》所谓寒多则筋挛骨痛者是也。宜乌头汤、《千金》薏苡仁汤。虚挛者，《经》所谓虚邪搏于筋则为筋挛。又云：木弗荣则筋急[1]。又仲景云：血虚则筋急。此皆血脉弗荣于筋，而筋成挛。故丹溪治挛用四物加减，《本事》治筋急极，用养血地黄丸，盖本乎此也。实挛者，丹溪治一村夫，背伛偻而足挛，已成废人，诊其脉，两手皆沉弦而清，遂以戴人煨肾散与之，上吐下泻，过月余久，吐泻交作，如此凡三帖而平复，由此推之，则药无不中矣。

附方

乌头汤：治伤寒冷湿痹，留于筋脉，挛缩不能转侧。冬月服之。

大乌头　细辛　川椒　甘草　秦艽　附子　官桂　白芍药各一两七钱五分　干姜　白茯苓　防风（炙）　当归各一两　独活一两二钱五分

上为粗末。每服三钱，水一盏半，枣二枚，煎八分。空心食前服。

薏苡仁散：治筋脉拘挛，久风湿痹。

薏苡仁一升

上捣散，以水二升，取末数匙作粥。空心食之。

养血地黄丸：春夏服。

熟地黄　蔓荆子各二钱五分　山茱萸五钱　黑狗脊（炙）　地肤子　白术　干漆（炒）　蛴螬（炒）　天雄　车前子各七钱五分　萆薢　山药　泽泻　牛膝各一两

上为细末，炼蜜丸梧子大。每服五十丸，温酒下，空心，临卧服。

煨肾散：

用甘遂末三钱，豮[2]猪腰子细批破，少盐椒腌透，擦药末在内，荷叶包裹烧熟，温酒嚼服之。

木瓜散：治中风虚极，筋脉挛急，手足拘挛，屈伸短缩，腹中疼痛，手足爪甲疼痛，脚转筋甚，舌卷囊缩，面色苍，唇青白，不思饮食。

木瓜　虎胫骨（醋炙）　五加皮　当归　桑寄生　枣仁　人参　柏子仁　黄芪各一两　甘草五钱

上㕮咀。每服四钱，生姜五片，水煎。温服不拘时。

【校注】

［1］木弗荣则筋急：语出《灵枢·经脉》："足厥阴气绝则筋绝，厥阴者肝脉也，肝者筋之合也，筋者聚于阴气，而脉络于舌本也，故脉弗荣则筋急。"

［2］豮（fén）：阉割过的猪；雄性牲畜。

【评析】

挛，即筋挛，亦称筋瘛。指肢体筋脉收缩抽急，不能舒展自如，常见于痹证、痉证、中风等病，多因感受外邪，或血少津亏，筋脉失养所致。辨治当分寒热虚实，如证属虚寒夹湿夹风，可用乌头汤、薏苡仁散、木瓜散；血虚夹热，可用养血地黄丸。

眩晕论

【原文】

眩，谓眼黑眩；晕，如运转之运，世谓之头旋是也。《内经》论眩，皆属肝木，属上虚。丹溪论眩，主于补虚治痰降火。仲景治眩，亦以痰饮为先也。严氏云：六淫外感，七情内伤，皆能眩晕，当以外症与脉辨之。风则脉浮有汗，项强不仁；寒则脉紧无汗，筋挛掣痛；暑则脉洪大而虚，自汗烦闷；湿则脉细沉重，吐逆涎沫。又左手脉数为热多，右手脉实为痰积；脉涩者为死血，脉大者乃久病。若夫七情所伤，以致脏气不平，郁而生涎，结而为饮，随气上逆，令人眩晕，眉棱骨痛，眼不可开，寸脉多沉，于此为异耳。至于疲劳过度，下虚上实，金疮吐衄便利及妇人崩中去血，皆令眩晕，随其所因而治之可也。

丹溪先生治主降火，似眩晕专属于火。《内经》谓诸风掉眩，皆属肝木，又似专属风邪。不知风火皆属阳，多为兼化，阳主乎动，两动相搏，则头目为之眩晕而旋转，火本动也，焰得风则自然旋转，于是乎掉眩。掉，摇也；眩，昏乱旋运也，此非风邪之因火所成者欤？然风有内外，外入者兼火化者，则如是；若内发者，是因火所生之风也。至于《金匮要略》谓心下有支饮，其人苦冒眩，亦是格其心火不行而上冲也。或曰：治邪当何如？曰：夫火因动而起，但各从其所因而治之，因实热而动者，治其热；因邪搏击而动者，治其邪；因厥逆逼上者，下治所厥之邪；因阴虚而起者，补其阴，抑其阳，安而收之；因阳虚而气浮上者，则补其阳，敛其浮游之气；因五志而动者，各安其脏气而平之；因郁而发者，治其所郁之邪，开之、发之；因精血不足者，补之不已，则求其所属以衰之；因胜克而动者，从盛衰之气而补泻之；中气虚衰而动者，补其土以安之；上焦清明之气虚，不能主持而动者，亦当补中焦之谷气，推而扬之；因五脏六腑上注之精气不足而动者，察其何者之虚而补之。如是虽不专治其火，而火自息矣。凡治百病之由火而生者皆然，非唯掉眩而已也。

附方

川芎散：治风眩头晕。

山茱萸一两　山药　甘菊花　人参　茯神　小川芎各五钱

上为细末。每服二钱，酒调下，日三服。不可误用野菊花。

羚羊角散：治一切头眩。

羚羊角　茯神各二钱五分　芎䓖　防风　白芷　甘草　半夏（汤洗）各五钱　枳壳　附子各二钱五分

上为粗末。每服四钱，水一钟，生姜五片，慢火煎七分。温下。

都梁丸：治风吹项背，头目昏黑眩痛。

香白芷（大块者，用沸汤泡洗四五次，焙干）

上为末，炼蜜丸如弹子大。每服一丸，细嚼，用荆芥汤点茶下。

芎䓖散：治风头旋，眼目昏痛，眩晕，倦怠心忪。

芎䓖　前胡　白僵蚕（炒）　人参各一两　蔓荆子　天麻（酒浸，焙）　防风各五钱

上为末。每服二钱，食后温酒调下。

白术饮：治风邪在胃，头旋不止，复加呕逆。

白术　厚朴（姜制）　甘菊花各五钱　防风　白芷　人参各一两

上㕮咀。每服五钱，姜五片，水一盏半，煎一盏。食前温服。

防风饮子：疗风痰气发，即头旋，呕吐不食。

防风　人参　橘皮各二两　白术　茯神各三两　生姜四两

上剉碎，以水六升，煮取三升，去滓。温服，分四服，一日令尽。忌醋、桃、李、雀肉、蒜、面。

菊花散：治一切风，头目昏眩，面浮肿。

菊花　旋覆花　牛蒡子　羌活　独活　甘草（炙）各等分

上㕮咀。每服五钱，水二钟，姜二片，煎至一钟。食远服。

不换金正气散：治四时伤寒，温疫时气，头疼壮热，腰背拘急，山岚瘴气，寒热往来，霍乱吐泻，脏腑虚寒，下痢赤白。

苍术（制）　橘皮（去白）　半夏曲（炒）　厚朴（姜制）　藿香各二钱　甘草（炙）一钱

上用姜五片，红枣二枚，水煎。食前稍热服。忌生冷油腻毒物。若出远方，不服水土，尤宜服之。

《济生》三五七散：治阳虚，风寒入脑，头痛目眩，运转如在舟车之上，耳鸣，风寒湿痹，脚气缓弱等疾。

天雄（炮，去皮） 细辛（洗去土）各三两 山茱萸（去核） 干姜（炮）各五两 防风 山药（炒）各七两

上为细末。每服二钱，食前温酒调下。

黄连香薷饮（即香薷饮加黄连）、十味香薷饮、消暑丸：三方俱见中暑。

肾着汤、渗湿汤：见伤湿。

《济生》芎术汤：治冒雨中湿，眩晕呕逆，头重不食。

川芎 半夏（制） 白术各一两 甘草（炙）五钱

上每服四钱，生姜七片，水煎。不拘时服。一方有附子、桂心，无半夏。

钩藤散：治肝厥头晕，清头目。

钩藤 陈皮 半夏 麦门冬 茯苓各五钱 石膏 人参 甘菊花 防风各五钱 甘草二钱五分

上为粗末。每服四钱，姜七片，水煎。温服。

蔓荆子散：治风头旋晕闷，起则欲倒。

蔓荆子 甘菊花 半夏（汤泡） 羚羊角（屑） 枳壳（麸炒） 茯神（去木） 芎䓖 黄芩 防风各七钱五分 麦门冬（去心，焙） 石膏各一两 地骨皮 赤箭[1] 细辛 甘草（炙）各五钱

上㕮咀。每服三钱，水一钟，生姜半分，煎至六分。不拘时温服。

羌活汤：治风头眩，筋脉拘急，痰涎壅滞，肢节烦疼。

羌活　前胡（去苗）　石膏（研碎）　白茯苓（去皮）　芎䓖　枳壳（麸炒）　黄芩（去黑心）　甘菊花　防风　细辛（去叶）　甘草（炙，剉）　蔓荆子　麻黄（去根节，煮，掠去沫，焙）各一两

上㕮咀。每服三钱，姜三片，鸡苏三叶，水煎。不拘时服。

芎术除眩汤：治感湿感寒，头重眩晕。

附子（生）　白术　川芎各五钱　官桂　甘草（炙）各二钱五分

上每服三钱，姜七厚片，同煎。食前服。

柴胡半夏汤：治风症不敢见风，眼涩头痛，有痰，眼黑恶心，兀兀欲吐，风来觉皮肉紧，手足重难举，居暖处有微汗便减，如见风即复作。（一名补肝汤）

柴胡　苍术各一钱五分　半夏二钱五分　白茯苓二钱　炒曲　藁本各一钱　升麻五分

上姜五片，水煎。食远服。

汉防己散：治上焦风痰攻注，头目旋晕，心神烦乱。

汉防己　麦门冬（去心，焙）　前胡各一两　半夏（汤泡）　旋覆花　防风　细辛　甘草（炙）各五钱　赤茯苓　人参　芎䓖　羚羊角　枳实（麸炒）　荆芥各七钱五分

上每服三钱，姜三分，水煎。不拘时温服。忌饴糖、羊肉。

人参丸：治风头旋目眩，痰逆恶心，胸膈痞滞，咳嗽痰涎，喘满呕逆，不欲饮食。

人参　白术　旋覆花（炒）　甘草（炙）各一两　麦门冬（去心，焙）　枳壳（麸炒）　前胡各二两　木香五钱

上为细末，汤浸蒸饼丸桐子大。每服五十丸，食后姜汤下。

天南星丸：治风虚痰，头目旋晕，肢节拘急。

天南星（炮） 附子（炮，去皮脐） 白附子（炮） 细辛 旋覆花 半夏（汤泡） 芎䓖各五钱 天麻一两

上为细末，面糊丸桐子大。每服三十丸，渐加至五十丸，不拘时，荆芥、薄荷汤下。

搜风丸：治邪气上逆，风热上攻，头目眩晕，大小便结滞。

人参 茯神各五钱 滑石二两 藿香二钱五分 干姜 白矾（生）各一两 蛤粉 南星 大黄 黄芩各二两 牵牛四两 薄荷五钱 半夏 寒水石各一两

上为末，滴水丸，小豆大。每服十丸，姜汤下，渐加至二十丸，日三服。

白术附子汤：治风虚，头重眩苦极，不知食味。

白术二两 附子（炮，去皮）一两五钱 甘草（炙）一两

上每服五钱，姜五片，枣一枚，水煎，去渣。温服。

松花浸酒方：治风，头旋，脑皮肿痹。

上以松花并薹，春三月取五六寸，如鼠尾者，不拘多少，蒸，细切一升，生绢囊盛贮，以酒三升浸五日。每日空心暖饮五合，晚食前再服。

【校注】

［1］赤箭：天麻之别名。

【评析】

眩晕的病因历代论述颇多，可分为虚实两端。实者以风、痰所致为多，如痰湿所致者可用不换金正气散、《济生》芎术汤、芎术除眩汤等；风痰偏胜者可用羌活汤、柴胡半夏汤、天南星丸，夹热者宜用搜风丸；肝风夹痰者可用羚羊角散、钩藤散、蔓荆子散、汉防己散等。虚证多与脾肾不足有关，如脾虚痰浊夹风，宜用芎䓖散、白术饮、防风饮子、人参丸等；肾精不足，或肾阳虚，宜用川芎散、《济生》三五七散治之。

神志门

癫狂痫总论

●【原文】

《素问》止言癫而不及痫，《灵枢》乃有痫瘛、痫厥之名。诸书有言癫狂者，有言癫痫者，有言风痫者，有言惊痫者，有分癫痫为二门者，究无定论，其独言癫者，祖《素问》也，言癫痫、言癫狂者，祖《灵枢》也。要之癫、痫、狂，大相径庭，非名殊而实一之谓也。徐嗣伯云：大人曰癫，小儿曰痫。亦不然也。《素问》谓癫为母腹中受惊所致，今曰小儿无癫可乎？痫病，大人每每有之，妇人尤多，今据经文，分辨于后。

癫者，或狂或愚，或歌或笑，或悲或泣，如醉如痴，言语错乱，喜怒不常，秽洁不知，俗谓之失心疯，此志愿高大，抑郁不遂者多有之，有狂之意，而不如狂之甚。狂者暴病，癫则久病也。夫癫有五癫，一曰阳癫，发如死人，遗尿食顷乃解。二曰阴癫，初生小儿脐疮未愈，数洗浴，因此得之。三曰风癫，发时眼目相引，牵纵反强，羊鸣，食顷乃解。由热作汗出当风，或房室过度，醉饮，令人心意逼迫，短气脉悸得之（即俗名羊儿风也）。四曰湿癫，眉头痛，身重。坐热沐头，湿结脑沸未止得之。五曰马癫，发时反目口噤，手足相引，身体皆热。诸癫发则仆地，吐沫无知，若强惊起如狂，及遗矢者难治。大抵癫证脉虚则可治，实则死。

狂者，病之始发，少卧而不饥，自高贤也，自辨智也，自贵倨也，妄笑，好歌乐，妄行不休，甚至猖狂刚暴，如伤寒阳明大实发狂，骂詈不避亲疏，或登高而歌，或弃衣而走，或逾垣上屋，皆非其素所能也。病反能者，何也？岐伯曰：四肢者，诸阳之本也，阳盛则四肢实，实则能登高也；热盛于身，故弃衣欲走也；阳盛则妄言骂詈，不避亲疏而不欲食，故妄走也。治法上实者从高而抑之，生铁落饮，抱胆丸，养正丹。在上者，因而越之，瓜蒂散，来苏膏。阳明实则脉浮，宜下之，大承气汤，或当归承气汤，以大利为度，微缓以瓜蒂散，入防风末，藜芦末吐之，后用洗心散，凉膈散，解毒汤等调之。虚者宜宁志膏，一醉膏，辰砂散以补之。盖狂之为病少卧，少[1]卧则卫独行阳，不行阴，故阳盛阴虚，令昏其神得睡，则卫得入于阴，而阴得卫填不虚，阳无卫助不盛，故阴阳均平则病自愈矣。

痫病发则昏不知人，眩仆倒地，不省高下，甚而瘛疭抽掣，目上视，或口眼㖞斜，或口作六畜声是也。痫病与卒中、痉病相同，但痫病仆时，口中作声，将醒时吐涎沫，醒后又复发者，有一日三五发者。中风、中寒、中暑之类，则仆时无声，醒时无涎沫，醒后不复再发。痉病虽亦时发时止，然身强直，反张如弓，不如痫之身软，或如猪犬牛羊之鸣也。因有五痫之名，一曰马痫，作马嘶声，应乎心；二曰羊痫，作羊叫声，应乎脾；三曰鸡痫，作鸡叫声，应乎胃；四曰猪痫，作猪叫声，应乎肾；五曰牛痫，作牛吼声，应乎肺，此五痫应乎五畜，畜应乎五脏者也。名虽有五，无非痰涎壅塞，迷乱孔窍，发则旋晕昏倒，口眼相引，目睛上摇，手足搐搦，背脊强直，食顷乃苏，原其所自，皆由惊动脏气不平，郁而生涎，闭塞诸经，故有是症。或在母腹中受惊，或感六气，或饮食不节，逆于脏气而成，盖忤气得之外，惊恐得之内，饮食属不内外，所因不同，而治法亦有异焉，方附于后。

附治癫方

抱胆丸：治男妇一切癫痫风狂，或因惊恐怖畏所致，及妇人产后血虚，惊气入心，并室女经脉通行，惊邪蕴结。屡效。

水银二两　朱砂（细研）一两　黑铅一两五钱　乳香（细研）一两

上将铅入铫内，下水银结成砂子，次下朱砂、滴乳，乘热用柳木搥研匀，丸鸡头大。每服一丸，空心，井花水吞下。病者睡去，切莫惊动，觉来即安，两丸可除根。

五邪汤：治中风，神思昏愦，五邪所侵，或歌，或哭，或喜，或怒，发则无时。

防风（去芦）　桂心　白芍　远志（去心）　独活（去芦）　人参（去芦）

秦艽（去芦土） 牡蛎（煅） 石膏 禹余粮（醋淬）各二两 雄黄（水飞） 防己（去皮） 石菖蒲 茯神（去木） 蛇蜕皮（炒）各一两

上每服四钱，水煎，去渣。温服，不拘时，日进二服。

九精丸：治男子沾鬼魅欲死，所见惊怖欲走，时无休止，邪气不能自绝者。

牛黄（土精） 龙骨（水精） 荆实（火精） 玄参（玄武精，去芦） 赤石脂（朱雀精） 玉屑（白虎精） 鲁青（苍龙精） 空青（天精） 雄黄（地精，无石者炒，研）以上各一两

上九味，名九精，上通九天，下通九地，为细末，炼蜜丸小豆大。每服一丸，日三服，以知为度。

独效苦丁香散：治忽患心痰，癫狂不止。得之惊忧之极，痰气上犯心包，当伐其源。

上以苦丁香（即瓜蒂）半两，为末。

每服一钱，井花水调满一盏，投之。得大吐之后熟睡，勿令人惊起。凡吐能令人目翻，吐时令闭双目，或不省人事，则令人以手密掩之，信乎深痼之痰，必投瞑眩之药。吐不止，以生麝香少许，温汤调下即止。

泻心汤：治心受积热，谵言发狂，踰墙上屋。

大黄 黄芩 黄连各五钱

上剉散。每服四钱，水煎服。

秘方半夏丸：治心风狂。张德明传其内人失心狂数年，服此药而愈。后再作，服人参琥珀丸而安。

半夏（用姜汁煮三五十沸，取出切作块，更煮令熟，焙干，为细末）一两 麝香（研）一钱 水银五钱 生薄荷（和水银研如泥）一大握

上药，入薄荷泥内，更研千百下，丸如芥子。每服十五丸，金银汤临卧

下，三日再服琥珀丸。

人参琥珀丸：

人参（去芦） 琥珀（另研） 茯神（去木） 白茯苓（去皮） 石菖蒲（节密小者） 远志（酒洗半日，去心）各五钱 乳香（另研） 酸枣仁（温酒浸半日，去壳，纸上炒令香熟） 朱砂（另研，水飞）各二钱五分

上为细末，炼蜜丸桐子大。每服二十丸，食后温酒送下，日再服，如不能饮，枣汤下。

宁志丸：

上朱砂一两，透明上好者朱砂一味，将熟绢一小片包裹，线扎。豮猪心一枚，竹刀切开，不犯铁器，用纸拭去血，入朱砂包于猪心内，再用线缚合，又用甜笋壳重裹，麻皮扎定。无灰酒二升，入银器或砂罐内煮，酒尽去包，取出朱砂另研。将猪心竹刀细切，砂盆内研烂，次入后药末，其药须隔日碾下，另备枣肉于煮猪心日绝早煮熟，去皮核，取肉四两为丸。患心风服此一料，其病顿减。

人参 白茯苓 当归（洗去土及芦） 石菖蒲 乳香（别研） 酸枣仁（用五两许，汤浸去皮，可取五钱净仁，炒令香熟为度）以上各五钱

上为末，丸梧子大，以留下朱砂为衣。每服五十丸，人参汤下。

附治狂方

朱砂圆：镇心神，化痰涎，退潮热，利咽膈，止烦渴。

铁粉 天竺黄各一两 金银箔各二十片 人参二钱 脑子五分 生麝香一钱 轻粉二钱 真犀角二钱 海金沙一两 朱砂五钱

上为末，水丸，朱砂为衣，共丸作六百丸。每服一丸至五丸。痰盛潮热，薄荷、砂糖、生葛自然汁、井水下。狂言谵语，涎壅膈上，地龙三两，薄荷及砂糖水研。心神不宁，金银箔、荷汤下。

来苏膏：治远年近日，风痫心病，风狂中风，涎沫潮闭，牙关不开，及破伤风搐。

皂角（肥大不蛀者，去皮弦）一两

上将皂角切碎，用浆水一大碗，春秋浸三四日，冬浸七日，夏一二日，揉开取净浸透皂角汁，入银器或砂锅内，以文武火熬，用新柳条、槐枝搅，熬似膏药，取出，摊于夹纸上，阴干收贮。如遇病人，取手掌大一片，用温浆化在盏内，用小竹管盛药水，将病人扶坐定，头微抬起，以药吹入左右鼻孔内，良久扶起，涎出为验。欲要涎止，将温盐汤令病人服一二口便止。忌鸡、鱼、生硬、湿面。

洗心散：治风壅涎盛，心经积热，口苦唇燥，眼涩多泪，大便秘结，小便赤涩。

白术一两五钱　麻黄（和节）　当归（去苗，洗）　荆芥穗　芍药　甘草　大黄（面裹煨，去面，切，焙）各六两

上㕮散。每服三钱，生姜三片，薄荷叶七个，水煎服。为末，茶清调下亦可。

宁志膏：治失心，屡效。

人参　酸枣仁各一两　辰砂五钱　乳香二钱五分

上为细末，炼蜜丸弹子大。每服一丸，薄荷汤送下。

定志丸[2]：治心气不足，惊悸恐怖，时或发狂。

人参　茯神各三两　菖蒲（炒）　远志（去心）各二两

上为末，炼蜜丸桐子大，朱砂为衣。每服五十丸，米汤下。

一醉膏：治心恙。

用无灰酒二碗，香油四两和匀，用杨枝二十条，逐条搅一二百下，候油与酒相入成膏，煎至八分，灌之，熟睡则醒，或吐下即安矣。

《灵苑》辰砂散：治风痰诸痫，狂言妄走，精神恍惚，思虑迷乱，乍歌乍哭，饮食失常，痰发仆地，吐沫戴目，魂魄不守。

辰砂（须光明有墙壁者）一两　酸枣仁（微炒）五钱　乳香（光莹者）五钱

上量病人饮酒几何，先令恣饮沉醉，但勿令吐，至静室中，以前药作一服，温酒调作一盏，调之令顿饮。如酒素少人，但以随量取醉。服药讫，便安置床枕令卧，病浅者半日至一日，病深者三两日，令家人潜伺之，鼻息匀调，勿唤觉，亦不可惊触使觉，待其自醒，即神魂定矣。万一惊寤，不可复治。吴正肃公少时心病，服此五日方寤，遂瘥。

惊气丸：治惊痉，积气痉风，邪发则牙关紧急，涎潮昏塞，醒则精神若痴。

附子　木香　白僵蚕　白花蛇　橘红　天麻　麻黄　干葛各五钱　紫苏叶一两　南星（洗，切，姜汁浸一宿）五钱　朱砂（留少许为衣）一钱

上为末，加脑麝少许，同研极匀，炼蜜杵丸如龙眼大。每服一丸，金银、薄荷汤化下，温酒亦得。

牛黄膏：治热入血室，发狂不认人者。

牛黄二钱五分　郁金　朱砂　牡丹皮各三钱　脑子　甘草各一钱

上为细末，炼蜜丸皂角子大。新汲水化下。

生铁落饮：

生铁四十斤，入火烧赤沸，砧上锻之，有花出如兰如蛾，纷纷坠地者，是名铁落。用水二斗，煮取一斗，入后药：

石膏三两　龙齿（研）　白茯苓（去皮）　防风（去芦）各一两五钱　玄参　秦艽各一两

上为粗散，入铁汁中，煮取五升，去渣，入竹沥一升和匀。温服二合，日五服，不拘时。

抱胆丸：见治癫方。

养正丹：见《集效方》。

大承气汤：见大便不通。

当归承气汤：

当归　大黄各一两　甘草五钱　芒硝七钱

上剉如麻豆大。每二两，水一大碗，姜五片，枣十枚，煎半碗，去渣。热温服。

凉膈散：见发热。

黄连解毒汤：

黄连七钱五分　黄柏　栀子各五钱　黄芩一两

上每服五钱，水煎。热服。

附治痫方

龙脑安神丸：治男妇小儿，五积癫痫，无问远年近日，发作无时，但服此药，无不愈者。

龙脑（研）　麝香（研）　牛黄（研）各三钱　犀角屑　茯神（去木）　人参（去芦）　麦冬（去心）　朱砂（水飞）各二两　金箔三十五片　马牙硝二钱　甘草（炙）　地骨皮　桑白皮（炒）各一两

上为细末，炼丸弹子大，金箔为衣。如有风痫病岁久，冬月用温水化下，夏月用凉水化下，不拘时候。如病二三年，日进三服。小儿一丸，分作二服。又治男妇虚劳发热喘嗽，新汲水一盏化开服，其喘满痰嗽立止。又治男子妇人语涩舌强，食后凉水化下，日进三服。

龙齿丹：治因惊，神志恍惚，久而成痫，时发时止。

龙齿（研） 白僵蚕（炒） 白花蛇肉（酒浸） 朱砂（水飞） 铁粉（研） 石菖蒲 远志（去心） 木香 橘红（去白） 麻黄（去节） 天麻 天南星（姜制） 人参（去芦）各五钱 紫苏子一两 龙脑（研）五分 全蝎（炒）二钱五分 麝香（另研）一钱

上为细末，次入研药和匀，炼蜜为丸。每一两作十五丸。每服一丸，空心，薄荷汤下。

杨氏五痫丸：治癫痫潮发，不问新久。

白附子（炮） 半夏（汤洗）二两 皂角（捶碎，用水半升，揉汁去渣，与白矾一处，熬干为度，研）二两 天南星（姜制） 白矾（生） 乌蛇（酒浸）各一两 全蝎（炒）二钱 蜈蚣半条 白僵蚕（炒）一两五钱 麝香（研）三字 朱砂（水飞）二钱五分 雄黄（水飞）一钱五分

上为细末，姜汁煮，糊丸桐子大。每服三十丸，温姜汤食后下。

琥珀寿星丸：

天南星（一斤，掘坑深二尺，用炭火五斤，于坑内烧热红，取出炭扫净，用好酒浇之，将南星趁热下坑内，用盆急盖讫，泥壅合，经一宿取出，再焙干为末） 琥珀（另研）四两 朱砂（研飞，以一半为衣）一两

上和匀，猪心血三个，生姜汁打糊，搅令稠黏，将心血和入药末，丸桐子大。每服五十丸，煎人参汤空心送下，日三服。

妙香丸：治男妇时痰伤寒，解五毒潮热积热，及小儿惊痫百病。

巴豆（去皮心膜，炒熟，研如面）三百三十五粒 牛黄（研） 龙脑（研） 腻粉（研） 麝香（研）各三两 辰砂（飞研）六两 金箔（研）九十片

上各研匀，炼黄蜡六两，入白蜜三分，同炼令匀，为丸，每两作三十丸。如治潮热积热，伤寒结胸，发黄，狂走躁热，口干面赤，大小便不通，煎大黄、炙甘草汤下一丸。毒利下血，煎黄连汤调腻粉少许。如患酒毒、食毒、茶

毒、气毒、风痰、伏痞、吐逆等，并用腻粉、龙脑、米饮下。中毒吐血，闷乱烦躁欲死者，用生人血下立愈。小儿百病惊痫，急慢惊风，涎潮搐搦，用龙脑、腻粉、蜜汤下绿豆大二丸。诸积食，面热颊赤，烦躁，睡卧不宁，惊哭泻痢，并用金银、薄荷汤下，更量岁数加减。大人及妇人因病伤寒时疾，阴阳气交结，伏毒气胃中，喘躁眼赤，潮发不定，再经日数七八日以下至半月日未安，医所不明证候，脉息交乱者，可服一丸，或分作三丸亦可，并用龙脑、腻粉、米饮调下，服后，下一切恶毒涎，并药丸泻下。将药以水洗净，用油纸裹，埋地中，五日取出，可再与大人小儿依法服一丸，救三人，即不堪使。如要药速行，即用针刺一孔，冷水浸少时，服之即效更速。

五生丸：治痫有神效。

南星　半夏　川乌　白附子各一两　大豆（去皮秤）二钱五分

上为细末，滴水丸桐子大。每服三丸至五丸，淡姜汤下，不得过七丸。

又五生丸：治风痫。

川乌头　附子（各生用，去皮脐）　天南星（生）　半夏（生）　干生姜各五钱

上为细末，醋煮大豆汁作糊丸桐子大。每服五丸，冷酒送下，不拘时。

妙功丸：治诸痫，无不愈者。

丁香　木香　沉香各五钱　乳香（研）　麝香（另研）　熊胆各二钱五分　白丁香三百粒　轻粉四钱五分　雄黄（研）　青皮（去白）　黄芩　胡黄连各五钱　黄连　黑牵牛（炒）　荆三棱（煨）　甘草（炙）　蓬莪术　陈皮（去白）　雷丸　鹤虱各一两　大黄一两五钱　赤小豆三百粒　巴豆（去皮心膜油）七粒

上为细末，荞麦面一两五钱作糊和匀，每两作十丸，朱砂水飞一两为衣，阴干。每服一丸，用温水浸一宿，去水，再用温水化开，空心服之，小儿加减服。十年病一服即愈，若未愈，三五日再服，重者不过三服。昔有一人好酒，得痫病二十年，用药一服，取下虫一枚，约长四五寸，身有鳞，其病遂愈。

珠子辰砂丹：治风痫久不愈。

山药　人参　远志　防风　紫石英　茯神　虎骨　虎睛　龙齿　五味子　石菖蒲　丹参　细辛各二钱五分　真珠末四分　辰砂（研，为衣）二钱

上为末，面糊丸桐子大，朱砂为衣。每服三五十丸，煎金银汤送下，日进三服。忌鱼、肉、湿面、动风之物。

银箔丸：治风痫积年不瘥，风痰渐多，得热即发。

银箔三十片　铁粉（研）　防风（去芦）　人参（去芦）　川升麻　生地黄　犀角屑　龙齿（研）　熊胆各一两　乌蛇肉（酒浸）　麦门冬（去心）各一两五钱

上为细末，炼蜜和捣三五百下，丸桐子大，每服二三十丸，食后温水送下，日进二服。

牛黄丸：治风痫病，精神不全，常有痰涎在胸膈，呕吐不出，烦闷气壅。

牛黄（研）　麝香（研）各五钱　虎睛一对　蜣螂（去头足翅）　犀角屑　安息香　独活（去芦）　茯神（去木）　远志（去心）　甘草（炙）各一两　防风（去芦）一两五钱　人参（去芦）　铁粉（研）　朱砂（水飞）　龙齿（研）各二两

上为细末，炼蜜和捣五七百下，丸梧子大。每服三十丸，荆芥汤不拘时下。

雌雄丸：治风痫失性，攧倒欲死，或作牛吼、马嘶、鸡鸣、羊叫、猪声，脏腑相引，气争掣纵吐沫。

雌黄（叶子者）　雄黄（水飞）　真珠各一两　铅（熬成屑）二两　朱砂（水飞）半两　水银一两五钱

上为极细末，炼蜜丸桐子大。每服三丸至五丸，姜枣汤下。

控涎丸：治诸痫久不愈，顽涎聚散无时，变生诸证。

川乌（生用）　半夏（汤洗）　白僵蚕（炒，剉碎，姜汁浸一宿）各五钱　全蝎（炒）七枚　铁粉（研）三钱　甘遂（面裹煨）二钱五分

上为末，生姜自然汁打糊丸绿豆大，朱砂为衣。每服十五丸，食后生姜汤送下。忌食甘草。

【校注】

［1］少：原无此字，疑漏。

［2］定志丸：又名小定志丸。出《三因极一病证方论》卷九。

【评析】

癫、狂是精神失常的疾病，癫证以沉默痴呆，语无伦次，静而多喜为特征；狂证以喧扰不宁，躁狂打骂，动而多怒为特征。痫证是呈发作性神志异常的疾病，发则突然仆倒，昏不知人，口吐涎沫，四肢抽搐，移时苏醒。三者表现虽有异，但病机有相似之处，即均与脏腑失调，气郁痰阻，风阳内动有关，故治疗用方可互参，如理气化痰可用惊气丸、龙齿丹等；镇心涤痰，泻肝清火可用泻心汤、牛黄膏、生铁落饮、当归承气汤、黄连解毒汤、龙脑安神丸等方；宁心安神可用人参琥珀丸、宁志丸、定志丸等；化痰定痫可用来苏膏、五生丸、控涎丹、洗心散等。

烦躁论

【原文】

成氏曰：烦为扰乱而烦，躁为愤激而躁，合而言之，烦躁为热也，析而言之，烦阳也，躁阴也，烦为热之轻者，躁为热之甚者。陈氏曰：内热曰烦，外热曰躁。先贤治烦躁，有云属热者，有云属寒者，治独烦不躁者多属热，惟惊悸而烦者为虚寒，治独躁不烦者多属寒，唯火邪者为热。盖烦者心中烦，胸中烦，为内热也；躁者身体手足躁扰，或裸体不欲近衣，或欲在井中，为外热

也。内热者，有本之热，故多属热；外热者，多是无根之火，故属寒也。

虚烦者，身不觉热，头目昏疼，口干嗌燥不渴，清清不寐，心虚烦闷是也。《素问》云：阳虚则外寒，阴虚则内热，阳盛则外热，阴盛则内寒。今虚烦之病，阴虚生内热所致也，但虚烦有数证，不可不辨。伤寒大病不复，霍乱吐泻之后，及妇人产后，皆使人心虚烦闷，又有虚劳之人，心火内蒸，亦致心烦，治疗之际，必须详审。《活人》云：诸虚烦热，与伤寒相似，俱不恶寒，身不疼痛，故知非伤寒也，不可发汗。头不痛，脉不紧数，故知非里实也，不可下。病此者，内外皆不可攻，攻之必遂烦渴，当与竹叶汤。若呕者，与陈皮汤，一剂不愈，再与之。

躁者，《经》云：诸躁狂越皆属于火。又曰：阴盛发躁，名曰阴躁。欲坐井中，宜以热药治之，治以热药者谓何？李东垣云：阴躁之极，欲坐井中，阳已先亡。医犹不悟，复指为热，重以寒药投之，其死又何疑焉？况寒凉之剂入腹，周身之火得水则升走矣，宜霹雳煎、理中汤、四逆汤之类治之，庶热可解而躁可平矣。

附治虚烦方

人参竹叶汤：治汗下后，表里虚烦，不可攻者。

淡竹叶一握　人参　炙甘草各二两　制半夏二两五钱　石膏　麦门冬（去心）各五两

上每服四钱，姜五片，粳米一撮，水煎熟。空心服。一方除石膏，加茯苓、小麦。

陈皮汤：治动气在下，不可发汗，发之反无汗，心中大烦，骨节疼痛，目眩恶寒，食反呕逆，谷不得入。

陈皮（去白）一两五钱　甘草（炙）五钱　人参二钱五分　竹茹五钱

上剉如麻豆大，每服五钱，姜三片，枣一枚，水煎。食前服。

淡竹茹汤：治心虚烦闷，头疼气短，内热不解，心中闷乱。及妇人产后心虚惊悸，烦闷欲绝。

麦门冬（去心） 小麦各二两五钱 甘草（炙）一两 人参 白茯苓各一两五钱 半夏（汤洗七次）二两

上每服四钱，姜七片，枣三枚，淡竹茹指大一块，水煎。食前服。

远志汤：治心虚烦热，夜卧不宁，及病后虚烦。

远志（黑豆、甘草同煮，去骨） 黄芪 当归（酒洗） 麦门冬（去心） 酸枣仁（炒，研） 石斛各一钱五分 人参（去芦） 茯神（去皮木）各七分 甘草（五分）

上水煎。食远服。烦甚者，加竹叶、知母。

《济生》小草汤：治虚劳忧思过度，遗精白浊，虚烦不安。

小草[1] 黄芪（去芦） 当归（去芦，酒浸） 麦门冬（去心） 石斛（去根） 酸枣仁（炒，研） 人参各一两 甘草（炙）五钱

上每服三钱，水一盏，生姜五片，煎服，不拘时。

分气饮：治脾胃虚弱，气血不和，胸膈不利，或痰气喘嗽，饮食少思。见子烦。

附治躁方

霹雳煎：阴盛格阳，身冷脉沉，烦躁不饮水。

附子（炮）一枚

上取出，用冷灰焙之，以五钱入真腊茶一大钱，同研匀。更分二服，每用水一盏，煎六分，临熟入蜜半匙，候温冷服。须烦躁止，得睡汗出瘥。

理中汤：见中寒。

四逆汤：见诸厥。

【校注】

[1] 小草：远志苗。晋·张华《博物志》卷七："远志苗曰小草，根曰远志。"

【评析】

烦躁一症有寒热虚实之分。实者多为热盛扰乱心神所致；虚者有寒热不同，如阴虚内热，虚烦不宁，可用人参竹叶汤、淡竹茹汤、远志汤等益气养阴清热；阳虚阴寒内盛，宜用霹雳煎、理中汤、四逆汤等温阳散寒。

谵妄论

（附尸疰并中风、中恶）

【原文】

血气者，身之神也，神既衰乏，邪因而入，理或有之。若夫血气两亏，痰客中焦，妨碍升降，不得运用，以致十二官各失其职，视听言动，皆有虚妄，若以邪治之，则必惊以法尺，是惊其神而血不宁也，喷以法水，是沉其体、密其肤，使汗不得泄也，汗不出则蒸热内燔，血不宁则阴消而阳不能独立矣，不死胡为。

观诸运气，谵妄有二，一曰火邪助心。《经》云：岁火太过，上临少阴、少阳，病反谵妄狂越。又云：火太过曰赫曦[1]，其动炎灼妄扰。又云：少阴所至为谵妄。又云：少阴之复，振栗谵妄。又云：少阳之胜，心痛烦，心善惊谵妄，治以咸寒是也。二曰寒邪伤心。《经》云：岁水太过，寒气流行，邪害心火，病身热烦心躁悸，阴厥上中下寒，谵妄心痛，上临太阳，渴而妄冒。又云：阳明司天之政，四之气，寒雨降，振栗谵妄，治以甘热是也。

中风或歌哭，或笑语，无所不至者，加减续命汤。中卒心腹胀满，吐利不行，如干霍乱状，由人精神不全，心志多恐，遂为邪鬼所击，或附着沉沉默默，妄言谵语，诽谤骂詈，讦[2]露人事，不避讥嫌，口中好言未然事，祸福皆验，人有起心已知其故，登高陟险，如履平地，或悲泣呻吟，不欲见人，如醉如狂，其状万端，但随方俗，考验治之，药宜八毒赤散为效。

尸疰之证有五，一曰飞尸，二曰遁尸，三曰沉尸，四曰风尸，五曰伏尸。又有诸尸疰候者，则是五尸内之尸疰而夹外鬼邪之气，流注身体，令人寒热淋漓，或腹痛胀满喘急，或垒块踊起，或挛引腰脊，或举身沉重，精神杂错，恒觉昏谬，每节气改变，辄致大恶，积年累月，渐至顿滞，以至于死，死后复易旁人，乃至灭门，故为尸疰。多有临丧惊忧，悲哀烦恼，感尸气而致。皆用忍冬藤叶，剉数斛，煮令浓取汁煎服，日三服瘥。诸书以太乙神精丹、苏合香丸，治此疾为第一，或用雄朱散亦可。

附方

加减续命汤：

麻黄三两　人参　桂枝　白术各二两　当归　防己　黄芩　甘草　白芍药　芎䓖　杏仁各一两

上每服四大钱，枣二枚，水煎。不拘时服。

八毒赤散：治鬼疰病。

雄黄　矾石　朱砂　丹皮　附子（炮）　藜芦　巴豆各一两　蜈蚣一条

上为细末，炼蜜丸小豆大。每服五七丸，冷水送下，无时。

太乙神精丹：治客忤霍乱，腹痛胀满，尸疰恶风，癫狂鬼语，蛊毒妖魅，瘟疟，一切恶毒。

雄黄（油煎七日）　雌黄　朱砂（光莹者）　磁石　曾青各一两　金牙石六钱

上各研细，将雄雌二黄、朱砂醋浸三日，曾青用好酒于铜器中浸，纸封，曝百日，急用七日亦得，如天阴用火焙干，六味同研匀，用砂合盛令药满，得三分许，以此准合子大小，先以赤石脂末固缝，外用六一泥固济讫，须候透干，以晴明六合吉日，令别用泥作三个柱子，高五寸，令平稳，如鼎足状，安合子下，置炭火三斤，逐旋添炭，常令及五斤，只在合底，不得过口，煅五日为度。放冷水中浸合子，候泥透剥去泥，将合子轻手取开，其药精英五色尽在盖上，亦有三色者，纯白为上。研细，枣肉丸如粟米大。每服一丸，米饮服之。如口噤牙紧，干前两齿，灌下即苏。

六一泥[3]法：

矾石（黄泥裹，火烧一伏时，研细） 黄矾（远看如金丝色精明，其色本绿，以黄泥裹，火烧通赤如血，取出研细） 蚯蚓粪 咸土 盐各一两 黄泥一斤

同为末，以纸一处，捣和成泥。

苏合香丸：见卒中暴厥。

乌头汤：治八风五尸，恶气游走，腹中绞痛，流入四肢，来往不定。

川乌头（生用，去皮脐） 赤芍药 干姜（炮） 桂心 细辛（去苗） 熟地黄 当归（去芦） 吴茱萸各一两 炙甘草二两

上㕮咀。每服三钱，水煎。空心，温服。

茯神散：治心脏风邪，见鬼妄语，有所见闻，心悸恍惚。

茯神（去木）一两 远志（去心） 黄连 沙参（去芦）各五钱 人参（去芦） 石菖蒲 羚羊角屑各七钱五分 赤小豆四十九粒 甘草（炙）二钱五分

上㕮咀。每服五钱，水煎。温服，不拘时。

镇心丸：治心风，狂言多惊，迷闷恍惚。

牛黄（研） 铅霜（研）各七钱五分 朱砂（水飞） 龙齿（研） 龙胆草 天竺黄（研） 远志（去心） 生干地黄各五钱 金箔五十片 人参（去芦） 茯神（去木） 犀角屑各一两 铁粉（研）七钱五分

上为细末，入另研药和匀，炼蜜丸小豆大。每服七丸，煎竹叶汤送下，不拘时。

太乙备急散（一名雄黄散）：治卒暴中恶，客忤五尸入腹，鬼刺鬼排[4]，及中蛊疰，吐血，心腹痛满，并阴毒伤寒，六七日不瘥者。

雄黄（研，水飞） 朱砂（研，水飞）各二两 川椒 桂心 芫花（醋拌炒）各五钱 巴豆（去皮心、膜油） 藜芦各二钱五分 附子（炮，去皮脐） 野葛七钱五分

上为细末，盛瓷器内，封之，勿令泄气。若有急疾者，每服一钱，温水酒调下，不拘时候，老幼减半服之。病在头而自衄，病在膈而自吐，病在腹而自吐，此药随手应之不可不知。

循衣撮空论

凡病人循衣缝、谵语者，不可治，病人阴阳俱绝，制衣撮空，妄言者，死。夫循衣撮空摸床之证非大实，即大虚，当审其因、察其脉、参其症以施治矣。实而便秘，大承气汤泻之；虚而便滑，独参汤补之，厥逆者加附子。娄全善云：尝活循衣摸床者数人，皆用大补气血之剂，惟一人见瞤振脉代，遂于补剂之中加桂二分，振亦止，脉和而愈。海藏云：妇人血风症，因大脱血崩漏，或前后失血，因而苦燥，其热不除，循衣撮空摸床，闭目不醒，扬手掷足，摇动不宁，错语失神，脉弦浮而虚，内燥热之极也，气粗鼻干不润，上下通燥，此为难治，宜地黄黄连汤主之。

附方

生地黄黄连汤：

川芎 生地 当归各七钱 赤芍药 栀子 黄芩 黄连各三钱 防风一两

上每服三钱，水煎。徐徐服不拘时。若脉实者加大黄下之。

大承气汤：见大便不通。

喜笑不休论

喜笑皆属心火，《经》曰：心藏神，神有余则笑不休。又云：在脏为心，在声为笑，在志为喜。凡此者，如火得风而焰，故笑之象也。戴人治一妇人，以沧盐成块者二两余，用火烧令通赤，放冷研细，以河水一大碗，同煎至三五沸，放温，分三次啜之，以钗探其喉中，吐出热痰数升，次服黄连解毒汤，以降其火，不数日而愈。又治一老男子，笑不休，口流涎，黄连解毒汤内加半夏、竹叶、竹沥、姜汁而笑止。洵乎，心火非苦莫解也。

附方

黄连解毒汤：

黄连七钱五分　黄柏　栀子各五钱　黄芩一两

上㕮咀。每服五钱，水煎。热服。

【校注】

[1] 赫曦：运气术语。五运主岁之中，火运太过的名称。

[2] 讦（jié）：揭发别人隐私，或攻击别人短处。

[3] 六一泥：又名神泥、固济神胶药泥。通常是在外丹烧炼过程中用于容器固济和密封的泥状物。

[4] 悱（fěi）：想说而说不出。

【评析】

谵妄，指多言乱语，妄见妄闻的症状。多由阳热亢盛，或气血不足，痰浊蒙蔽等所致。因心主神明，故治疗重在驱邪宁心开窍，如益气养血，散寒化痰，方如加减续命汤、乌头汤，理气开窍，有苏合香丸，此均属温开；凉开则有茯神散、镇心丸等清心化痰方。

循衣撮空，即循衣摸床，或伴有谵妄，多见于邪盛正虚，或元气将脱的危重证，治宜补虚去实，可用生地黄黄连汤。喜笑不休多为心火偏亢，痰热壅盛所致，可用黄连解毒汤，或清心化痰方治之。

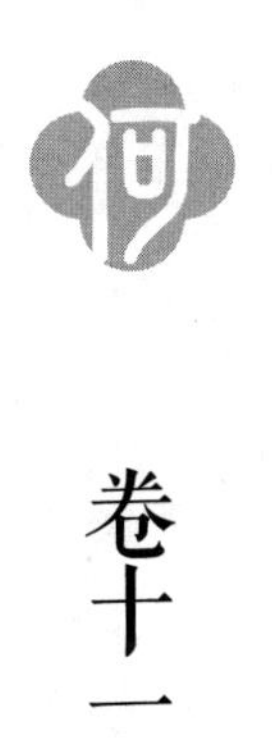

卷十一

惊悸恐总论

● 【原文】

夫人之所主者心，心之所养者血，心血一虚，神气失守，失守则舍空，舍空则痰入而客之，此惊悸之所由致也。或问惊悸、怔忡、恐怖之别，曰：悸即怔忡也，怔忡者，本无所惊，自心动而不宁，惊者因外有所触而卒动。张子和云：惊者为自不知故也，恐者为自知也。盖惊者闻响即惊，恐者自知，如人将捕之之状，及不能独自坐卧，必须人为伴侣，方不恐惧，或夜必用灯烛，无灯烛亦恐惧者是也。进而详之，凡惊之为病，心虚胆怯，或因闻响见异，或因登高涉险，惊忤心神，遂成是症，其候必体倦自汗，心虚烦闷，坐卧不安，法当宁其心以壮胆气，而病斯瘥矣。悸之为病，心血不足，多因汲汲富贵，戚戚贫贱，思想所爱，触事拂意，以至真血虚耗，渐成怔忡，则舌必强，恍惚，善悲忧，少颜色，法当补其真血，真血一富，则心帝有辅而愈矣。恐之为病，热伤于肾，令肝虚而胆怯，悲忧内结，惑于外事，内歉其志，斯动心而恐惧，其候善呕，呕有苦，善太息，目眩头痛，心神畏惧，不能独处，如人将捕之之状，法宜补其精血，精血一旺，则神安而志定矣。

附方

温胆汤：治心胆虚怯，触事易惊，或梦寐不祥，遂致心惊胆慑，气郁生涎，泄与气搏，变生诸证，或短气悸乏，或复自汗。

半夏（汤洗）　枳实　竹茹各一两　橘皮（去白）一两五钱　甘草（炙）四钱　白茯苓七钱

上每服四钱，生姜七片，枣一枚，水煎。食远热服。

十四友丸：补诸虚不足，益血收敛心气。治怔忡不宁，精神昏愦，睡卧不安。

柏子仁（另研）　远志（汤浸，去心，酒洒蒸）　酸枣仁（炒香）　紫石英（明亮者）　干熟地黄　当归（洗）　白茯苓（去皮）　茯神（去木）　人参（去

芦） 黄芪（蜜炙） 阿胶（蛤粉炒） 肉桂（去粗皮）各一两 龙齿（二两） 辰砂（别研）二钱五分

上为末，炼蜜丸梧子大。每服三四十丸，食后枣汤送下。

琥珀养心丹：治心血虚，惊悸夜卧不宁，或怔忡心跳者。

琥珀（另研）二钱 龙齿（煅，另研）一两 远志（黑豆、甘草同煮，去骨） 石菖蒲 茯神 人参 酸枣仁（炒）各五钱 当归 生地各七钱 黄连三钱 柏子仁五钱 朱砂（另研）三钱 牛黄（另研）一钱

上为细末，将牛黄等另研极细末，以猪心血丸如黍米大，金箔为衣。每服五十丸，灯心汤下。

加味四七汤：治心气郁滞，豁痰散惊。

半夏（姜制）二钱五分 厚朴（姜制，炒） 茯苓（去皮）各一钱五分 紫苏叶 茯神（去皮）各一钱 远志（去心） 石菖蒲 甘草各五分

上姜三片，枣一枚，水煎。不拘时服。

养心汤：治心虚血少，惊惕不宁。

黄芪（炙） 茯神（去木） 白茯苓（去皮） 半夏曲 当归 川芎各一钱五分 远志（去心，姜汁腌，焙） 酸枣仁（去皮，隔纸炒香） 辣桂 柏子仁 五味子 人参各一钱 甘草（炙）五分

上姜五片，红枣二枚，水煎。食前服。加槟榔、赤茯苓，治停水怔悸。

茯神散：治风惊，心神不定，常多恐怖。

茯神（去木） 生干地黄 人参（去芦） 石菖蒲 沙参（去心）各一两 天门冬（去心）一两五钱 甘草（炙） 远志（去心） 犀角屑各五钱

上每服五钱，入赤小豆二十粒，同水煎。不拘时温服。

金箔散：治风惊，手足颤掉，神昏错乱。

金箔　银箔各五十片　铁粉（另研）二两　人参（去芦）　琥珀（另研）酸枣仁　犀角屑各一两　龙齿（另研）　茯神（去木）　麦门冬（去心）各一两五钱　防风（去芦）　葳蕤　玄参（去芦）　露蜂房各七钱五分　牛黄（另研）五钱

上为细末，入牛黄、金银箔，更研令匀。每服一钱，薄荷酒调下，不拘时。

茯苓甘草汤：治心下停水忪悸。

茯苓（去皮）　桂枝各三钱　生姜五钱　甘草二钱

上水煎。不拘时服。

茯苓饮子：治痰饮蓄于心胃，怔忡不已。

赤茯苓（去皮）　半夏（汤泡）　茯神（去木）　麦门冬（去心）　橘皮（去白）各一钱五分　槟榔　沉香（不见火）　甘草（炙）各一钱

上姜三片，水煎。食远服。

养荣汤：治思虑过多，耗伤心血，心血既伤，神无所守，是以怔忡恍惚，善悲忧，少颜色，夜多不寐，小便或浊。

当归（去芦，酒浸）　黄芪（去芦）　小草　酸枣仁（炒，去壳）　柏子仁（炒）　茯神（去木）　木香（不见火）　白芍药　人参（去芦）　麦门冬（去心）紫石英（煅，研）　炙甘草各一钱

上姜三片，红枣一枚，水煎。不拘时服。

秘传酸枣仁汤：治心肾水火不交，精血虚耗，痰饮内蓄，怔忡恍惚，夜卧不安。

酸枣仁（去皮，炒）　远志（去心，制）　黄芪　白茯苓　莲肉（去心）当归（酒浸）　人参　茯神各一两　陈皮　粉草（炙）各五钱

上每服四钱，姜三片，枣一枚，水煎。日二服，临卧一服。

补心神效丸：

黄芪（蜜炙，焙） 茯神（去木） 人参（去芦） 远志（去心）各四两 干熟地三两 柏子仁（别研） 酸枣仁（去壳） 五味子各二两 朱砂（别研）一两

上为末，炼蜜丸桐子大。每服五十丸，米饮、温酒任下。盗汗不止麦麸汤下。乱梦失精，人参龙骨汤下。卒暴心痛乳香汤下。虚烦发热麦门冬汤下。吐血人参汤下。大便下血地榆汤下。小便出血，茯苓车前子汤下。中风不语薄荷生姜汤下。风痫涎潮防风汤下。

八物定志丸：补益心神，安定魂魄，治痰，去胸中邪热。

人参一两五钱 菖蒲 远志（去心） 茯苓 茯神（去皮）各一两 朱砂一钱 白术 麦门冬（去心）各五钱

上为细末，炼蜜丸桐子大。米饮下三十丸，不拘时。

天王补心丸：宁心保神，益血固精，壮力强志，令人不忘。除怔忡，定惊悸，清三焦，化痰涎，祛烦热，疗咽干，育养心神。

人参（去芦）五钱 当归（酒浸） 五味子 麦门冬（去心） 天门冬（去心） 柏子仁 酸枣仁各一两 白茯苓（去皮） 玄参 丹参 桔梗 远志各五钱 生地黄四两 黄连（酒洗，炒）二两

上为末，炼蜜丸桐子大，朱砂为衣。每服二三十丸，临卧灯心竹叶汤下。

补心丹：治心气不足，惊悸健忘，又能安养心神，兼治五脏。无偏胜之弊，可以久服。

麦门冬二两五钱 远志（甘草汤煮） 石菖蒲 香附（童便浸）各二两 天门冬 栝楼根 白术 贝母 熟地黄 茯神 地骨皮各一两五钱 人参 川当归 牛膝 黄芪各一两 木通八钱

上为细末，大枣肉丸桐子大。每服五十丸，圆眼汤下或酒下。

人参散：治胆虚常多畏恐，不能独卧，如人捕之状，头目不利。

人参　枳壳　五味子　桂心　甘菊花　茯神　山茱萸　枸杞子各七钱五分　柏子仁　熟地黄各一两

上为细末。每服二钱，温酒调下。

茯神散：治胆虚冷，目眩头疼，心神恐畏，不能独处，胸中满闷。

茯神一两　远志　防风　细辛　白术　前胡　人参　桂心　熟地　甘菊花各七钱五分　枳壳五钱

上为末。每服三钱，姜三片，水煎。温服。

补胆防风汤：治胆虚目暗，喉痛数唾，眼目眩冒，五色所障，梦见被人斗讼，恐惧面色变者。

防风一钱　人参七分　细辛　芎䓖　甘草　茯苓　独活　前胡各八分

上为粗末。每服四大钱，水一盏半，枣二枚，煎八分。食前服。

【评析】

惊悸、怔忡是指患者心中动悸不安，甚则不能自主的病证，多呈阵发性，或情志波动，惊恐、恼怒，或劳累而发作。本证以心血不足，心阳衰弱，痰饮内停等所致为多，虽以虚证多见，但亦有实证，或虚实夹杂，治当明辨。常用治法方药有：补血养心、益气安神，方如十四友丸、琥珀养心丹、养心汤、补心神效丸等；补心养阴清热，方如天王补心丸、补心丹等；化痰宁神，方如温胆汤、加味四七汤；通阳化饮，方如茯苓甘草汤、茯苓饮子。

怒论

【原文】

怒在阴，阳为阴闭，遏其阳而阳不得伸也。《经》云：阴出之阳则怒。又云：血并于上，气并于下，心烦冤善怒。东垣云：多怒者，风热陷下于地是也。怒属肝胆，《经》云：在脏为肝，在志为怒。又云：肝藏血，血有余则怒。又云：胆为怒是也。

附方

丹溪治怒方：

香附（研，细末）六两　甘草一两

上和匀。每服五钱，白汤调服。

善太息论

运气善太息，皆属燥邪伤胆。《经》云：阳明在泉，燥淫所胜，病善太息。又云：阳明之胜，太息呕苦。又云：少阴司天，地乃燥清[1]，凄沧数至，胁痛善太息是也。黄帝曰：人之太息者，何气使然？岐伯曰：忧思则心系急，心系急则气道约，约则不利，故太息以伸[2]出之。其状精神恍惚，寝汗憎风，莫不由思忧过度致之者。

附方

半夏汤：治胆腑实热，精神恍惚，寒热泄泻，或寝汗憎风，善太息。

半夏一钱五分　黄芩　远志各一钱　生地黄二钱　糯米一合　酸枣仁（炒）三钱　宿姜一钱五分

上用长流水煎服。

悲论

悲属肺，《经》云：在脏为肺，在志为悲。又云：精气并于肺则悲。运气悲，皆属寒水攻心，《经》云：火不及曰伏明，伏明之纪，其病昏惑悲忘，从水化也。又云：太阳司天，寒气下临，心气上从，喜悲数欠。又云：太阳司天，寒淫所胜，善悲，时眩仆。又云：太阳之复，甚则入心，善忘善悲。治以诸热是也。仲景云：妇人脏躁，喜悲伤欲哭，象如神灵所作，数欠伸，甘麦大枣汤主之[3]。

附方

甘麦大枣汤：

甘草三两　小麦一升　大枣十枚

上用水六升，煮三升。分三服，温服。

【校注】

［1］清：原无此字。据《素问·五常政大论》改。

［2］伸：原无此字。据《灵枢·口问》改。

［3］仲景云……甘麦大枣汤主之：语出《金匮要略·妇人杂病》："妇人脏躁，喜悲伤欲哭，有如非己所作，数欠伸，甘麦大枣汤主之。"

【评析】

怒或悲均属七情，太过可致脏腑气血病变，大凡怒则伤肝，悲则伤心、肺。病在肝，治宜疏肝理气；病在心或肺，治宜养心益肺。太息一症多由肝胆郁结，肺气不宣引起，治宜疏利。

健忘论

【原文】

夫气与血，人之神也，《经》曰：静则神藏，躁则消亡。静乃水之体，躁乃火之用，故性静，则心存乎中，情动，则心忘于外，动不已，则忘亦不已，甚至语后便忘，不俟终日。由是言之，药固有安心养血之功，不若平其心，易其气，养其在己者之为要也。若夫痰之健忘者，乃一时之病，然病忘之邪，非独痰也，凡心有所寄，与诸火热伤乱其心者，皆得健忘。如《灵枢》谓盛怒伤志，志伤则善忘。《内经》谓血并于下，气并于上，乱而喜[1]忘。诸如思虑过度，病在心脾，宜归脾汤，有痰加竹沥。有因精神短少者，人参养荣汤、小定志丸、宁志膏。有因痰迷心窍者，导痰汤下寿星丸，或加味茯苓汤。有因心火不降，肾水不升，神志不定，事多健忘者，宜朱雀丸。上虚下盛者，于补心药中，加升举之剂。各随其所由而为治焉，无有不复其清明之气者矣。

附方

归脾汤：治思虑过度，劳伤心脾，健忘怔忡。

人参　茯神　龙眼肉　黄芪　酸枣仁（炒，研）　白术各二钱五分　木香　炙甘草各五分

上姜五片，红枣一枚，水煎服，无时。薛新甫加远志、当归各一钱。

人参养荣汤：见虚劳。

宁志膏、小定志丸：俱见治狂方。

寿星丸[2]：见治痫方。

导痰汤：见痰饮。

加味茯苓汤：治痰迷心窍，多忘失事。

半夏（汤泡）　陈皮　白茯苓　益智　香附　人参各一钱　甘草（炙）五分

上姜三片，乌梅一枚，水煎。食远服。

菖蒲益智丸：治善忘恍惚。破积聚，止痛，安神定志，聪明耳目。

菖蒲（炒） 远志（去心，姜汁淹炒） 川牛膝（酒浸） 桔梗（炒） 人参各三两七钱五分 桂心三钱 茯苓一两七钱五分 附子（炮，去皮脐）一两

上为细末，炼蜜丸桐子大。每服三十丸，食前温酒或米饮下。

孔子大圣枕中方：开聪明益神志，读书鲁钝者，数服便能明敏。

败龟板 龙骨（煅） 远志 石菖蒲各等分

上为末。每服三钱匕，日三服，夜一服，食后温酒调下。

【校注】

[1] 喜：原为“善”。据《素问·调经论》改。

[2] 寿星丸：当指琥珀寿星丸。治痫方中所载。

【评析】

健忘，亦称善忘、喜忘，多因心、肾、脑髓不足所致。治以补益为主，如健脾益气养心，方如归脾汤、人参养荣汤、宁志膏等。亦有因痰气阻滞引起，治宜豁痰开窍，可用加味茯苓汤、菖蒲益智丸等方。

杂门

汗总论

【原文】

《素问》云：阳气有余，为身热无汗，阴气有余，为多汗身寒，阴阳有余，则无汗而寒。又云：饮食饱甚，汗出于胃；惊而夺精，汗出于心；持重远行，汗出于肾；疾走恐惧，汗出于肝；摇体劳苦，汗出于脾。此言汗之大概也，若眠熟汗出，醒则忽收，是谓盗汗，亦曰寝汗。如不分寤寐，不由发表，而自然汗出者，是谓自汗。若劳役因动而汗出，则如前所云五脏之汗，非自汗也。

自汗论：心之所藏，在内者为血，发于外者为汗，汗者，乃心之液。而自汗之症，未有不由心肾俱虚而得之者。人之血气，应乎阴阳，和则平，偏则病，阴虚阳必凑，故发热自汗；阳虚阴必乘，故发厥自汗。又有伤风，中暑，病湿，喜怒惊悸，房室虚劳，历节肠痈，痰饮产蓐，皆致斯疾。仲景谓：肉极则自津脱，腠理开，汗大出。巢氏云：虚劳病，若阳气偏虚，则津发泄为汗。又云：心脏热则腠理开，腠理开则汗出。诸家言汗出之义，大约如此。脉来微而涩，涩而虚，虚而弱者，则主自汗也。若汗出如胶之黏，如珠之凝，及淋漓如雨，揩拭不及者，难治之症也。

头汗论：首者，六阳之所会也，热熏蒸故汗出，如阴阳俱虚枯燥头汗，亡津液也。热入血室头汗，伤湿额上汗，因下之，微喘者死。胃上热熏额汗，发黄头汗，小便不利而渴，此瘀血在里也。心下懊憹头汗，伤寒结胸，无大热，以水结在胸胁间头汗，往来寒热头汗，诸病不同，当临证详审。

手足汗论：一男子手足汗，医用芩、连、柏并补剂，皆不效，又足汗常多，后以八物、半、苓为君，白附、川乌佐使，其汗即无。治脚汗，白矾、干葛各等分为末，每半两，水三碗，煎十数沸洗，日一次，三五日自然无汗。

无汗论：《经》云：夺血者无汗，夺汗者无血。东垣云：真气已亏，胃中火盛，汗出不休，胃中真气已竭。若阴火已衰，无汗反燥，乃阴中之阳，阳中之阳俱衰，四时无汗，其形不久，湿衰燥旺，理之常也。其形不久者，秋气主杀，生气乃竭，生气者，胃之谷气也，乃春少阳生化之气也。

附方

黄芪建中汤：治血气不足，体常自汗。

黄芪　桂各一钱五分　白芍药三钱　甘草一钱

上每服五钱，姜五片，枣二枚，水煎，去渣，入稠饧一大匙，再煎温服。若微溏或呕者，不用饧。

参附汤：治真阳不足，上气喘急，自汗盗汗，气短头晕。

人参一两　附子（炮，去皮脐）五钱

上分作三服，姜水煎。

黄芪六一汤：治男妇诸虚不足，肢体劳倦，胸中烦悸，时常焦渴，唇口干燥，面色萎黄，不能饮食。常服平补气血，安和脏腑。

黄芪（去芦，蜜炙）六两　甘草（炙）一两

上每服五钱，枣一枚，水煎。不拘时温服。

建中汤：治表虚自汗。

芍药五钱　官桂　甘草（炙）各二钱

上作一服，姜五片，枣二枚，水煎。食前服。

本方加黄芪二钱，名黄芪建中，治虚劳自汗。加当归，名当归建中，治妇人血虚自汗。其自汗漏不止者，加桂一钱，熟附子半个，名桂枝附子建中汤。水煎。空心服。

安胃汤：治因饮食汗出。日久心虚，风虚邪入，令人半身不遂，见偏风痿痹之病。先除其汗，慓悍之气，按而收之。

黄连（去须）　五味子　乌梅肉　生甘草各五分　熟甘草三分　升麻梢二分

上水煎。食远温服。忌湿面、酒、五辛、大料物之类。

正元散：治下元气虚　脐腹胀满，心胁刺痛，泄利呕吐，自汗，阳气甚微，手足厥冷，及伤寒阴证，霍乱转筋，久下冷利，少气羸困，一切虚寒。

红豆（炒）　干姜（炮）　陈皮（去白）各三钱　人参　白术　甘草（炙）　茯苓（去皮）各二两　肉桂（去粗皮）　川乌（炮，去皮）各五钱　附子（炮，去皮尖）　山药（姜汁浸，炒）　川芎　乌药（去木）　干葛各一两　黄芪（炙）一两五钱

上为细末。每服三钱，姜三片，枣一枚，盐少许，水煎。食前温服。常服助阳消阴，正元气，温脾胃，进饮食。

黄芪汤：治喜怒惊恐，房室虚劳，致阴阳偏虚，或发厥自汗，或盗汗不止。

黄芪（去芦，蜜水炙）一两五钱　白茯苓（去皮）　熟地黄（酒蒸）　肉桂（不见火）　天门冬（去心）　麻黄根　龙骨各一两　五味子　小麦（炒）　防风（去芦）　当归（去芦，酒浸）　甘草（炙）各五钱

上每服四钱，姜五片，水煎。不拘时服。

发厥自汗加熟附子。发热自汗加石斛。未效，或多吃面食则安。

抚芎汤：治自汗头眩，痰逆恶心。

抚芎　白术（略炒去油）　橘红各一两　甘草（炙）五钱

上每服四钱，生姜七片煎。温服。

盗汗论

夫卫气至夜行于阴，或遇天之六淫在于表，或遇人气兴衰所变，如天之五邪六淫者，相乘于里，或脏腑经脉之阴阳自相胜负，则皆有以致阳气之不

足。然非独寒、湿、燥同其阴者，能伤其阳，至若风、火、热同其阳者，则亦伤之，而相火出肾肝表里四经者尤甚。夫火与元气不两立，故火盛则阳衰，卫与阳一也，阳衰则卫虚，所虚之卫行阴，当睡卧之时，则更无气以固其表，故腠理开，津液泄而为汗，迨醒则目张，其行阴之气复散于表，则汗止矣，如是者，谓之盗汗，即《内经》之寝汗也。盗汗有冷有热，因热邪乘阴虚而发者，所出之汗必热；因寒邪乘阳虚而发者，所出之汗必冷。其冷汗之义，即《内经》所谓阴胜则身寒汗出，身常清也。温汗之义，殆以所乘之热，将同于伤寒，郁热在表里而汗者也。故或于大病后，阴气未复，遗热尚留，或得之劳役七情，色欲之火，衰耗阴精。或得之饮食药味，积成内热，皆有以伤损阴血，衰惫形气，阴气既虚，不能配阳，于是乎阳气内蒸，外为盗汗，灼而不已。阳能久存而不破散乎？是以病有虚，有实，有宜润，有宜燥，是在按其候而治之也。

附方

麦煎散：治荣卫不调，夜多盗汗，四肢烦疼，饮食进退，面黄肌瘦，并皆治之。

柴胡（去苗）　秦艽各二两　鳖甲（醋煮三五十沸去裙襕，再用醋炙黄）二两　干漆（炒烟尽）　人参　茯苓　干葛　川乌（炮，去皮尖）　玄参各一两

上为细末。每服二钱，先用小麦三七粒，煎汤一盏，去麦，入药再煎三五沸。食后服。

大建中汤：治虚热盗汗，百节酸疼，腰痛，肢体倦怠，日渐羸弱，口苦舌涩，心怔短气。

绵黄芪（炙）　远志（灯心煮，去心）　当归（酒洗）　泽泻各二钱　白芍　龙骨（煅）　人参各一钱五分　甘草（炙）一钱

上姜五片，水煎。食前服。

气弱加炮附子二钱。腰痛筋急加官桂（去皮）一钱。

青蒿散：治虚劳盗汗，骨蒸咳嗽，胸满，皮毛干枯，四肢懈惰，骨节疼痛，心腹惊悸，咽燥唇焦，颊赤烦躁，涕唾腥臭，困倦少力，肌体潮热，饮食减少，日渐瘦弱。

天仙藤　鳖甲（醋炙）　香附子（炒，去毛）　桔梗（去芦）　柴胡（去苗）　秦艽　青蒿各一两　乌药五钱　炙甘草一两五钱　川芎二两五钱

上每服三钱，姜三片，水煎。不拘时温服。小儿骨蒸劳热，肌瘦减食者，每一钱，水盏半，小麦三十粒煎服。

补中益气汤：治内伤气虚自汗。方见伤劳倦。

如脉洪大，心火炎上者，加五味、麦门冬、黄连各一钱。如左关脉浮，自汗夹风邪也，加桂枝五分，白芍一钱。如一切虚损之证，自汗不休者，加麻黄根、浮小麦。阳虚甚者，加附子，但升麻、柴胡俱用蜜水炒。尺脉虚大者，加炒黄柏、知母、熟地。

白术汤（《证治准绳》）：

白术（四两，分作四处，一两同黄芪炒，一两同石斛炒，一两同牡蛎炒，一两同麸皮炒，各味炒黄色为度，去余药不用）

上用白术研末。每服三钱，粟米煎汤送下。尽四两为效。

柏子仁丸：戢阳气，止盗汗，进饮食，退经络热。

柏子仁　半夏曲各二两　牡蛎（锅内火煅　，用醋淬七次，焙干）　人参　麻黄根（慢火炙，拭去汗）　白术　五味子各一两　净麸（炒）五钱

上为末，枣肉丸桐子大。空心米饮下三五十丸，日二服。有效减一服，愈即止。

【评析】

汗出异常的证候，一般分为自汗、盗汗两类。自汗多因气虚，卫表阳虚，里热等所致，治取益气调和营卫，方如黄芪建中汤、建中汤、补中益气汤等；或温补阳气，方如参附汤、正元散；或阴阳双调，如黄芪汤；或清胃除热，如

安胃汤。盗汗多由阴虚内热，荣卫不调所致，治宜养阴清热，方如青蒿散；或调和荣卫，方如麦煎散、大建中汤；或益气养心敛汗，方如柏子仁丸。

不得卧论

【原文】

黄帝问曰：邪气之客人也，或令人目不瞑不卧者，何气使然？对曰：五谷之入于胃也，其糟粕、津液、宗气分三隧，故宗气积于胸中，出于喉咙，以贯心脉而行呼吸焉。营气者，泌其津液，注之于脉，化以为血，以荣四末，内注五脏六腑，以应刻数焉。卫气者，出其悍气之慓疾，而先行于四末、分肉、皮肤之间而不休者也，昼行于阳，夜行于阴，常从足少阴之分，间行于五脏六腑。今厥气客于脏腑，则卫气独卫其外，行于阳，不得入于阴，行于阳，则阳气盛，阳气盛，则阳跷满，不得入于阴，阴虚，故目不瞑。黄帝曰：善，治之奈何？对曰：补其不足，泻其有余，调其虚实，以通其道，而去其邪。饮以半夏汤一剂，阴阳已通，其卧立至。黄帝曰：善，此所谓决渎壅塞，经络大通，阴阳和得者也。愿闻其方。又对曰：其方用流水，千里以外者八升，扬之万遍，取其清五升，炊以苇薪，令沸，下秫米一升，制半夏五合，徐炊令干至一升半，去滓，饮汁一小杯，日三，稍益，以知为度。其病若新发者，覆杯则卧，汗出则已，久者三饮而亦已也。戴云：不寐有数种，有病后虚弱，及年高人阳衰，故不寐；有思虑过度，伤乎气血者；有痰在胆经，神不归舍者，皆令不寐。虚者，六君子汤加炒酸枣仁、炙黄芪各一钱；胆虚心怯者，宜鳖甲丸；痰者宜温胆汤，减竹茹一半，加南星、炒酸枣仁各一钱，下青灵丹，痰涎盛者，宜导痰汤，加石菖蒲五分；振悸不得眠者，人参、白术、茯苓、甘草、生姜、酸枣仁煎服。若喘不得卧，以喘法治之。厥不得卧，以脚气法治之。帝曰：人有卧而不安者，何也？岐伯曰：脏有所伤及精有所倚，则卧不安，故人不能悬其病也。羌活胜湿汤，治卧而多惊，邪在少阳、厥阴也。肝虚而内受风邪者，宜珍珠母丸。

附方

酸枣汤：治虚劳虚烦不得眠。

酸枣仁二升　甘草一两　知母二两　茯苓二两　芎䓖二两

上水八升，煮枣仁，得六升，纳诸药，煮取三升。温分三服。

鳖甲丸：治胆虚不得眠，四肢无力。

鳖甲　酸枣仁　羌活　牛膝　黄芪　人参　五味子各等分

上为细末，炼蜜丸桐子大。每服三四十丸，温酒送下。

六君子汤：见诸疟。

温胆汤：见惊悸恐。

导痰汤：见痰饮。

羌活胜湿汤：治卧而多惊，邪在少阳、厥阴也。方见肩背痛。

珍珠母丸：治肝经因虚，内受风邪，卧则宽散而不收，若惊悸状。

珠母（研细）七钱五分　当归　熟地各一两五钱　人参　酸枣仁　柏子仁　犀角　茯苓各一两　沉香　龙齿各五分

上为细末，炼蜜丸桐子大，辰砂为衣。每服四五十丸，金银薄荷汤下，午后卧时服。

多卧论

帝问曰：人之多卧者，何气使然？岐伯曰：此人肠胃大而皮肤湿，而分肉不解焉。肠胃大则卫气留久，皮肤湿则分肉不解，其行迟。夫卫气者，昼常行于阳，夜常行于阴，故阳气尽则卧，阴气尽则寤矣。黄帝曰：其非常经也，卒然多卧者，何气使然？岐伯曰：邪气留于上焦，上焦闭而不通，卫气留久于阴而不行，故卒然多卧焉。凡运气多睡，皆属内热，用酸枣仁（生用）一两，腊茶二两，以生姜汁涂炙微焦，捣罗为末。每服二钟，水煎，温服无时。

怠惰嗜卧论：东垣云：脉缓怠惰嗜卧，四肢不收，或大便泄泻，此湿胜也，宜平胃散。如胃虚不能食，或沉困，或泄泻，加苍术，自汗加白术。食入则困倦，精神昏冒而欲睡者，脾虚弱也，六君子汤加神曲、麦芽、山楂之属。四肢怠惰，人参补气汤主之。

附方

平胃散：见中食。

六君子汤：见诸疟。

人参补气汤：治四肢懒倦。

黄芪一钱五分　人参　防风　升麻　黄柏　知母各七分　白芍药　生地各五分　熟地黄六分　生甘草一分　炙甘草三分　五味子二十粒　肉桂二分

上为粗末。水煎。空心，热服。

升阳益胃汤：治脾胃虚乏，怠惰嗜卧，四肢不收，时值秋燥令行，湿热少退，体重节痛，口苦舌干，饮食无味，大便不调，小便频数，不嗜饮食，食不消化。兼见肺病，洒淅恶寒，惨惨不乐，面色恶而不和，乃阳气不伸故也。宜此汤取效。方见恶寒。

【评析】

不得卧，即不寐，证有虚实，属虚者多因阴虚亏损，中气不足，或心脾两虚所致，治宜滋阴益气，养心安神，方如酸枣汤、鳖甲丸、珍珠母丸等；实证者多为外感时邪，或内有邪滞，治以疏泄外邪，可用羌活胜湿汤；或化痰宁神，用温胆汤。多卧，指经常困倦欲睡之症，多因脾虚湿困所致，治宜健脾益气，化湿解困，方如人参补气汤、六君子汤、平胃散等。

身重论

● 【原文】

《素问·示从容论》有云：肝虚、肾虚、脾虚，皆令人体重烦冤。运气身重有五：一曰湿，乃湿制肾虚而重，《经》云：太阴所至为身重。又云：太阴之复，体重身满。又云：岁土太过，湿气流行，民病体重。又云：土郁之发，民病身重是也。二曰湿热，《经》云：少阳司天之政，四之气炎暑间化，其病满身重是也。三曰寒湿，《经》云：太阳司天之政，三之气，感于寒湿，民病身重是也。四曰风，乃木制脾虚而重，《经》云：岁木太过，风气流行，民病体重烦冤。又云：岁土不及，风乃大行，民病体重烦冤。又云：厥阴在泉，风淫所胜，病身体皆重是也。五曰金，乃燥制肝虚而重，《经》云：岁金太过，燥气流行，民病体重烦冤是也。东垣云：身重者，湿也。补中益气汤加五苓散去桂主之。洁古云：起卧不能，谓之湿，身重是也。小柴胡汤、黄芪芍药汤。仲景云：风湿脉浮，身重汗出恶风者，防己黄芪汤主之。洁古云：夏月中风湿，身重如山，不能转侧，除风胜湿去热之药治之。仲景云：肾着之病，其人身体重，腰中冷，如坐水中，形如水状，反不渴，小便自利，饮食如故，病属下焦，身劳汗出，衣裹[1]冷湿，久久得之，腰以下冷痛，腹重如带重物，甘姜苓术汤主之。脾胃虚弱，元气不能荣于心肺，四肢沉重，食后昏闷，参术汤主之。脉证所因切须详审。

附方

补中益气汤：见伤劳倦。

小柴胡汤：见伤寒。

五苓散：见中湿。

黄芪芍药汤：治身重，手麻木，兼治鼻衄血多，面黄眼涩多眩。

黄芪一两　甘草（炙）二两　升麻一两　葛根　羌活各五钱　白芍药二钱

上为粗末。每服五钱，水煎。温服。

防己黄芪汤：治身重，汗出恶风。

防己一两　黄芪一两二钱五分　白术七钱五分　甘草（炙）五钱

上每服五钱匕，姜四片，枣一枚，水煎。温服，良久再服。腹痛加芍药。

甘姜苓术汤：

甘草　白术各二两　干姜　茯苓各四两

上水五升，煮取三升。温分二服，腰中自温。

参术汤：

黄芪二钱　人参　陈皮各五分　升麻　柴胡　酒黄柏各三分　神曲七分　当归二分　苍术一钱　甘草（炙）四分　青皮五分

上水煎。带热，食前服。

【校注】

［1］衣裹：原为“表里”。据《金匮要略·五脏风寒积聚病》改。

【评析】

身体重着，活动不便之症，多责之于湿邪困脾，故治疗以健脾祛湿为主，方如补中益气汤、防己黄芪汤、甘姜苓术汤、参术汤等。

不能食论

（附饥不能食、恶食）

【原文】

不能食者，心下不痞满，而自不能食也。东垣云：胃中元气盛，则能食而不伤，过时而不饥，脾胃俱旺，则能食而肥；脾胃俱虚，则不能食而瘦，故不能食，皆作虚论。夫胃为水谷之海，饮食入胃，赖水火运化，而为津液，为血脉，培养荣卫滋生肌表，人之所赖以生者也。若不善调养或房劳过度，嗜食过分，真阳衰虚，坎水不运，不能上蒸脾土，冲和失布，中州不运，以致饮食不进，胸膈痞塞，或不食而胀满，或食而不消，大腑溏泄。古人云：补肾不如补脾。严用和云：补脾不如补肾。盖以肾气若壮，丹田火盛，上蒸脾土，脾土温和，中焦自治，膈开能食矣。要之补脾补肾，俱为至要，若一切克伐之剂不得已而权宜间用之，慎勿多服也。

黄帝曰：人之善饥而不嗜食者，何气使然？岐伯曰：精气并于脾，热气留于胃，胃热则消谷，谷消故善饥，胃气逆上则胃脘寒，故不嗜食也。运气饥不欲食，皆属湿邪伤肾。《经》云：太阴司天，湿淫所胜，民病心如悬，饥不欲食，治以苦热是也。

恶食论：《经》云：太阴所谓恶闻食臭者，胃无气，故恶闻食臭也。用大剂人参补之。丹溪云：恶食者，胸中有物，宜导痰补脾，二陈加二术楂芎汤，失笑丸，治虚痞恶食。

附方

和中丸：开胃进食。

干姜一钱　甘草（炙）　陈皮各一钱　木瓜一枚　人参　白术各三钱

上为末，蒸饼为丸。食前白汤下三五十丸。

又和中丸：治久病厌厌不能食，而脏腑或秘、或结、或溏，此皆胃虚之所致也。常服和中理气，消痰去湿，厚肠胃，进饮食。

白术二两四钱　厚朴（姜制）二两　陈皮（去白）一两六钱　半夏（汤泡）一两　枳实五钱　甘草（炙）四钱　木香二钱

上为细末，生姜自然汁浸蒸饼丸梧子大。每服三十丸，食远温水送下。

七珍散：开胃养气，温脾进食。

人参　白术　黄芪（蜜炙）　山药　白茯苓　粟米（微炒）　甘草各等分

上为细末。每服三钱，姜、枣煎服。加扁豆名八珍散。

六神汤：治伤寒虚羸，不思饮食。

人参　白术　黄芪各一两　枳壳　白茯苓各五钱　甘草二钱

上为末。每服五钱，姜、枣同粳米合许煎。食前服。

钱氏异功散：治脾胃虚弱，难任饮食。

人参　白茯苓　白术　甘草　橘红　木香各等分

上姜、枣、水煎服。

宽中进食丸：滋形气，喜饮食。

草豆蔻仁五钱　半夏曲七钱　大麦芽面（炒）一两　神曲（炒）五钱　砂仁　甘草（炙）各一钱五分　陈皮三钱　木香五分　白术　白茯苓各三钱　干姜　猪苓（去黑皮）　泽泻　人参　青皮各一钱　枳实（炒）四钱

上为末，汤浸蒸饼为丸。每服三五十丸，白汤下。

启脾丸：治脾胃不和，气不升降，中满痞塞，心腹膨胀，肠鸣泄泻，不思饮食。

人参　白术　青皮（汤洗，去瓤）　陈皮（汤洗，去白）　神曲（炒）　麦蘖（炒）　缩砂仁　干姜（炮）　厚朴（去粗皮，剉，生姜汁制）各一两　甘草（炙）一两五钱

上为细末，炼蜜丸弹子大。每服一丸，食前细嚼，用米饮送下。

失笑丸：治右关脉弦，心下湿痞恶食。开胃进食。

枳实　黄连各五钱　白术　人参　半夏曲各三钱　厚朴（炙）四钱　干姜　甘草（炙）　白茯苓　麦蘖各二钱

上为细末，汤浸，蒸饼丸桐子大。每服五七十丸，白汤下，不拘时。量虚实加减服。

参术调中汤：治内伤自利，脐腹痛，肢体倦，不喜饮食，食即呕，嗜卧懒言，足胻冷，头目昏。

人参　黄芪各五钱　当归身　厚朴（姜制）　益智仁　草豆蔻　木香　白术　甘草（炙）　神曲（炒）　麦糵面　橘皮各三钱

上剉如麻豆大。每服一两，姜三片，水煎。食前温服。

育气汤：通流百脉，调畅脾元，补中脘，益气海，祛阴寒，止腹痛，进饮食，大益脏虚疼痛。

木香　丁香　藿香　人参　白术　茯苓　缩砂　白豆蔻　荜澄茄　炙甘草各五钱　干山药一两　陈橘皮（去白）　青皮（去白）各二钱五分　白檀香五钱

上为末。每服一钱至二钱，用木瓜汤调下，空心食前，盐汤亦可。

和胃丸：治脾胃虚冷，食即呕逆，水谷不化，或时泄利。

厚朴（去粗皮，姜汁炙透）四两　干姜（炮）　当归（切，焙）各一两五钱　槟榔（剉）　桔梗（焙）　人参各一两　半夏（汤洗七次，去滑）　陈皮（汤浸，去白，焙）　白术各二两　甘草（炙）五钱　诃黎勒皮七钱五分

上为细末，酒煮糊丸桐子大。每服十五丸，渐加至二十丸，温生姜、枣汤，或米饮，不拘时下。

养胃进食丸：治脾胃虚弱，心腹胀满，面色萎黄，肌肉消瘦，怠惰嗜卧，全不思食。常服滋养脾胃，进美饮食，消痰逐饮，辟风寒湿冷邪气。

苍术（泔浸，去皮）五两　神曲（炒）二两五钱　白茯苓（去皮）二两　厚朴（姜制）二两　大麦糵（炒）　陈皮（去白）各一两五钱　白术二两　人参　甘草（炙）各一两

上为末，水面糊丸桐子大。每服三十丸至五十丸，食前温姜汤送下，粥饮亦可。

健脾丸：治一应脾胃不和，饮食劳倦。

白术（白者，炒）二两五钱　木香（另研）　黄连（酒炒）　甘草各七钱五分　白茯苓（去皮）二两　人参一两五钱　神曲（炒）　陈皮　砂仁　麦芽（炒，取面）　山楂（取肉）　山药　肉豆蔻（面裹煨熟，纸包搥去油）以上各一两

上为细末，蒸饼丸绿豆大。每服五十丸，空心、下午各一次，陈米汤下。

● 【评析】

不能食，指食欲减退，甚者不进饮食。有虚实之分，虚者乃因脾胃虚弱，运化失司，治宜健脾和中，方如和中丸、七珍散、六神汤、参术调中汤等；实者多因中焦积滞，或有实火，或有痰湿，治宜消导祛邪，方如宽中进食丸、启脾丸、养胃进食丸等；夹有湿热，或脾虚胃热而善饥却不嗜食者，可用失笑丸、健脾丸等方治之。

瘖论

● 【原文】

瘖者，邪入阴部也，《经》云：邪入于阴，搏则为瘖[1]。其症有二：一曰舌瘖，乃中风舌不转运之类是也；一曰喉瘖，乃劳嗽失音之类是也。盖舌瘖但舌本不能转运言语，而喉咽音声则如故也；喉瘖但喉中声嘶，而舌本则能转运言语也。娄全善云：舌瘖者，人舌短，言语不辨，乃痰涎闭塞舌本之脉而然。盖足少阴脉夹舌本，脾足太阴之脉连舌本，手少阴别系舌本，故此三脉虚，则痰涎乘虚，闭塞其脉道，而舌不能转运言语也。所以体虚有痰者，用人参五钱，黄芪、白术、当归、陈皮各一钱，煎汤，入竹沥、姜汁饮之。若此三脉亡血，则舌无血养而瘖，治当以前方加补血药。若此三脉风热中之，则其脉弛纵，故舌亦弛纵，不能转运而瘖。风寒客之，则其脉缩急，故舌强舌卷而瘖，治在中风半身不收求之。喉瘖者，肺属金，金空则鸣，肺主气，气清则畅，故

喉咙者，气之所以上下者也；会厌者，声音之门户也；口唇者，音声之扇也；舌者，音声之机也；悬雍垂者，音声之关也，若不善调摄，则气滞而痰结，痰结则肺燥而不能润，以致风寒湿热之气，客于会厌，其声卒然而哑矣。治疗之剂，宜以诃子汤主之，盖以诃子折逆气，破结气，木通之利机窍，桔梗通利肺气，童便降火润肺，诸方中通用之者，职是故而。

附方

诃子汤：治失音，不能言语。

诃子（半生半炮）四个　桔梗（半生半炙）一两　甘草（半炙半生）二寸

上为末。每服二钱，童便一盏，水一盏，煎五七沸。温服。甚者不过三服愈。

又方：

桔梗三两　大诃子四个　甘草（制度俱同前）二两

上每服一钱匕，入砂糖一小块，不用童便，以水五盏，煎至三盏。时时细呷，一日服尽，其效甚速。

玉粉丸（《卫生宝鉴》）：治冬月寒痰结咽喉不利，语声不出。

半夏（洗）五钱　草乌（炒）一字　桂一字

上为末，姜汁浸，蒸饼为丸芡实大。每服一丸，至夜含化。

蛤蚧丸：治肺间邪气，胸中积血作痛失音，并治久咳失音。

蛤蚧（去嘴足，温水浸去膜，刮了血脉，用好米醋炙）一对　诃子（煨，去核）　阿胶（炒）　生地黄　麦门冬（去心）　北细辛（去苗）　甘草（炙）各五钱

上为末，炼蜜丸如枣大。每服一丸，食后含化。

治暴嗽失音语不出方：

杏仁（研如泥）　姜汁　砂糖　白蜜各一升　五味子　紫菀各三两　通草

贝母各四两　桑白皮五两

上以水九升，煮五味子、紫菀、通草、贝母、桑白皮，取三升，去滓，入杏仁泥、姜汁、白蜜和匀，微火煎取四升。初服四合，日再服，夜一服，后稍加。

【校注】

[1] 邪入于阴，搏则为瘖：语出《素问·宣明五气》："邪入于阴则痹，搏阳则为巅疾，搏阴则为瘖。"

【评析】

瘖，即失音，可因外邪侵袭，咽喉不利所致，宜用治暴嗽失音语不出方、诃子汤等治疗；如久咳失音，治宜补肺养阴，可用蛤蚧丸治之。此外，中风亦可见失音，治从中风证。

消瘅论

（附口燥咽干）

【原文】

渴而多饮为上消，《经》谓膈消[1]；消谷善饥为中消，《经》谓消中[2]；渴而便数有膏为下消，经谓肾消[3]。刘河间尝著三消论，谓五脏六腑四肢，皆禀气于脾胃，行其津液，以濡润养之。病消渴者，本湿寒之阴气极衰，燥热之阳气太盛故也。治当补肾水阴寒之虚，而泻心火阳热之实，除肠胃燥热之甚，济身中津液之衰，使道路散而不结，津液生而不枯，气血和而不涩，则病自已矣。况消渴者，因饮食服饵之失宜，肠胃干涸而气不得宣平，或精神过违其度而耗之，或因大病，阴气损而血液衰虚，阳慓悍而燥热郁甚之所成也。（眉批：餔炙醯醢[4]，丹石，房药，酒醉，皆谓失宜。快情纵欲，不自保养，皆谓违度。）若饮水多而小便多，曰消渴；若饮食多，不甚渴，小便数而消瘦者，曰消中；若渴而饮水不绝，腿消瘦而小便有脂液者，曰肾消。要皆以三焦肠胃之腠理怫郁结滞，致密壅滞，复多饮于中，不能浸润于外，荣养百骸，故渴不止，小便多出或数溲也。张戴人亦著三消之说，一从火断，谓火能消物，燔木则为炭，燔金则为液，燔石则为灰，煎海水则为盐，鼎水则干。人之心肾为君火，三焦胆为相火，得其平，则烹炼饮食，糟粕去焉，不得其平，则燔灼脏腑，而津液耗焉。夫心火甚于上，为膈膜之消，甚于中，为肠胃之消，甚于下，为膏液之消，甚于外，为肌肉之消。上甚不已，则消及于肺，中甚不已则消及于脾，下甚不已则消及于肝肾，外甚不已则消及于筋骨，四脏皆消尽，则心始自焚而死矣。故治消渴一证，调之而不下，则小润小濡，固不能杀炎上之势。下之而不调，亦旋饮旋消，终不能沃膈膜之干。下之调之而不减滋味，不戒嗜欲，不节喜怒，则病已而复作，能于此三者而除之，即消渴亦不足忧矣。大抵消渴之人，愈与未愈，当防痈疾。东垣云：消渴末传能食者，必发脑疽背疮，不能食者，必传中满鼓胀，皆为不治之证。洁古老人分而治之，能食而渴者，白虎加人参汤。不能食而渴者，钱氏白术散倍加葛根治之。上中既平，不复传下消矣，前人用药，厥有旨哉。

口燥咽干论（此寻常渴，非三消证）：东垣云：饮食不节，劳倦所伤，以致脾胃虚弱，乃血所生病，主口中津液不行，故口干咽燥，病人自以为渴，医以五苓散治之，反加烦躁，乃重竭津液，以致危亡。《经》云：虚则补其母。当于心与小肠中补之，乃脾胃之根蒂也。以甘温之药为之主，以苦寒为之使，以酸为之臣，佐以辛，心苦缓急，食酸以收之。心火旺，则肺金受邪，金虚则酸以补之，次以甘温及甘寒之剂，于脾胃中泻心火之亢盛，是治其根本也。

诊心脉微小为消瘅，滑甚为善渴（滑者阳气胜）。肺、肝、脾、肾脉微小，皆为消瘅。心脉软而散者，当消渴自已。濡散者，气实血虚；洪大者，阳余阴亏。寸口脉浮而迟，浮为虚，卫气亏；迟为劳，荣气竭。趺阳脉浮而数，浮为风，数消谷。脉实大，病久可治；悬小坚，病久不可治。数大者生；细小浮短者死。病若开目而渴，心下牢者，脉当紧实而数，反得沉涩而微者，死也。心移寒于肺，消者，饮一溲二不治。

附方

五苓散：见中湿。

白术散：见霍乱。治热而渴。

白虎加人参汤：见伤暑。

猪苓汤：治发热，渴欲饮水，小便不利。

猪苓（去皮）　茯苓　阿胶　滑石　泽泻各一两

上以水四升，先煮四味，取二升，去滓，纳胶烊化。温服七合，日三服。

人参石膏汤：治膈消，上焦烦渴，不欲多食。

人参五钱　石膏一两　知母七钱　甘草四钱

上每服五钱，水煎。食后服。

加减地骨皮散：治上消。

知母　柴胡　甘草（炙）　半夏　地骨皮　赤茯苓　白芍　黄芪　石膏　黄芩　桔梗各等分

上为细末。每服三钱，姜五片，水煎。食远服。

《宣明》麦门冬饮子：治心移热于肺，传为膈消，胸满心烦，精神短少。

人参　茯神　麦冬　五味子　生地黄　甘草（炙）　知母　葛根　栝楼根各等分

上每服五钱，加竹叶十四片，水煎。温服。

易老门冬饮子：治老弱虚人大渴。

人参　枸杞子　白茯苓　甘草各七钱五分　五味子　麦门冬（去心）各五钱

上姜、水煎服。

加减三黄丸：治丹石毒及热渴。以意测度，须大实者方用。

黄芩（春四两，夏秋六两，冬三两） 大黄（春三两，夏一两，秋二两，冬四两） 黄连（春四两，夏七两，秋三两，冬二两）

上为末，炼蜜丸梧子大。每服十丸。

止渴润燥汤：治消渴，大便干燥，喜温饮，阴头短缩，舌上白燥，唇裂口干，眼涩难开，及于黑处如见浮云。

升麻一钱五分 柴胡七分 甘草梢五分 杏仁（大个，研） 桃仁（研） 麻仁（研） 当归身 防风根 荆芥穗 黄柏（酒浸） 知母 石膏各一钱 熟地黄二钱 小椒 细辛各一分 红花少许

上水煎。食后热服。

猪肚丸：治强中消渴。

黄连（去须） 粟米 栝楼根 茯神各四两 知母 麦门冬（去心）各二两

上为细末，猪肚一个，洗净，入药于内，以麻线缝合口，置甑[5]中炊极烂，取出药，别研，以猪肚为膏，再入炼蜜，搜和前药杵匀，丸如梧子大。每服五十丸，参汤下。

神仙减水法（名斩龙刽子手）：治三焦虚热，三消渴疾，日夜饮水无度，此药主之。

人参 天花粉 知母 宣黄连 苦参 麦门冬 浮萍 白扁豆 黄芪各一两 黄丹少许

上为细末。每服一钱，新汲水调下。

生津甘露饮子：治消渴，膈消，大渴饮水无度，上下齿皆麻，舌根强硬肿

痛，食不下，腹时胀满疼痛，浑身色黄，目白睛黄，甚则四肢痿弱无力，面尘脱色，胁下急痛，善嚏，善怒，健忘，臀肉腰背疼寒，两丸冷甚。

石膏二钱五分（一方用一两二钱） 桔梗三钱 人参 甘草（炙） 升麻 姜黄一钱 山栀仁一钱 知母（酒洗）二钱 白豆蔻 白芷 连翘 甘草（生） 荜澄茄各一钱 黄连 木香 柴胡各三分 藿香二分 白葵花 麦门冬 当归身 兰香各五分 黄柏（酒炒） 杏仁（去皮）各一钱五分 全蝎（去毒）一枚

上为末，汤浸蒸饼和匀成剂，捏作饼子，晒干，杵碎如黄米大。每服二钱，抄在掌内，以舌舐之，随津咽下，或白汤少许送之亦得。此治制之缓也，不唯不成中满，亦不传疮疡下消矣。

和血益气汤：治口舌干，小便数，舌上赤脉。此汤能生津液，除干燥，长肌肉。

生地黄（酒浸） 黄柏（酒浸） 升麻各二钱 防己（酒浸） 知母（酒浸） 羌活各一钱 石膏一钱五分 黄连（酒浸）一钱六分 杏仁（去皮尖，炒）十二粒 当归（酒浸）八分 红花三分 桃仁（去皮尖，炒）十二粒 麻黄 柴胡各六分 甘草（生）五分 甘草（炙）六分

上水三钟，煎至一钟半。分二服，无时。

加味钱氏白术散：治消中，消谷善饥。

人参（去芦） 白茯苓（去皮） 白术各二钱 枳壳（去瓤，麸炒） 柴胡 藿香 干葛 北五味子 木香 甘草（炙）各一钱

上水煎。食远服。

清凉饮子：治消中，能食而瘦，口舌干，自汗，大便结，小便数。

羌活梢 柴胡梢 黄芪梢 甘草梢（生） 黄芩（酒制） 知母（酒制） 甘草（炙）以上各一钱 生地黄（酒浸） 防风梢 防己各五分 桃仁 杏仁各五粒 当归六分 红花少许 升麻梢四分 黄柏 龙胆草 石膏各一钱五分

上水二盏，酒一小盏，煎服。

天王补心丹：宁心保神，益血固精，壮力强志，令人不忘。清三焦，化痰涎，祛烦热，除惊悸，疗咽干口燥，育养心气。

熟地（洗） 人参（去芦） 白茯苓（去皮） 远志（去心） 石菖蒲（去毛） 玄参 柏子仁 桔梗（去芦） 天门冬（去心） 丹参（洗） 酸枣仁（去壳，炒） 甘草（炙） 麦冬（去心） 百部（洗） 杜仲（姜汁炒，断丝） 茯神（去木） 当归（去芦尾） 五味子（去皮梗）各等分

上为末，炼蜜为丸，每两作十丸，金箔为衣。每服一丸，灯心、枣汤食后临卧化下，或作梧子大丸，吞服亦可。

双补丸：治肾虚水涸，燥渴劳倦。

鹿角胶二两 白茯苓（去皮） 人参（去芦） 苡仁（炒） 熟地（洗，蒸） 肉苁蓉（酒浸，焙干） 菟丝子（酒浸，蒸，焙） 覆盆子 五味子 石斛（酒浸，焙） 当归（去芦，酒浸，焙） 黄芪（去芦，蜜炙） 宣木瓜各一两 沉香（不见火） 泽泻（蒸）各五钱 生麝（另研）一钱

上为细末，炼蜜丸桐子大，朱砂为衣。每服五十丸，空心枣汤下。

肾沥散：治消肾之气，虚损发渴，小便数，腰膝痛。

鸡胜胵（微炙） 远志（去心） 人参 桑螵蛸（微炒） 黄芪 泽泻 桂心 熟地黄 白茯苓 龙骨 当归各一两 麦冬（去心） 川芎各二两 五味子 炙甘草 玄参各五钱 磁石（研碎，水淘去赤汁）三两

上剉碎，每服用羊肾一对，切去脂膜，先以水一盏半煮肾至一盏，去水上浮脂及肾，次入药五钱，生姜半分，煎至五分。空心服，晚食前再服。

白茯苓丸：治消肾，因消中之后，胃热入肾，消烁肾脂，令肾枯燥，遂致此疾，两腿渐细，腰脚无力。

白茯苓 覆盆子 黄连 栝楼根 萆薢 人参 熟地黄 玄参各一两 石

斛（去根） 蛇床子各七钱五分 鸡膍胵（微炒）三十具

上为细末，炼蜜和捣三五百杵，丸桐子大。每服三十丸，食前煎磁石汤下。

荠苨丸：治强中为病，茎长兴盛，不交精溢自出，消渴之后，多作痈疽。皆由过服丹石所致。

荠苨 大豆（去皮） 茯神（去木） 磁石（煅，研极细） 玄参 石斛（去根） 瓜蒌根 地骨皮（去木） 鹿茸各一两 沉香（不见火） 人参各五钱 熟地黄（酒蒸）一两

上为细末，用猪肾一具，如食法烂煮，杵和丸，如桐子大。如难丸，入酒糊丸，或炼蜜丸。每服七十丸，空心，盐汤下。

紫苏汤：治消渴后遍身浮肿，心膈不利。

紫苏茎叶 桑白皮 赤茯苓各一两 郁李仁（去皮，炒）二两 羚羊角（镑） 槟榔各七钱五分 桂心（去皮） 枳壳（麸炒） 独活 木香各五钱

上每服四钱，姜半分，水煎。不拘时温服。

瞿麦汤：治消渴欲成水气，面目并足膝胫浮肿，小便不利。

瞿麦穗 泽泻 滑石各五钱 防己七钱五分 黄芩 大黄各二钱五分 桑螵蛸（炒）十四枚

上㕮咀。每服三钱，水煎。空心温服，良久再服。

补遗人参白术汤：治胸膈瘅热，烦满不欲食，或瘅成为消中，善食而瘦，或躁郁甚而消渴，多饮而数小便。或热病，或恣酒色，误服热药者，致脾胃真阴血液损虚，肝心相搏，风热燥甚，三焦肠胃燥热怫郁而水液不能宣行，则周身不得润泽，故瘦悴黄黑而燥热，消渴虽多饮，而水液终不能浸润于肠胃之外，渴不止而便注，为小便多也。若不明乎此，妄谓下焦虚冷，误死多矣。又如周身风热燥郁，或为目瘴，痈疽疮疡，上为喘嗽，下为痿痹，或停积而湿热

内甚，不能传化者，变为水肿腹胀也。凡多饮数溲为渴，多食数溲为消中，肌肉消瘦，小便有脂液者，为消肾，此世之所传三消病也。此药为最宜，兼疗一切阳实阴虚，风热燥郁，头目昏眩，风中偏枯，酒过积毒，一切肠胃涩滞壅塞，疮疥痿痹。并伤寒杂病烦渴，气液不得宣通，并宜服之。

人参　白术　当归　芍药　大黄　山栀子　泽泻各五钱　连翘　栝楼根　干葛　茯苓各一两　官桂　木香　藿香各二钱五分　寒水石二两　甘草三两　石膏四两　滑石　芒硝各半斤

上为粗末。每服五钱，水一盏，姜三片，同煎至半盏，绞汁，入蜜少许，温服。渐加至两许，日三服。或得脏腑疏利亦不妨，取效更妙，后却常服之，或兼服消痞丸。若觉肠胃结滞，或湿热内甚自利者，去大黄、芒硝。

生地黄饮子：治消渴咽干，面赤烦躁。

人参（去芦）　生干地黄（洗）　熟干地黄（洗）　黄芪（蜜炙）　天门冬　麦门冬（俱去心）　枳壳（去瓤，麸炒）　石斛（去根，炒）　枇杷叶（去毛，炒）　泽泻　甘草（炙）各等分

上剉散。每服三钱，水煎。食后临卧服。此方全用二黄丸、甘露饮料，生精补血润燥止渴，佐以泽泻、枳壳疏导二腑，使心火下行，则小腑清利，肺经润泽，则大腑流畅，宿热既消，其渴自止。造化精深，妙无逾此。

附口燥咽干方

《本事》黄芪汤：治心中烦躁，不生津液，不思饮食。

黄芪　熟地黄　白芍药　五味子　麦门冬各三两　甘草　人参　天门冬各五钱　白茯苓一两

上㕮咀。每服三钱，姜、枣、乌梅水煎，去渣。食后服。

参香散：治心气不宁，诸虚百损，肢体沉重，情思不乐，夜多异梦，盗汗失精，恐怖烦悸，喜怒无时，口干咽燥，渴欲饮水，饮食减少，肌肉瘦悴，渐成劳瘵。常服补精血，调心气，进饮食，安神守中，功效不可尽述。

人参　山药　黄芪（制）　白茯苓（去皮）　石莲肉（去心）　白术（煨）各一两　乌药　缩砂仁　橘红　干姜（炮）各五钱　丁香　南木香　檀香各二钱五分　沉香二钱　甘草（炙）七钱五分

上每服四钱，姜三片，枣一枚，水煎。空心服。一方有炮附子五钱。

乌梅木瓜汤：治饮酒多，发积为酷热，熏蒸五脏，津液枯燥，血注小便并多，肌肉消烁，专嗜冷物寒浆。

木瓜干　乌梅（搥破，不去仁）　麦蘖（炒）　甘草　草果（去皮）各五钱

上每服四钱，姜五片，水煎。不拘时服。

甘露丸：解壅毒，退风热，治口舌干燥。

寒水石（烧令赤，摊地上一宿，出火毒）二斤　马牙硝（细研）三两　铅霜（细研）　甘草（炙赤）　龙脑（细研）各七钱五分

上为细末，研匀，以糯米饭和丸弹子大。每服半丸，食后用新汲水磨化服。

含化丸：治上焦烦热，口舌干燥，心神不清，头目不利。

石膏（细研，水飞）　寒水石（研细）　白蜜各八两

上以水四大盏，煎取一大盏半，绵滤过，入蜜同煎令稠，丸鸡头实大。常含一丸，咽津。

瓜蒌根散：治风热，口中干燥，舌裂成疮。

瓜蒌根　胡黄连　黄芩各七钱五分　白僵蚕（炒）　白鲜皮　大黄（剉，炒）各五钱　牛黄（研）　滑石（研）各二钱五分

上为细末。每服二钱，竹叶汤调服，无时。

【校注】

[1] 膈消：又作鬲消。语出《素问·气厥论》："心移热于肺，传为鬲消。"

[2] 消中：语出《素问·脉要精微论》："瘅成为消中。"

[3] 肾消：亦作肾痟、下消。语出《太平圣惠方》卷五十三："饮水随饮便下，小便味甘而白浊，腰腿消瘦者，肾痟也。"

[4] 醯（xī）醢（hǎi）：用鱼肉等制成的酱。

[5] 甑（zèng）：古代蒸饭的一种瓦器。

【评析】

消瘅，即消渴病，指症见多饮、多食、多尿的疾病，分上、中、下消三种。病变脏腑以肺、胃、肾为主，证候有肺燥，胃热，肾虚等，然多夹杂。如以胃热为主者，治以清热泻火，益气生津，方如白虎加人参汤、加减三黄丸、清凉饮子等；气阴两虚者，可用《宣明》麦门冬饮子、易老门冬饮子、生地黄饮子等方；肺热，水不化津者，可用紫苏汤、瞿麦汤；肾虚者可用双补丸、肾沥散、白茯苓丸等方。此外，有单纯口渴，不属消瘅者，可因津亏、里热、停饮等引起，可选用《本事》黄芪汤、含化丸、猪苓汤等方随证治之。

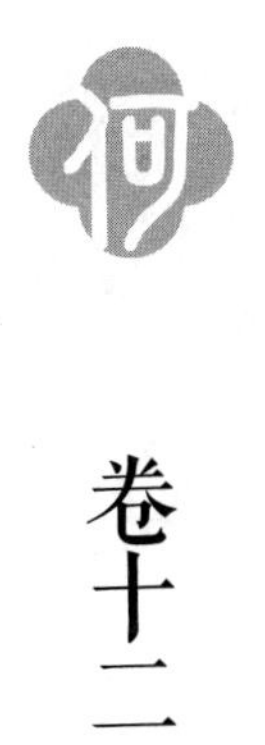

卷十二

黄疸论

【原文】

色如熏黄，一身尽痛，乃湿病也。色如橘子黄，身不痛，乃疸病也。疸分为五，五疸者，黄汗、黄疸、谷疸、酒疸、女劳疸是也。黄汗者，其状身体俱肿，发热，汗出而渴，状如风水，汗出染衣，黄如柏汁，其脉自沉，此因脾胃有热，汗出入水浴，水入汗孔中，故汗黄也，桂枝加黄芪汤主之。按汗出浴水，亦仲景举一隅耳，多由脾胃有热，汗出逢闭遏，湿与热会而成者，宜黄芪汤。黄疸者，食已即饥，遍身俱黄，卧时身体带青带赤，憎寒壮热，此饮食过度，脏腑热极，水谷并积于脾胃，风湿相搏，结滞不散，热气熏蒸而得也。若脉浮而腹中和者，宜汗之，桂枝加黄芪汤热服，须臾饮热粥以助药力，取微汗为度，未汗更服。若腹满欲呕吐，懊侬而不和者，宜吐之，不宜汗。若腹满小便不利而赤，自汗出，为表和里实，当下之，宜大黄硝石汤。若小便色不变，欲自利，腹满而喘，不可除热，热除必哕，哕者，小半夏汤主之。凡黄疸病，茵陈五苓散主之。大抵发于阴部，其人必呕；发于阳部，必振寒而发热。谷疸之为病，寒热不食，食毕即头眩，心中怫郁不安，久久遍身发黄，此由大饥大食，胃气冲蒸所致也，茵陈汤主之，谷疸丸，茯苓茵陈栀子汤俱治。酒疸者，身目发黄，腹如水状不治，则心中懊侬而热，不能食，时时欲吐，足胫满，小便黄赤而不利，面发赤斑，此因饥时饮酒大醉，当风入水所致也。酒黄疸，心中懊侬，或热痛，栀子大黄汤主之。续法葛根汤，小柴胡加茵陈、豆豉、大黄、黄连、葛根汤，或葛花解酲汤。若心胸坚满，不进饮食，小便黄赤，其脉弦涩，当归白术汤。酒疸后变成腹胀，渐至面足俱肿，或肿及遍身，宜藿香脾饮加木香、麦蘖各半钱。女劳疸者，日晡时发热而反恶寒，额上黑，微汗出，手足中热，其腹胀如水状，大便黑，或时溏，此女劳之病，非水也。多由大劳大热，不能保摄，房后入水所致，硝石散主之。若脾气不健，大便不食，宜加味四君子汤。小便不利，宜滑石散，东垣肾疸汤。腹满者难治，腹如水状不治。

治疸病大法，宜利小便，除湿热。脉浮，腹中和，宜汗。脉浮，心中热，腹满欲吐者，宜吐。脉沉，心中懊侬，或热痛腹满，小便不利而赤，自汗出，宜下。脉不浮不沉，微弦，腹痛而呕，宜和解。脉沉细而无力，身冷而黄，或自汗泄利，小便清白，为阴黄，宜温。男子黄，大便自利，宜补。饥饱劳役，内伤中州，变寒病生黄，非外感而得，宜补。是以治疸须分新久，新病初起，即当消导攻渗，如茵陈五苓散、胃苓饮、茯苓渗湿汤之类，无不效者。久病又当变法也，脾胃受伤，日久则气血弱，必用补剂，如参术健脾汤，当归秦艽散，使正气盛，则邪气退，庶可收功。若口淡，怔忡，耳鸣，脚软，或微寒热，小便赤白浊，又当作虚治，宜养荣汤，或四君子汤，吞八味丸，五味子、附子，皆可用。不可过用凉剂，强通小便，恐肾水枯竭，久而面黑黄色，则不可治矣。至于元气素弱，避渗利之害，过服滋补，以致湿热愈增者，则又不可拘于久病调补之例也。（眉批：治诸黄疸，病当以十八日为期，治之十日以上，宜瘥，若反剧，则难治。）

食劳疳黄：一名黄胖。夫黄胆者，暴病也。故仲景以十八日为期。食劳黄者，宿病也，至有久不愈者，故另为此条。治宜大温中丸、小温中丸、暖中丸、枣矾丸。上前三方，以针砂、醋之类代肝，以术、米之类助脾。后一方，以矾、醋之酸泻肝，以枣肉之甘补脾，实人及田家作苦者宜之，若虚人与豢养者，宜佐以补剂。

目黄：《经》云：目黄者曰黄疸。亦有目黄而身不黄者，故另为条。《经》云：风气与阳明入胃，循脉而上至目内眦，其人肥则风气不得外泄，则为热中而目黄。河间青龙散主之。黄疸目黄不除，以瓜蒂散搐鼻取黄水。

附方

桂枝加黄芪汤：治黄疸脉浮而腹中和者，宜汗之。若腹满欲呕吐，懊侬而不和者，宜吐之，不宜汗。

桂枝　白芍药　生姜各三两　黄芪　甘草各二两　大枣十二枚

上以水八升，煮取三升。温服一升，须臾饮热稀粥一升余，以助药力，取微汗，若不汗更服。

黄芪汤：治黄汗，身体肿，发热不渴，汗出染衣黄色。

黄芪（去芦，蜜炙） 赤芍药 茵陈各二两 石膏四两 麦冬（去心） 淡豆豉各一两 甘草（炙）五钱

上每服四钱，姜五片，水煎。食前服。一方入竹叶十四片，不用姜。一方无甘草。

大黄硝石汤：

大黄 黄柏 硝石（一作滑石）各四两 栀子十五枚

上以水六升，煮取二升，去渣，纳硝石，更煮一升。顿服。

小半夏汤：

半夏一升 生姜半斤

上以水五升，煮取一升。温分再服。

茵陈五苓散：治伤寒、温湿热病感冒后，发为黄疸，小便黑赤，烦渴发热。此盖汗下太早，服药不对证，因感湿热，以致遍身发黄，此散治之甚效。

上用生料五苓散一两，加入茵陈五钱，车前子一钱，木通、柴胡各一钱五分，此证若酒后得者，加干葛二钱。分二服，每服水一碗，灯草五十茎，同煎至八分，食前服。连进数服，小便自清利而愈。

五苓散：见中湿。

茵陈汤：治寒热不食，食即头眩，心胸不安，久久发黄，名为谷疸。

茵陈蒿六两 栀子十四枚 大黄二两

上三味，以水一斗，先煮茵陈减六升，纳三味，煮取三升。分温三服。小便当利，尿如皂角汁状，色正赤，一宿腹减，黄从小便去也。

谷疸丸：

苦参三两 龙胆草一两 牛胆（取汁）一枚

上为细末，用牛胆汁入炼蜜和丸桐子大。每服五十丸，空心热水，或生姜、甘草煎汤送下。兼红丸子服亦可。

红丸子：方见伤饮食。

栀子大黄汤：治酒疸，心中懊侬，或热痛。

山栀十四枚　大黄一两　枳实五枚　豆豉一升

上水煎。不拘时温服。

葛根汤：治酒疸。

干葛二钱　栀子仁　枳实（去瓤，麸炒）　豆豉各一钱　甘草（炙）五分

上水煎。不拘时温服。

小柴胡汤：见伤寒。

葛花解酲汤：见伤饮食。

当归白术汤：

当归　黄芩　茵陈　甘草（炙）各一钱　白术二钱　半夏（汤泡）　杏仁（去皮尖，麸炒）　枳实（麸炒）　前胡各一钱五分　茯苓二钱

上姜三片，水煎。食后服。

藿香脾饮：

厚朴（去粗皮，姜汁浸，炙）　甘草（炙）　半夏（微热汤泡，切作四块，用姜汁浸一宿，以粟米炒黄）　藿香叶一两　陈皮（去白）二两

上每服二钱，姜三片，枣二枚，水煎。不拘时热服，日进二三服。

硝石散：

硝石　矾石（烧）各等分

上为末。以大麦粥汁和服方寸匕，日三服。

加味四君子汤：治色疸。

人参　白术　白茯苓　白芍　黄芪（炙）　白扁豆（炒）各二钱　甘草（炙）一钱

上姜五片，红枣二枚，水煎。不拘时服。

滑石散：治女劳疸。

滑石一两五钱　白矾（枯）一两

上为末。每服二钱，用大麦粥清，食前调服。以小便出黄水为度。

肾疸汤：治肾疸目黄，浑身金色，小便赤涩。

升麻根五钱　苍术一钱　防风根　独活根　白术　柴胡根　羌活根　葛根各五分　白茯苓　猪苓　泽泻　甘草根各三分　黄柏二分　人参　神曲各六分

上分作二服，水煎。食前稍热服。

胃苓饮：（即平胃散、五苓散并用，见中食、中湿二门。）

茯苓渗湿汤：治黄疸，寒热呕吐，渴欲饮水，身体面目俱黄，小便不利，全不食，不得卧。

茵陈七分　白茯苓六分　木猪苓　泽泻　白术　陈皮　苍术（米泔浸一宿，炒）　黄连各五分　山栀（炒）　秦艽　防己　葛根各四分

上水煎。食前服。

参术健脾汤：治发黄日久，脾胃虚弱，饮食少思。

人参　白术各一钱五分　白茯苓　陈皮　白芍药（煨）　当归（酒洗）各一钱　炙甘草七分

上枣二枚，水煎。食前服。色疸，加黄芪（炒）、白扁豆各一钱。

当归秦艽散：治五疸，口淡咽干，倦怠，发热微寒。

白术　茯苓　秦艽　当归　川芎　芍药　熟地（酒蒸）　陈皮各一钱　半夏曲　炙甘草各五分

上姜三片，水煎。食前服。一方有肉桂、小草，名秦艽散子。

养荣汤、四君子汤、八味丸：俱见虚劳。

附治食劳疳黄方

大温中丸（朱丹溪晚年定者）：治黄胖。

香附（童便浸，春夏一宿，秋冬三宿）一斤　甘草二两　针砂（炒红醋淬三次）一斤　苦参（春夏二两，秋冬一两）　厚朴（姜制炒黑）五两　芍药五两　陈皮三两　山楂五两　苍术（泔浸）五两　青皮六两　白术　茯苓各三两

上为细末，醋糊丸桐子大。面黑筋骨露，气实者，米饮下五六十丸；面肥白与气虚羸弱者，白术汤下三四十丸。忌一切生冷、油腻、鸡、鹅、羊、鸭、生硬并糍粽难化之物。服过七日后，便觉手掌心凉，唇内有红晕起，调理半月愈。

小温中丸：治黄胖。

针砂一斤，以醋炒为末，入糯米炒极黄为末，亦用一斤，醋糊丸桐子大。每服米饮下四五十丸。忌口。轻者服五两，重者七两愈。

暖中丸：治黄胖，杀肝邪，舒脾。气虚者不宜用。

陈皮　苍术　厚朴（制）　三棱　白术　青皮各五钱　香附一斤　甘草二两　针砂（炒红醋淬）十两

上为末，醋糊丸。空心盐姜汤下五十丸，晓食前酒下亦可。忌狗肉。

枣矾丸：治食劳黄，目黄，身黄。

皂矾（不拘多时，置砂锅内炒通赤，用米醋点之，烧用木炭）

上为末，枣肉为丸。每服二三十丸，食后姜汤下。一方用白矾。

又方：

皂矾（煅）五两　枣肉二两　蒸粉三两

上为细末，姜汁丸。每服二三十丸，一日二次，食前，米饮下。

青龙散：治风气传化，腹内瘀结而目黄，风气不得泄，为热中，烦渴引饮。

地黄　仙灵脾　防风各二钱五分　荆芥穗一两　何首乌（去黑皮，米泔浸一宿，竹刀切）二钱五分

上为末。每日三服，食后沸汤调下一钱。

瓜蒂散：见伤饮食。

【评析】

黄疸以目黄、身黄、小便黄为主症，尤以目黄为要。其成因与感受时邪，饮食失节，脾胃虚寒，内伤不足有关，且以湿邪为患为主，侵及脾胃、肝胆等脏腑。病初起有表证，治宜发汗解表利湿，可用桂枝加黄芪汤；病邪入里化热成实，治宜清热利湿，佐以通便，可用黄芪汤、大黄硝石汤、茵陈汤、谷疸丸、栀子大黄汤、茯苓渗湿汤等方；如寒湿内盛，可用茵陈五苓散、藿香脾饮；日久脾胃虚寒，则当健脾祛湿，方如加味四君子汤、参术健脾汤，兼血亏者可用当归白术汤、当归秦艽散。如仅身黄而目不黄，不属黄疸，而是食劳疳黄，或称萎黄，俗称黄胖，可用大温中丸、青龙散等方随证治之。

大小腑门

泄泻论

● 【原文】

《素问》云：春伤于风，夏必飧泄。丹溪云：泄泻之证，有湿、有气虚、有火、有痰、有食积。复庵云：泻水腹不痛者，湿也。饮食入胃，完谷不化者，气虚也。此即所谓餐泄。腹痛泻水，肠鸣，痛一阵泻一阵者，火也。或泻或不泻，或多或少者，痰也。腹痛而泻，泻后痛减者，食积也。更有天将明时，必溏利一次，为肾泻。或因酒积寒积食积于五鼓时即泄泻者，为脾泻。至于七情伤感，脏气不平，亦致溏泻。又有寒泻一证，大便如水，其中少有结粪者是也。泻又有虚实之分，虚则无力，不及拈衣，未便已泄出也；实则数至圊而不便，里急后重，虚坐努责是也，皆由荣卫不足，腠理空疏，风寒湿热之气，留连于肌肉之间，后因肠胃虚怯以乘袭之也。故医治之法，寒则温之，风则散之，热则清之，湿则分利之，此为不易之法。内经标本论云：泄利无问标本，先利小便。又云：治湿不利小便，非其治也。皆言当利小便，必用淡味渗泄之剂，以利之。如饮食不节，过啖生冷而成泄泻者，乃中州不运，脾胃有伤。但停滞泄泻一症，必须消其积滞，倘固止之，则蕴积于中而成滞下者，往往然也。至于泻已愈，到次年此月此日复发者，有积故也，脾主信，故至期复发，是热积，用大承气汤；寒积，用感应丸；虚者，以保和丸加三棱、蓬术之属投之。又如七情伤感所致者，必兼以调气药，随证施治，始不失其机要。大抵滑泻一症，最忌五虚，所谓五虚者，脉细，皮寒，少气，前后泄利，饮食不入，得此必死，必用参术膏早救之，亦有生者。

附方

戊己丸：治脾胃不足，湿热乘之，泄泻不止，米谷不化。

黄连（去须）　吴茱萸（去梗，炒）　白芍药各五两上为末，面糊丸桐子大。每服三十丸，空心米饮下。

胃苓汤（一名对金饮子）：治脾湿太过，泄泻不止。

平胃散　五苓散各等分

上剉，水煎服。极效。

升阳除湿汤：治脾胃虚弱，不思饮食，泄泻无度，小便黄，四肢困弱。

苍术一钱　柴胡　羌活　防风　神曲　泽泻　猪苓各五分　陈皮　大麦蘖　炙甘草各三分　升麻五分

上水煎，空心服。如胃寒肠鸣，加益智、半夏各五分，姜、枣同煎。肠不鸣不用。

人参升胃汤：治一日大便三四次，溏而不多，泄泻腹鸣，小便黄。

黄芪二钱　人参　陈皮　炙甘草各一钱　升麻七分　柴胡　当归身　益智各五分　红花少许

上水煎。稍热，食前服。

当归散：治肠胃寒湿濡泻，腹内疞刺疼痛。

当归（切，焙）　干姜（炮）　肉豆蔻（去壳，炮）　木香各五钱　诃黎勒（炮，去核）　黄连（去须，炒）各七钱五分

上为细末。每服三钱，用甘草、生姜各一分，黑豆（半生半炒）一合，水四盏，煎二盏。作二次，空心、日午调服。

参萸丸：治湿热滞气。湿热甚者，用为向导，上可治吞酸，下可治自利。

六一散七两　吴茱萸（煮过）二两

上为细末，粥丸。一方，去吴茱萸，加干姜一两，名温六丸。

附子温中汤：治中寒腹痛自利，米谷不化，脾胃虚弱，不喜饮食，懒言困

倦嗜卧。

附子（炮，去皮脐） 干姜（炮）各七钱 人参 甘草（炙） 白芍药 白茯苓（去皮） 白术各五钱 厚朴（姜制） 草豆蔻（面裹煨，去皮） 陈皮各三钱

上每服五钱，或一两，水二盏半，姜五片，煎一盏。食前温服。

桂香丸：治脏腑虚，为风寒所搏，冷滑注下不禁。老人虚人危笃屡效。

附子 肉豆蔻 白茯苓各一两 桂心 干姜 木香各五钱 丁香二钱五分

上为末，面糊丸梧子大。空心米饮下五十丸。

八味汤：治脾胃虚寒，气不升降，心腹刺痛，脏腑虚滑。

吴茱萸（汤洗七次） 干姜（炮）各二两 陈皮 木香 肉桂 丁香 人参（去芦） 当归（酒焙）各一两

上㕮咀。每服四钱，水一盏，煎七分。温服无时。

木香散：治脾胃虚弱，内夹风冷，泄泻注下，水谷不化，脐下疞痛，腹中雷鸣，及积寒久痢，肠滑不禁。

丁香 木香 当归（去芦，洗，焙） 肉豆蔻仁（炮） 甘草（炙）各二两 附子（去皮脐，醋煮，切片，焙） 赤石脂各一两 藿香叶（洗，焙）四两 诃子皮一两五钱

上为末。每服一钱，水一盏半，生姜二片，枣一枚，煎六分。空心温服。

四柱散：治元脏气虚，真阳耗散，腹脐冷痛，泄泻不止。

白茯苓 附子（炮） 人参 木香各一两

上㕮咀。每服三钱，水一盏半，姜五片，盐少许，煎。空心服。

滑泄不止，加豆蔻、诃子煎，名六柱散。

陈曲丸：磨积止泻痢，治腹中冷疼。

陈曲一两五钱　官桂　人参　干姜　白术　当归　甘草（炙）　厚朴各五钱

上为末，炼蜜丸桐子大。每服三五十丸，温酒，或淡盐汤任下，食前，日二服。

桃花丸：治肠胃虚弱，冷气乘之，脐腹搅痛，下痢纯白，或冷热相搏，赤白相杂，肠滑不禁，日夜无度。

赤石脂　干姜（炮）各等分

上为末，面糊丸梧子大。每服三十丸，空心食前米饮送下，日三服。若痢久虚滑，去积不已，用苍术二两，防风一两，剉，水一碗，煎半碗，下此丸效。

乳豆丸：治滑泄不止，诸药无效。

肉豆蔻（生，为末）

上用通明乳香，以酒浸过，研成膏丸梧子大。每服十五丸，空心米饮送下。

玉龙丸：治一切暑毒、伏暑腹胀痛。神效。

硫黄　硝石　滑石　明矾各一两

上为末，用无根水滴为丸。甘草汤下三十丸。

加味六君子汤：治一切脾胃虚弱泄泻，及伤寒病后，米谷不化，肠中虚滑，发渴微痛，久不瘥者，并治小儿脾疳，泄泻得痢。

人参　白术　白茯苓　黄芪　山药　甘草　砂仁各一两　厚朴　肉豆蔻（面裹煨，另研）各七钱五分

上为细末。每服二钱，用饭汤调服，不拘时。如渴，煎麦冬汤调服。

大藿香散：治一切脾胃虚寒，呕吐霍乱，心腹撮痛。如泄泻不已，最能取效。

藿香　木香　制青皮（麸炒）　神曲（炒）　人参　肉豆蔻（面裹煨）　良姜（炒）　麦蘖（炒）　诃子（煨，去核）　白茯苓　甘草（炒）　制厚朴　陈皮（去白）各一两　干姜（炮）五钱

上为细末。每服四钱。吐逆泄泻，不下食，或呕酸苦水，煨生姜半块，盐一捻，水煎服。水泻滑泄，肠风脏毒，陈米饮入盐热调下。赤白痢，煎甘草、黑豆汤下。脾胃虚冷，宿滞酒食，痰气作晕，入盐少许，嚼姜、枣汤热服。胃气呃噫，生姜自然汁，入盐点服。此药大能顺气消食，利膈开胃。

金锁正元丹：治肾虚泄泻，小便频数，盗汗遗精，一切虚冷之证。

龙骨（煅，另研）　朱砂（另研）各三两　茯苓八两　紫巴戟（去心）　肉苁蓉（洗，焙）　葫芦巴（焙）各一斤　补骨脂（酒浸，炒）十两　五倍子八两

上为末，酒糊丸桐子大。每服三十丸，空心温酒、盐汤任下。

四神丸：治脾胃虚弱，大便不实，饮食不思，或泄泻腹痛等证。

肉豆蔻二两　补骨脂四两　五味子二两　吴茱萸（浸，炒）一两

上为末，生姜八两，红枣一百枚，煮熟取枣肉和末丸桐子大。每服五七十丸，空心，或食前白汤送下。

固肠散：治脾胃虚弱，内受寒气，泄泻注下，水谷不分，冷热不调，下痢脓血，赤少白多，或如鱼脑，肠滑腹痛，遍数频，并心腹胀满，食减乏力。

陈米（炒）二十两　木香（不见火）一两　肉豆蔻（生用）　罂粟壳（去蒂盖，蜜炙）各二两　干姜（炮）甘草（炙）各二两五钱

上为细末。每服二钱，酒一盏，姜二片，枣一枚，煎至七分。不拘时，温服。如不饮酒，水煎亦可。忌酒、面、鱼腥等物。

附飧泄方

加减木香散：治水谷不化而完出，是为餐泄，用此方效。

木香　良姜　升麻　槟榔　人参各二钱五分　神曲（炒）二钱　肉豆蔻

（煨） 吴茱萸（泡）干姜（炮） 陈皮 砂仁各五分

上为粗末。每服四钱，水一盏半，煎一盏。食前温服。更宜加白术。

吴茱萸散：治肠痹，寒湿内搏，腹满气急，大便飧泄。

吴茱萸（汤泡，焙炒） 肉豆蔻 干姜（炮） 甘草（炙）各五钱 缩砂仁 陈曲（炒） 白术各一两 厚朴（去粗皮，姜汁炙） 陈皮（去白，焙） 良姜各二两

上为细末。每服一钱，食前用米饮调服。

草豆蔻散：治肠痹，风寒湿内攻，腹疼飧泄。

草豆蔻 陈皮（去白，焙）各一两 官桂（去粗皮） 白豆蔻仁 当归（切，焙） 木香 白术 丁香 良姜各半两

上为细末。每服一钱，食前生姜、枣汤调服。

【评析】

泄泻多因湿邪所胜和脾胃功能障碍所致。湿邪有寒湿与湿热之分，寒湿所致宜温化，方如胃苓汤、桂香丸、大藿香散、吴茱萸散、草豆蔻散等；湿热为患宜清化，方如戊己丸、参萸丸；脾胃虚寒，治宜健脾温中化湿，方如人参升胃汤、附子温中汤、八味汤、四柱散、陈曲丸等；肾阳虚衰，可用金锁正元丹、四神丸温肾止泻；病久滑脱不禁者，治宜固涩止泻，方如木香散、桃花丸、固肠散等。

滞下论

（附脱肛、大孔开、大孔痛、噤口痢、休息痢）

【原文】

今之所谓痢疾者，即古方所谓滞下是也。盖胃者，脾之腑也，为水谷之海，荣卫充焉。大肠者，肺之腑也，为传道之官，化物出焉。夫人饮食起居失

其宜，运动劳役过其节，则脾胃不充，大肠虚弱，而风冷暑湿之邪，得以乘间而入，以致有痢也必矣。古以赤为热，以白为冷，至刘河间乃谓诸痢皆由乎热，而以赤属之心火，黄属之脾土，白属之肺金，青属之肝木，黑乃热之极而反兼肾水之化。其诸泻利皆兼于湿，湿主于痞，以致怫郁，气不得宣通，湿热伤于肠胃之中，因以成肠胃之燥，故里急后重，小便赤涩。谓治诸痢，莫若以辛苦寒药，而微佐以辛热，以辛能开郁，苦能燥湿，寒能胜热，使气宣平而已。行血则便血自愈，调气则后重自除。李东垣从脾胃病者而论，则曰上逆于肺为白，下传于阴为赤。朱丹溪谓滞下因火热下迫而致里急后重。用刘氏之治湿热，李氏之保脾土，更复一一较量气血虚实以施治，三家皆发前代之未发而举其要也。因是而研究之，自其五色分五脏者言，则可见湿热之中，具有五邪之相夹。自其上逆下传气血者言，则可见五脏六腑，十二经脉之气血，诸邪皆得伤之，而为痢之赤白。自其湿热为病者言，则可见由来致成湿热之故非一端。自其分痢有虚实者言，则可见凡痢病者中所有之症，如烦躁者，咽干舌黑者，哕噫后重者，腹痛者，胀满者，脚痛肿弱之类，悉有虚实之殊。是故予于痢证直断之种种为邪，入胃以成湿热，经经受伤，其气伤则病于肺，血伤则传于心，心肺者，气血之主也，而大小肠者，又心肺之合也。至于胃为大小肠之总司，又五脏六腑十二经脉禀气之海，苟有内外之邪，凡损伤于经脏者，或移其邪入于胃，胃属土湿之化，胃受邪，则湿气不化，怫郁而成湿热矣。或心肺移气血之病，传之于合，大肠独受其病，则气凝注而成白痢，小肠独受其病，则血凝注而成赤痢，大小肠通受其病，则赤白相混而下。胃之湿热移于大小肠者亦然，但其色兼黄。若色之焦黑者，此极热兼水化之黑也，黑之光若漆者，此淤血也。然病之中于肠胃者，有邪正之分，或正气先虚而受邪，或因感邪气而致虚。肠胃之停乎积滞者，亦有新旧之别，有停食结痰所化之积秽，亦有旧积既去，而气血复郁之新滞，其旧积当先下之，而新积则不宜下者，何也？肠胃之腐熟水谷，转输糟粕者，皆赖荣卫洒陈之功，若卫气郁而不舒，荣血泣而不行，则饮食结痰停于胃，糟粕留于肠，而成滞下矣，如是者，必当下之，以通壅塞而利荣卫。若升降仍不行，而卫气复郁，荣血复泣，又成新积，若是者，不必复求邪以治，但理卫气以开通腠理，和荣血以调顺阴阳，阴阳调而腠理开，则升降之道行，积不治而自消矣。然旧积亦有不可下者，其人荣卫先虚，不能转输食积，必当先补荣卫，资肠胃之真气充溢，然后下之，庶无失矣。每见世之徒守十数方以治痢者，不过攻之、涩之而已，安知攻病之药，皆是耗气损血之剂，用之不已，甚至气散血亡，五脏空虚，精惫神去而死。其固涩之药，又足增其气郁血泣之病，转生腹胀，下为足肿，上为喘呼，诸疾作焉。世人之法，何足守乎？更当审其脉之虚实何如，如下痢脉微小者生，浮洪者难治。肠澼而频下脓血者，诊其脉，宜滑大也，若强急者，身不热则生，身热则死。临诊最宜审详，始不误也。

若滞下而脱肛一症最难为用药，热则肛门闭，寒则肛门脱，用磁石末，每服二钱，食前米饮调下，外用铁锈磨汤温洗。滞下大便不禁，其孔大开如空洞不闭者，用葱和花椒末塞谷道中，并服酸涩固肠之剂收之，如御米壳、诃子皮之类是也，神效。痢久而大孔痛者，熟艾、黄蜡、诃子熏之。然亦有寒热之分，若因热而痛，槟榔、木香、黄连、黄芩加干姜。因寒而痛，炒盐熨之，炙枳实熨之。丹溪用瓦片敲圆，如铜钱状，烧红，投童便中，急取起令干，纸裹安痛处，盖因时寒，恐外寒乘虚而入也，以人参、当归、陈皮作浓汤饮之，食淡味自安。

痢疾不纳食，或汤药入口，随即吐出者，俗名噤口。有因邪留于内，胃气伏而不宣，脾气涩而不布，故呕逆而食不得入者；有阳气不足，胃中宿食，因之未消，则噎而食卒不下者；有肝乘脾胃，发呕而饮食不入，纵入亦反出者；有水饮所停，气急而呕，谷不得入者；有火气炎炽，内格呕逆，而食不得入者；有胃气虚冷，食入反出者；有胃中邪热不欲食者；有脾胃虚弱不欲食者；有秽积在下，恶气熏蒸而呕逆，食不得入者，当各从其所因以为治。亦贵以其脉证辨之也，如脾胃不弱，问而知其头疼心烦，手足温热，未尝多服凉药者，此乃毒气上冲心肺，所以呕而不食，宜用败毒散，每服四钱，陈仓米一百粒，姜三片，枣一枚，水煎温服。若其脉微弱，或心腹膨胀，手足厥冷，初病则不呕，因服粟壳、乌梅苦涩凉药太过，以致闻食先呕者，此乃脾胃虚弱，用山药一味，剉如豆大，一半入银瓦器内炒熟，一半生用，研为末，饭饮调下。又方用石莲槌去壳，留心并肉碾为末，每服二钱，陈米饮调下。此病盖因毒气上冲心肺，借此以通心气，自觉思食，丹溪用人参、黄连（姜汁炒）浓煎汁，终日细细呷之，如吐再吃，但一呷下咽便开，痢亦自止。戴复庵用治中汤加木香五分，或缩砂一钱。

有休息痢者，多因兜住太早，积不尽除，或因痢愈而不善调理，以致时止时作，宜四君子汤加陈皮一钱，木香五分，吞驻车丸。只缘兜住积滞，遂成休息，再投去积，却用兜剂，久痢、休息痢虚滑甚者，用椿根白皮（东南行者长流水内漂三日，去黄皮切片），每一两，配人参一两，入煨木香二钱，粳米一撮，煎汤饮之。

有劳痢者，因痢久不愈，耗损精血，致肠胃空虚，变生他证，或五心发热，如劳之状，宜薠莲饮，赤多倍莲肉，白多倍山药。痢后调补，宜四君子汤，加陈皮一钱五分，即异功散，或七珍散。恶甜者，生料平胃散，加人参、茯苓各五分。

附方

芍药汤：行血调气。经曰：溲而便脓血，知气行而血止，行血则便自愈，调气则后重自除。

芍药一两　当归　黄连　黄芩各五钱　大黄三钱　桂二钱五分　甘草（炒）　槟榔各二钱　木香一钱

上九味，每服五钱，水煎，温服。

如痢不减，渐加大黄，食后服。如便后脏毒，加黄柏五钱。

白术黄芩汤：服前药痢疾虽除，更宜调和。

白术一两　黄芩七钱　甘草三钱

上㕮咀。作三服，水煎。温服。

藿香正气散：方见中食。

凡痢初发，不问赤白里急后重，频欲登圊及去而所下无多，既起而腹内复急，宜此汤加木香五分，吞感应丸以调其气，赤痢血鲜者加黑豆三十粒。

利积丸（玄珠）：下痢热恶，频并窘痛，或久不愈。诸药不止，须吐下之，以开除湿热、痞闷积滞而使气液宣行，荡其积而利自止。

黄连四两　天水散八两　当归二两　萝卜子（炒）　巴豆（去油，同黄连炒）　乳香各一两

上为末，醋糊丸桐子大。弱者服十五丸，实者二十五丸。

黄连丸：

干姜（炮）　黄连（去须）　缩砂仁（炒）　川芎　阿胶（蛤粉炒）　白术各一两　乳香（另研）三钱　枳壳（去瓤，麸炒）五钱

上为末，用盐梅三个取肉，少入醋同杵，丸梧子大。每服四十丸，白痢干姜汤下，赤痢甘草汤下，俱食前服。

黄连阿胶丸：治冷热不调，下痢赤白，里急后重，脐腹疼痛，口燥烦渴，小便不利。

黄连（去须）三两　阿胶（碎，炒）一两　茯苓（去皮）二两

上以连、苓为细末，水熬阿胶膏搜和，丸桐子大。每服二十丸，空心，温米饮下。

白头翁汤：热甚，服前丸未效，宜服此。

白头翁二两　黄连　黄柏　秦皮各三两

上四味，以水七升，煮取二升。每次温服一升，不愈更服。

阿胶梅连丸：治下痢，无问新久、赤白青黑、疼痛诸症。

阿胶（净草灰炒透明白，研，不细者再炒，研细尽）　乌梅肉（炒）　黄连　黄柏（炒）　赤芍药　当归（炒）　赤茯苓（去皮）　干姜（炮）各等分

上为末，和匀，水丸桐子大。每服十丸，温米饮食前下。

加减平胃散：《经》云：四时皆以胃气为本。久下血，　则脾胃虚损，血水

流于四肢，却入于胃而为血痢，宜服此滋养脾胃。

白术　厚朴　陈皮各一两　木香　槟榔各三钱　甘草七钱　桃仁　人参　黄连　阿胶（炒）　茯苓各五钱

上㕮咀。每服五钱，姜三片，枣一枚，水煎。温服，无时。

血多加桃仁。热泄加黄连。小便涩加茯苓、泽泻。气不下后重加槟榔、木香。腹痛加官桂、芍药、甘草。脓多加阿胶。湿多加白术。脉洪大加大黄。

茜根丸：治一切毒痢，及蛊注下血如鸡肝，心烦腹痛。

茜根（洗）　川升麻　犀角（镑）　地榆（洗）　当归（去芦，酒洗）　黄连（去须）　枳壳（去瓤，麸炒）　白芍各等分

上为末，醋煮面糊丸梧子大。每服七十丸，空心，米饮汤下。

聚珍丸：治血痢、酒痢尤效。

川百药煎　陈槐花（炒）各五钱　感应丸一帖　薄荷煎两帖　麝香少许

上为末，炼蜜丸桐子大。每服二十丸，食前服，男子龙牙草煎汤下，女人生地黄煎汤下。

十宝汤：治冷痢如鱼脑者。三服即效。

黄芪四两　熟地黄（酒浸）　白茯苓　人参　当归（酒浸）　白术　半夏　白芍　五味子　官桂各一两　甘草五钱

上为粗末。每服二钱，姜三片，乌梅一个，水煎。食前温服。

豆蔻丸：治白滞痢，腹脏撮痛。

肉豆蔻　草豆蔻（俱面裹煨熟）　枇杷叶（去毛，炙）　缩砂仁　母丁香各一两　木香　沉香各五钱　地榆二两　墨（烧红，为末）五钱

上为细末，烧粟米饭丸樱桃大。每服二丸，食前米饮化下。

万补丸：治脾胃久虚，大肠积冷，下痢白脓，或肠滑不固。久服诸药不

效，服之神验，并胎前产后皆可服。

人参　当归（切，焙）　草豆蔻（炮，去皮）　嫩茄茸（酥炙）　乳香各一两五钱　白术　阳起石（火煅，细研）　肉桂（去皮）　缩砂仁　赤石脂　钟乳粉　肉豆蔻（面裹煨）　沉香　白姜（炮）　荜拨（牛乳半盏，慢火煎干）　茴香　丁香　厚朴（去皮，姜制）　白茯苓各一两　地榆　大麦蘖（炒）　神曲（炒）各五钱　附子（炮，去皮脐）七钱　肉苁蓉（净洗，用酒浸，切，焙）二两　罂粟壳（炙）和米者二十枚

上为细末，研匀，用木瓜十五枚，去瓤蒸烂，同药末捣和丸桐子大，晒干。每服三十丸，食前米饮下。频并者，加至五七十丸。

香连丸：治下痢赤白，里急后重。

黄连（去芦，用吴茱萸十两，同炒令赤，拣去茱萸不用）二十两　木香（不见火）四两八钱八分

上为细末，醋糊丸桐子大。每服三十丸，空心，米饮下。

导气汤：治下痢脓血，日夜无度，里急后重。

木香　槟榔　黄连各六分　大黄　黄芩各一钱五分　枳壳（麸炒）一钱　芍药六钱　当归三钱

上㕮咀。作二服，水煎。食前温服。

水煮木香膏：治脾胃受湿，脏腑滑泄，腹中疼痛，日夜无度，肠鸣水声，不思饮食，每欲痢时，里急后重，或便脓血等，并皆治之。

御米壳（蜜水浸湿，炒黄）六两　乳香（研）　肉豆蔻　砂仁各一两五钱　当归　白芍　木香　丁香　诃子皮　藿香　黄连（去须）　青皮（去白）　厚朴（姜制）　甘草（炙）　陈皮（去白）各一两　干姜（炮）　枳实（麸炒）各五钱

上为细末，炼蜜丸弹子大。每服一丸，水一盏，枣一枚擘开，煎七分。和渣食前热服。

白术安胃散：治一切泻痢，无问脓血相杂，里急后重，窘痛日夜无度。及治小肠气痛，妇人脐上虚冷，并产后儿枕痛，虚弱寒热不止者。

御米壳（去顶蒂，醋煮一宿）三两　茯苓　车前子　白术　乌梅肉各一两　五味子五钱

上为粗末。每服五钱，水煎。空心，温服。

三奇散：治痢后，里急后重。

枳壳　黄芪　防风各等分

上为末。每服二钱，蜜汤调下，或米饮调亦可。

木香黄连汤：治下痢脓血，里急后重。神效。

木香　黄连　川木通　川黄柏　枳壳（麸炒）　陈皮各二钱五分　大黄三钱

上㕮咀。分作二帖，水煎。食前温服。

纯阳真人养脏汤：治大人小儿冷热不调，下痢赤白，或便脓血有如鱼脑，里急后重，脐腹疞痛，及脱肛坠下，酒毒、湿毒便血，并宜服之。

人参　白术　当归各六钱　白芍　木香各一两六钱　甘草　肉桂各八钱　肉豆蔻（面裹煨）五钱　御米壳（蜜炙）三两六钱　诃子肉一两二钱

上每服四钱，水煎。食前温服。脏腑滑泄，夜起久不瘥者，可加附子四片煎服。忌酒、面、生冷、鱼腥、油腻。

参苓白术散：治久泻及大病后、痢后调理，消渴者尤宜。

人参　干山药　莲肉（去心）　白扁豆（去皮，姜汁浸炒）各一斤半　白术（于潜者）二斤　桔梗（炒令黄色）　砂仁　白茯苓（去皮）　薏苡仁　炙甘草各一斤

上为细末。每服二钱，米汤调下。或加姜、枣煎服。或枣肉和药，丸桐子大，每服七十丸，空心米汤下。或炼蜜丸弹子大，汤化下。

归连丸：治痢，无问冷热及五色痢，入口即定。

当归　黄柏　黄芩　阿胶　熟艾各二两　黄连一两

上为末，以醇醋二升，煮胶烊，下药煮，令可为丸，如豆大。每服七八十丸，日二夜一，用米汤下。若产妇痢，加蒲黄一两，炼蜜丸。

神效参香散：治大人小儿脏气虚怯，冷热不调，积而成痢，或下鲜血，或如豆汁，或如鱼脑，或下淤血，或下紫黑血，或赤白相杂，里急后重，日夜频数，无问新久，并皆治之。

白扁豆（炒）　木香　人参（去芦）各二两　茯苓（去皮）　肉豆蔻（煨）各四两　罂粟壳（去蒂）　陈皮（去白）各十两

上为细末。每服三钱，温米饮调下，无时。

泽漆汤：治痢后肿满，气急喘嗽，小便如血。

泽漆叶（微炒）五两　桑根白皮（炙黄）　郁李仁（汤浸，去皮尖，炒熟）各三两　陈皮（去白）　白术（炒）　杏仁（汤浸，去皮尖双仁，炒）各一两　人参一两五钱

上每服五钱，生姜三片，水煎。温服，候半时辰再服，取下黄水，或小便利为度。

茯苓汤：治痢后遍身浮肿。

赤茯苓（去黑皮）　泽漆叶（微炒）　白术（炒）各一两　桑根白皮（炙黄）　射干　防己泽泻　黄芩各三两

上每服五钱匕，先以水三盏，煮大豆一合，取二盏，去豆纳药，煎取一盏。分为二服，未瘥，频服两料。上二方，须以肾气丸佐之，后方虚者禁用。

噤口痢神方：

莲子（去心皮）五钱　人参五分

上二味，用水一盏，煎五分。温服，大人加一倍，不过两服即愈。

又方：

大黑枣一枚，去核，纳蜒蚰虫一条，用铜丝扎定，入炭火煅存性，研细，擦齿，认其吐咽，即刻进饮食。

【评析】

痢疾以腹痛、里急后重、下痢赤白脓血为主症，其发生与感受外邪，或疫毒之邪，饮食不节有关。病位在肠，初起多属实热，治宜清热化湿，凉血解毒，佐以行气调血导滞，方如芍药汤、白头翁汤、茜根丸、香连丸、导气汤、木香黄连汤等；脾虚者可用加减平胃散、十宝汤、参苓白术散等方。病久正虚邪恋，时发时止，治宜扶正祛邪，方如白术黄芩汤、黄连阿胶丸、阿胶梅连丸、归连丸等；如日久脾肾阳虚，下痢不禁，可温阳化湿，固涩止痢，方如万补丸、白术安胃散、纯阳真人养脏汤等。

大便不通论

【原文】

大肠者，传道之官，变化出焉，故五脏之气，贵乎平顺，阴阳之气，贵乎不偏，然后津液流通，肠胃溢润，则传送于经矣。倘摄养乖度，三焦气涩，运道不得，于是壅结于肠胃之间，秘塞而不通焉。洁古云：脏腑之秘，不可一概治疗，有虚秘，有实秘。胃实而秘者，能饮食，小便赤，当以麻仁丸、七宣丸之类主之。胃虚而秘者，不能饮食，小便清利，厚朴汤主之。胃气实者，秘物也；胃气虚者，秘气也。且有风秘、冷秘、气秘、热秘，有老人津液干燥，及妇人分产亡血，及发汗、利小便，病后血气未复，皆能作秘，不可一例用芒硝、大黄利药，巴豆、牵牛，尤在所禁。

风秘者，由风搏肺脏，传于大肠，故传化难，或其人素有风病者，亦多有秘。宜小续命汤，去附子，倍芍药，入竹沥一杯，吞润肠丸，或活血润肠丸。冷秘者，由冷气横于肠胃，凝阴固结，津液不通，胃气闭塞，其人肠内气攻，喜热恶冷，宜藿香正气散加官桂、枳壳各五分，吞半硫丸。（眉批：热药多秘，惟硫黄暖而通。冷药多泄，惟黄连肥肠而止泄。）气秘者，由气不升降，谷气不行，其人多噫，宜苏子降气汤加枳壳，吞养正丹，或半硫丸、来复丹，若未效佐以木香槟榔丸。有气作痛，大便秘塞，用通剂而便愈不通，又有气秘，强通之，通而复秘，或迫之使通，因而下血者，此当顺气，气顺则便自通，又当求温暖之剂。热秘者，面赤身热，肠胃胀闷，时欲得冷，或口舌生疮，此由大肠热结，宜四顺清凉饮，吞润肠丸，或木香槟榔丸，实者承气汤。仲景云：脉有阳结、阴结，其脉浮而数，能食不大便者，此为实，名曰阳结也，期十七日当剧。其脉沉而迟，不能食，身体重，大便反硬，名曰阴结也，期十四日当剧。东垣云：阳结者散之，阴结者热之。前所云实秘、热秘，即阳结也，虚秘、冷秘，即阴结也。老人虚秘，及出汗、利小便过多，一切病后血气未复而秘者，宜苏子降气汤，倍加当归，吞威灵仙丸，苁蓉润肠丸尤宜。若血虚津液枯竭而秘结者，脉必小涩，面无精光，大便虽努责而不出，大剂四物汤，加陈皮、甘草、酒、红花，或导滞通幽汤，益血丹。血少有热者，脉洪数，口干，小便赤少，大便秘硬，润燥汤、益血润肠丸、四物汤加酒芩、栀子、桃仁、红花。诸如蜜导、胆导，亦因诸秘服药不通，或虚人畏服利药用之，不可执以为常法也。丹溪云：予观古方通大便，皆用降气品剂，盖肺气不降，则大便难以传送，用枳壳、沉香、诃子、杏仁等是也。又老人、虚人、风人、津液少而秘者，宜以药滑之，用胡麻、麻仁、阿胶等是也，如妄以峻利药逐之，则津液走，气血耗，虽暂通而即秘，且更生他病矣，慎之慎之。

附方

麻仁丸：治肠胃热燥，大便秘结。

厚朴（去皮，姜制炒）　芍药　枳实（麸炒）各半斤　大黄（蒸，焙）一斤　麻仁（别研）五两　杏仁（去皮尖，炒）五两五钱

上为末，炼蜜丸梧子大。每服二十丸，临用温水下，大便通利则止。

《宝鉴》麻仁丸：顺三焦，和五脏，润肠胃，除风气，治冷热壅结，津液

耗少，令人大便秘难，或闭塞不通。若年高气弱，及有风人大便秘涩，尤宜服之。

枳壳（去瓤，麸炒） 白槟榔（煨） 菟丝子（酒浸，另末） 山药 防风（去叉枝） 山茱萸 肉桂（去粗皮） 车前子各一两五钱 木香 羌活各一两 郁李仁（去皮，另研） 大黄（半蒸半生） 麻仁（另捣研）各四两

上为细末，入别研药和匀，炼蜜丸桐子大。每服十五丸至二十丸，温汤临卧服。

七宣丸：疗风气结聚，宿食不消，兼砂石皮毛在腹中，及积年腰脚疼痛，冷如冰石，脚气冲心烦愦，头旋暗倒，肩背沉重，心腹胀满，胸膈痞塞。及风毒连头面肿，大便或秘，小便时涩，脾胃虚痞不食，脚转筋挛急掣痛，心神恍惚，眠寐不安。东垣云：治在脉则涩，在时则秋。

桃仁（去皮尖，炒）六两 柴胡（去苗） 诃子皮 枳实（麸炒） 木香各五两 甘草（炙）四两 大黄（面裹煨）十五两

上为末，炼蜜丸桐子大。每服二十丸，食前、临卧各一服，米饮下，以利为度。觉病势退，服五补丸，此药不问男女老幼皆可服，量虚实加减丸数。

厚朴汤：

厚朴（制） 陈皮 甘草各三两 白术五两 半夏曲 枳实（麸炒）各二两

上为粗末。每服三五钱，水一盏半，姜三片，枣一枚，煎八分。食前大温服。

小续命汤：治风秘。方见中风。

润肠丸：通治胃中伏火，大便秘涩，或干燥不通，全不思食。乃风结血秘，皆令闭塞，须润燥和血疏风，则自然通矣。

羌活 当归梢 大黄（煨）各五钱 麻仁 桃仁（泡，去皮尖）各一两

上为末，除麻仁、桃仁另研如泥外，为细末，蜜丸桐子大。每服三五十丸，空心，白汤下。

活血润肠丸：通治大便风秘、血秘，时常结燥。

当归梢一钱　防风二钱　羌活　大黄（煨）各一两　麻子仁二两五钱　桃仁（研如泥）二两　皂角仁（炮存性，其性得湿则滑，滑则燥结自除）去皮秤一两

上除桃仁、麻仁另研如泥外，为极细末，炼蜜丸桐子大。每服五十丸，白汤下。二三服后，须以苏子、麻子粥，每日早晚食之，大便日久再不结燥。余药以瓷器盛之，纸密封，勿使见风。

藿香正气散：治冷秘。方见中食。

半硫丸：治年高冷秘、虚秘及痃癖冷气。

半夏（汤洗七次，焙干，为细末）　硫黄（明净好者，研令极细，用柳木槌子杀过）各等分

上以生姜自然汁同熬，入干蒸饼末，搅和匀，入臼内杵数百下，丸梧子大。每服十五丸至二十丸，无灰温酒，或生姜汤任下，妇人醋汤下，俱空心服。

苏子降气汤（《证治准绳》）：见诸气。

养正丹：见《集效方》。

来复丹：见中暑。

木香槟榔丸：见腹痛。俱治气闭。

四顺清凉饮：见腹痛。治热秘。

大承气汤：

大黄　芒硝　厚朴（去粗皮）　枳实各五钱

上剉如麻豆大。分半，用水一盏半，生姜三片，煎六分，纳硝煎，去渣服。

小承气汤：

大黄五钱　厚朴（去粗皮）　枳实各三钱

上剉如麻豆大。分作二服，水一盏，姜三片，煎至半盏，绞汁服。未利再服。

脾约麻仁丸：治肠胃热燥，大便秘结。

麻仁（另研）五两　大黄（蒸，焙）一斤　厚朴（去粗皮，姜制炒）　枳实（麸炒）　芍药各八两　杏仁（去皮尖，炒）五两五钱

上为细末，炼蜜丸梧子大。每服二十丸，临卧用温白汤送下。大便利即止。

威灵仙丸：治虚秘，年高气衰，津液枯燥，大便秘结。

黄芪（蜜炙）　枳实　威灵仙各等分

上为末，蜜丸梧子大。每服五七十丸，不拘时，姜汤、白汤任下。忌茶。

苁蓉润肠丸：治发汗、利小便亡津液，大腑秘，老人虚人皆可服。

肉苁蓉（酒浸，焙）二两　沉香（另研）一两

上为末，麻子仁汁打糊丸梧子大。每服七十丸，空心，米饮送下。

四物汤：见虚劳。

导滞通幽汤：治幽门不通上冲，吸门不开，噎塞，气不得上下，大便难。脾胃初受热中，多有此症，治在幽门，以辛润之。

当归身　升麻梢　桃仁泥　甘草（炙）各一钱　红花少许　熟地　生地各五分

上水二大盏，煎一盏，调槟榔细末五分，稍热服。

益血丹：治大便燥，久虚亡血。

当归（酒浸，焙）　熟地黄各等分

上为末，炼蜜丸弹子大。细嚼，酒下一丸。

润燥汤：

当归身一钱　升麻梢二钱　桃仁泥一钱　生甘草一钱　熟地一钱　生地二钱　麻仁泥一钱　大黄（煨）一钱　红花五分

上除麻仁、桃仁泥外，剉如麻豆大。作一服，入桃仁，煎一盏。空心，稍热服。

活血润燥丸：

防风三钱　大黄（湿纸裹，煨）　羌活各一两　桃仁（研如泥）二两　皂角仁（烧存性，去皮）一两五钱　麻仁（研如泥）二两五钱　当归梢一钱

上除麻仁、桃仁另研如泥外，为极细末，炼蜜丸桐子大。每服五十丸，白汤下三两。服后，须以麻子、苏子粥，每日早晚食之，大便日久自不结燥。药以瓷器盛之，纸封，无令见风。

五仁丸：治津液枯竭，大肠秘涩，传道艰难。

桃仁　杏仁（炒，去皮）各一两　柏子仁五钱　松子仁一钱二分五厘　郁李仁（炒）一钱　陈皮（另为末）四两

上将五仁另研如膏，入陈皮末研匀，炼蜜丸梧子大。每服五十丸，空心，米饮下。

黄芪汤：治年高老人大便秘涩。

绵黄芪　陈皮（去白）各五钱

上为末。每服三钱，用大麻仁一合烂研，以水投取浆水一盏，滤去渣，于银石器内煎，候有乳起，即入白蜜一大匙，再煎令沸，调药末，空心食前服。秘甚者，不过两服愈，常服即无秘涩之患。此药不冷不燥，其效如神。

益血润肠丸：

熟地六两　杏仁（炒，去皮尖）　麻仁（以上三味俱杵膏）各三两　枳壳（麸炒）　橘红各二两五钱　阿胶（炒）　肉苁蓉各一两五钱　苏子　荆芥各一两　当归三两

上末之，以前三味膏同杵千余下，仍加炼蜜丸桐子大。每服五六十丸，空心，白汤下。

木香和中丸：治实秘。

木香　沉香　白豆蔻　枳实　槟榔　蓬术　青皮　陈皮　当归（酒洗）黄芩　木通　黄连　缩砂　猪牙皂角（去皮弦并子，蜜水润炙干）　郁李仁（汤去皮）　三棱各净末一两　大黄四两　香附三两　黄柏二两　牵牛（头末）三两

上为末，水丸。每服三钱重，白汤下，或姜汤下。

脾积丸：治饮食停滞，腹胀痛闷，呕恶吞酸，大便秘结。

蓬莪术三两　京三棱二两　青皮（去白）一两　良姜（同蓬术、三棱，用米醋一升于瓷瓶内煮干，乘热切，焙）　南木香各五钱　不蛀皂角（烧存性）三大锭　百草霜（村庄家锅底者佳）

上末，用川巴豆五钱，去壳研如泥，渐入药末研和，面糊丸麻子大。每服五十丸，加至六十丸，橘皮煎汤下。

附通治方

神功丸：三焦气壅，心腹痞闷，大腑风热，大便不通，腰腿疼痛，肩背重

疼，头昏面热，口苦咽干，心胸烦躁，睡卧不安，及治脚气，并素有风人大便结燥。

火麻仁（另捣如膏） 人参各二两 诃黎勒皮 大黄（锦纹者，面裹煨）各四两

上为细末，入麻仁捣研匀，炼蜜丸桐子大。每服二十丸，温汤下，食后临卧酒、米饮皆可服。如大便不通，可倍丸数，以利为度。

麻黄白术汤：

麻黄（不去根节） 白豆蔻 炒曲各五分 吴茱萸 白茯苓 泽泻各四分 桂枝 厚朴 柴胡 白术 苍术 青皮 黄连（酒浸） 黄柏（酒浸） 黄芪 人参 猪苓各三分 升麻 橘红各二分 杏仁四枚 生甘草 熟甘草各一分

上㕮咀。分作二服，每服水二大盏半，先煎麻黄沸去沫，再入诸药同煎至一盏。稍热食远服。

【评析】

大便不通，即便秘，可见于多种疾病中，辨证可分虚实两端。实者多为热结气滞，治宜清热润肠，方如麻仁丸、润肠丸、活血润肠丸、润燥汤等；或清热泻下，可用大承气汤、小承气汤等方；或行气导滞，方如厚朴汤、木香槟榔丸、木香和中丸等。虚者多因气血亏虚，治宜益气养血通便，方如四物汤、导滞通幽汤、益血丹、黄芪汤、益血润肠丸等；如阳虚寒凝，可用半硫丸、苁蓉润肠丸等方治疗。

小便不通论

【原文】

小便不通，多由饮酒房劳，或动役冒热，或饮冷逐热，以致气血虚损，遂成是症。东垣大法，小便不通，皆邪热为病，分在气在血而治之，以渴与不渴而辨之。如渴而不利者，热在上焦肺分故也，夫小便者，是足太阳膀胱经所主

也，肺合生水，若肺热不能生水，是绝其水之源。经云：虚则补其母，宜清肺散，猪苓汤，五苓散，茯苓琥珀汤，红秫散之类治之。如不渴而小便不通者，热在下焦血分，故不渴而小便不通也，热闭于下焦者，肾也、膀胱也，乃阴中之阴，阴受热邪，闭塞其流。易上老云：寒在胸中，遏塞不入，热在下焦，填塞不便，须用感北方寒水之化，气味俱阴之药，以除其热，泄其闭塞。内经云：无阳则阴无以生，无阴则阳无以化。以滋肾丸，黄连丸，导气除湿汤之类治之。

丹溪云：小便不通，属气虚、血虚有实热、痰气闭塞，皆宜吐之，以提其气，气升则水自降，盖气承载其水者也。气虚用参、术、升麻等先服后吐，或就参、芪药中调理吐之。血虚用四物汤先服后吐，或就芎归汤探吐之。痰多，二陈汤先服后探吐之。痰气闭塞，二陈加香附、木通探吐之。实热当利，或用八正散，盖大便通则小便自通矣。或问以吐法通小便，方论未有，理将安在？丹溪曰：吾以吐通水，取其气化而已。辟如滴水之器，上窍闭，而下窍无以自通，必上窍开而下窍之水出焉。

若小腹痛胀如覆碗者为实，亦分在气在血，气壅塞于下者，木香流气饮。血污于下者，桃仁煎、牛膝膏。《经》云：肾合膀胱，膀胱者，津液之腑也。小肠属肾，肾上连肺。三焦者，中渎之府也，水液出焉，是属膀胱，乃肾之腑也[1]。又云：膀胱者，州都之官，津液藏焉，气化则能出矣。由是言之，膀胱藏水，三焦出水。小肠属肾、肺，故东垣用清肺饮子、滋肾丸利小便者，此之谓也。

附气分热方

清肺散：治渴而小便闭，或黄或涩。

茯苓二钱　猪苓三钱　泽泻　瞿麦　琥珀各五分　灯心一分　萹蓄七分　木通七分　通草二分　车前子（炒）一钱

上为细末。每服五钱，水一盏半，煎至一盏。稍热服。

红秫散：治小便不通，上喘。

萹蓄一两五钱　灯心一百枚　红秫黍根二两

上㕮咀。每服五钱，用河水二盏，煎七分。空心食前热服。

附血分热方

滋肾丸：治下焦阴虚，脚膝软无力，阴汗阴痿，足热不能履地，不渴而小便闭。

黄柏（酒洗，焙）　知母（酒洗，焙）各二两　肉桂二钱

上为细末，熟水为丸，如芡实大。每服百丸，加至二百丸，百沸汤空心下。

黄连丸（即滋阴化气汤）：治因服热药，小便不利，诸药不效者，或脐下痛不可忍。

黄连（炒）　黄柏（炒）　甘草各等分

上㕮咀。水煎。食前温服。如再不通，加知母。

导气除燥汤：治小便不通，乃血涩致气不通而窍涩也。

知母（酒制）三钱　黄柏（酒制）四钱　滑石（炒黄）二钱　泽泻末三钱　茯苓（去皮）二钱

上和匀，每服五钱，水煎。稍热，空心服。如急闭小便，不拘时服。

四物汤：见虚劳。

芎归汤：即佛手散。见胎动不安。

二陈汤：见痰饮。

八正散：治大人小儿心经邪热，一切蕴毒，咽干口燥，大渴引饮，心忪面赤，烦躁不宁，目赤睛疼，唇焦鼻衄，口舌生疮，咽喉肿痛。又治小便赤涩，

或癃闭不通，及热淋、血淋，并宜服之。

瞿麦　萹蓄　车前子　滑石　甘草（炙）　山栀仁　木通　大黄（面裹煨，去面，切，焙）各一斤

上为散。每服二钱，水一盏，入灯心，煎七分。食后临卧温服。小儿量力，少少与之。

木香流气饮：治气留滞四肢，腹急中满，胸膈胁肋膨胀，虚气上冲，小便臭浊。

木香　猪苓　泽泻　赤茯苓　半夏　枳壳　槟榔　灯心草　苏子各等分

上剉散。每服一两，水煎，入麝香末少许，同服。

桃仁煎：治妇人积血。

桃仁　大黄　朴硝各一两　虻虫（炒黑）五钱

上四味为末，以醇醋二升半，银石器内慢火煎取一升五合，下前四味药末，不住手搅，良久出之，丸梧子大。前一日不用晚饭，五更初温酒吞下五丸。日午取下如赤豆汁，或如鸡肝、蛤蟆衣状，未下再作，如见鲜血即止，续以调血气药补之。

牛膝膏：见淋证。

附实证方

木通汤：治小便不通，小腹痛不可忍。

木通　滑石各五钱　牵牛（取头末）二钱五分

上作一服，灯心十茎，葱白一茎，水煎。食前服。

附虚证方

八味丸：治肾虚小便不通，或过服凉药而秘涩愈甚者。每服五十丸，温盐汤下。方见虚劳。

利气散：治老人气虚，小便闭塞不通。

绵黄芪（去芦） 陈皮（去白） 甘草各等分

上剉散。每服三钱，水一盏，煎服，自然流通。

参芪汤：治心虚客热乘之，小便涩数，数而滴沥不快。

赤茯苓七钱五分 生干地黄 绵黄芪（去芦） 桑螵蛸（微炙） 地骨皮（去骨）各五钱 人参（去芦） 北五味子（去梗） 菟丝子（酒浸，研） 甘草（炙）各二钱五分

上剉散。新汲水一盏煎，临热入灯心二十一茎。温服。

附通治方

蒲黄散：治心肾有热，小便不通。

蒲黄（生用） 木通 荆芥 车前子 桑白皮 滑石 灯心 赤芍药 赤茯苓 甘草（炙）各等分

上为细末。每服二钱，食前用葱白、紫苏煎汤调服。

治小便不通数日欲死者神效方：

桃枝 柳枝 木通 旱莲子 汉椒 白矾 葱白一握 灯心一束

上细剉。以水三斗，煎至一斗五升，用瓷瓶热盛一半药汁，熏外肾，周回以被围绕，辄不得令外风入，良久便通，如赤豆汁。若冷即换之，其功甚大。一方，无旱莲子。

牛膝汤：治小便不通，茎中痛，及治女人血结，腹坚痛。

牛膝（根叶一握，生用） 当归（焙）一两 黄芩（去黑心）五钱

上剉碎。每服五钱匕，水一盏半，煎七分。温服三日。

【校注】

［1］肾合膀胱……乃肾之腑也：语出《灵枢·本输》："肾合膀胱，膀胱

者，津液之府也。少阳属肾，肾上连肺，故将两藏。三焦者，中渎之府也，水道出焉，属膀胱，是孤之府也。”

【评析】

小便不通，排尿困难，又称癃闭，虽病在膀胱，但与三焦气化相关，而三焦气化依靠肺、脾、肾三脏维持，故本病的治疗首分虚实。实者治以清湿热、利水道，方如清肺散、黄连丸、导气除燥汤、八正散等；如有瘀血阻滞，可用桃仁煎、牛膝汤等以散瘀结。虚者治宜健脾补肾，利尿降浊，方如八味丸、利气散、参芪汤等。

痔疮论

【原文】

《内经》曰：因而饱食，筋脉横解，肠澼为痔。则知痔也者，乃素积湿热，过食炙煿，或因久坐而血脉不行，又因七情而过伤生冷，以及担轻负重，竭力远行，气血纵横，经络交错，又或酒色过度，肠胃受伤，致浊气瘀血，流注肛门，俱能发痔。此患不论老幼男妇皆然，盖有生于肛门之内，有突于肛外之傍，治分内外，各宜提防。大者若莲花、蜂窠、翻花、鸡冠、菱角、珊瑚等状，小者如樱珠、鼠尾、牛奶鸡心、核桃、蚬肉等形，故毒深者，其形异而顽恶，毒浅者，其形正而平常。久则崩溃成漏，新则坠肿刺疼，甚者粪从孔出，血从窍流，气血日有所损，形容渐有所削，若不早治，终至伤人。俗医多用针刀砒硇线坠等法，患者闻此，莫不因循而怕医治。予观陈若虚之疗此症也，药味数品，从火煅炼，性即纯和，百试百验。凡疗内痔，先用通利药，荡涤脏腑，然后用唤痔散，涂入肛门片时，内痔自然泛出，即用葱汤洗净，搽枯痔散，早午晚每日三次，次次用温汤洗净搽药，轻者七日，重者十一日，其痔自然枯黑干硬，停止枯药，其时痔边裂缝流脓，换用起痔汤，日洗一次，待痔落之后，换搽生肌散，或凤雏膏等药，生肌敛口，虚者兼服补药，其口半月可

完。必待百日，方可入房。若外痔则用消毒散煎洗，随用枯痔散，照内痔搽法禁忌，自无不效。至于穿肠久漏，另有二方，亦具于后，皆不用针刀挂线，效如拾芥耳。

大抵初起及已成，渐大而便涩作痛者，宜润燥滋阴。肛门下坠，大便去血时，或疼痛坚硬者，宜清火渗漏。紫色疼痛，大便虚秘，兼作痒者，宜凉血祛风，疏利湿热。肿痛坚硬，后重坠刺，便去难者，外宜熏洗，内当宣利。内痔去血，登厕脱肛而难上收者，当健脾升举中气。便前便后下血，面色萎黄，心忪而鸣者，宜养血健脾。诸痔欲断其根，必须枯药，当完其窍，必杜房劳乃愈。

附方

防风秦艽汤：治痔疮不论新久，肛门便血、坠重作疼者并效。

防风　秦艽　当归　川芎　生地　白芍　赤茯苓　连翘各一钱　槟榔　甘草　栀子　地榆　枳壳　槐角　白芷　苍术各六分

上水煎。食前服。便秘者加大黄二钱。

提肛散：治气虚肛门下坠及脱肛便血，脾胃虚弱等症。

川芎　归身　白术　人参　黄芪　陈皮　甘草各一钱　升麻　柴胡　条芩　黄连　白芷各五分

上水煎。食远服。

加味四君子汤：治痔疮痔漏，下血不止，面色萎黄，心忪耳鸣，脚弱气乏，及一切脾虚口淡，食不知味等症。又治中气虚，不能摄血，致便血不禁者，并效。

人参　白术　茯苓　白扁豆　黄芪（炙）　甘草（炙）各一钱

上姜一片，枣二枚，水煎。食前服。

当归郁李汤：治痔疮大便结燥，大肠下坠，出血苦痛不能忍者。

当归　郁李仁　泽泻　生地黄　大黄　枳实　苍术　秦艽各一钱　麻子仁（研）各一钱五分　皂角一钱

上水煎。空心服。

芎归汤：治便血或失血过多，兼妇人产后血虚烦热，头眩昏晕，盗汗等症。

川芎三钱　当归（酒拌）五钱

上水煎。食前服。自汗手足冷者，加人参二钱。

三黄二地汤：治肠风诸痔便血不止，及面色萎黄，四肢无力。

生地黄　熟地黄各一钱五分　苍术　厚朴　陈皮　黄连　黄柏　黄芩　归身　白术　人参各一钱　甘草　防风　泽泻　地榆各六分　乌梅二个

上水煎。食前服。

粟壳散：治诸痔作疼，及肠风下血，诸药不止者，宜服之。

粟壳（温汤泡，去内瓤并蒂，切丝，蜜水拌炒）二钱　当归　陈皮　秦艽　黄芪　生地黄　熟地各一钱　黄柏　黄芩　人参　苍术　厚朴　升麻各六分　荷叶蒂七个　甘草五分　地骨皮一钱二分

上水煎。食前服。或为细末，每服二钱，空心，温酒调服。

洗痔枳壳汤：治痔疮肿痛，肛门下坠，毋论新久，洗之痛自消。

枳壳二两　癞蛤蟆草（一名荔枝草，四季常有，面青背白麻纹垒垒者是）二两

上用河水二瓢，同上二味煎数滚，先熏后洗，良久汤留，再热熏洗。甚者三次即消，洗净当搽后药。

五倍子散：治诸痔举发，坚硬疼痛难忍，或脏毒肛门泛出，肿硬不收亦效。

用五倍子大者敲一小孔，以阴干癞蛤蟆草揉碎，填塞五倍子内，用纸塞孔，湿纸包煨片时，取出待冷，去纸，碾为细末，每一钱加轻粉三分、冰片五厘，共研极细。待前汤洗后，用此干搽痔上，即睡勿动，其肿痛即除。凡外痔用二方搽洗亦可除根，永不再发，极效。

田螺水：治痔疮坚硬作痛，及脱肛肿泛不收者并用之。

以大田螺一枚，用大冰片五厘研末，将尖刀挑起螺盖，冰片入内，平放片时，待螺渗出浆水，用鸡翎蘸搽患上，勤勤扫之，其肿痛自然消散。

唤痔散：凡医内痔不得出，用此药填入肛门，其痔即出。

草乌（生用）一钱　刺猬皮（烧存性）一钱　枯矾五钱　食盐（炒）三钱　麝香五分　冰片二分

上碾细末，先用温汤净洗肛门，随用津唾调药三钱，填入肛门，片时痔即当出，去药上护痔膏。

护痔膏：用唤痔散痔出之后，先用此药，围护四边好肉。

白及　石膏　黄连各三钱　冰片三分　麝香三分

上共研细末，鸡蛋清调成膏，护住四边好肉，方上枯痔散。

枯痔散：凡痔疮泛出，即用此药涂之。年浅者五七日，年深者八九日，待痔干黑后，不用此药，每日用落痔汤洗之。

白矾二两　蟾酥二钱　轻粉四钱　砒霜一两　天灵盖（用清泉水浸，以天灵盖煅红，水内浸煅七次）四钱

上共研极细末，入小新铁锅内，上用粗瓷碗密盖，盐泥封固，炭火煅至二炷京香，待冷，取开，将药研末搽痔上，每日辰、午、申三时用温汤洗净，上药三次，上至七八日，其痔枯黑坚硬，住药裂缝，待其自落，换洗起痔汤。

起痔汤：治痔上枯药之后，黑色坚硬裂缝，宜此药洗。

黄连　黄柏　黄芩　大黄　防风　荆芥　栀子　苦参　甘草各一两　朴硝五钱　槐角一两

以上药分作三次，用水煎洗，待痔落之后，换搽生肌散。

生肌散：治痔上枯药之后，脱落孔窍不收者，宜用此药掺之。

乳香　没药各一两　海螵蛸（水煮）五钱　黄丹（飞炒）四钱　赤石脂（煅）七钱　龙骨（煅）四钱　血竭三钱　熊胆四钱　轻粉五钱　冰片一钱　麝香八分　珍珠（煅）二钱

共研极细末，瓷罐收贮。早晚日搽二次，盖膏渐敛而平。

洗痔肿痛方：

鱼腥草　苦楝根　朴硝　马齿苋　瓦楞花各一两

上水十碗、煎七八碗，先熏后洗，诸痔肿痛可消。

生肌凤雏膏：

鸡蛋十余个煮熟，去白用黄，铜杓内熬油倾入盏内，约油三钱，加轻粉细末一钱，乳香、血竭、龙骨各末五分，共入油内和匀。每日早、午、晚，鸡翎蘸涂患孔内，膏盖避风，深者半月可以完口。

脏连丸：治痔无论新久，但举发便血作痛，肛门坠重者。

黄连净末八两，用公猪大脏尽头一段，长一尺二寸，温汤洗净，将连末灌入脏内，两头以线扎紧，用时酒二斤半，砂锅内煮，以酒将干为度，取起，脏药共捣为泥。如药烂，再晒一时许复捣，丸桐子大。每服七十丸，空心温酒送下，久服除根。

胡连追毒丸：治痔漏不拘远年近日，有漏通肠，污从孔出者。先用此丸追尽脓毒，服后丸药自然取效，最稳。

胡黄连（切片，姜汁拌炒）一两　刺猬皮（炙，切片，再炒黄为末）一两

麝香二分

上用软饭为丸麻子大。每服一钱，食前酒下。服药后脓水反多，是药力到也，勿惧之。

黄连闭管丸：

胡黄连（净末）一两　穿山甲（麻油内煮黄色）　石决明（煅）　槐花（微炒）各末五钱

上炼蜜丸麻子大。每服一钱，空心清米汤送下，早晚日进二服，至重者四十日而愈。此方不用针刀、挂线，不受苦楚，诚起痼疾之良方也。如漏之四边有硬肉突起者，加蚕茧二十个，炒末和入药中，此及遍身，诸漏皆效。

补中益气汤、四物汤、六味地黄丸：见伤劳倦、虚劳。

附治十八种痔漏法

凡用药线插入痔孔内，早晚二次，初时每次插药三条，四日后，每次插药五、六条，上至七、八日，药方满足，痔变紫黑，方住插药，候痔四边裂缝流脓，至二十四日，期满痔落，用甘草汤洗净，换搽前凤雏膏，或玉红膏，俱可生肌收敛。虚弱者，兼服养血健脾之药，最为稳当。大抵医人能取痔者，皆此方也，不可轻其药而弃之。

【评析】

痔疮，又名痔核，泛指多种肛门部疾病。其病机主要是湿热内结，生风化燥，浊气瘀血下注肛门，治疗分内、外等法，内治以清热凉血，润燥疏风为主，方如防风秦艽汤、当归郁李汤、三黄二地汤等；脾虚者可用提肛散、加味四君子汤、补中益气汤等方。外治有熏洗，方如洗痔枳壳汤、起痔汤、洗痔肿痛方等，有清热解毒，敛疮等作用；有搽药涂敷，方如五倍子散、唤痔散、护痔膏等，有清热活血，消痔等作用。此外，痔漏者可用胡连追毒丸、黄连闭管丸治之。

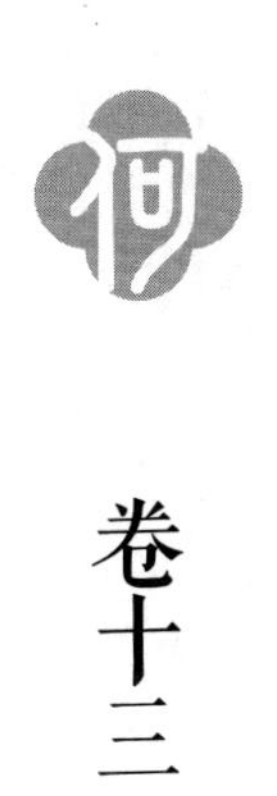

卷十三

淋证论

（附胞痹）

【原文】

淋之为病，尝观《病源论》，谓由肾虚而膀胱热也。膀胱与肾为表里，俱主水，水入小肠与胞行于阴为溲便也。若饮食不节，喜怒不时，虚实不调，脏腑不和，致肾虚而膀胱热，肾虚则小便数，膀胱热则水下涩，数而且涩，则淋沥不宣，故谓之淋。其状小腹弦急，痛引于脐下，小便出少气数，及分石淋、劳淋、血淋、气淋、膏淋、冷淋。其石淋者，有如沙石；劳淋者，劳倦即发；血淋者，心主血，气通小肠，热甚则搏于血脉，血得热则流行入胞中与溲俱下；膏淋者，肥液若脂膏，又名肉淋；气淋者，胞内气胀，小腹坚满，出少喜数，尿有余沥；冷淋者，冷气客于下焦，邪正交争，满于胞内，水道不宣，先寒战，然后便数成淋，如此可谓论悉病情矣。考之《内经》，则淋病之因，又有不止于此者，大纲有二，曰湿，曰热，热甚则生湿，湿生则水液浑凝结而为淋。不独此也，更有人服金石药者，入房太甚，败精流入胞中，即及饮食痰积渗入者，则皆成淋。故治淋者，宜各求其本也。淋症切忌发汗，发汗则必便血。

有胞痹[1]者，小腹膀胱，按之内痛，若沃以汤，涩于小便，上为清涕。夫膀胱者，州都之官，津液藏焉，气化则能出矣。今风寒湿之邪气客于胞中，则气不能化出，故胞满而水道不通，其证小腹膀胱，按之内痛，若沃以汤，涩于小便，以足太阳经，其直行者，上交巅，入络脑，下灌鼻窍，则为清涕也。宜肾着汤、茯苓丸之类治之。

妊娠淋者，妊妇胞系于肾，肾间虚热而成斯证，甚者心烦闷乱，名曰子淋也。产后淋者，因热客于脬，虚则频数，热则涩痛，气虚兼热，血入胞中，则血随小便出而为血淋也。皆悉有效方以施治焉。大抵淋证脉盛大而实者生，虚小而涩者死，下焦气血干者死。

附方

肾着汤：见伤湿。

茯苓丸：治胞痹，小便内痛。

赤茯苓　防风　细辛　白术　泽泻　官桂各五钱　瓜蒌根　紫菀　附子　黄芪　芍药　甘草（炙）各七钱五分　生地黄　牛膝（酒浸）　山药　独活　半夏（汤泡）　山茱萸各二钱五分

上为细末，蜜丸桐子大。每服十丸，食前温酒下。

巴戟丸：治胞痹，脐腹痛，小便不利。

巴戟（去心）一两五钱　桑螵蛸（切破，麸炒）　杜仲（去粗皮，酥炙）　生地（焙）　附子（炮，去皮脐）　肉苁蓉（酒浸，去皮，切，焙）　续断　山药各一两　远志（去心）三钱　石斛（去根）　鹿茸（酥炙）　菟丝子（酒浸一宿，别捣）　山茱萸（去核）　五味子　龙骨　官桂各七钱五分

上为细末，入别捣药研和令匀，炼蜜丸桐子大。每服三十丸，空心温酒下，日再服。

附热淋方

石韦散：治胃气不足，膀胱有热，水道不通，淋沥不止，出少起数，脐腹急痛，蓄作有时，劳倦即发，或尿如豆汁，或便出砂石，并皆治之。

芍药　白术　滑石　葵子　瞿麦　石韦（去毛）　木通各二两　当归（去芦）　甘草（炙）王不留行各一两

上为细末。每服二钱，煎小麦汤空心调下，日二三服。

五淋散：治膀胱有热，水道不通，淋沥不止，脐腹急痛，或尿如豆汁，或如砂石，膏淋尿血。

山茵陈　淡竹叶各一钱　木通　滑石　甘草（炙）各一钱五分　山栀仁（炒）　赤芍药　赤茯苓各二钱

上作一服，水煎。食前服。

郁金黄连丸：治心火炎上，肾水不升，致使水火不得相济，故火独炎上，水流下淋，膀胱受心火所炽而浮，囊中积热，或癃闭不通，或遗泄不禁，或白浊如泔水，或膏淋如脓，或如栀子汁，或如砂石，或如粉糊。俱为热证，此药甚效。

郁金　黄连各一两　琥珀（研）　大黄（酒浸）　黄芩各二两　白茯苓　滑石各四两　黑牵牛（炒，取头末）三两

上为细末，滴水为丸，如桐子大。每服五十丸，空心白汤下。

榆白皮汤：治热淋，小腹胀满，数涩疼痛。

榆白皮　赤茯苓　甘遂（煨）　瞿麦　犀角屑　山栀子　木通　子芩　滑石各五钱　川芒硝一两

上为散。每服三钱，水一盏，煎至五分。食前温服。

瞿麦汤（《圣济总录》）：治心经蕴热，小便淋涩赤痛。

瞿麦穗七钱五分　冬瓜子　茅根各五钱　黄芩（去黑心）六钱　木通二钱五分　竹叶一把　滑石（研为细末，分作三帖）二两　葵子二合

上除滑石外，粗捣筛。分作三剂，每剂用水三盏，煎二盏，去渣，入滑石末一帖搅匀。食前温服。

麦门冬散：治心热气壅，涩滞成淋，脐下妨闷。

麦门冬（去心）　木通　赤芍药　葵子各一两　滑石二两　川芒硝一两五钱

上为散。每服四钱，水一盏，姜五厘，葱白二茎，煎六分。食前温服。

附气淋方

瞿麦汤：

瞿麦穗　当归（切，焙）　羌活（去芦）　木通　牵牛　延胡索　桔梗

大腹皮　射干　黄连（去须）　大黄（蒸）各一两五钱　桂心（去粗皮）五钱　枳壳（麸炒）一两五钱

上㕮咀。每服四钱匕，水一盏半，生姜七片，煎八分。不拘时温服。

沉香散：治气淋，多因五内郁结，气不舒行，阴滞于阳而致壅滞，小腹胀满，便尿不通，大便分泄，小便方利。

沉香　石韦（去毛）　滑石　王不留行　当归各五钱　葵子　白芍药各七钱五分　甘草　橘皮各二钱五分

上为末。每服二钱，煎大麦汤下。

榆枝汤：

榆枝五钱　石燕子三枚

上捣筛，每服三钱匕，水一盏，煎七分。不拘时温服。

附血淋方

牛膝膏：治死血作淋。

桃仁（去皮，炒）　归尾（酒洗）各一两　牛膝（去芦，酒浸一宿）四两　赤芍药　生地（酒洗）各一两五钱　川芎五钱

上俱剉片，用甜水十钟，炭火慢慢煎至二钟，入麝香少许。分作四次，空心服。如夏月，用凉水换，此膏不坏。

立效散：治小便淋闭作痛，有时尿血，下焦结热。

瞿麦穗　山栀子（炒）　甘草各三钱

上作一服，水二钟，煎一钟。食前服。

车前草方：治小肠有热，血淋急痛。

上用生车前草洗净，臼内捣细，每服准一盏许，井水调，滤清汁。食前服。若沙石淋，则以寒水石火煅，研为细末和之。

附膏淋方

鹿角霜丸：

鹿角霜　白茯苓　秋石各等分

上为细末，糊丸桐子大。每服五十丸，米饮下。

沉香散：治膏淋，脐下妨闷，不得快利。

沉香　陈皮（汤浸，去白，焙）　黄芪各七钱五分　瞿麦三两　榆白皮　韭子（炒）　滑石各一两　黄芩　甘草（炙）各五钱

上为细末。每服二钱，食前用清粥饮调服。

菟丝子丸：

菟丝子（去尘土，水淘净，酒浸控干蒸，捣，焙）　桑螵蛸（炙）各五钱　泽泻二钱五分

上为细末，炼蜜丸桐子大。每服二十丸，空心，清米饮下。

附沙石淋方

神效琥珀散：治石淋，水道涩痛，频下沙石。

琥珀　桂心　滑石　川大黄（微炒）　葵子　腻粉　木通　木香　磁石（火煅酒淬七次，细研水飞）各五钱

上为细末。每服二钱，用灯心，葱白汤调服。

如圣散：治沙淋。

马蔺花　麦门冬（去心）　白茅根　车前子　甜葶苈　苦葶苈（炒）　檀香　连翘各等分

上为末。每服四钱，水煎服。如渴，加黄芩同煎，入烧盐少许服。

独圣散：治沙石淋。

黄蜀葵（花子俱用，炒）一两

上为细末。每服一钱匕，食前米饮调服。

附劳淋方

地黄丸：治肾虚劳，膀胱结淋沥。

生地（切，焙） 黄芪各一两五钱 防风（去叉） 远志（甘草水煮，去心） 茯神（去木） 鹿茸（去毛，酥炙） 黄芩（去黑心） 栝楼各一两 人参一两二钱五分 石韦（去毛） 当归（焙）各五钱 赤芍药 戎盐（研） 蒲黄 甘草（炙）各七钱五分 车前子 滑石各二两

上为细末，蜜丸梧子大。每服二十丸，食前温酒下，盐汤亦可。

黄芪汤：治肾虚变劳淋，结涩不利。

黄芪二两 人参 五味子 白茯苓（去皮） 旱莲子 磁石（火煅，醋淬） 滑石各一两 桑白皮七钱五分 枳壳（去瓤，麸炒） 黄芩各五钱

上捣筛。每服三钱匕，水一盏，煎七分。服无时。

附冷淋方

肉苁蓉丸：

肉苁蓉（酒浸，切，焙） 熟地 山药 石斛（去根） 牛膝（酒浸，切，焙） 官桂（去粗皮） 槟榔各五钱 附子（炮，去皮脐） 黄芪各一两 黄连（去须）七钱五分 细辛（去苗叶） 甘草（炙）各二钱五分

上为末，蜜丸梧子大。每服二十丸，盐汤下。

泽泻散：治冷淋，小便涩痛胀满。

泽泻 鸡苏 石韦（去毛，炙） 赤茯苓（去皮） 蒲黄 当归 琥珀（另研） 槟榔各一两 枳壳（麸炒） 桑螵蛸（炒）各五钱 官桂七钱五分

上为细末。每服二钱匕，用冬葵子煎汤调服，或木通汤亦可。

生附散：治冷淋，小便秘涩，数起不通，窍中疼痛，憎寒凛凛。多因饮水

过度，或为寒泣，心虚气耗，皆有此症。

附子（生用，去皮脐） 滑石各五钱 瞿麦 半夏（汤洗七次） 木通各七钱五分

上为末。每服二大钱，水二盏，姜七片，灯心二十茎，蜜半匙，煎七分。空心服。

附痛方

参苓琥珀汤：治小便淋沥，茎中痛不可忍，相引胁下痛。

人参五分 茯苓四分 琥珀三分 泽泻三分 柴胡三分 当归梢三分 延胡索七分 川楝子（去核，炒） 甘草（生）各一钱

上作一服，长流水三钟，煎至一钟。食前服。

车前子散：治诸淋，小便痛不可忍。

车前子 淡竹叶 荆芥穗 赤茯苓各二钱五分 灯心二十茎

上作一服，新汲水二钟，煎至一钟。食前服。

海金沙散：治诸淋涩痛。

海金沙 肉桂 炙甘草各二钱 赤茯苓 猪苓 白术 芍药各三钱 泽泻五钱 滑石七钱 石韦（去毛）一钱

上细末。每服三钱，灯心三十茎，水煎。空心服。

附虚方

归脾汤：见健忘。

十全大补汤：见虚劳。

清心莲子饮：见赤白浊。 三方俱效。

附通治方

五淋散：治肾气不足，膀胱有热，水道不通，淋沥不宣，出少起多，脐腹急痛，蓄作有时，劳倦即发。或尿如豆汁砂石，或冷淋如膏，或热淋便血，并效。

山栀子仁　赤芍药（去芦，剉，一方用白芍药）各二十两　当归（去芦）甘草（生）各五两　赤茯苓（一方用白茯苓）六两

上为细末。每服二钱，水一盏，煎八分。空心食前服。或以五苓散和之，用竹园荽、门冬草、葱头、灯心煎汤调服。

通草汤：治诸淋。

通草　葵子　茅根　王不留行　蒲黄（炒）　桃胶　瞿麦　滑石各一钱五分　甘草（炙）一钱

上作一服，水煎。不拘时服。

淡竹叶汤：治诸淋。

淡竹叶　车前子　大枣　乌豆（炒，去壳）　灯心　甘草各一钱五分

上作一服，水煎。不拘时服。

【校注】

[1] 胞痹：又名膀胱痹。因风寒湿邪久客膀胱，致膀胱虚寒，气化失常所致，治宜温通。亦有因湿热蕴结膀胱所致者，治宜清利。

【评析】

淋证是以小便频数短涩，滴沥刺痛，欲出未尽，小腹拘急，或痛引腰腹为主症的疾病。多见于现代医学泌尿系感染、结石、肿瘤，以及前列腺疾病，乳糜尿等病种。淋证初起多为湿热蕴结下焦，治宜清热利湿通淋，方如石韦散、五淋散、郁金黄连丸、瞿麦汤等；如兼有气滞，或无以分清秘浊，小便如脂如膏，可用沉香散；如热伤血络而有血者，可用牛膝膏；夹有结石者，可用神效

琥珀散、如圣散、海金沙散等方。久淋不愈，则脾肾亏虚，如遇劳即发，即成劳淋，治宜健脾益肾，佐以通淋，可用地黄丸、黄芪汤、肉苁蓉丸、巴戟丸、生附散等方；如肾气不固而成膏淋，可用鹿角霜丸、菟丝子丸。

小便数论

（附小便黄赤）

【原文】

运气小便数，皆属火。《经》云：少阳之复，便数憎风是也。数者遍数虽多而所出常少，放了复急，不涩痛，却非淋证。亦有小便毕，少顷，将谓已尽，忽再出些少者，多因忍尿太甚，或忍尿行房事而然。宜生料五苓散，减泽泻之半，加阿胶一钱，吞加减八味丸（此丸须用五味子者）。**有盛喜致小便多，日夜无度，乃喜极伤心，心与小肠为表里，宜分清饮、四七汤各半贴和煎，仍以辰砂妙香散，吞小菟丝子丸或玄菟丹。若频频欲去而溺不多，但不痛者，此肾与膀胱俱虚，客热乘之，虚则不能制水，补肾丸、六味地黄丸。热入水道，涩而不利，宜八正散，或五苓散加黄柏、知母、麦冬、木通。大便硬而小便数者，是谓脾约也，宜脾约丸主之。大凡数而少，茯苓琥珀汤利之。数而多，薯蓣、莲肉、益智仁之属收之。戴氏云：小便多者乃下元虚冷，肾不摄水，以致渗泄，宜菟丝子丸，八味丸，玄菟丹，生料鹿茸丸。夜多小便者，益智二十四个为末，盐五分，水一盏，煎八分，临卧温服，或用卫真汤并丸、或桑螵蛸散，随证而施之可也。小便黄赤者，少腹中有热也，宜黄柏知母主之。《经》云：邪之所在，皆为不足，中气不足，溲便为之变。宜补中益气汤。**

附方

五苓散：见中湿。

加减八味丸：治肾水枯竭，不能上润，心火上炎，不能既济，心烦躁渴，

小便频数，白浊阴痿，饮食不多，肌肤渐削，或腿肿，脚先瘦小。

白茯苓（去皮） 牡丹皮（去骨） 泽泻（酒润蒸）各八钱 五味子（微炒）一两五钱 山萸肉（焙） 肉桂（去粗皮，不见火） 熟地（蒸七次，焙） 山药（微炒）各二两

上各研末，拌和匀，炼蜜丸梧子大。五更初温酒、盐汤任下三五十丸，午前、晚间空腹再服此药。不惟止渴，亦免生痈疽，久服永除渴疾，气血加壮。

分清饮[1]：见赤白浊。

四七汤：见诸气。

辰砂妙香散：见心痛胃脘痛。

小菟丝子丸、玄菟丹：见赤白浊。

六味地黄丸：见虚劳。

八正散：见小便不通。

脾约麻仁丸：见大便不通。

茯苓琥珀汤：治膏粱湿热内蓄，不得施化，膀胱窍涩，小便数而少，脐腹胀满，腰脚沉重，不得安卧，脉沉缓，时时带数。

茯苓（去皮） 白术 琥珀各五钱 炙甘草 桂心各三钱 泽泻一两 滑石七钱 木猪苓五钱

上为细末。每服五钱，长流甘澜水一盏，空心食前调下，待少时以美膳压之。

菟丝子丸：治小便多，或致失禁。

菟丝子（酒蒸）二两　牡蛎（煅，取粉）　附子（炮）　五味子　鹿茸（酒炙）各一两　肉苁蓉（酒浸）二两　鸡胜胵（炙）　桑螵蛸（酒炙）各五钱

上为细末，酒糊丸梧子大。每服七十丸，空心盐汤、盐酒任下。

鹿茸丸：见溲血。

卫真汤：治男妇元气衰惫，荣卫怯弱，真阳不固，三焦不和，上盛下虚，夜梦鬼交，觉来盗汗，面无精光，唇口舌燥，耳内蝉鸣，腰痛背倦，心气虚乏，精神不宁，惊悸健忘，饮食无味，日渐瘦悴，外肾湿痒，夜多小便，肿重冷痛，牵引小腹，足膝缓弱，行步艰难。妇人血海久冷，经候不调，或过期不至，或一月两来，赤白带下，漏分五色，子宫感寒，久不成孕，并皆治之。此药大能生气血，遇夜半子时，肾水旺极之际，补肾实脏，男子摄血化精。诸病未萌之前，皆能制治，使不复为梗。

人参一两五钱　当归（酒浸一宿）　青皮（去白）　丁香各一两　生地　川牛膝（童便、酒各半盏，浸一宿）各二两　白茯苓　木香　肉豆蔻　熟地（温水洗）　山药各三两　金钗石斛五两

上为细末。每服三大钱，空心食前酒调下，盐汤亦可，妇人诸病，童便酒调，空心服。

桑螵蛸散：能安神魂，定心志，治健忘，小便数，补心气。

桑螵蛸　远志　菖蒲　龙骨　人参　茯苓　当归　龟板（醋炙）各一两

上为末。每服二钱，人参汤调下。

补中益气汤：见伤劳倦。

肉苁蓉丸：治禀赋虚弱，小便数亦不禁。

肉苁蓉八两　熟地黄六两　五味子四两　菟丝子（捣研）二两

上为细末，酒煮山药糊丸桐子大。每服七十丸，空心盐酒下。

止夜起小便多方：

益智子（和皮剉碎）二十个　赤茯苓三钱

上用水一碗，煎六分。临卧热服。

猪肚丸：治小便频数。

猪肚（一个，以莲子一升，同煮一周日，取出，去皮尖心，焙干为末）舶上茴香　破故纸　川楝子　母丁香各一两

上为细末，炼蜜丸梧子大。每服五十丸，空心温酒送下。

鸡胜胵丸：治小便数而多。

鸡胜胵（微炒）二两　麦门冬（去心，焙）　熟地　黄连（去须）　龙骨各一两　土瓜根五钱

上为细末，炼蜜和捣二三百杵，丸桐子大。每服三十丸，食前米饮下。

【校注】

［1］分清饮：当指萆薢分清饮。

【评析】

小便数，指以小便频数为主症的证候。临床有多种表现，如小便数而少，治宜渗利，可用五苓散；如小便数而赤涩，治宜分利，方如分清饮、八正散、茯苓琥珀汤等；如小便数而色黄，是为虚热，治当滋阴，方如加减八味丸、六味地黄丸；如小便数而多，色白，乃肾阳虚而不摄，治当温补固涩，方如菟丝子丸、桑螵蛸散、补中益气汤等。

小便不禁论

●【原文】

《原病式》云：热甚客于肾部，干于足厥阴之经，廷孔郁结极甚，而气血不能宣通，则痿痹神无所用，故津液渗入膀胱，而旋溺遗失，不能收禁也。有不独此者，若三焦虚，则膀胱亦虚而不约，遂至遗溺也。治法上虚补气，下虚涩脱。东垣云：小便遗失者，肺金虚也。宜安卧养气，禁劳役，以黄芪、人参之类补之，不愈当责有热，加黄柏、生地。下虚谓膀胱下焦虚，《经》云：水泉不止者，是膀胱不藏也。仲景云：下焦竭则遗溺失便，其气不能自禁制，不必施治，久之当自愈也。又云：下焦不归则遗溲。世用桑螵蛸、鸡胜胵之类是也。小便不禁而淋沥涩滞者，泽泻散、茯苓丸。滑脱者，牡蛎丸。如白薇散、鸡肠散，惟热者宜之。如鹿茸散、菟丝子散，惟虚寒者宜之。戴云：睡着遗尿者，此亦下元冷，小便无禁而然，宜大菟丝子丸，猪胞炙碎煎汤下。

附方

泽泻散：治遗尿，小便涩。

泽泻　丹皮　牡蛎（煅，为粉）　鹿茸（去毛，酥炙）　赤茯苓　桑螵蛸（微炒）　阿胶（捣碎，炒黄）各一两

上为细末。每服二钱，食前酒调服。

茯苓丸：治心肾俱虚，神志不守，小便淋沥不止。

用赤茯苓、白茯苓等分，为细末，以新汲水挼洗，澄去筋脉，控干，复研为末，别取地黄汁与好酒，同于银石器内熬成膏，搜和丸弹子大。每服一丸，空心细嚼，盐汤酒下。

牡蛎丸：

牡蛎（白者三两，盛瓷器内，更用盐泥四两，盖头铺底，以炭五斤烧半日，取出研）　赤石脂（三两捣碎，醋拌匀湿，于生铁铫子内慢火炒令干）二味各研如粉

上同研匀，酒煮糊丸梧子大。每服五十丸，空心盐汤下。

白薇散：

白薇　白蔹　白芍药各等分

上为末。每服二钱，粥饮调下。

鸡肠散：

黄鸡肠（切破，净洗，炙令黄）雄者四具　黄连　肉苁蓉（酒浸，切，焙）　赤石脂（另研）　白石脂（另研）　苦参各五两

上为细末，更研匀。每服二钱，食前酒调服，日二夜一。

鹿茸散：治肾脏虚，腰脐冷疼，夜遗小便。

鹿茸（去毛，酥炙黄）　乌贼鱼骨（去甲，微炙）各三两　白芍药　当归　桑寄生　龙骨（另研）　人参各一两　桑螵蛸（中劈破，慢火炙黄）一两五钱

上为细末，入龙骨同研令匀。每服一钱，用温酒调，空心，日晚临卧各一服。

菟丝子散：治小便多，或不禁。

菟丝子（酒浸三日，晒干，另捣为末用）二两　牡蛎（煅，粉）　附子（炮，去皮脐）　五味子各一两　鸡膍胵（中黄皮，微炒）　肉苁蓉（酒浸，炙黄）各二两

上为细末。每服二钱，食前粥饮调服。

菟丝子丸：见小便数。

加味逍遥散、八珍汤：见调经。

补中益气汤：见伤劳倦。

六味丸：见虚劳。

家韭子丸：治少长遗溺及男子虚剧，阳气衰败，小便白浊，夜梦泄精。此药补养元气，进美饮食。

家韭子（炒）六两　鹿茸（酥炙）四两　肉苁蓉（酒浸）　牛膝（酒浸）　熟地黄　当归各二两　菟丝子（酒浸）　巴戟（去心）各一两五钱　杜仲　石斛（去苗）　桂心　干姜各一两

上为末，酒糊丸桐子大。每服五十丸，加至百丸，空心食前盐汤、温酒任下。小儿遗尿者，多因胞寒，亦禀受阳气不足也，别作小丸服。

附通用方

薏苡仁（盐炒）煎服

鸡肠一具，以水三升，煮取一升，分三服。

一方用雄鸡烧灰为末，用二指撮，温浆水调一钱，向北斗服之更良。

燕蓐草，主眠中遗尿不觉。烧令黑，研，水进方寸匕。

【评析】

小便不禁，又称小便失禁，指清醒时小便自出不觉，或小便频数、难以自制。多因肾气亏虚，失于固摄所致，治宜补肾固摄，方如泽泻散、鹿茸散、菟丝子散、家韭子丸等；阴虚者可用六味丸。亦有因膀胱火邪妄动所致者，可用白薇散、鸡肠散以清热除火。

遗精论

【原文】

丹溪云：分梦遗、精滑为二门，盖梦与鬼交为梦遗，不因梦感而自遗者，为精滑，然总之为遗精也。其治法无二，故合之。或问精滑，何因得之？曰：《金匮要略》谓虚劳之病，脉浮大，手足烦，阴寒精自出。又谓：脉弦而大，亡血失精。又谓：小腹弦急，阴头寒，脉芤[1]动微紧，男子失精，女子梦交。问夜梦交接之理何如？曰：《内经》曰：肾者主水，受五脏六腑之精而藏之。又曰：主蛰，封藏之本，精之处也。又曰：阴阳之要，阳密乃固，故阳强不能密，阴气乃绝。阳平阴秘，精神乃治。阴阳离决，精气乃绝。又曰：阴阳总宗筋之会，会于气街。《灵枢·淫邪发梦》篇曰：厥气客于阴器，则梦接内。盖阴器者，宗筋之所系也，足太阴、阳明、少阴、厥阴之筋，皆结聚于此，与冲、任、督三脉之所会，然厥阴主筋，故诸筋皆统属于厥阴也。肾为阴，主藏精，肝为阳，主疏泄，阴器乃泄精之窍，是故肾之阴虚，则精不藏，肝之阳强，则气不固。（眉批：所谓阳强者，非脏之真阳强也，乃肝脏所寄之相火强耳。）若遇阴邪客于其窍，与所强之阳相感，则精脱出而成梦矣。

曰：治法当何如？曰：病从他脏而起，则以初感病者为本，肾肝聚病处为标。若由肾肝二脏自得者，独治肾肝。由阴阳离决，水火不交通者，则既济之。阴阳不相抱负者，则因而和之。阳虚者，补其气；阴虚者，补其血；阳强者，泻其火。有正治反治，从多从少，随其攸利。《经》云：思想无穷，所愿不得，意淫于外，入房太甚，宗筋弛纵，发为白淫梦遗等证。（眉批：白淫者，白物淫衍，如精之状，因溲而下。）先贤治法有五：其一用辰砂、磁石、龙骨之类，镇坠神之浮游，河间秘真丸、《本事》八仙丹之属是也。其二，思想结成痰饮，迷于心窍而遗者，许学士用猪苓丸之类，导利其痰是也。其三，思想伤阴者，洁古珍珠粉丸、海藏大凤髓丹、《本事》清心丸，丹溪用海蛤粉、青黛、香附、黄柏、知母之类，降火补阴是也。其四，思想伤阳者，谦甫鹿茸、苁蓉、菟丝子等补阳是也。其五，阴阳俱虚者，丹溪治一形瘦人便浊梦遗，作心虚治，用珍珠粉丸、定志丸服之是也。戴氏云：遗精得之有四，因用心过度，心不摄肾，以致失精者，宜远志丸，用交感汤，加莲肉、五味子吞下，仍佐以灵砂丹。因色欲不遂，致精失位，输泻而出者，宜四七汤，吞白丸子。甚者，耳闻目见，其精即出，名曰白淫，妙香散，吞玉华白丹。因色欲太过，滑泄不禁者，宜正元饮加牡蛎粉、肉苁蓉各五分，吞养正丹，或灵砂丹，仍佐以鹿茸丸、山药丸、大菟丝子丸、固阳丸之类。按此项药，太僭燥，若妄用过剂，则阴水耗竭，壮火独炎，枯脂消肉，骨立筋痿，而成不救之疾矣，用者审之。有年壮气盛，久无色欲，精气满泄者，宜《本事方》清心丸。失精梦遗亦有经络热而得者，若以虚冷用热剂，则精愈失矣，《本事方》清心丸，用黄柏、脑子者为最良矣。

附镇固方

秘真丸：治白淫，精气不固，及有余沥梦泄。

龙骨一两　大诃子皮五枚　缩砂仁五钱　朱砂（一两，研细，留一分为衣）

上为末，面糊丸绿豆大。每服一二十丸，空心，温酒、熟水任下，不可多服。

八仙丹：治虚损，补精髓，壮筋骨，益心智，安魂魄，令人悦泽驻颜，轻身，延年益寿，固天癸。

伏火朱砂　真磁石　赤石脂　代赭石　石中黄　禹余粮石　乳香　没药各一两

上为末，糯米浓饮丸桐子大。每服一粒，空心，盐汤下。

金锁正元丹：治真气不足，吸吸短气，四肢倦怠，脚膝酸软，目暗耳鸣，遗精盗汗，一切虚证。

五倍子八两　补骨脂（酒浸，炒）十两　肉苁蓉（酒洗）　紫巴戟（去心）　葫芦巴（炒）各一斤　白茯苓（去皮）六两　龙骨二两　朱砂（别研）三两

上为末，入研药令匀，酒糊丸梧子大。每服二十丸，空心，温酒、盐汤任下。

王荆公妙香散：安神闭精，定心气。

龙骨（五色者）　益智仁　人参各一两　白茯苓（去皮）　远志（去心）

茯神（去木）各五钱　朱砂（研）　甘草（炙）各二钱五分

上为细末。每服二钱，空心，用温酒调服。

附涩补方

金锁丹：治梦泄遗精，关锁不固。

舶上茴香　葫芦巴　破故纸（炒）　白龙骨各一两　木香一两五钱　胡桃（去壳研膏）三十个　羊肾（去筋膜，用盐五钱擦炙熟，捣研如膏）三对

上为末，和二膏研匀，酒浸蒸饼杵熟，丸桐子大。每服三五十丸，空心，盐汤下。

固真丹：

晚蚕蛾二两　肉苁蓉　白茯苓　益智仁各一两　龙骨（另研）五钱

上为细末，用鹿角胶酒浸化开，捣丸桐子大。每服三粒，空心温酒下，随食干物压之。

金锁玉关丸：治遗精白浊，心虚不宁。

鸡头肉　莲子肉　莲花蕊　藕节　白茯苓　干山药　白茯神各二两

上为细末，用金樱子二斤，去毛茨槌碎，熬成膏，仍用少面糊丸桐子大。每服五七十丸，不拘时，温米饮送下。

固真散：治才睡着即泄精。

白龙骨一两　韭子一合

上为细末。每服二钱匕，空心，用酒调服。此二药大能涩精，固真气，暖下元。

附凉补方

珍珠粉丸：治白淫梦遗泄精，及滑出不收。

黄柏皮（新瓦上炒赤）　真蛤粉各一斤

上为细末，滴水丸桐子大。每服百丸，空心，温酒下。法曰：阳盛乘阴，

故精泄也。黄柏降火，蛤粉咸而补肾阴。

大凤髓丹：治心火狂，阳太盛。补肾水真阴虚损，心有所欲，速于感动，应之于肾，疾于施泄。此方固真元，降心火，益肾水神效。

黄柏（炒）二两　缩砂一两　甘草五钱　半夏（炒）　木猪苓　茯苓　莲花蕊　益智仁各二钱五分

上为末，芡实打糊丸桐子大。每服五十丸，淡盐汤下。用黄柏、甘草、缩砂三味，为正凤髓丹，只用黄柏、甘草二味为小凤髓丹。

清心丸：治经络热，梦遗，心忪恍惚，膈热。

上用好黄柏皮一两，研为细末，生脑子一钱，同研匀，炼蜜丸桐子大。每服十丸，加至十五丸，浓煎麦冬汤下。

既济丹：治水火不济，心有所感，白浊遗精，虚败不禁。肾虚不摄精髓，久而不治，若更多服热药，遂致日增其病，腰脚无力，日渐羸弱。

天门冬（去心，焙）　桑螵蛸（蜜炙）　黄连（去须）　鸡腥胵（炒）　麦门冬（去心，焙）　海螵蛸（蜜炙）　远志（去心）　牡蛎（煅）　龙骨（五色者）　泽泻各一两

上为细末，炼蜜丸梧子大，朱砂为衣。每服三十丸，空心，灯心、枣汤下，日二三服。

附热补方

桂枝加龙骨牡蛎汤：凡失精而少腹弦急，阴头寒，目眩发落，脉极虚芤迟，为清谷亡血失精，脉得诸芤动微紧，男子失精，女子梦交，此方主之。

桂枝　芍药　生姜各三两　甘草二两　大枣十二枚　龙骨（煅）　牡蛎（煅）各三两

上七味，水七升，煮取三升。温分三服。

玉华白丹：能清上实下，助养根元，扶衰救危，补益脏腑。治五劳七伤，夜多盗汗，肺痿虚损，久嗽上喘，霍乱转筋，六脉沉伏，唇口青黑，腹胁刺痛，大肠不固，小便滑数，梦中遗泄，肌肉瘦悴，目暗耳鸣，胃虚食减，久疟久痢，积寒痼冷，诸药不愈者，服之如神。

钟乳粉（炼成者）一两　白石脂（净瓦阁起煅红，研细水飞）　阳起石（用甘锅，于大火煅令通红，取出酒淬，放阴地令干）各半两　左顾牡蛎（洗，用韭叶捣汁，盐泥固济，火煅，取白者）七钱

上四味，各研令极细如粉，方拌和作一处搅令匀，研一二日，以糯米粉煮糊丸芡实大，入地坑出火毒一宿。每服一粒，空心，浓煎人参汤放冷送下，熟水亦得。常服温平，不僭不燥，泽肌悦色，祛除宿患。妇人久无妊者，以当归、熟地浸酒下，便有符合造化之妙。或久冷崩带虚损，脐腹撮痛，艾醋汤下，服毕以少白粥压之。忌猪羊血、绿豆粉，恐解药力。尤治久患肠风脏毒。

正元散：见汗总论。

养正丹：见《集效方》。

鹿茸丸：见溲血。

无比山药丸：治诸虚百损，五劳七伤，肌体消瘦，目暗耳鸣，腰痛遗精等症。

赤石脂（煅）　茯神（去皮木）　山茱萸（去核）　熟干地黄（酒浸）　巴戟（去心）　牛膝（去苗，酒浸）　泽泻各一两　杜仲（去皮，切，姜汁炒）　菟丝子（酒浸）　山药各三两　五味子（拣）六两　肉苁蓉（酒浸）四两

上为细末，炼蜜丸桐子大。每服三十丸，空心，温酒，或盐汤下。

大菟丝子丸：治肾气虚损，五劳七伤，脚膝酸疼，面色黧黑，目眩耳鸣，心忡气短，时有盗汗，小便滑数。

菟丝子（净洗，酒浸） 泽泻 鹿茸（去毛，酥炙） 石龙芮（去土） 肉桂（去粗皮） 附子（炮，去皮）各一两 石斛（去根） 熟干地黄 白茯苓（去皮） 牛膝（酒浸一宿，焙干） 续断 山茱萸（去核） 肉苁蓉（酒浸，切，焙） 防风（去芦） 杜仲（去粗皮，炒去丝） 补骨脂（去毛，酒炒） 荜澄茄 沉香 巴戟（去心） 茴香（炒）各三两 五味子 桑螵蛸（酒浸，炒） 覆盆子（去枝叶萼） 芎䓖各五钱

上为细末，酒煮糊丸桐子大。每服二十丸，空心，温酒、盐汤任下。

固精丸：治嗜欲过度，劳伤肾经，精元不固，梦遗白浊。

肉苁蓉（酒浸，焙干） 阳起石（火煅，研细） 鹿茸（去毛，酥炙） 川巴戟（去心，酒浸） 赤石脂（火煅七次） 白茯苓（去皮） 附子（炮，去皮脐） 鹿角霜 龙骨（生用） 韭子（炒）各等分

上为细末，酒煮糊丸梧子大。每服七十丸，空心，盐汤下。

内固丸：涩精健阳。

天雄 龙骨 鹿茸 牡蛎 韭子各五钱

上为细末，酒煮面糊丸桐子大。每服三十丸，空心冷酒，临卧再服。

附平补方

九龙丹：治精滑。

枸杞子 金樱子（去核） 莲花须 芡实（去壳） 莲肉 山茱萸肉 当归 熟地黄 白茯苓各二两

上用酒糊丸桐子大。每服百丸，或酒，或盐汤任下。

葛玄真人百补交精丸：治梦泄，精滑不禁。

熟地黄（酒浸，焙）四两 五味子（去梗）六两 杜仲（去粗皮，慢火炒断丝）三两 山药 牛膝（去苗剉碎，酒浸一宿，焙干） 肉苁蓉（酒浸一宿，切碎焙干）各二两 泽泻 山茱萸（去核） 茯神（去木） 远志（去心） 巴

戟（去心） 石膏（火煅赤，去火毒） 柏子仁（微炒，另研） 赤石脂各一两

上为细末，炼蜜丸梧子大。每服二十丸，空心，酒送下，男女并宜服之。

固本锁精丸：治元阳虚惫，精气不固，梦寐遗精，夜多盗汗，及遗泄不禁等症。此药大补元气，涩精固阳，累有神效。

山药 枸杞子 北五味子 山茱萸肉 锁阳 黄柏（酒拌晒干，炒赤） 知母（酒拌晒干，炒）各二两 人参 黄芪 石莲肉 海蛤粉各二两五钱

上为细末，用白术六两碎切，用水五碗，煎至二碗，将术捣烂，再用水五碗，煎二碗，去渣，与前汁同熬至一碗如膏，搜和前药为丸，桐子大。每服六七十丸，空心盐汤，或温酒下。

【校注】

［1］芤：原无此字。据《金匮要略·血痹虚劳病》改。

【评析】

遗精的发生多因肾虚不能固摄，阴虚火旺以及湿热下注引起。治法有补肾固精，方如金锁正元丹、固真丹、无比山药丸、大菟丝子丸、固精丸等；滋阴清火，方如珍珠粉丸、既济丹、固本锁精丸等；清热化湿，方如清心丸、大凤髓丹等。

赤白浊论

【原文】

《素问》云：精者，身之本也。盖五脏六腑皆有精，肾为都会关司之所，听命于心，人能清静自守，精气内持，火来坎户，水到离宫，阴平阳秘，精元密固矣，若夫思虑无穷，嗜欲过度，遂使水火不交，精元失守，是以有赤浊、白浊之患。赤浊者，心虚有热，多因思虑而得之，白浊者，肾虚有寒，过

于嗜欲而得之。其状涎面如油，而光彩不定，漩脚澄下，凝如膏糊，皆思虑嗜欲，劳伤肾气之所致也。夫溺与精所出之道不同，淋病在溺道，故《纲目》列之肝胆部；浊病在精道，故《纲目》列之肾膀胱部。今患浊者，虽便时茎中如刀割火灼而溺自清，唯窍端时有秽物，如疮脓目眵，淋漓不断，初与便溺不相混滥，犹河中之济焉，至易辨也。大抵由精败而腐者什九，由湿热流注，与夫虚而浊者什一。每见时医以淋法治之，五苓、八正杂投不已而增剧者，不可胜数，是当分受病之由以施治法也。

附方

清心莲子饮：治心虚有热，小便赤浊。

黄芩　麦冬（去心）　地骨皮　车前子　甘草（炙）各一钱　石莲肉　白茯苓　黄芪（蜜炙）　人参各七分五厘

上另用麦门冬二十粒，水煎，水中沉冷，空心温服。一方，加远志、石菖蒲各一钱。

发热，加柴胡、薄荷。

萆薢分清饮：治真元不固，不时白浊，或小便频数，凝如膏糊等症。

益智仁　川萆薢　石菖蒲　乌药各等分

上㕮咀。每服四钱，水煎，入盐一捻，食前温服。一方，加茯苓、甘草。

玄菟丹：治三消渴、利神药。常服禁遗精，止白浊，延年。

菟丝子（酒浸通软，乘湿研，晒干，别取末）十两　五味子（酒浸，别为末）七两　白茯苓　干莲肉各三两

上为末，别碾干山药末六两，将所浸酒余者添酒煮糊，搜和得所捣数千杵，丸梧子大。每服五十丸，空心食前米饮下。

小菟丝子丸：治肾气虚损，五劳七伤，少腹拘急，四肢酸疼，面色黧黑，口唇干燥，目暗耳鸣，心忪气短，夜梦惊恐，精神困倦，喜怒无常，悲忧不

乐，饮食无味，举动乏力，心腹胀满，脚膝痿缓，小便滑数，房室不举，股内湿痒，水道涩痛，小便出血，时有遗沥，并宜服之。久服填骨髓，续绝伤，补五脏，去万病，明视听，益颜色，轻身延年。

石莲肉二两　白茯苓（焙）一两　菟丝子（酒浸，研）五两　山药（打糊）二两七钱五分

上为细末，用山药末糊搜和丸梧子大。每服五十丸，温酒盐汤任下，空心服。如脚膝无力，木瓜汤下，晚食前再服。

茯菟丸：治思虑过度，心肾虚损，真阳不固，溺有余沥，小便白淫，梦寐频泄。

菟丝子（酒浸）五两　石莲子（去壳）二两　白茯苓（去皮）三两

上细末，酒糊丸桐子大。每服三五十丸，空心，盐汤下。

金箔丸：治下焦虚，小便白淫，夜多异梦，遗泄。

原蚕娥　破故纸（炒）　韭子（炒）　牛膝（酒浸）　肉苁蓉　龙骨　山茱萸　桑螵蛸　菟丝子（酒浸）各等分。

上为细末，蜜丸桐子大。每服三十丸，空心，温酒下。

王瓜散：治小便自利如泔色。此肾虚也。

王瓜根　桂心各一两　白石脂　菟丝子（酒浸）　牡蛎（盐泥裹烧赤，候冷去泥）各二两

上为末。每服二钱，煎大麦汤调下，日三服，食前。

加味清心饮：治心中客热烦躁，赤浊肥脂。

白茯苓（去皮）　石莲肉各一钱五分　益智仁　麦门冬（去心）　人参（去芦）　远志（水浸，去心，姜汁炒）　石菖蒲　车前子　白术　泽泻　甘草（炙）各一钱

上作一服，灯心二十茎，水煎，食前服。有热，加薄荷少许。

莲子六一汤：治心热赤浊。

石莲肉（连心）六两　甘草（炙）一两

上二味为细末。每服二钱，空心，煎灯心汤调服。

瑞莲丸：治思虑伤心，便下赤浊。

白茯苓（去皮）　石莲肉（去心，炒）　龙骨（生用）　天门冬（去心）　麦门冬（去心）　柏子仁（炒，另研）　紫石英（火煅，研细）　远志（甘草水煮，去心）　当归（去芦，酒浸）　酸枣仁（炒）　龙齿各一两　乳香（另研）五钱

上为细末，炼蜜丸梧子大，以朱砂为衣。每服七十丸，空心温酒，或枣汤任下。

固精丸：治下虚胞寒，小便白浊，或如米泔，或若凝脂，腰重少力。

牡蛎（煅）　白茯苓（去皮）　桑螵蛸（酒浸，製）　白石脂　韭子　五味子　菟丝子（酒浸，焙干）　龙骨各等分

上为细末，酒煮糊丸梧子大。每服七十丸，空心，盐汤下。

大茴香丸：治小便白浊，出髓条。

大茴香　酸枣仁（炒）　破故纸（炒）　白术　白茯苓　左顾牡蛎（炒锅内慢火煅爆为度）　益智仁　人参各等分

上细末，用青盐酒糊丸梧子大。每服二十丸，食前或温酒，或米饮下。

地黄丸：治心肾水火不济，或因酒色，遂至已甚，谓之土淫。盖脾有虚热而肾不足，故土邪干水。先贤常言：夏则土燥而水浊，冬则土坚而水清，此其理也。医者往往峻补，其疾反甚。此方中和，水火既济，而土自坚，其流清矣。

熟地黄（九蒸，九晒）十两　菟丝子（酒浸）　鹿角霜各五两　茯苓（去皮）　柏子仁各三两　附子（炮，去皮脐）一两

上细末，另用鹿角胶煮糊丸桐子大。每服百丸，空心，盐汤下。

子午丸：治心肾俱虚，梦寐惊悸，体常自汗，烦闷短气，悲忧不乐，消渴引饮，漩下赤白，停凝浊甚。四肢无力，面黄肌瘦，耳鸣眼昏，头晕恶风怯寒，并皆治之。

榧子（去壳）二两　莲肉（去心）　枸杞子　白龙骨　川巴戟（去心）　破故纸（炒）　真琥珀（另研）　苦楮实（去壳）　白矾（枯）　赤茯苓（去皮）　白茯苓（去皮）　莲须（盐蒸）　芡实　白牡蛎（煅）　文蛤各一两　朱砂（另研为末）一两五钱

上为细末，用肉苁蓉一斤二两，酒蒸烂，研为膏和丸，如桐子大，朱砂为衣。每服五十丸，空心，浓煎萆薢汤下。忌劳力房事，专心服饵，渴止浊清，自有奇效。

小温金散：治心肾虚热，小便赤白淋沥，或不时自汗等症。

人参　莲肉（去心）　巴戟肉　益智仁　黄芪（蜜炙）　萆薢（酒浸，炒）　麦冬（去心）　赤茯苓（去皮）　甘草（炙）各一钱

上用灯心十茎，枣一枚，水煎服。

补中地黄汤：治气虚血弱，精神不足，四肢无力，腰腿酸痛。累用最效。

补中益气汤、六味地黄汤合用，只减柴胡一味。补中益气汤见伤劳倦，六味地黄汤见虚劳。

上水煎，姜枣为引。

【评析】

赤白浊，即浊病，浊病有赤浊和白浊之别，又称二浊。赤白浊有指小便浑浊者，故又名便浊、尿浊；有指阴茎口流浊物而小便不浑浊者，故又名为精浊。从辨治看，两者有雷同，均可因湿热下注，肾气虚寒，中气下陷等所致，故常用治法有清利湿热，方如清心莲子饮、萆薢分清饮，夹有气虚者可用加味清心饮、小温金散等方；补肾固摄，方如玄菟丹、小菟丝子丸、金箔丸、王瓜散、固精丸、地黄丸等方，如夹有瘀浊，可用瑞莲丸；补脾益肾，可用补中地黄汤。

前阴诸疾论

（阴缩阴纵、阴痿、阴汗臊臭、阴冷阴痒、阴肿痛、阴吹）

【原文】

前阴所过之脉有二：一曰肝脉，二曰督脉。《经》云：足厥阴之脉，入毛中，过阴器，抵少腹，是肝脉所过也。督脉者，起于小腹以下骨中央，女子入系廷孔，循阴器，男子循茎下至篡，与女子等，是督脉所过也。有阴缩[1]阴纵[2]者，阴缩谓前阴受寒入腹内也；阴纵，谓前阴受热挺长不收也。《经》曰：足厥阴之筋，伤于寒则阴缩，伤于热则纵挺不收，治在行水清阴气也。有阴痿者，皆耗散过度，伤于肝经所致，《经》云：足厥阴之经，其病伤于内，则不起是也。运气阴痿，皆属湿土制肾，故伤于内者，用仲景八味丸；湿气制肾者，宜固真汤，柴胡胜湿汤。

有阴汗臊臭，阴冷阴痒者，阴汗湿痒，用大蒜煨，剥去皮，烂研，同淡豆豉末搜和，丸桐子大，朱砂为衣，每服三十丸，枣二枚，灯心数茎，煎汤空心服。面色萎黄，身黄，脚软弱无力，阴汗，阴茎有夭色，宜温肾汤。前阴如冰冷，并冷汗，两脚痿弱无力，宜补肝汤。溺黄臊臭淋沥，两丸如冰，阴汗浸两股，阴头亦冷，宜清震汤。两外肾冷，两髀枢阴汗，前阴痿弱，阴囊湿痒臊气，宜柴胡胜湿汤。肾囊湿痒，先以吴茱萸煎汤洗之，后用吴茱萸五钱，寒水石三钱，黄柏二钱五分，樟脑、蛇床子各五钱，轻粉一钱，白矾三钱，硫黄二钱，槟榔三钱，白芷三钱，为末掺之。

阴肿痛者，风热客于肾经，肾虚不能宣散而肿，发歇疼痛，圣惠沉香散，沉香五钱，槟榔一两，丹参、赤芍药、白蒺藜（去刺炒）、枳壳（制）、赤茯苓各七钱五分，每服四钱，水煎，空心温服。肿痛不可忍，雄黄二两（研），白矾二两，甘草二尺，煮水三升，稍热浴之。又鸡翅烧灰为末，空心粥饮调下二钱，患左取左翅，患右取右翅。又取伏龙肝，以鸡子白和敷之。又马齿苋捣汁，或桃仁去皮捣烂，或蛇床子末，鸡子黄和，三者各可敷之。妇人阴肿肾痛，枳实半斤，切碎，炒热，布裹包熨之，冷即易。有阴吹[3]者，胃气下泄，阴吹而正喧，此谷气之实也，膏发煎导之。

附阴缩方

附子理中汤：见中寒。

承气汤：见大便不通。

正阳散：治阴缩囊缩，大小便俱通，地道不塞，不渴不饮。邪不在里，宜温之、灸之，外相接，以复阳气。

附子（炮，去皮脐） 皂角（酥炙，去皮弦）各一两 干姜（炒） 甘草（炙）各二钱五分 麝香（研极细）一钱

上为细末。每服二钱，水煎，不拘时温服。

附阴纵方

三一承气汤：治脉数而实者。方见痉。

又方：治玉茎挺长，两胁气上，手足倦弱。

用小柴胡汤，大加黄连，少加黄柏，外以丝瓜汁调五倍子末敷之。

八味丸：见虚劳。

固真汤（东垣）：正月内定此方。

升麻 柴胡 羌活各一钱 炙甘草 泽泻各一钱五分 草龙胆（炒） 知母（炒） 黄柏各二钱

上水三盏，煎一盏。稍热空腹服，服后以美食压之。

柴胡胜湿汤：治两外肾冷，两髀枢阴汗，前阴痿弱，阴囊湿痒臊气。

泽泻 升麻各一钱五分 生甘草 黄柏（酒制）各二钱 草龙胆 当归梢 羌活 柴胡 麻黄根 汉防己 茯苓各一钱 红花少许 五味子二十粒

上水三大盏，煎一盏。稍热食前服。忌酒、湿面、房事。

附阴汗臊臭冷痒方

温肾汤（东垣）：二月定此方。

麻黄　柴胡梢各六分　泽泻二钱　防风根　苍术各一钱五分　白术　猪苓　升麻　白茯苓　黄柏（酒制）各一钱

上分作二服，每服水二大盏，煎一盏。食前稍热服，天晴明服之，候一时辰许方食。

补肝汤：

黄芪七分　人参　白茯苓　葛根各三分　甘草（炙）　苍术各五分　猪苓　升麻各四分　知母　柴胡　羌活　陈皮　归身　黄柏（炒）　防风　泽泻　曲末　连翘各二分

上水二大盏，煎一盏。稍热空心食前服。忌酒、湿面。

清震汤：十二月定此方。

羌活　酒黄柏各一钱　升麻　柴胡　苍术　黄芩各五分　防风　猪苓　麻黄根各三分　藁本　甘草（炙）　当归身各二分　红花一分　泽泻四分

上水二盏，煎一盏。临卧服。忌同前。

上三方，治阴汗臊臭冷痒。

附阴肿疼方

蟠葱散：治阴肿痛，又治男妇脾胃虚冷，攻筑心腹，胁肋刺痛，胸膈痞闷，背膊连项拘急疼痛，不思饮食，时或呕逆，霍乱转筋，腹冷泄泻，膀胱气刺，小肠及妇人血气攻刺，癥瘕块硬，带下赤白，或发寒热，胎前产后恶血不止，脐腹疼痛，一切虚冷。

延胡索三两　苍术（泔浸一宿，去皮）　甘草（炙）各八两　白茯苓（去皮）　蓬术　三棱（煨）　青皮（去白）各六两　丁皮　缩砂仁　槟榔各四两　肉桂（去粗皮）　干姜（炮）各二两

上捣罗为末。每服二钱，连根葱白一茎，水煎。空心食前稍热服。

治蚯蚓吹肾囊肿方：

盐汤洗，又以炒盐包熨痛处。

治阴吹方：

猪膏八两　乱发（鸡子大）三枚

上二味，和膏中煎之，发消药成。分再服，病从小便出。

蝉蜕散：治脬囊肿，小儿坐地，为蚓或蚁吹着。

蝉蜕八两

上用水一碗，煎汤洗，再温再洗。仍与五苓散加灯心煎服。五苓散见中湿。

【校注】

［1］阴缩：指前阴内缩，包括男子阴茎、阴囊、睾丸上缩，及妇人阴户急，痛引少腹。出《灵枢·邪气藏府病形》。

［2］阴纵：指阴茎挺长不收，或肿胀而痿之症。见《医学纲目·肝胆部》。

［3］阴吹：指阴中时时排气如矢气状。出《金匮要略·妇人杂病》。

【评析】

阴缩多因足厥阴经受病而致，寒证为多，治以温散，可用附子理中汤、正阳散等方。阴纵多由肝经湿热所致，治以清化，方如三一承气汤、固真汤、柴胡胜湿汤。阴吹可用治阴吹方。至于阴汗臊臭冷痒，阴肿疼等，多与湿热下注有关，可清利湿热治之。

交肠论

【原文】

交肠[1]之病，大小便易位而出，或因醉饱，或因大怒，遂致脏气乖乱，不循常道。法当宣吐以开提其气，使阑门清利，得司泌别之职则愈矣。宜五苓散、调气散各一钱，加阿胶末一钱，汤调服。或研黄连阿胶丸为末，加木香少许，以煎药送下。

附方

五苓散：见中湿。

木香调气散：见呃逆。

黄连阿胶丸：见滞下。

四物汤：见虚劳。

肠鸣论

腹中鸣者，病本于胃也。东垣云：如胃寒泄泻肠鸣，予升阳除湿汤，加益智仁五分，半夏五分，生姜、枣子和煎。丹溪云：腹中水鸣，乃火击动其水也，二陈汤加芩、连、栀子。娄全善云：肠鸣多属脾胃虚。一男子肠鸣食少，脐下有块耕动，若得下气多乃已，已则复鸣。医用疏气药与服，半年不效，予用参、术为君，甘草、连、芩、枳、干姜为臣，一贴肠鸣止，食进。又每服吞厚朴红豆丸，其气耕亦平。《经》云：脾胃虚则肠鸣腹满[2]。又云：中气不足，肠为之苦鸣。此之谓也。肺移寒于肾为涌水，涌水者，按之腹不坚，水气客于大肠，疾行则鸣，濯濯如囊裹水浆之声也，河间葶苈丸主之。

附方

升阳除湿汤：见泄泻。

二陈汤：见痰饮。

河间葶苈丸：

葶苈（隔纸炒） 泽泻 椒目 杏仁 桑白皮 猪苓（去黑皮）各五钱

上为末，炼蜜丸桐子大。每服二十丸，葱白汤下，以利为度。

脱肛论

（谷道痒痛、肛门肿痛）

《难经》云：虚实出入，出者为虚，入者为实[3]。肛门之脱，非虚而何？盖实则温，温则内气充而有所蓄；虚则寒，寒则内气馁而不能收。况大肠有厚薄，与肺为表里，肺脏蕴热则闭，虚则脱。《本草》云：补可以去弱，涩可以去脱。若脱甚者，既补之而必兼涩之。设不涩于内，亦须涩于外，古方用五倍子末托而上之，一次未收，至五七次必收而不复脱矣。产育及久痢，用力过多，小儿气血未壮，老人气血已衰，故肛易于出，不得约束禁固也。肛门为大肠之候，大肠受热受寒，皆能脱出，当审其证因以治之焉。寒者以香附、荆芥等分，煎汤洗之。热者以五倍子、朴硝煎汤洗之；亦用木贼烧灰，不令烟尽，入麝香少许，大便了，贴少许；或以五倍子末摊纸上，贴肛缓缓揉入。更有因酒色过度而肛脱者，盖以大肠为传导之官，肾为作强之官，肾虚而泄母气，肺因以虚，大肠气无所主，故自脱肛，治法当用实元气去蕴热之剂，外用前药洗之，无不愈矣。

谷道痒者，多因湿热生虫，欲成痔瘘，宜以雄黄入艾绵烧烟熏之，并纳蜣螂丸。肛门肿痛，用木鳖子去壳取肉四五枚，研如泥，安新瓦器或木盆，以沸汤冲动洗之，另用少许涂患处。谷道𧏾[4]赤肿，或痒或痛，用杏仁捣作膏敷之，或炒令黄，以绵蘸涂谷道中亦可。

附方

凉血清肠散：治大肠热甚脱肛，及肠风下血。

生地黄 当归 白芍药各一钱二分 防风 升麻 荆芥各一钱 黄芩

（炒） 黄连 香附（炒） 川芎 甘草各五分

上水煎服。

参术实脾汤：治久泻久痢不止而脱肛者，宜以此汤调补脾胃。

白术（黄土炒）二钱 人参二钱 肉果（面裹煨）一钱五分 白茯苓 白芍药（炒） 陈皮各一钱 附子（炮）八分 甘草（炙）七分

上用姜三片，枣二枚，煎服。下陷加升麻。

参术芎归汤：治泻痢产育，气虚脱肛，脉濡而弦者。

人参 白术 川芎 当归 升麻 白茯苓 山药 黄芪（酒炒） 白芍（炒）各一钱 甘草（炙）五分

上姜水煎服。

诃子人参汤：治证同前。

诃子（煨，去核） 人参 白茯苓 白术 炙甘草 莲肉 升麻 柴胡各等分

上水加生姜煎服。

缩砂散：治大肠虚而夹热，脱肛红肿。

缩砂仁 黄连 木贼各等分

上为细末。每服二钱，空心，米饮调下。

蝟皮散：治大肠虚而夹寒，肛不红肿，脱而不收。

蝟皮（一张，罐内烧存性） 磁石（火煅醋淬七次）五钱 桂心三钱 鳖头（慢火炙焦黄）一枚

上为细末。每服三钱，食前米饮调下。

收肠养血和气丸：治肠虚而脱肛日久，大肠不时脱落。

白术（炒） 当归 白芍（炒） 川芎 槐角（炒） 山药 莲肉各一两 人参七钱 龙骨（煅）五倍子（炒） 赤石脂各五钱

上为末，米糊丸桐子大。每服七十丸，米饮送下。

薄荷散：治阳证脱肛。

薄荷 骨碎补 金樱根 甘草

上水煎，入酒一匙，空心服。

伏龙肝散：治阴证脱肛。

伏龙肝一两 鳖头骨五钱 百药煎二钱五分

上为末。每用二钱，浓煎紫苏汤，候温洗，和清油调涂，并如前法。

龙骨散：治大肠虚，肛门脱出。

龙骨 诃子各二钱五分 没石子二枚 粟壳 赤石脂各二钱

上末之。每服一钱，米饮调下。

蜣螂丸：治谷道痒。

蜣螂（五月五日收，去翅足，炙为末）七枚 新牛粪五钱 肥羊肉（炒令香）一两

上共和膏，丸莲子大，炙令热，以新绵薄裹，纳下部中半日，少吃饭即大便中虫出。三五度永瘥。

【校注】

［1］交肠：病名。指大便时有尿液从肛门流出，小便时有粪质从尿道排出。

［2］脾胃虚则肠鸣腹满：语出《素问·藏气法时论》："脾病者，身重善肌肉痿，足不收行，善瘈脚下痛；虚则腹满肠鸣，飧泄食不化。"

［3］虚实出入……入者为实：语出《难经·四十八难》："病之虚实者，出

者为虚，入者为实。”

［4］䘌（nì）：小虫。

【评析】

交肠一病相似直肠膀胱瘘，古人认为乃气不循常道，清浊相淆，故用五苓散、木香调气散治疗。肠鸣一症多因脾虚，或邪在肠胃引起，脾虚者可用四君子汤加减，如水湿客于肠胃，属寒者，用升阳除湿汤，热者可用河间葶苈丸。脱肛一病，包括直肠或直肠黏膜脱出，多由中气不足、气虚下陷或湿热下注大肠所致，治法有益气升陷，方如参术实脾汤、参术芎归汤、诃子人参汤、收肠养血和气丸等；清利湿热，方如凉血清肠散、缩砂散等。谷道痒痛，即肛门痒痛，多因大肠湿热风邪流注，或虫扰所致，可见于肛管疾病，或蛲虫病等。

疝论

【原文】

或问疝病，古方有以为小肠气者，有以为膀胱气者，惟子和、丹溪专主肝经而言，其说不同，何以辨之？曰：小肠气，小肠之病；膀胱气，膀胱之病；疝气，肝经之病，三者本非一病，昔人以小肠、膀胱气为疝者误也，殊不知足厥阴之经环阴器，抵少腹，人病此者，发则睾丸胀痛，连及少腹，则疝气之系于肝经可知矣。小肠气，俗谓之横弦竖弦，绕脐走注，少腹攻刺，而膀胱气则在毛际之上，小腹之分作痛，与疝气之有形如瓜，有声如蛙，或上于腹，或下于囊者，不同也。但小肠、膀胱因经络并于厥阴之经，所以受病连及于肝，则亦下控引睾丸为痛，然止是二经之病，不可以为疝也。巢氏云：疝者，痛也，皆由荣卫虚弱，饮食寒温不调，奔走劳役不节，致风冷邪气，乘虚入于腹中，遂成诸疝。发则小腹疼痛，痛或绕脐，或逆上抢心，痛引心背，甚则手足厥冷，自汗呕逆，或大小便秘难。大抵诸疝之脉，脉当弦紧，盖弦者，寒也，紧者，痛也。巢氏所谓疝有七症：厥疝、癥疝、寒疝、气疝、盘疝、胕疝、狼疝是也。后人又谓有肠癞、气癞、卵胀、水癞之四种。至张戴人又非之曰：凡病疝者，非肝木受邪，则肝木自甚也，因是于阴疝中，亦立为七疝之名，曰寒疝、水疝、筋疝、血疝、气疝、狐疝、癞疝也。寒疝，其状囊冷，结硬如石，阴茎不举，或连控睾丸而痛，得于坐卧湿地及砖石，或冬月涉水，或值雨雪，或风冷处使内过劳，宜以温剂下之，久而无子。水疝，其状肾囊肿痛，阴汗时出，或囊肿状如水晶，或痒搔出水，或小腹按之作水声，得之饮水醉酒，使内过劳，汗出而遇风，寒湿之气，聚于囊中，故水多令人为卒疝，宜以逐水之剂下之。筋疝，其状阴茎肿胀，或溃、或脓、或痛而里急筋缩，或茎中痛，痛极则痒，或挺纵不收，或白物如精，随溲而下，得于房室劳伤及邪术所使，宜以降心火之药下之。血疝，其状如黄瓜，在小腹两旁，横骨两端约中，俗云便痈，得于春夏重感大燠而复劳役，使内气血流溢渗入脬囊，留而不去，结成痈肿，脓少血多，宜以和血之剂下之。气疝，其状上连肾区，下及阴囊，或因号哭忿怒，则气郁乏而胀，怒哭号罢，则气散者是也，宜以散气之剂下之。或小儿亦有此疾，俗曰偏气，胎中病也，此病不治。狐疝，其状如瓦，卧则入小腹，行立则出小腹入囊中，狐则昼出穴而溺，夜入穴而不溺，此疝出入上下往来，正与狐相类，亦与气疝大同小异，令人带钩铃是也，宜以逐气流经之药下之。癞疝，其状阴囊肿坠，如升如斗，不痒不痛是也，得之地气卑湿所生，故江淮之间，湫塘之处，多感此疾，宜以去湿之药下之。诸疝下去之后，可调则调，可补则补，宜各量病势而施治也。

附方

丁香楝实丸：治男子七疝，痛不可忍，妇人瘕聚带下。

当归　附子（炮，去皮脐）　川楝子　茴香（炒）各一两

上用好酒三升同煮，酒尽焙干作细末，每药末一两，再入下项药：

丁香　木香各五分，一作二钱　全蝎十三个　玄胡索五钱，一作一两

上同为细末，入前当归等末拌匀，酒糊丸桐子大。每服三十丸至百丸，空心食前温酒下。一方无当归、木香，名苦楝丸。

沉香桂附丸：治中气虚弱，脾胃虚寒，饮食不美，气不调和。退阴助阳，除脏腑积冷，心腹疼痛，胁肋膨胀，腹中雷鸣，面色不泽，手足厥逆，便利无度。又治下焦阳虚，及疗七疝，痛引小腹不可忍，腰屈不能伸，喜热熨稍缓。

沉香　附子（炮，去皮脐）　川乌（炮，去皮脐）　干姜（炮）　良姜（炒）　官桂　吴茱萸（汤泡，去苦）　茴香（炒）各一两

上为末，醋煮糊丸桐子大。每服五十丸至七八十丸，食前米饮下，日二服。忌生冷。

丁香疝气丸：脐下撮急疼痛，并脐下周身皆急痛，小便频数而清，其五脉急洪缓涩，按之皆虚，独肾脉按之不急，虚而无力，名曰肾疝，服此丸效。

当归　茴香一两　玄胡索　甘草梢各五钱　麻黄根节　丁香　川乌　肉桂　防己各二钱五分　羌活七钱五分　全蝎三十个

上为细末，酒糊丸豌豆大。每服五十丸，淡盐汤、温酒送下，须空心宿食消尽服之。

当归四逆汤：治男妇疝气，脐下冷痛，相引腰胯而疼。

当归梢七分　附子（炒）　官桂　茴香（炒）各五分　芍药四分　玄胡索　川楝子　茯苓各三分　泽泻二分　柴胡五分

上研为粗末，作一服，水煎。空心服。

木香楝子散：小肠疝气，膀胱偏坠。久药不效者，服此神效。

川楝子（巴豆二十枚同炒黄赤色，去巴豆不用）三十个　萆薢五钱　石菖蒲（炒）一两　青木香（炒）一两　荔枝核（炒）二十枚

上细末。每服二钱，入麝香少许，空心，炒茴香盐酒下。

葫芦巴丸：治大人小儿，蟠肠奔豚，小肠疝气，偏坠阴肿，小腹有形如卵，上下来去，痛不可忍，或绞结绕脐攻刺，呕吐闷乱。

葫芦巴（炒）二两　茴香（盐炒）一两五钱　吴茱萸（汤洗，炒）一两二钱　川楝子（去核，炒）一两二钱　巴戟（去心，炒）七钱五分　川乌（炮，去皮尖）七钱五分　黑丑（炒，取头末）二两

上为细末，酒糊丸桐子大。每服十五丸至二十丸，空心温酒送下。小儿五丸，食前茴香汤下。一方无黑丑。

加味通心散：治肾与膀胱实热，小肠气痛，小腑不通。

瞿麦穗　木通（去皮节）　栀子（去壳）　黄芩　连翘　甘草　枳壳（去瓤）　川楝子（去核）各等分

上㕮散。每服五钱，灯心二十茎，车前草五茎同煎。空心，温服。

八正散：治肾气实热，脉洪数，小腹、外肾、肛门俱热，大小便不利作痛。方见小便不通。

每服四钱，灯心二十茎，枳壳半个去瓤，水煎。食前温服。热盛加淡竹叶二十片。

蒺藜汤：治阴疝牵引小腹痛。诸厥疝，即阴疝也，房欲劳痛不可忍者。

蒺藜（炒，去尖）　附子（炮，去皮脐）　山栀仁各等分

上为末。每服三钱，水煎。食前温服。

仓卒散：治寒疝入腹，心腹卒痛，及小肠膀胱气㽲刺，脾肾气攻挛急，极痛不可忍，屈伸不能，腹中冷重如石，白汗出。

山栀子（烧半过）四十九个　附子（炮）一枚

上㕮散。每服二钱，水一盏，酒半盏，入盐一捻煎。温服即愈。暑证，香薷散加瞿麦、木通，每服四钱，盐少许，煎服。

补肾汤：治寒疝入腹，小肠㽲痛，时复泄泻，胸膈痞塞。

沉香五分　人参　茯苓　附子（炮，去皮脐）　黄芪　白术　木瓜各一钱

五分　羌活　芎䓖　紫苏　炙甘草各一钱

上作一服，姜三片，红枣一枚，水煎。食前服。呕吐加半夏一钱，生姜七片，煎服。

附肝气方

木香汤：治肝气寒疝攻注，胸胁满痛汗出。

木香七钱五分　槟榔　细辛（去苗）　赤茯苓（去皮）　人参（去芦）　芍药　当归（切，焙）　官桂（去粗皮）　前胡（去芦）　青皮（去白，焙）各一两

上每服三钱，水煎。不拘时服。

附小肠气方

喝起丸：治小肠气及腰痛。

杜仲（酥炙去丝）　葫芦巴（芝麻炒）　破故纸（炒）　小茴香（盐水浸一宿）　萆薢各一两　胡桃肉（汤浸，去皮，研泥）

上为细末，入胡桃肉研和匀，丸桐子大。每服三十丸或五十丸，空心，盐酒或盐汤下。

救痛散：治小肠疝气，筑心疼痛不可忍。

肉豆蔻（面裹煨）　木香（煨）各五钱　荆三棱（煨）　马蔺花（醋炒）　金铃子（去核）　茴香（炒）各一两

上为细末。每服大钱，痛时热酒调服。立效。

附膀胱气方

五苓散加川楝子一分：治疝气卒痛，小便涩。方见中湿

（眉批：凡药中诸药用几钱，间有一味用一分者，乃一钱五分也）

葵子汤：治膀胱湿热，腹胀小便不通，口舌干燥。

赤茯苓　猪苓　葵子　枳实　瞿麦　车前子　木通　黄芩　滑石　甘草各等分

上每服五钱，入生姜煎。空心服。

葱白散：治一切冷气不和，及本脏膀胱发气攻刺疼痛。又治妇人产后腹痛，或血刺痛。兼治脏腑宿冷，百节倦痛，怯弱伤劳滞癖，久服尽除，妇人一切疾病宜服。

川芎　当归　枳壳（去瓤，麸炒）　厚朴（姜汁制炒）　青皮　官桂（去粗皮）　干姜（炮）　川楝子（炒）　茴香（炒）　神曲（炒）　麦蘖（炒）　干地黄　三棱（煨）　人参　茯苓　芍药　蓬术（酒浸，焙）　木香（炮）各一两

上每服三钱，葱白二寸，入盐少许，水煎。热服。如大便秘涩加大黄煎，大便溏利加诃子煎。俱食前服。

附心疝方

木香散：治心疝，小腹痛闷不已。

木香　陈皮　良姜　干姜　诃子（去核）　枳实各一钱五分　草豆蔻　黑牵牛　川芎各一钱

上水煎，食前服。或为细末，每服二钱，白汤调下。

广茂煮散：治心疝心痛，肢体虚冷。

蓬莪术（煨）　槟榔（生剉）　官桂（去皮）　附子（炮，去皮脐）　甘草（炙）各五钱　芎䓖　白术各七钱五分

上剉碎。每服二钱，水煎。温服无时。

附㿗疝方

海蛤丸：治㿗疝大效。

海蛤（烧，醋淬七次）　当归　海金沙　腻粉　硇砂各一钱　海藻　粉霜各五分　水蛭（炒）二十一条　青黛　滑石　乳香各一钱　朱砂（另研）二钱

地龙（去头足）二十一条

上为末，盐煮面糊丸小豆大，朱砂为衣。每服十丸，空心，灯草汤服。小便下冷脓恶物乃效，却以黄连、紫河车、板蓝根各二钱煎汤漱口，以固牙齿。或去板蓝，加贯众。

荔核散：治疝气，阴核肿大，痛不可忍。

荔枝核（十四枚，烧灰存性，用新者） 八角茴香（炒） 沉香 木香 青盐 食盐各一钱 川楝肉 小茴香各二钱

上为细末。每服三钱，空心，热酒调服。

橘核丸：治四种㿉病，卵核肿胀，偏有小大，或坚硬如石，痛引脐腹，甚则肤囊肿胀成疮，时出黄水，或成痈溃烂。

橘核（炒） 海藻 昆布 海带（各洗） 川楝肉（炒） 桃仁（麸炒）各一两 制厚朴 木通 枳实（麸炒） 延胡索（炒） 桂心 木香各五钱

上为末，酒糊丸梧子大。每服七十丸，空心，盐汤下。

虚寒甚者，加炮川乌一两。坚胀久而不消者，加硇砂二钱，醋煮旋入。

昆布丸：治阴疝肿大偏坠。

昆布 海藻（各洗去咸，炙） 芜荑仁（炒） 蒺藜子（炒，去角） 槟榔（剉）各一两五钱 枳壳（去瓤，麸炒） 大麻仁（研）各二两 诃黎勒（炒，去核） 黄芪 木香各七钱五分 陈皮（去白，炒） 桃仁（去皮尖，炒，研） 菟丝子（酒浸一宿，另研）各一两

上为细末，研匀，炼蜜丸桐子大。每服三十丸，空心，温酒或盐汤任下。

附狐疝方

蜘蛛散：

蜘蛛（去头足，研如膏）十四枚 桂（入厥阴，取其肉厚者）五分

上为散，每服一钱，蜜丸亦可。雷公云：凡使勿用五色者、兼大而身上有

刺毛者，并薄小者，须用屋西南有纲，身小尻大，腹内有苍黄脓者真也。凡用去头足，研如膏投药中。

川楝子丸：治疝气。一切下部之疾，肿痛缩小，虽年多，服此药永去病根。

川楝子（净肉一斤，分四处：四两用麸一合，斑蝥四十九个，同炒麸黄色，去麸、斑蝥不用。四两用麸一合，巴豆四十九粒，同麸炒黄色，去麸、巴豆不用。四两用麸一合，巴戟一两，同麸炒黄色，去麸、巴戟不用。四两用盐一两，茴香一合，同炒黄色，去盐及茴香不用） 木香（不见火）一两 破故纸（炒香为度）一两

上为末，酒糊丸梧子大。每服五十丸，盐汤下，甚者空心、食前日进三二服。

木香导气丸：治男子小肠气肚疼。一切气积，以补下元虚冷，脾胃不和，并宜服之。

木香 乳香 川楝子（去核） 八角茴香 丁香 香附子 破故纸 葫芦巴 荆三棱 甘草各一两 杜仲（炒，去丝）五钱

上为细末，酒糊为丸桐子大。每服三十丸，加至五十丸，用温酒或盐汤空心下，日三服。

桃仁当归汤：治疝因瘀血作痛。

桃仁（去皮尖）二钱 当归尾（酒洗） 玄胡索各一钱五分 川芎 生地黄 赤芍药（炒） 吴茱萸 青皮（醋炒）各一钱 牡丹皮八分

上用姜三片，水煎。食前服。

【评析】

疝，又名疝气、横痃、小肠气、膀胱气、蟠肠气、肾系阴肿等，包括多种病证，主要有以下几种：一是指体腔内容物向外突出，并兼有气痛，或腹部剧

烈疼痛而伴有二便不通等症状，如现代所说的腹股沟疝、股疝，古人所称之狐疝、血疝等。二是指生殖器、睾丸、阴囊部位的病证，如外生殖器肿溃流脓，溺窍流出败精浊物，睾丸或阴囊肿大疼痛等病证，古称之寒疝、水疝、㿗疝、筋疝等。三指某些腹内肿瘤，肠痉挛，不全性肠梗阻等疾患，古称之腑疝、瘕疝、盘疝、狼疝等。本病多因邪聚阴分而成，且发病部位多为肝经所过，固有“诸疝皆属于肝”的观点。治疗以疏肝理气，温通散寒为主，方如丁香楝实丸、沉香桂附丸、葫芦巴丸、木香汤、荔核散等；或兼以活血化瘀，方如丁香疝气丸、当归四逆汤、救痛散、广茂煮散、木香导气丸、桃仁当归汤等。证属实热者，可用加味通心散、八正散、葵子汤以清利湿热。如有肿块坚硬疼痛，可用橘核丸、昆布丸以软坚散结。

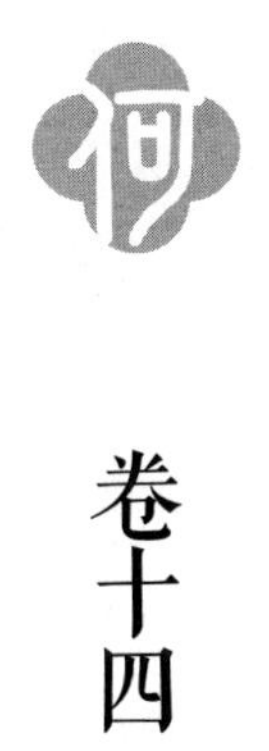

卷十四

七窍门

目疾论

● 【原文】

《经》云：五脏六腑之精气，皆上注于目而为之精。精之窠为眼，骨之精为瞳子，属肾；筋之精为黑睛，属肝；血之精为络裹，属心；气之精为白睛，属肺；肉之精为约束，属脾[1]。眼通五脏，气贯五输，由此观之，人能善自调摄，养气存神，安心惜视，然后心气通畅，肝气和平，精气上注于目，则目不致有疾矣。倘将养失宜，六淫外伤，七情内郁，嗜欲不节，饮食无度，彻夜奕搏，热啖煎炙，久视勤书，忧郁悲泣，皆能病目。目之为病，睛之色赤者，病在心；色白者，病在肺；色青者，病在肝；色黄者，病在脾；色黑者，病在肾。方论载有五输八廓内障[2]外障[3]，青盲[4]雀盲[5]，倒睫拳毛，胬肉扳精，风沿烂眼，能近视不能远视，能远视不能近视等症，兹不及备叙治之之法，须洞察形症，细究根源，自无失误。病眼之人，切忌当风看日，喜怒房劳，饮酒食热，惟当宽缓情性，谨慎调护，自无不痊矣。

东垣曰：《五藏生成篇》云，诸脉皆属于目，肝[6]得血而能视。针经九卷大惑论云：心事烦冗，饮食失节，劳役过度，故脾胃虚弱，心火太盛，则百脉沸腾，血脉逆行，邪害孔窍，天明则日月不明也。夫五脏六腑之精气，皆禀受于脾土而上贯于目，脾者，诸阴之首也，目者，血气之宗也，故脾虚则五脏之精气皆失所司，不能归明于目矣。心者君火也，主人之神，宜静而安，相火代行其令，相火者包络也，主百脉皆荣于目，既劳役运动，势必妄行，乃因邪气所并，而损其血脉，故目之诸病生焉。凡医者不理脾胃，以养血安神，徒治标而不治本，非其治也。按东垣先生之言，可谓善推所因而得其本者矣。

附方

补肝散：治肝虚目睛疼，冷泪不止，筋脉痛及羞明怕日。

夏枯草五钱　香附子一两

上为末。每服一钱，腊茶调下，随时服。

本事方：治睛疼难忍。

川当归　防风　细辛　薄荷各等分

上为末。每服二钱，麦门冬熟水调下，食后、日午、夜卧各一服。

止痛散：两额角痛，目睛痛，时见黑花，及目赤肿痛，脉弦，作内障也。此得之于肌饱劳役，服之痛即止。

柴胡一两五钱　甘草（炙）七钱五分　栝楼根二两　当归一两　黄芩（一半酒浸，一半炒）四两　生地黄一两

上为粗末。每服三钱，姜三片，枣一枚，水煎。临卧热服。

小便不利，加茯苓、泽泻各五钱。

桔梗丸：治太阳经卫虚血实，目肿赤，睑重，头中湿淫，肤翳睛痛，肝风盛，眼黑肾虚。

桔梗一斤　牵牛（头末）二两

上为细末，炼蜜丸桐子大。每服四五十丸至一百丸，食前温水下，日二次。

柴胡复生汤：治红赤羞明，泪多眵少，脑巅沉重，睛珠痛应太阳，眼睫无力，常欲垂闭，不敢久视，久视则酸疼翳陷，下所陷者，或圆或方，或长或短，如缕、如锥、如凿。

柴胡六分　苍术　茯苓　黄芩各半钱　薄荷　桔梗　炙甘草　白芍药各四分　羌活　独活　藁本　蔓荆子　川芎　白芷各三分五厘　五味子二十粒

上水煎。食后热服。

此方以藁本、蔓荆子为君，升发阳气也；川芎、白芍、羌活、独活、白芷、柴胡为臣，和血补血，疗风行厥阴经也；甘草、五味子为佐，为协诸药敛

脏气也；薄荷、桔梗、苍术、茯苓、黄芩为使，为清利除热，去湿分上下，实脾胃二土，疗目中赤肿也。是病起自七情五贼，劳役饥饱，故使生意下陷，不能上升，今主以群队升发，辅以和血补血，导入本经，助以相协收敛，清利除热，以实脾胃也。睛珠痛甚者，当归养荣汤主之。

当归养荣汤：治睛珠痛不可忍。余治同上。

白芍药　熟地黄　当归　川芎各一钱　羌活　防风　白芷各七分五厘

上煎服法同上。此方以七情五贼，劳役饥饱，重伤脾胃，脾胃者，多血多气之所，脾胃受伤则血亦病，血养睛，睛珠属肾，今生意已不升发，又复血虚不能养睛，故睛痛甚不可忍。以防风升发生意，白芷解利，引入胃经为君；白芍药止痛，益气通血，承接上下为臣；熟地黄补肾水真阴为佐；当归、川芎行血补血，羌活除风，引入少阴经为使。血为邪胜，睛珠痛者，及亡血过多之病，俱宜服也。服此药后，睛痛虽除，眼睫无力，常欲垂闭不减者，助阳活血汤主之。

助阳活血汤：治眼睫无力，常欲垂闭。余治同上。

黄芪　炙甘草　当归　防风各五分　白芷　蔓荆子各四分　升麻　柴胡各七分

上水煎，稍热服。此方以黄芪治虚劳，甘草补元气为君；当归和血补血为臣；白芷、蔓荆子、防风主疗风，升阳气为佐；升麻导入足阳明、足太阴脾胃，柴胡引至足厥阴肝经为使。心火乘金，水衰反制者，亦宜服也。有热者，兼服黄连羊肝丸。

黄连羊肝丸：治目中赤脉红甚眵多。余治同上。

黄连一钱[7]　白羯羊肝一个

上以黄连研为细末，将羊肝以竹刀刮下如糊，除去筋膜，入擂盆中研细，入黄连末，丸梧子大。每服三五十丸，加至七八十丸，茶清汤下。忌猪肉及冷水。

此方以黄连除热毒、明目为君；用羊肝者，以肝与肝合，引入肝经为使。不用铁器者，金克木，肝乃木也，一有金气，肝则畏而不受。盖专治肝经之药，非与群队者比也。凡肝受邪者，并皆治之，若睛痛者加当归。

当归补血汤：治男子衄血、便血，妇人产后崩漏，亡血过多，致睛珠疼痛，不能视物，羞明酸涩，眼睫无力，眉骨太阳俱各酸疼。

当归　熟地黄各六分　川芎　牛膝　白芍药　炙甘草　白术　防风各五分　生地黄　天门冬各四分

上水煎。稍热服。

恶心不进食者，加生姜。此方专补血，故以当归、熟地黄为君；川芎、白芍、牛膝为臣，以其祛风、续绝、定痛而通补血也；甘草、白术大和胃气，用以为佐；防风升发，生地黄补肾，天门冬治血热，谓血亡生风燥，故以为使。

选奇汤：见头痛。

泻青丸：治眼暴发赤肿疼。见头痛。

抵圣散：治目偏风牵疼痛。

荆芥穗二两　芎䓖　羌活　楮实（麸炒）　木贼各一两　甘草（炙）五钱

上为细末。每服二钱，食后茶清调服。

菊花散：治肝肾风毒气上冲，眼痛。

甘菊花　牛蒡子（炒）各八两　防风三两　白蒺藜（去刺）一两　甘草一两五钱

上为细末。每服二钱，食后临卧，熟水调下。

洗肝散：治风毒上攻，暴作赤目，肿痛难开，隐涩眵泪。

薄荷叶　当归　羌活　防风　山栀仁　甘草（炙）　大黄　川芎各二两

上为细末。每服二钱，食后熟水调。

四物龙胆汤：治目赤，暴作云翳，疼痛不可忍。

四物汤各五钱　羌活　防风各三钱　草龙胆（酒拌，炒焦）　防己各二钱

上水煎服。

泻肺汤：治暴风客热外障，白睛肿胀。

羌活　玄参　黄芩各一两五钱　地骨皮　桔梗　大黄　芒硝各一两

上药剉碎。每服五钱，水一盏，煎五分。食后温服。

救苦散：治眼睛痛不可忍者。

川芎　当归　防己　防风各五钱

上为细末。每服三钱，热酒调下。

一捻金：治眼睛痛。

乳香　没药　黄连　雄黄　盆硝各等分

上为细末，鼻内搐之。一方加脑、麝少许。

点眼金华水：治肝脏有热，血脉壅滞，津液不荣，目中涩痛。

黄连一分　硇砂（豌豆大，研）　乳香（黑豆大，研）　铜绿（煅过）一字　腻粉（研）一钱匕　杏仁（去皮尖及双仁，研）七枚　龙脑（研）　滑石（研）　艾灰（研）各半钱匕　青古老钱（与诸药同浸）三文

上将上九味研细令匀，与古老钱同包在绵子内，以井华水浸三七日后，点目眦头。

黄牛胆煎：治眼涩痛。

黄牛胆汁　鲤鱼胆汁　猪胆汁　羊胆汁各半合　胡黄连（研末）　熊胆　黄连（研末）　青皮（研末）各二钱五分　白蜜三两

上将诸药末与蜜并胆汁和匀，入瓷瓶内，以油纸封头牢系，坐饭甑中蒸，待饭熟为度，用新净绵滤过。每以铜筷取如麻子大，点目眦，日二三度。

治血灌瞳神方：

四物汤（地黄用生，芍药用赤）：见虚劳。

又方：用生地黄汁，温服一盏，频服，以瘥为度。

退血散：治色似胭脂。大效。

当归　赤芍药　木贼　防风　细辛　龙胆草各等分

上㕮咀。白水煎，先乘热熏眼，后温服。

救睛丸：治睛肿，旋螺突出，青盲有翳。

苍术　枳实　甘草　川芎　荆芥　蝉蜕　薄荷　当归　木贼　草决明　谷精草各等分

上为末，炼蜜丸弹子大。每服一丸，食后茶清磨下。

搜风散：治旋螺尖起外障。

防风　大黄　天门冬　五味子　桔梗　细辛　赤芍药　茺蔚子各等分

上水煎。食后服。

分珠散：治珠突出眼眶，并眼患血灌瞳神，恶血不散。

槐花　白芷　生地黄　栀子　荆芥　甘草　黄芩　当归　龙胆草　赤芍药各一两

上水煎服。春加大黄泻肝，夏加黄连泻心，秋加桑白皮泻肺。

驱风一字散：治目痒极难忍。

川乌（炮）　川芎　荆芥各五钱　羌活　防风各二钱五分

上为末。每服二钱，食后薄荷汤调下。

乳汁煎：治风泪涩痒。

人乳一升　黄连（去须，研取末）七钱五分　蕤仁（研烂）一两　干姜（炮，为末）二钱五分

上除乳外，再同研极细，以乳渍一宿，明旦纳铜器中，微火煎取三合，绵滤去滓。每以黍米大点眦中，勿当风点。

止泪散：治风眼流泪不止。

炉甘石一钱　海螵蛸三分　片脑五厘

上研细，点眼大眦头，其泪自收。二药性燥，要加脑和，则不涩也。

麝香散：治眼冷泪不止。

香附子　川椒目各等分　苍术　麝香各少许

上为细末，吹鼻中。

五花丸：治漏睛脓出，目停风热在胞中，结聚脓汁和泪相杂，常流涎水，久而不治，至乌珠坠落。

金沸草四两　巴戟三两　川椒皮　枸杞子　白菊花各二两

上为末，炼蜜丸梧子大。每服二十丸，空心，盐酒下。

白薇丸：治漏睛脓出。

白薇五钱　防风　蒺藜　石榴皮　羌活各三钱

上为末，米粉糊丸桐子大。每服二十丸，白汤下。

能远视不能近视：东垣云：能远视不能近视者，阳气有余，阴气不足，乃血虚而气盛也。血虚气盛者，皆火有余，元气不足，火者，元气、谷气、真气之贼也。目能远视，责其有火，不能近视，责其无水，法当补肾地芝丸主之。

地芝丸：亦能治脉风成疠。

生地黄（焙）　天门冬（去心）各四两　枳壳（炒）　甘菊花（去蒂）各二两

上为细末，炼蜜丸桐子大。每服一百丸，茶清送下。

能近视不能远视：东垣云：能近视不能远视者，阳气不足，阴气有余，乃气虚而血盛也。血盛者，阴火有余也，气虚者，元气衰弱也，此老人桑榆之象也。目能近视，则其有水，不能远视，责其无火，法宜补心，局方定志丸主之。

定志丸：

远志（去苗心） 菖蒲各二两 人参 白茯苓（去皮）各一两

上为细末，炼蜜成丸，以朱砂为衣。每服十丸，加至二十丸，食后米饮下。

加味四物汤：治打损眼目。

当归 川芎 白芍药 熟地黄 防风 荆芥各等分

上㕮咀为散。每服三钱，水煎，入生地黄汁少许，温服。再以生地黄一两，杏仁二十粒去皮尖，研细，用绵子裹药，敷在眼上令干，再将瘦猪肉薄切粘于眼上，后服局方黑神散。

局方黑神散[8]：

蒲黄 熟地黄 肉桂 当归 赤芍药 白姜 甘草各等分

上为末。童子小便、生地黄汁相和调服。

经效散：治撞刺生翳。

大黄 当归 芍药各五钱 粉草 连翘各二钱五分 北柴胡一两 犀角一钱

上水煎。食后服。

一绿散：治打扑伤损，眼胞赤肿疼痛。

芙蓉叶 生地黄各等分

上捣烂，敷眼胞上。或为末，以鸡子清调匀敷。

治目被物刺损有翳方：

生地黄　生薄荷　生巨叶　生土当归　朴硝各等分

上药不拘多少，研烂，贴太阳二穴。

紫金锭子：治一切眼疾，不分远年近日，诸般翳膜，血灌瞳人，胬肉攀睛，拳毛倒睫，积年赤瞎，暴发赤肿，白睛肿胀，沙涩难开，眊矂[9]紧涩，怕日羞明，眵䁾泪烂，弦风痒，视物昏花，迎烟泪出，目中溜火，诸般目疾。

炉甘石　黄丹　硼砂各五钱　海螵蛸　白丁香　白矾（生用）　硇砂　轻粉　贝齿　真珠　石蟹　熊胆　乳香　没药　麝香各一钱二分五厘　片脑（其片脑久留，恐去气味，宜临用时加入）二钱

上除脑、麝外，余各另制为末，秤合和匀，入黄连水，碾至千万下，日干，次入麝香，研细罗过，又次入片脑，再研复罗，入后膏搜和，作锭子阴干。

黄连一斤　当归　生地黄各四两　防风　黄柏　龙胆草各二两　蕤仁五两　冬蜜（另熬酥干为度）八两　鹅梨（取汁）八枚　猪胰子（以稻草挪洗去膜干净无油为度，再用布包捣烂入药）四枚　诃子八枚

上将黄连等八味洗净剉碎，以水浸于铜器内，春五、夏三、秋四、冬七，滤去滓，复添水熬三次，取尽药力，以密绢绵纸重滤过，澄去砂土，慢火煎熬，槐、柳枝各四十九条，互换，一顺搅，不住手，搅尽枝条，与饴糖相类，入蜜和匀，瓷器盛放汤内瓶口上，重汤蒸炖成膏，复滤净，滴水成珠，可丸为度，待数日出火毒，再熔化，入末和匀杵捣为丸锭，阴干，金银箔为衣。每以少许新汲水浸化开，鸭毛蘸点眼大眦内，又可以热水泡化洗眼，药水冷又暖洗，日洗五七次，日点十余次，大效。

羌活除翳汤（东垣）：治外障，乃太阳寒水，翳膜遮睛，不能视物者。

麻黄根二钱五分　薄荷叶二钱　生地黄（酒洗）一钱　当归根　川芎各三

钱　黄柏四钱　知母（酒制）五钱　荆芥穗（煎成方入）　藁本各七钱　防风一两　羌活一两五钱　川椒五分　细辛少许

上㕮咀。每服三钱，水三大盏，煎一大盏，入荆芥穗，再煎至一盏。食后热服。忌酒与湿面。

拨云汤：昔东垣治徐总管之眼疾，乃上眼皮下出黑白二翳，隐涩难开而不疼痛，两手寸脉细紧，按之洪大无力，知足太阳膀胱为命门相火煎熬，逆行作寒水翳，及寒膜遮睛，与此汤一服神效。其外证则呵欠，善悲健忘，嚏喷，时自泪下，面赤而白，能食，不大便，小便数而欠，气上而喘。

黄芪　柴胡各七分　细辛叶　葛根　川芎各五分　生姜　甘草梢　川升麻　藁本　知母　当归身　荆芥各一钱　防风　羌活　黄柏各一钱五分

上㕮咀，如麻豆大。作一服，水二盏，煎至一盏，去滓。食后热服。

拨云散：治因眼发湿热不退而作翳膜遮睛，昏暗羞明，隐涩难开。

川芎　草龙胆　楮实　薄荷　羌活　荆芥穗　石决明　草决明　苍术　大黄　甘草　木贼　密蒙花　连翘　川椒　甘菊　桔梗　石膏　地骨皮　白蒺藜　白芷　槟榔各一两　石燕一对

上捣罗细末。每服三钱，食后温茶清调下，一日三服。忌杂鱼、鸟诸肉。

神仙退云丸：治一切翳晕，内外障昏无睛者。

川芎　当归各一两五钱　犀角（酒洗）　枳实　川楝子　蝉蜕（洗）　薄荷叶（不见火）　甘菊花各五钱　栝楼仁（生用）六钱　蛇蜕　密蒙花　荆芥穗（此三味同甘草焙干，去甘草不用）各二钱　地骨皮（洗）　白蒺藜（微炒，去刺）　生地黄（酒洗，焙干）　羌活各一钱　川木贼（去节，童便浸一宿，焙干）一两五钱

上为细末，炼蜜和丸，每一两作十丸。日进二三丸，食后，米泔汤下，妇人当归汤下，有气郁者，木香汤下。

冲和养胃汤：治内障初起，视觉微昏，空中有黑花，神水变淡绿色，次则视物成二，神水变淡白色，久则不睹，神水变纯白色。

柴胡七钱　人参　当归（酒浸）　炙甘草　白术　升麻　葛根各一两　黄芪　羌活各一两五钱　白芍药六钱　防风五钱　白茯苓三钱　五味子二钱　干生姜一钱

上㕮咀。每服六钱，水三盏，煎至二盏，入黄连、黄芩二钱，再煎至一盏。食后热服。

此方因肝木不平，内夹心火，故以柴胡平肝，人参开心，黄连泻心火为君；酒制当归荣百脉，五味敛百脉之沸，心之外包络主血，白芍药顺血脉，散恶血为臣；白茯苓泻膀胱之湿，羌活清利小肠之邪，甘草补三焦，防风升胆之降为佐；阴阳皆总于脾胃，黄芪补脾胃，白术健脾胃，升麻、葛根行脾胃之经，黄芩退壮火，干生姜入壮火为导为使。此方逆攻从顺，反异正宜俱备。

《千金》磁石丸：治内障方，神水宽大渐散，昏如雾露中行，渐睹空中有黑花，渐睹物成二体，久则光不收，及内障神水淡绿色、淡白色者。

磁石（吸针者）　辰砂　神曲

上先以磁石置巨火中煅醋淬七次，晒干，另研极细二两，辰砂另研极细一两，神曲末三两，与前药和匀，更以神曲末一两，水和作饼，煮浮为度，搜入前药，炼蜜丸桐子大。每服十丸，加至三十丸，空心，饭汤下。

此方以磁石辛咸，寒，镇坠肾经为君，令神水不外移也；辰砂微甘，寒，镇坠心经为臣，肝其母，此子能令母实也，肝实则目明；神曲辛温，甘，化脾胃中宿食为佐，生用者，发其生气，熟用者，敛其暴气也。服药后，俯视不见，仰视渐睹星月者，此其效也。亦治心火乘金，水衰反制之病。久病累发者服之则永不更作。空心服此丸，午前更以石斛夜光丸主之。

石斛夜光丸：治内障证同上。

天门冬（焙）　人参　茯苓各二两　麦门冬　熟地黄　生地黄各一两　菟丝子（酒浸）　甘菊花　草决明　杏仁（去皮尖）　干山药　枸杞子　牛膝（酒

浸）各七钱五分　五味子　蒺藜子　金钗石斛　肉苁蓉　川芎　炙甘草　枳壳（麸炒）　青葙子　防风　黄连　乌犀角（镑）　羚羊角（镑）各五钱

上为细末，炼蜜丸桐子大。每服三五十丸，温酒、盐汤任下。

此方羡补药也，补上治下，利以缓，利以久，不利以速。故君以天门冬、人参、菟丝子之通肾安神，强阴填精也；臣以五味子、麦门冬、杏仁、茯苓、枸杞子、牛膝、生熟地之敛气除湿，凉血补血也；佐以甘菊花、蒺藜子、石斛、苁蓉、川芎、甘草、枳壳、山药、青葙子之治风疗虚，益气祛毒也；使以防风、黄连、草决明、羚羊角、生乌犀之散滞泄热，解结明目也。阴弱不能配阳之病，并宜服之。

人参补胃汤：治劳役饮食不节，内障眼病。此方神效。

黄芪根一两　人参一两　甘草（炙）八钱　蔓荆子二钱　白芍药三钱　黄柏（酒焠四次，炒四次）三钱

上㕮咀。每服三四钱，水煎。热服，临卧。三五服后，两目广视物如常，惟觉两脚踏地不知高下，盖火伏升发故也。病减住服，七日再服。此药宜春间服之。

蛤粉丸：治雀盲方。

蛤粉（细研）　黄蜡等分

上熔蜡，为搜粉为丸，如枣大。每用猪肝一片二两许，劈开裹药一丸，麻线缠，入罐内，水一碗，煮熟倾出，乘热熏目，至温吃肝，以愈为度。

又方：

地肤子五钱　决明子一升

上二味为末，以米饮汁和丸。食后服二十丸至三十丸，日日服，至瘥止。

又方：

用苍术四两，米泔水浸一宿，切作片，焙干为末。每服三钱，猪肝二两，批开掺药在内，用麻线扎定，粟米一合，水一碗，砂锅内煮熟。熏眼，候温，

临卧服之。大效。

目泪不止方：凡风冲泪出，俗言作冷泪者，非也。风冲于内，火发于外，风热相搏，由是泪出。内外皆可治而愈。若治外，以贝母一枚，白腻者，加胡椒七粒，不犯铜铁，研细，临卧点之。治内则以当归饮子服之。

当归　大黄　柴胡　人参　黄芩　甘草　芍药各一两　滑石五钱

上㕮咀。每服三钱至五钱，水一盏，生姜三片，煎七分。温服。

《银海》止泪方：

苍术（米泔浸）一两五钱　木贼（去节）二两　香附子（去毛，炒）一两

上为末，炼糊丸桐子大。食后，盐汤下三丸。

青黛散：治眼毛倒睫。极效。

蝟刺　枣棘针　白芷　青黛各等分

上为细末，左眼倒睫，口噙水，左鼻内搐之。右眼倒睫，右鼻内搐之。凡眼毛倒睫，摘去拳毛，用虱子血点入眼内，数次即愈。

还睛散：治眼翳膜，昏涩泪出，瘀血，胬肉攀睛。

川芎　草龙胆　草决明　荆芥　枳实　野菊花　野麻子　白茯苓　甘草（炙）　木贼　白蒺藜　川椒（炒，去子）　仙灵脾　茵陈　石决明各五钱

上为细末。每服二钱，食后，茶清调下，一日三服。忌杂鱼肉及热面、荞麦等物。一方有楮实子，无仙灵脾、茵陈、枳实三味。

【校注】

［1］五脏六腑之精气……属脾：语出《灵枢·大惑论》："五藏六府之精气，皆上注于目而为之精。精之窠为眼，骨之精为瞳子，筋之精为黑眼，血之精为络，其窠气之精为白眼，肌肉之精为约束，裹撷筋骨血气之精而与脉并为

系，上属于脑，后出于项中。”

［2］内障：指主要发生于瞳神及眼内各组织的疾病。患者可出现眼前蚊蝇飞舞，视物昏蒙，夜盲或暴盲等症。

［3］外障：指发生在胞睑、两眦、白睛、黑睛的眼病。患眼可见红赤，肿胀，糜烂，流泪，眵多，或有翳、膜、胬肉等症。

［4］青盲：指眼外观无异常而逐渐失明的病证。

［5］雀盲：又名雀目、鸡盲、黄昏不见、夜盲等。可见于今之视网膜色素变性，维生素甲缺乏症等病。

［6］肝：原为“目”。据《素问·五藏生成》改。

［7］一钱：原无。据《古今图书集成·医部全录》卷一百四十七引本方补。

［8］局方黑神散:《太平惠民和剂局方》黑神散方中有黑豆，然此方无。

［9］眊矂：犹言烦恼。

【评析】

本节所述目疾包括多种疾病，主要可分为外感、内伤两类。外感风热、湿毒等邪气，可致目赤肿痛，流泪眵多，治宜祛风清热，祛湿解毒，方如本事方、柴胡复生汤、泻青丸、菊花散、洗肝散、泻肺汤、目泪不止方等；睛肿有翳膜者，如风气盛宜用救睛丸、羌活除翳汤、神仙退云丸，湿热盛者可用拨云散。内伤诸疾有虚有实，或虚实夹杂，治宜兼顾，如流泪羞明，或目痒可用补肝散、《银海》止泪方、驱风一字散。眼睫无力，目痛，可用当归养荣汤、助阳活血汤、当归补血汤。瘀血停睛而肿痛目赤，或有胬肉云翳，可用四物汤、四物龙胆汤、退血散、搜风散、分珠散、加味四物散、《局方》黑神散、还睛散等方，还可用一绿散外敷，一捻金搐鼻等外治法。内障视物不清，可用冲和养胃汤、石斛夜光丸、人参补胃汤等方。雀盲可用黄连羊肝丸、蛤粉丸。至于所列点眼药水，因制作粗泛，且有些药物有毒，仅供参考。

耳病论

（附虫入耳方）

【原文】

《仁斋直指》云：肾通乎耳，所主者精，精气调和，肾气充足，则耳闻而聪，若劳伤气血，风寒暑湿之邪袭虚而入，使精脱肾惫，则耳转而聋。又有气厥而聋者，有夹风而聋者，有劳伤而聋者，盖十二经脉上络于耳，其阴阳诸经适有交并，则脏气逆而为厥，厥气搏入于耳，是为厥聋，必有时眩晕之证。耳者，宗脉之所附，脉虚而风邪乘之，风入于耳之脉，使经气否而不宣，是为风聋，必时有头痛之证。劳役伤于血气，淫欲耗其精元，瘦悴力疲，昏昏愦溃，是为劳聋。倘将适得宜，血气和平，则其暂聋轻，若日就劳伤，风邪停滞，则为久聋之证矣。外此又有耳触风邪，与气相击，其声嘈嘈，眼或见火，谓之虚鸣。热气乘虚，随脉入耳，聚热不散，脓汁出焉，谓之脓耳，亦谓之聤耳。人耳间有津液，轻则不能为害，若风热搏之，津液结鞕[1]，成核塞耳，亦令暴聋，谓之耵耳[2]。候其颧颊色黑者，知其耳聋也，前是数者，肾脉可推，风则浮而盛，热则洪而实，虚则涩而濡。风为之疏散，热为之清利，虚为之调养，邪气并退，然后以通耳调气、安肾之剂主之。大抵气厥等耳聋尚易治，若精脱之耳聋，不易愈也。诸证既殊，治法亦各异焉。

虫若入耳，将生姜擦猫鼻，其尿自出，取尿滴耳内，虫即出。或蓝汁、韭汁、莴苣汁以及香油、鸡冠血俱可灌入耳中。白矾、雄黄等分为细末，香油调成膏，每用皂角子大一块塞耳，用口气尽力吸出最妙。蜒蝣入耳，用硇砂、胆矾等分研细，鹅翎管吹一字入耳中，虫化为水；或绿矾为末，水调灌之；或雄黄为末，醋调灌之。驴乳三合灌耳中，其虫左耳入者，则右耳出。蜈蚣入耳，用煎鸡枕之，或用炙猪肉掩两耳，韭汁、姜汁灌之，大蒜汁亦可，此三汁蚁入耳通治。飞蛾入耳，以酱汁灌耳即出，或以鹅管极气吸之而出，或击铜器于耳边。苍蝇入耳，最能害人，速用皂角子虫研烂，生鳝血调，灌入耳中。蚤虱入耳，菖蒲为末，炒，乘热以绵裹着耳边。水入耳，以薄荷汁点立效。治耳中有物，不能得出，以麻绳剪令头散，敷好胶，着耳中，使其物粘之，徐徐引出，弓弦尤妙。

附方

磁石羊肾丸：治风虚不爽，时有重听，或有风痹之状。

磁石（火煅醋淬七次，用葱子一合，木通三两，水煎一昼夜，去葱、木通）二两　川椒（去目）　石枣（去核）　防风　远志肉　白术　菟丝子（酒浸）　川芎　山药　木香　鹿茸（酒浸一宿，炙）　当归　黄芪　川乌（炮）各一两　石菖蒲一两五钱　肉桂六钱五分　熟地黄（九蒸）二两

上为细末，用羊肾两对，去膜，以酒煮烂，和诸药末捣，以煮肾酒打糊丸梧子大。每服百丸，空心，温酒、盐汤任下。仍服清神散，二药相间服。忌牛肉、鸡、鸭子。

清神散：治气壅，头目不清，耳常重听。

甘菊花　白僵蚕（炒）各五钱　羌活　荆芥穗　木通　川芎　防风各四钱　木香一钱　石菖蒲　甘草各一钱五分

上为细末。每服二钱，食后茶清调饮。

鱼脑膏：治风聋年久及耳鸣。

生鲤鱼脑二两　当归（切，焙）　细辛（去苗）　附子（炮，去皮脐）　白芷　菖蒲各五钱

上除鱼脑外，为细末，以鱼脑置银器中，入药在内，微火煎，候香滤去渣，倾入瓷器中候凝，丸枣核大，绵裹塞耳中。一方，无菖蒲，有羊肾脂同鱼脑先熬，次下诸药。

犀角饮子：治风热上塞，耳内聋闭，臖[3]肿掣痛，脓血流出。

犀角（镑）　木通　石菖蒲　甘菊花（去根枝）　玄参　赤芍药　赤小豆（炒）各二钱　甘草（炙）一钱

上水二钟，姜五片，煎一钟。不拘时服。

芍药散：治热壅生风，耳内痛与头相连，脓血流出。

赤芍药　白芍药　川芎　木鳖子　当归　大黄　甘草各一钱五分

上水煎。食后服。

防风通圣散：治耳因郁聋。

防风　川芎　当归　芍药　大黄（酒煨过，再用酒炒三次）　薄荷叶　麻黄　连翘　芒硝（即盆硝）各五钱　石膏　黄芩　桔梗各一两　滑石三两　甘草二两　荆芥　白术　栀子各二钱五分

上为末。每服二钱，姜三片，水煎。温服。涎嗽，加制半夏五钱。

苏子降气汤：见诸逆上冲。

沉香降气汤、苏子降气汤（《证治准绳》）：见诸气。

不换金正气散：见眩晕。

七气汤（《千金要方》）：见诸气。

轻者吞来复丹：见中暑。

重者吞养正丹：见《集效方》。　以上俱治气逆耳聋。

槟榔神芎丸：治耳聋有痰湿者。

大黄　黄芩各二两　牵牛四两　滑石四两　槟榔二两

上为末，滴水丸桐子大。每服十丸，次加十丸，白汤下。

烧肾散：治精脱，肾虚寒。

磁石（煅醋淬七次，研水飞）一两　附子（炮，去皮）一两　巴戟一两　川椒（去目及闭口者，微炒去汗）一两

上为末，每服用猪肾一枚，去筋膜细切，葱白、薤白各一分，入散药一钱，盐花一字，和匀，用十重湿纸裹，于塘灰火内煨熟。空心，细嚼，酒解薄粥下之。十日效。

苁蓉丸：治肾虚耳聋，或风邪入于经络，耳内虚鸣。

肉苁蓉（酒浸，焙） 山茱萸肉 石龙芮 石菖蒲 菟丝子（酒浸，蒸，焙） 羌活 鹿茸（去毛，酒蒸，焙） 石斛（去根） 磁石（火煅，醋淬，水飞） 附子（炮）各一两 全蝎（去毒）七个 麝香（旋入）半字

上为末，蜜丸桐子大。每服百丸，空心，盐汤任下。

补肾丸：治肾虚耳聋。

巴戟（去心） 干姜（炮） 芍药 山茱萸 桂心 远志（去心） 细辛 菟丝子（酒制） 泽泻 石斛 黄芪 干地黄 当归 蛇床子 牡丹皮 肉苁蓉（酒浸） 人参 附子（炮） 甘草各二两 石菖蒲一两 茯苓五钱 防风一两五钱 羊肾二枚

上为细末，以羊肾研烂细，酒煮面糊丸桐子大。每服五十丸，空心，盐酒送下。

八味丸：治耳聩及虚鸣。见脚气。

上用好全蝎四十九枚，炒微黄，为末。每服三钱，以温酒调，仍下八味丸百粒，空心服。只三两服见效。

羊肾丸：治肾虚耳聋，或劳顿伤气，中风虚损，肾气升而不降，或耳虚鸣。

山茱萸 干姜 川巴戟 芍药 泽泻 北细辛 菟丝子（酒浸） 远志（去心） 桂心 黄芪 石斛 干地黄 附子 当归 牡丹皮 蛇床子 甘草 苁蓉（酒浸） 人参各二两 菖蒲一两 防风一两五钱 茯苓五钱

上为末，以羊肾一双研细，用酒煮面糊丸梧子大。食前盐酒下三十丸至

五十丸。立效。

地黄丸：治劳损耳聋。

大熟地（洗，焙） 菟丝子（酒浸三日，蒸干，捣末） 大川椒（出汗） 破故纸（炒） 白蒺藜（炒，杵去刺） 葫芦巴（炒） 杜仲（姜制，炒去丝） 白芷 石菖蒲各二钱五分 磁石（火烧醋淬七次，研细水飞）三钱七分五厘 当归 川芎 辣桂各二钱五分

上药，为细末，炼蜜丸桐子大。每服五十丸，以葱白、温酒空心吞下，晚饭前再服。

《本事》地黄汤：治肾热耳聋。

生地黄一两五钱 枳壳 羌活 桑白皮各一两 磁石（捣碎，水淘三二十次，去尽赤汁为度）二两 甘草 防风 黄芩 木通各五钱

上药为粗末。每服四钱，水煎去渣。日二三服。

蜡弹丸（《三因方》）：治肺虚耳聋。

白茯苓二两 山药（炒）三两 杏仁（炒，去皮尖）一两五钱

上三味，研为末和匀，黄蜡一两熔和为丸，弹子大。盐汤嚼下。

通气散：治气闭耳聋。

茴香 木香 全蝎 玄胡索 陈皮 菖蒲各一钱 羌活 僵蚕 川芎 蝉蜕各五分 穿山甲二钱 甘草一钱五分

上为细末。每服三钱，不拘时温服，酒调服。

复元通气散：治诸气涩耳聋，腹痈疮疽无头，止痛消肿。

青皮 陈皮（去白）各四两 甘草（炙）三寸半 连翘一两

上为末。热酒调服。

附外治耳聋方

通神散：

全蝎一枚　地龙　土狗各二个　明矾（半生半煅）　雄黄各五钱　麝香一字

上为细末。每用少许，葱白蘸药引入耳中，闭气面壁，坐一时，三日一次。

蓖麻丸：

蓖麻子（去壳）　松脂　黄蜡　杏仁（去皮及双仁，炒）各五钱　乳香　食盐　巴豆（炒）各二钱五分

上药，捣如膏，捻如枣核样，以黄蜡薄捲之，大针扎两三眼子，两头透，用塞耳，经宿黄水出，即愈。

通耳丹：治耳聋[4]。

安息香　桑白皮　阿魏各一两五钱　朱砂五分

上用巴豆七粒，蓖麻仁七枚，大蒜七个，研烂，入药末和匀，丸枣核大。每用一丸，绵裹纳耳中，如觉微痛即出之。

蓖麻子丸：治久聋。

蓖麻子（去油）二十一个　皂角（煨，取肉）半锭　生地龙中者一条　全蝎（焙）两个　远志（去心）　磁石（火煅，醋淬，水飞）　乳香各二钱

上为细末，以黄蜡熔和为丸。塞耳中。

附耳鸣方

龙齿散：治肾虚，热毒乘虚攻耳，致耳内常鸣如蝉声，不可专服补药。

龙齿　人参　白茯苓　麦门冬（去心）　远志（去心）各五钱　丹砂　铁粉　龙脑　牛黄　麝香（俱另研）各二钱五分

上为细末，研匀。每服半钱匕，食后用沸汤调服，日三次。

柴胡聪耳汤：治耳中干耵，耳鸣致聋。

柴胡三钱　连翘四钱　水蛭（炒，另研）半钱　虻虫（去翅足，研）三个　麝香（研）少许　当归身　人参　炙甘草各一钱

上除另研外，以水二盏，入姜三片，煎至一盏，稍热下水蛭等末，再煎一二沸。食远稍热服。

芷芎散：治风入耳虚鸣。

白芷　石菖蒲（炒）　苍术　陈皮　细辛　厚朴（制）　半夏（制）　辣桂　木通　紫苏茎叶　炙甘草各一分　川芎二分

上㕮散。每服三钱，姜五片，葱白二根，水煎。食后临卧服。

疗耳鸣沸闹方：

吴茱萸　巴豆（去皮，炒）　干姜　石菖蒲　磁石　细辛各一分

上为末，用鹅膏和，少许以绵裹塞耳中。以盐五升，布裹蒸熨耳门，令暖气通入耳内，冷即易之，如此数次即瘥。后常以乱发卷塞耳中，慎风。

生犀丸：治耳中策策疼痛。

犀角（镑）　牛黄（研）　南星　白附子（炮）　干姜（炮）　丹砂　没药（俱研）　半夏（汤洗）　龙脑　乳香（俱研）　乌蛇（酒浸，去皮骨，炙）　官桂各二钱五分　防风　当归　麝香（研）各五钱

上为细末，炼蜜丸桐子大。每服二十丸，空心温酒送下。

解热饮子：治气虚热壅，耳内聋闭彻痛，脓血流出。

赤芍　白芍各五钱　当归　川芎　炙甘草　大黄（蒸）　木鳖子（去壳）各一两

上㕮散。每服四钱，水一盏，煎七分。食后临卧服。

白龙散：治小儿肾脏盛而有热，热气上冲于耳，津液结滞，则生脓汁。有

因沐浴水入耳内，水湿停积，搏于血气，蕴积成热，亦令耳脓汁出，谓之聤耳，久而不愈则成聋。

白矾（枯） 黄丹 龙骨各五钱 麝香一钱

上研极细。先以绵杖子展尽耳内脓水，用药一字，分掺两耳，日二次，勿令风入。

杏仁膏：治耳中汁出，或痛或脓。

上用杏仁炒令赤黑，研成膏，薄绵裹纳耳中，日三四度易之，或乱发裹塞之亦妙。一方，治耳卒痛或水出，用杏仁炒焦为末，葱涎搜和为丸，以绵裹塞耳亦可。又治耳肿兼有脓。

附耳痒方

透水丹：治一切风毒上攻，头面肿痒，痰涎壅塞，心胸不利，口舌干涩，风毒下疰，腰脚沉重，肿痛生疮，大便多秘，小便赤涩，及治中风瘫痪，一切风疾。

川大黄（去粗皮） 山栀子（去皮） 蔓荆子（去白皮） 白茯苓（去皮） 益智子（去皮） 威灵仙（去芦头，洗，焙干） 白芷各五钱 香墨（烧醋淬讫，细研） 麝香（研）各一钱 茯神（去木）五钱 川乌（用河水浸半月，切作片，焙干，用盐炒）二两 天麻（去苗） 仙灵脾叶（洗，焙）各一两

上为细末，炼蜜和与麦饭相似，以真酥涂，杵臼捣万杵，如干，旋入蜜令得所和成剂。每服旋丸如梧子大，用薄荷自然汁同温酒化下两丸。如卒中风，涎潮昏塞，煎皂角、白矾汤，放温化四丸灌之。瘫痪风，每日三五丸，渐觉有效，常服一丸，疏痰利膈，用温酒下，食后服。小儿惊风，入腻粉少许，薄荷汁化下半丸，立效。兼治瘰疬 ，葱汤下一丸。忌动风毒物。

附聤耳出脓方

蔓荆子散：治聤耳内热，耳出脓汁。

蔓荆子 赤芍药 生地黄 桑白皮 甘菊花 赤茯苓 川升麻 麦门冬

（去心） 木通 前胡 炙甘草各一钱

上水二盏，姜三片，红枣二枚，煎至一盏。食后服。

松花散：

枯矾五钱 麻勃 木香 松脂 花胭脂各二钱五分

上捣罗为末。每用先以绵杖子净拭后，用药吹耳中。

白莲散：

枯矾 乌贼骨 黄连（去须） 龙骨各一两[5]

上为细末，以绵裹枣核大，塞耳中，日三易。

附子丸：治耳聋出脓疼痛，及耵聍塞耳。

附子（炮，去皮脐） 菖蒲（米泔浸，焙） 枯白矾 蓖麻仁（另研） 松脂（研）各一两 干胭脂五钱 杏仁（去皮尖双仁，炒，另研）二两

上为细末，研匀，熔黄蜡和捻如枣核大，针穿一孔令透，塞耳中，一日一换。一方，治耵聍塞耳，不用黄蜡，只捣成膏，绵裹如枣核大，塞耳。

治耳脓方：

密陀僧一钱 轻粉五分 麝香一字

上为细末，先以绵拭耳内脓，后掺药。

三黄散：治耳内流脓。

雄黄 雌黄 硫磺各等分

上为细末。以少许吹入耳中。

附耳内疮方

曾青散：

雄黄七钱五分 曾青五钱 黄芩二钱五分

上为末，研匀。每用少许纳耳中，有脓汁用棉杖子拭干用之。

柴胡栀子散（一名栀子清肝散）：治三焦及足少阳经风热，耳内作痒生疮，或出水疼痛，或胸间作痛，寒热往来。

柴胡　栀子（炒）　丹皮各一钱　茯苓　川芎　芍药　当归　牛蒡子（炒）各七分　甘草五分

上水煎服。若太阳头痛，加羌活。

当归川芎散：治手足少阳经血虚疮证，或风热耳内痒痛，生疮出水，或头目不清，寒热少食，或妇女经水不调，胸膈不利，腹胁痞痛。

当归　川芎　柴胡　白术　芍药各一钱　山栀（炒）一钱二分　牡丹皮　茯苓各八分　蔓荆子　甘草各五分

上水煎服。若肝气不平寒热，加地骨皮。肝气实加柴胡、黄芩。气血虚加参、芪、归、地。脾虚饮食少思加苓、术。脾虚胸膈不利加参、芪。痰滞胸膈不利加术、半。肝气不顺，胸膈不利，或小腹痞满，或时攻痛，加青皮。肝血不足，胸膈不利，或小腹痞满，或时作痛，加熟地。肝血虚寒，小腹时痛，加肉桂。日晡发热加归、地。

加味地黄丸：治肝肾阴虚疮证，或耳内痒痛出水，或眼昏，痰气喘嗽，或作渴发热，小便赤涩等症。

干山药　山茱萸肉　牡丹皮　泽泻　白茯苓　熟地黄　生地黄　柴胡　五味子　各另为末等分

上将二地黄捣碎，酒拌湿，杵膏，入前末和匀，加炼蜜丸桐子大。每服百丸，空心，白汤下。不应，用加减八味丸。

【校注】

［1］鞕：意硬。

［2］耵耳：耵，耳垢。即今之耵聍栓塞。

［3］䏱（xìng）：肿。

［4］治耳聋：原无此句。据《证治准绳·杂病证治类方第八册·耳聋》同方补入。

［5］各一两：原无此句。据《证治准绳·杂病证治类方第八册·耳聋》同方补入。

【评析】

本节论述了常见耳疾的诊治，如聤耳，耳流脓水或脓血，似今之急、慢性中耳炎，多因风热壅塞，湿热熏蒸所致。治宜疏风清热，化湿解毒，方如犀角饮子、芍药散、解热饮子、蔓荆子散、柴胡栀子散等，并可配以外治法，如白龙散、松花散、白莲散等吹耳、塞耳，如久病正虚，可用加味地黄丸。耳聋、耳鸣有外感、内伤之分，外感多属实证，多由风热或风寒侵袭所致，治宜疏散，方如清神散、防风通圣散、芷芎散等；里有湿热者，可用槟榔神芎丸；气闭者用通气散。内伤多属虚证，尤其是肾虚，治宜调养，方如磁石羊肾丸、苁蓉丸、补肾丸、八味丸、羊肾丸、地黄丸等。盯耳宜取出之，或滴耳油润后取出。

鼻病论

【原文】

《经》云：肺气通于鼻，欲常和，和则吸引香臭矣[1]。若七情内郁，六淫外伤，饮食劳役，致鼻气不得宣通，清浊壅塞，其为病也，为窒塞不通，鼻塞久则成鼻齆[2]也；为鼻鼽，谓鼻流清涕者也；为鼻渊，为鼻出浊涕也；为息肉，鼻中肉赘，臭不可近，痛不可摇，当以白矾末，加硇砂少许吹其上，顷之化水而消，与胜湿汤加泻白散二帖愈，此厚味拥湿热蒸于肺门，如雨霁之地，突生芝菌是也；为鼻疮；为疳蚀；为鼻干无涕；为鼻痛；为鼻赤，即酒齇鼻也，为鼻紫黑，多酒之人，酒气熏蒸面鼻，结滞而不行，宜其先为紫而后为

黑色也，须融化滞血，使得流通，滋生新血，可以运化，病乃可愈，丹溪尝以酒制四物汤，加酒炒片芩、陈皮、生甘草、酒红花、生姜煎，调下五灵脂末饮之，气弱形肥者，加酒黄芪，无有不应，入好酒数滴为引。凡此诸症，皆肺气不调，邪气蕴积于鼻，清道壅塞而然也。治之之法，寒则温之，热则清之，塞则通之，壅则散之，是又在临证而斟酌之也。

附鼻塞方

温肺汤：

升麻　黄芪　丁香各二钱　葛根　羌活　甘草（炙）　防风各一钱　麻黄（不去节）四钱

上为粗末。分二服，水二大盏，葱白二茎，煎一盏，去渣。稍热食远服。

御寒汤：治寒气风邪，伤于皮毛，令人鼻塞，咳嗽上喘。

黄芪一钱　人参　升麻　陈皮各五分　甘草（炙）　款冬花　佛耳草　防风各三分　黄连　黄柏　羌活　白芷各二分　苍术七分

上水二大盏，煎一大盏。食远热服。

辛夷散：治肺虚为四气所干，鼻内壅塞，涕出不已，或气息不通，不闻香臭。

辛夷　川芎　木通（去节）　细辛（洗去土）　防风（去芦）　羌活　藁本　升麻　白芷　甘草（炙）各等分　苍耳子减半

上为细末。每服二钱，食后茶清调服。

增损通圣散：治肺气不和，鼻塞不利。

鼠粘子　桔梗　桑皮　紫菀各一钱五分　荆芥穗二钱　生甘草七分

上水二钟，姜三片，煎一钟。食后服。

通关散：治脑风，鼻息不通，不闻香臭，或鼻流清涕，多嚏，肩项拘急，头目昏痛，风府怯寒。

原蚕蛾（瓦上焙黄） 白附子（炮） 益智（去皮） 蒺藜（炒，去角） 薄荷 苦参各五钱

上为细末。每服三钱，不拘时，温酒调下。

排风散：治鼻塞，或生息肉。

防风 秦艽（去苗木） 吴茱萸（汤浸，焙） 天雄（炮，去皮脐） 山芋各一两 羌活五钱

上为细末。每服二钱，空心，温酒调下。

瓜蒂散：

瓜蒂 藜芦各等分

上为末，每用一钱，绵裹塞鼻中，日三易。一方，以狗胆汁和，绵裹塞鼻中。

附鼻齆方

芎藭散：

芎藭 槟榔 肉桂 麻黄（去节） 防己 木通 细辛 石菖蒲 白芷各一分 木香 川椒 炙甘草各五厘

上㕮咀。每服三钱，姜三片，紫苏叶少许，水煎。食远温服。

赤龙散：大抵鼻者，由肺气注于鼻，上荣头面，若上焦壅滞，风寒客于头脑，则气不通，冷气停滞，搏于津液，脓涕结聚，则鼻不闻香臭，遂成齆也。

龙脑（研）五分 瓜蒂十四枚 黄连三大茎 赤小豆三十粒

上为细末，研匀。每用绿豆许，临卧吹入鼻中，水出愈。

山茱萸丸：

山茱萸 大黄（剉，炒） 菊花各一两二钱五分 朴硝三两七钱五分 附

子（炮，去皮脐） 独活各七钱五分 秦艽（去苗土）一两五钱 蔓荆子（去白皮） 栀子（去皮，炒） 防风 炙甘草各一两

上为细末，炼蜜丸桐子大。每服三十丸，空心用温酒下。妊娠去附子，加细辛五厘。

通顶散：

瓜蒂 藜芦各一分 皂角肉五厘 麝香少许

上为细末。每用少许，吹入鼻中。

附鼻鼽方

川椒散：治鼻流涕。

川椒（开口者，炒出汗） 诃子（去核） 辣桂 川白姜（生用） 川芎 细辛 白术各等分

上为细末。每用二钱，食后温酒调下。

细辛散：治肺伤风冷，鼻流清涕，头目疼痛，胸膈不利。

细辛一两 附子（炮，去皮脐） 白术 诃黎勒（煨，去核） 蔓荆子 芎䓖 桂心各七钱五分 枳壳（麸炒） 炙甘草各五钱

上㕮咀。每服三钱，生姜五厘，水煎。食后温服。

附鼻渊方

防风汤：治胆移热于脑，则辛頞鼻渊，浊涕不止，如涌泉不藏，久而不已，必成衄血之疾。

防风（去芦）一两五钱 黄芩 人参 炙甘草 川芎 麦门冬（去心）各一两

上为细末。每服二钱，食后沸汤点服，日三服。

辛夷散：治鼻中壅塞，涕出不已，或气息不通，不闻香臭。

辛夷仁　细辛（去土叶）　藁本（去芦）　升麻　川芎　白芷　木通（去节）　防风　甘草

上为末。每服二钱，食后茶清调服。

川芎丸：治脑泻臭秽。

川芎（生用）二两　苍术（生用）一两　草乌（生，去皮尖）五钱

上为细末，面糊丸桐子大。每服十丸，食后茶清送下。服药后，忌热物一时。

附鼻痔方

细辛散：治鼻齆有息肉，不闻香臭。

北细辛 瓜蒂各等分

上为末，绵裹如豆大，塞鼻中。

消鼻痔方：

苦丁香　甘遂各二钱　青黛　草乌尖　枯白矾各二分五厘

上为细末，麻油搜令硬不可烂，旋丸如鼻孔大小，用药纳入鼻内，令至痔肉上，每日一次。

辛夷膏：治鼻生息肉，窒塞不通，有时疼痛。

辛夷叶二两　细辛　木通　木香　白芷　杏仁（汤浸，去皮尖，研）各五钱

上用羊髓、猪脂二两和药，于石器内慢火熬成膏，取赤黄色，放冷，入龙脑、麝香各一钱，为丸，绵裹塞鼻中，数日内脱落即愈。

轻黄散：治鼻中息肉。

轻粉　杏仁（汤浸，去皮尖及双仁）各一钱　雄黄五钱　麝香少许

上四味，用净乳钵纳先研杏仁如泥，后入雄黄、麝香，同研极细匀，瓷合

盖定。每有患者，不拘远近，夜卧用筋点粳米大在鼻中息肉上，一日夜卧点一次，半月效。

附鼻疮方

乌犀丸：

乌犀（镑） 羚羊角（镑） 牛黄（研） 柴胡（净）各一两 丹砂（研） 天门冬（去心，焙） 贝母（去心，炒） 胡黄连 人参各五钱 麦门冬（去心，焙） 知母各七钱五分 黄芩 炙甘草各二钱五分

上末，研匀，蜜丸梧子大。每服二十丸，空心，温酒送下。

地黄煎：治鼻生疮，痒痛不止。

生地黄汁 生姜汁各一合 苦参（剉）一两 酥三合 盐花（后入）二钱

上前二汁浸苦参一宿，以酥和，于铜石器中煎九上九下，候汁入酥尽，去渣，倾入盒中。每用少许滴于疮上。诸风热疮亦佳，其盐花至半却下。

椿根汤：治鼻疳蚀。

椿根（去皮，切）一升 葱白（细切）半升 豆豉半升 盐半合 川椒（去目并合口者，炒出汗）一合

上合和，以醋及清泔各三升，煎数十沸，去渣，约一升。分三服，有恶物下即效。小儿量减。

乌香散：治鼻疳，侵蚀鼻柱。

草乌（烧灰） 麝香（研）各等分

上研极细，以少许贴疮上。

犀角散：治肺热，心神烦闷，鼻干无涕。

犀角屑 木通 升麻 赤茯苓 黄芪 马牙硝 杏仁（去皮尖双仁，炒）各五钱 麦门冬（去心）一两 朱砂（研） 龙脑（研） 炙甘草各二钱五分

上为细末。每服一钱，食后竹叶汤下。

吹鼻散：

龙脑五分　马牙硝一钱　瓜蒂（为末）十四枚

上研极细，每用一豆大，吹入鼻中。

附鼻痛方

人参顺气散（又名通气祛风汤）：治感风头疼，鼻塞声重，及一应中风者，先宜服此药，疏通气道，然后进以风药。

干姜五钱　人参　川芎（去芦）　炙甘草　干葛　苦梗（去芦）　厚朴（去皮，姜制）　白术（去芦）陈皮（去白）　白芷各一两　麻黄（去节）一两五钱

上㕮咀。每服三钱，姜三片，枣一枚，薄荷五七叶，水煎。不拘时热服。如感风头疼，咳嗽鼻塞，加葱白煎。

白鲜皮汤：治肺受风，面色枯白，颊时赤，皮肤干燥，鼻塞干痛，此为虚风。

白鲜皮　麦门冬（去心）　白茯苓（去皮）　杏仁（去皮尖双仁，炒）　细辛（去苗）　白芷各一两五钱　桑白皮　石膏（研）各二两

上每服三钱，水三盏，先煮大豆三合，取汁一盏，去豆下药，煎至七分。不拘时服。

附酒皶鼻方

升麻防风散：

升麻　防风　人参各一两　蝎尾（炒）五钱　雄黄二钱　牛黄一钱　甘草　朱砂各二钱五分　麝香一钱　僵蚕（炒）五钱

上剉碎，炼蜜丸樱桃大，朱砂为衣。每服一丸，薄荷汤下。

白矾散：治肺风，酒皶鼻等疾。

白矾（生用） 硫黄（生用） 乳香各等分

上为末。每用手微抓动患处，以药擦之。

何首乌散：治肺风，鼻赤、面赤。

何首乌一两五钱 防风 黑豆（去皮） 荆芥 地骨皮（洗）各一两 桑白皮 天仙藤 苦参赤土各五钱

上为细末，炼蜜丸梧子大。每服三四十丸，食后茶清下。一方，有藁本一两。

冬瓜子散：治鼻面酒皶如麻豆，疼痛黄水出。

冬瓜子仁 柏子仁 白茯苓 葵子（微炒） 枳实（麸炒）各一两 栀子仁二两

上为细末。每服二钱，食后米饮调下。

治酒皶鼻方：

生硫磺三钱 黄连 白矾 乳香各一钱五分 轻粉五分

上为细末。用唾津蘸药擦之，日二次。

【校注】

［1］肺气通于鼻……和则吸引香臭矣：语出《灵枢·脉度》："肺气通于鼻，肺和则鼻能知臭香矣。"

［2］鼻齆（wèng）：因鼻孔堵塞而发音不清。又指嗅觉失灵。

【评析】

鼻塞、鼻流清涕急性发作者，多为外邪侵袭所致，治宜宣肺疏泄，证属寒者，可用温肺汤、辛夷散、排风散、芎䓖散等方，如属热者，可用增损通圣散、通关散、白鲜皮汤等方；如证情日久反复，则多为寒热、虚实夹杂，可用御寒汤、山茱萸丸、川椒散、细辛散等方；还可配合外治法，如用赤龙散、通顶散外吹以通鼻窍。鼻渊，似今之副鼻窦炎，多由外感风寒，寒邪化热所致，可用防风汤、辛夷散、川芎丸等方以疏风清热，活血通窍。鼻疮，此生于鼻窍内，初觉干燥疼痛，状如粟粒，甚则鼻外色红微肿，痛甚，乃肺经壅热，上攻鼻窍，聚而不散而成，治宜清热解毒，方如乌犀丸、椿根汤，并用地黄煎、吹鼻散外治。酒皶鼻，又称鼻赤，乃肺素有热，或阳明血热而致，治宜祛风热，化滞血，方如升麻防风散、何首乌散、冬瓜子散等。鼻痔，即鼻息肉，所列治法仅供参考。

口病论

【原文】

夫口者，脾之所主，五味之所入也。五味入口，藏于脾胃，为之运化津液，以养五气。五气者，五脏之气也，苟节宣微爽，使五脏之气，少有偏胜，则诸疾由是而生焉。故脾热则口甘，肝热则口酸，心热则口苦，肺热则口辛，肾热则口咸，胃热则口淡。

口臭一证，乃五脏燥腐之不同，蕴积于胸膈之间而生热冲发于口也。若口疮[1]者，脾气凝滞，风热加之而然也，心火炎上，熏蒸于口舌而生。施治之法，当各随其所自也。

附方

三黄丸：见发热。治口甘。

小柴胡汤：见伤寒。治口苦，加麦冬、枣仁、地骨皮、远志。

龙胆泻肝汤：《内经》曰：有病口苦，名曰胆瘅。乃肝主谋虑，胆主决断，盛汁七合，是清净之府，取决于胆，胆或不决，为之恚怒，则气上逆，胆汁上溢，故口苦，或热甚使然也。

柴胡一钱　黄芩七分　生甘草　人参　天门冬（去心）　黄连　草龙胆　山栀　麦门冬　知母各五分　五味子七粒

上水煎，食远温服。忌辛热物，大效。

胡黄连散：治口糜[2]，膀胱移热于小肠，膈肠不便，上为口糜，好饮之人，多有是疾。

胡黄连五分　藿香一钱　细辛　黄连各三钱

上为末，每五分，干掺口内，漱吐之。

附口疮方

三补丸：

黄芩　黄连　黄柏各等分

上为末，水丸。每服三十丸，白汤下。

绿袍散：

黄柏四两　炙甘草二两　青黛一两

上先取二味为末，入青黛同研匀，干贴。

黄连散：

黄连　朴硝　白矾各五钱　薄荷一两

上为粗末，用腊月黄牛胆，将药入胆内，风头挂两月取下。如有口疮，旋将药研细，入于口疮上，去其热涎即愈。

升麻饮：治口内生疮，齿龈肉烂。

升麻　玄参　黄连　羚羊角（镑）　黄芩　葛根　大黄　麦冬（去心）　羌活　防风　甘菊花各五钱　人参　知母　炙甘草各二钱五分

上㕮咀。每服三钱，水一盏，煎七分，去渣。食后温服。一方，无人参，有牛蒡子。

附口臭方

加减甘露饮：治男妇小儿胃有客热，口臭牙宣，赤眼口疮。一切疮疼已散未散，皆可服之。（眉批：丹溪云：甘露饮，心肺胃药也。）

熟地黄　生地黄　天门冬（去心）　黄芩　枇杷叶（去毛）　山茵陈　枳壳　金钗石斛各一两　甘草　犀角各五钱

上为末。每服二钱，水一盏，煎七分，去渣。食后临卧温服。小儿一服分作两服，斟酌与之。

生香膏：治口气热臭。

上用干甜瓜子，去壳研细，蜜少许，调成膏，食后含化，或敷齿上尤妙。一方，空心洗漱讫，含化一丸，如枣核大者。

升麻黄连丸：治多食肉口臭，不欲闻其秽恶。

升麻　青皮各五钱　黄连　黄芩（酒洗）各二两　生姜　檀香　甘草（生用）各二钱五分

上为细末，水浸蒸饼为丸，如弹子大。每服一二丸，不拘时细嚼，白汤送下。

【校注】

[1] 口疮：指口腔之唇颊等处黏膜出现圆形或椭圆形淡黄色或灰白色之小点，单个或多个不等，周围红晕，表面凹陷，局部灼痛，反复发作的病证。

[2] 口糜：指口腔内泛现白色糜点，形如苔癣。

【评析】

口苦多因热蒸胆汁上溢所致，治宜清利肝胆，方如小柴胡汤、龙胆泻肝汤。口糜、口疮均与脏腑积热有关，但有实热、虚火之分，实热者治宜清化，方如胡黄连散、三补丸、升麻饮等；虚火治宜滋阴清泄，可用加减甘露饮，并可合用绿袍散、黄连散等药外治。口臭可用升麻黄连丸治之。

咽喉论

【原文】

《经》云：咽喉者，水谷之道也；喉咙者，气之所以上下者也；会厌者，音声之户也；悬雍者，音声之关也。咽与喉，会厌与舌，同在一门，而其用各异，喉以纳气，故喉气通于天；咽以纳食，故咽气通于地；会厌管乎其上，以司开阖，掩其厌则食下，不掩其厌必错，必舌抵上腭，则会厌才能闭其喉，四者交相为用，缺一则饮食废而死矣。或问咽喉有痹有肿，二者之外，又有缠喉风、乳鹅生疮诸病，何邪致之，系何经之病，与夫治法大略？愿闻其说。答曰：十二经脉皆上循咽喉，尽得以病之，然统其所属者，乃在君相二火。何则？《经》曰：喉主天气，咽主地气。又曰：诸逆冲上，皆属于火是也。盖肺主气，天也，脾主食，地也，于是喉纳气，咽纳食。纳气者从金化，纳食者从土化，金性燥，土性湿。至于病也，金化变动为燥，燥则涩，涩则闭塞而不仁，故在喉为痹。土化变动为湿，湿则泥，泥则壅胀而不通，故在咽为肿。痹肿之病虽少异，皆一时火郁于上焦，致痰涎气血聚结于咽喉也。自其咽肿形状分之，则有缠喉风[1]、乳蛾[2]之名。缠喉风者，其肿透达于外，且麻，且痒，且痛。乳蛾者，肿于咽之两傍，名双乳蛾，一边肿者，名单乳蛾。喉痹[3]之暴发暴死者，名走马喉痹，《内经》又有嗌塞咽喉干者，亦皆因诸经所致，中间虽有经气之寒热不等，其为火证一也。

大抵治法，视火之微甚而分，微则正治，甚则反治，撩痰出血，二者随宜而施，或更于手大指之少商出血行气，若肿达于外者，又必外敷以药。昔王先生云：予尝治是证，每用鹅翎蘸米醋缴喉中，摘去其痰。盖醋味酸，能收其痰，随翎而出，又能消积血。若乳蛾甚而不散，当以小刀就蛾上刺血，用马牙硝吹点咽喉，以退火邪。服射干、青黛、甘、桔、栀、芩、矾石、恶实、大黄之类，随其攸利为方，以散上焦之热。外所敷药，如生地龙、韭根、伏龙肝之类皆可用。若夫生疮，或白或赤，其白者多涎，赤者多血，大率与口疮同例，如蔷薇根皮、黄柏、青黛煎噙细咽亦佳。

又喉痹恶寒，及寸脉小弱于关尺者，皆为表证，宜甘桔汤、半夏桂枝甘草汤，详寒热发散之。若水浆不得入口者，用解毒雄黄丸四五粒，以极酸醋磨化，灌入口内，吐出浓痰。再以生姜自然汁一蚬壳，噙下之，神效。娄全善云：喉痹恶寒者，皆是寒折热，寒闭于外，热郁于内，姜汁散其外寒，则内热得伸而愈矣。洪武戊辰春，乡村病喉痹者甚众，盖前年终之气，及当年初之气，二火之邪也。予累用甘桔汤，加黄连、半夏、僵蚕、鼠粘子根等剂发之。夹虚者，加参、芪、归辈。水浆不入者，先用解毒雄黄丸，醋磨化之，灌喉痰出，更用生姜汁灌之，却用上项药，无不神验。若先用胆矾等酸寒点过者，皆不治，盖邪郁不得出故也。大凡天行运气之邪，必先表散，而忌酸寒者。其病有二：其一，属火。《经》云：少阳所至为喉痹。又云：少阳司天之政，三之气，炎暑至，民病喉痹。治宜仲景桔梗汤，或面赤斑者，属阳毒，宜阳毒诸方汗之。其二，属湿。《经》云：太阴之胜，火气内郁，病喉痹。又云：太阴在泉，湿淫所胜，病嗌肿喉痹。治宜《活人》半夏桂枝甘草汤，或面青黑者，属阴毒，宜阴毒诸方汗之。

附喉痹缠喉风方

甘桔汤：治风痰上壅，咽喉肿痛，吞吐有碍。

苦桔梗一两　炙甘草二两

上每服三钱，水一盏，煎七分。食后温服。

《活人》半夏桂枝甘草汤：治暴寒中人咽喉。

半夏　桂枝　甘草各二钱五分

上水二盏，生姜五片，煎至八分。旋旋呷之。

解毒雄黄丸：治缠喉风，急喉痹，卒然倒仆，牙关紧急，不省人事。

雄黄（研飞）　郁金各一两　巴豆（去皮，出油）十四枚

上为细末，醋煮面糊为丸绿豆大。热茶清下七丸，吐出顽痰立苏，未吐再服。如已死而心头犹热，灌药不下者，用剪刀铁匙斡开口灌之，下咽无有不活。小儿惊热，痰涎壅塞，或二丸三丸，量大小加减。一法，用雄黄丸三粒，

醋磨化灌之尤妙，其痰立出即瘥。

小续命汤：见中风。

玉匙散：治风热喉痹及缠喉风。

焰硝一两五钱　硼砂五钱　脑子一字　白僵蚕二钱五分

上为末，以竹管吹半钱入喉中。立愈。

清心利咽汤：治咽喉肿痛，痰涎壅盛。

防风　荆芥　薄荷　桔梗　黄芩　黄连各一钱五分　山栀　连翘　玄参　大黄　朴硝　牛蒡子（炒研）　甘草各七分

上水煎。食远服。

七宝散：治喉闭及缠喉风。

僵蚕（直者）十个　硼砂　雄黄　全蝎（头尾全者，去毒）十个　明矾　猪牙皂角（一挺，去皮弦）各一钱　胆矾半钱

上为细末。每用一字，吹入喉中即愈。

瓜蒂散：治缠喉风，咽中如束，气不通。

上用甜瓜蒂，不限多少，细研为末。壮年一字，十五岁以下[4]及年老者服半字，早晨用井华水调下，一时烦，含砂糖一块，良久涎如水出，年深者，涎尽有一块布水上如鉴。涎尽食粥一两日，如吐多困甚，即咽麝香汤一盏。麝香须细研，以温水调下，此药不大吐逆，只吐涎水。上瓜蒂须采自然落者，若一时不用，以槟榔叶裹，于东墙有风处，挂令吹干待用。

备急如圣散：治时气缠喉风渐入咽喉闭塞，水谷不下，牙关紧急，不省人事。

雄黄（细研）　藜芦（厚者，去皮用仁）　白矾　猪牙皂角（去皮弦）

上各等分，为细末。每用一豆大，鼻内嗃[5]之，立效。

千缗汤：见喘。

玉粉丸（《卫生宝鉴》）：见瘖。

金沸草散、辰砂化痰丸[6]：俱见咳嗽

鸡苏丸：见吐血。

辰砂五苓散[7]：见消瘅。

附乳蛾方

罗青散：治单双乳蛾。

蒲黄五钱　罗青[8]　盆硝（研）各三钱　甘草二钱

上为细末。每服一钱，冷蜜水调，细细咽之，吞不下，鸡翎蘸药，喉内扫之，立效。

点乳蛾方：见《集效方》。

烧盐散：治喉中悬雍[9]垂长，咽中妨闷。

上烧盐、枯矾研细，各等分，和匀，以筷头点之即消。

射干散：治悬雍肿痛，咽喉不利，胸中烦热。

射干　天竺黄（研）　马牙硝（研）各一两　犀角屑　玄参　川升麻　白矾　白药　黄药　炙甘草各五钱

上为细末，研匀，炼蜜和捣三二百杵，丸小弹子大。不拘时，以绵裹一丸，含咽津。

启关散：治风热客搏上焦，悬雍肿痛。

恶实（炒） 甘草（生用）各一两

上为细末。每服二钱匕，水一盏，煎六分。旋含之，良久咽下。

硼砂散：治悬雍肿痛。

硼砂（研） 马牙硝 滑石 寒水石各二钱 片脑（研）五分 白矾一钱五分

上为细末。每用半钱，不拘时，新汲水调服。

附咽喉生疮方

黄芪散：治咽喉生疮肿痛。

黄芪 槟榔 紫菀（洗去土） 牛蒡子 栀子仁 赤茯苓 甘草（生用）各五钱 麦门冬（去心） 玄参各一两 川升麻 黄芩各三钱

上剉碎。每服数钱，水一盏，煎六分。温服。

救命散：治脾胃热毒上攻，咽喉有疮，并缠喉风。

腻粉三钱匕 五倍子二钱五分 大黄（剉，炒） 僵蚕（直者，炒） 黄连 生甘草各五钱

上为细末。每服一字，大人以竹筒吸之，小儿以竹筒吹之。如余毒攻心肺，咽有疮，用男孩子奶汁调药一字，以鸡翎探之，呕者生，不呕者死。

牛蒡子丸：治咽喉内，热毒所攻，生疮肿痛。

牛蒡子（微炒）一两 川升麻 黄药子 干浮萍草 玄参 甘草（生用）各半两

上为细末，炼蜜丸小弹子大。常含一丸，咽津。

附咽中如梗方

含化龙脑丸：治咽喉中有物如弹丸，日数深远，津液难咽，作渴疼痛，即

须深针肿结处，以散毒气。

龙脑（研） 麝香各二钱五分 川升麻 马牙硝 钟乳粉 黄芪各一两 川大黄 甘草（炙）各五钱 生地黄（取汁和药）五两

上为细末，研匀，以地黄汁更入炼蜜和丸，如弹子大。不拘时，以绵裹一丸，噙化咽津，以咽喉通利为度。

木香散：治咽喉中如有物噎塞，吞不能入，吐不能出。

木香五钱 紫雪 射干 羚羊角屑 犀角屑 槟榔各一两 玄参 桑根白皮 川升麻各一两五钱

上㕮碎。每服三钱，水一盏，煎六分。不拘时温服。

四味汤：治咽喉如有物，咽吐不利。

半夏（生姜汁浸一宿，切片，汤洗） 厚朴（刮去粗皮，用生姜汁浸，炙黄） 陈橘皮（汤浸，去白，焙）各一两 赤茯苓（刮去黑皮）二两

上㕮碎。每服三钱匕，入生姜一片，大枣一个，擘破，煎六分。食远温服。

杏仁煎丸：治咽喉食即噎塞，如有物不下。

杏仁（汤泡，去皮尖及双仁，炒）五钱 官桂（去粗皮） 枇杷叶（拭去毛，炙） 人参各一两

上为细末，蜜丸樱桃大。每服一丸，含化咽津，以瘥为度。

【校注】

[1] 缠喉风：指咽喉红肿疼痛，或肿痛连及胸前，项强而喉颈如蛇缠绕之状的病证。

[2] 乳蛾：指发于咽喉两侧之喉核，或左或右，或两侧均有，红肿疼痛的病证。发病急骤者，称急乳蛾，相当于急性扁桃体炎；病势迁延，感寒易发，称石蛾，相当于慢性扁桃体炎。

[3] 喉痹：指以咽喉肿痛，声音嘶哑，吞咽困难等为主症的病证。发病急骤，并发全身症状。因其发病后喉间颜色之不同，有白色喉痹、淡红喉痹等区分；因其发病之急骤，有急喉痹、走马喉痹等之称。其病因有外感病邪，内伤阴阳等。

[4] 下：原为“上”。疑误。

[5] 嗅（xiù）：意嗅。

[6] 辰砂化痰丸：出《太平惠民和剂局方》卷四。方由枯矾、朱砂、南星、半夏组成。

[7] 辰砂五苓散：出《太平惠民和剂局方》卷二。方由辰砂、白术、猪苓、茯苓、泽泻、肉桂组成。

[8] 罗青：即青黛。

[9] 痈：原为“痛”。疑误。

【评析】

咽喉肿痛，甚者又称缠喉风、喉痹，多因热毒内侵，风痰上涌所致。治宜解毒泄热，消肿利咽，方如甘桔汤、清心利咽汤，并配以玉匙散、七宝散等药吹入喉中外治增效。如风痰喉肿急甚，有窒息者，当行气管切开术，古时则用解毒雄黄丸、备急如圣散急救。乳蛾多由肺胃蕴热，复感风邪，风热相搏，乘于咽喉而成，治宜疏风清热，消肿解毒，可用罗青散、射干散、启关散等方含咽之。咽喉生疮多因脏腑积热，湿毒上攻引起，治分虚实，实者可用救命散、牛蒡子丸；虚者可用黄芪散治之。咽喉如梗多因痰气交结所致，治宜理气化痰，方如木香散、四味汤。

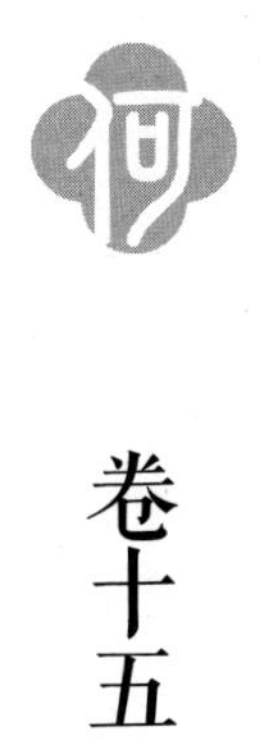

卷十五

齿病论

● 【原文】

男子八岁，肾气实而齿生，更三八真牙生，五八则齿槁，八八而齿去矣，女子亦然，则以七为数。盖肾主骨，齿乃骨之余，髓之所养也，随天癸以为盛衰。足阳明之支者，入于上齿，手阳明之支者，入于下齿，若骨髓不足，阳明脉虚，则齿之诸病生矣。何以言之？阳明金也，齿属肾水也，阳明之支入齿间，此乃母气荣卫其子也，故阳明实，则齿坚牢，阳明虚，则齿浮动。所以齿痛者，乃阳明经有风冷湿热之邪乘虚而入，聚而为液为涎，与齿间之气血相搏而痛也。若热涎壅盛，则肿而痛也，热不盛则齿龈微肿而根浮也。有虫牙痛者，由湿热生虫，蚀其根而作痛也。有齿间血出者，由阳明之支有风热之邪，入齿龈搏于血，故血出也。有齿龋者，亦以阳明入风热之邪搏齿龈，气血腐化为脓，出臭汁，谓之齿龋，亦曰风龋。有齿䘌者，是虫蚀齿至龈脓烂汁臭也。有齿挺者，由气热传入脉至齿龈间，液沫为脓，气血竭，肉龈消，故齿根露而挺出也。有齿动摇者，阳明脉虚，气血不荣，故齿动摇也。有齿历蠹者，由骨髓气血不能荣盛，故令牙齿黯黑，谓之历齿，其齿黄黑者亦然。历观各症，岂非诸齿病皆因阳明之所致者哉？

附方

清胃散：治因服补胃热药，致上下牙疼痛，牵引头脑，满面发热大痛。阳明之别络入脑，喜寒恶热，乃手阳明经中热盛而作，其齿喜冷恶热。

生地黄（酒洗）三分　升麻一钱　牡丹皮五分　当归身三分　拣黄连（如无好者，须用五分，夏倍之）三分

上五味，同为细末。水煎。候冷细呷之。

独活散：治风毒牙痛，或牙龈肿痛。

独活　羌活　川芎　防风各五分　细辛　荆芥　薄荷　生地黄各二钱

上每服三五钱，水煎。漱咽。

茵陈散：治牙齿疼痛，外面赤肿疼痛，及去骨槽风[1]热。

茵陈　连翘　半夏　荆芥穗　麻黄　升麻　黄芩　牡丹皮　射干　羌活　独活　大黄　薄荷　僵蚕各二钱五分　细辛五钱　牵牛一两

上为细末。每服三钱，水一盏，先煎汤熟，下药末搅一搅，急泻出。食后连渣热服。

羌活附子汤：治冬月大寒犯脑，令人脑齿连痛，名曰脑风[2]，为害甚速，非此莫救。

麻黄（去节）　黑附子（炮）各三分　羌活　苍术各五分　黄芪一分　防风　甘草　升麻　白僵蚕（炒去丝）　黄柏　白芷各三分　佛耳草（有寒嗽者用之，如无不用）

上水煎服。

穿牙地黄散：治牙疼及脑寒痛。

麻黄　黄连　羊胫骨灰各一钱　升麻一钱五分　草豆蔻皮一钱二分　吴茱萸八分　益智仁　当归身各四分　藁本二分　防己　生地黄　人参　熟地黄　羌活各三分　黄芪　白芷各五分

上为末。先漱口净，擦患处。

独活散：治风毒攻蛀，齿龈肿痛。

羌活　防风　川芎　独活　石膏　荆芥　升麻　干葛　生地　细辛　白芷　赤芍药　黄芩　甘草

上入薄荷煎服。

草豆蔻散：治寒多热少，牙齿疼痛。

草豆蔻一钱二分　黄连　升麻各二钱五分　细辛叶　防风各二分　熟地　羊胫骨灰各五分　当归身六分

上为细末。痛处擦之。

麝香散：治热多寒少，牙露龈肉脱，血出，齿动欲落，大作疼痛，妨食。

麝香少许　升麻一钱　黄连　草豆蔻各一钱五分　熟地　麻黄各一分　益智仁二分五厘　羊胫骨灰二钱　人参　生地黄　当归　汉防己（酒制）各三分

上为细末。每用少许，擦牙疼处，噙良久，有涎吐去。

立效散：治牙齿痛不可忍，及头脑项背痛，微恶寒饮，大恶热饮。其脉上中下三部阳虚阴盛，是五脏内盛，六腑阳道微，脉微小，小便滑数。

防风一钱　升麻七分　炙甘草三分　细辛二分　草龙胆（酒洗）四分

上水一盏，煎五分。以匙挑在口中，渫痛处，少时立止。如多恶热饮，更加草龙胆一钱；如恶风作痛，加草豆蔻、黄连各五分，勿加龙胆。随寒热多少临时加减。

牢牙散（《兰室秘藏》）：治牙龈肉绽有根，牙疳肿痛，动摇欲落，牙齿不长，牙黄口臭。

升麻　羌活　羊胫骨灰各一两　草龙胆（酒洗）一两五钱

上为细末，以纱罗子罗骨灰作微尘末，和匀。卧时贴在牙龈上。（眉批：升麻，古本作四分，亦一两也。）

雄黄定痛膏：

大蒜二枚　细辛（去苗）　盆硝（另研）各二钱　雄黄（另研）一钱　猪牙皂角四锭

上为细末，同大蒜一处捣为膏，丸梧桐子大。每用一丸，将绵裹药，随左右牙痛塞左右耳中，良久痛止。一丸可治数人。

牢牙散：去风冷蛀龋宣露。用之甚效。

槐枝　柳枝（各长四寸）四十九枝　皂角（不蛀者）七茎　盐四十文重

上同入瓷瓶内，黄泥固济，糠火烧一夜，候冷取出研细。用如常法。

妙应散：牢牙疏风理气，乌髭发。

人参　细辛（去苗）　白茯苓　香附子（炒，去毛）　川芎　白蒺藜（炒，去角）　砂仁各五钱　百药煎　白芷　石膏（煅）　龙骨（研）各六两　麝香（另研）少许

上为细末。早晨、临卧温水刷漱之。

龋蛀者宜桃仁承气汤：见蓄血。

动摇者宜地黄丸：

白茯苓（去皮）　人参　山芋各四两　枸杞根三两　生地黄（取汁）五斤　白蜜一斤　酥少许

上将前四味为末，以好酒一斗，煎至三升，去渣，入地黄汁、白蜜、酥，煎至可丸，丸小豆大。每服二十丸，用温酒送下，一日三服，渐加至五服。

宣牙膏：治牙齿动摇不牢，疼痛不止。

定粉　龙骨各二钱五分　麝香一字　黄蜡一两

上为细末，研匀，将黄蜡熔化和药，放冷取出，熨斗烧热，铺纸，用药摊之匀薄。每用剪作纸条儿，临卧于齿患处齿龈间封贴一宿，至次日早晨取出药，每夜用之。如此半月，消牙齿肿闷，坐生龈肉，治疳蚀，去风邪，牢牙齿，大有神效。

土蒺藜散：治牙齿疼痛，龈肿摇动，及打动牙齿。

上用土蒺藜去角生用，不拘多少，为粗末。每服五钱，以淡浆水半碗，煎七八沸，去渣，入盐末一捻，带热时时漱之，别无所忌。或用根烧灰，贴动牙即牢。

【校注】

［1］骨槽风：病名。又名穿腮毒、穿腮发。《外科正宗》卷四：“骨槽风初

起生于耳前，连及腮项，痛隐筋骨，久则渐渐漫肿，……初则坚硬难消，久则疮口难合。”本病类似今之颌骨骨髓炎。

［2］脑风：指风冷侵袭脑户的病证。亦指邪气上熏而头痛不止之症。

【评析】

齿病包括牙齿、牙龈及牙槽骨等的疾患。如牙痛龈肿，甚者出血流脓，多因阳明经受邪，风热相搏，气血腐化所致，治宜清胃凉血去腐，方如清胃散、独活散、茵陈散等，寒多热少者可用羌活附子汤；同时合以外治法，如用穿牙地黄散、草豆蔻散、麝香散、立效散、牢牙散等方药外搽、外贴。齿病日久，或高年体弱，则牙龈萎缩，牙齿动摇，治以补肾为主，方如地黄丸，并配以外治法，如用妙应散、土蒺藜散温水时时刷漱之，用宣牙膏封贴齿龈间等，以增疗效。

唇病论

【原文】

唇者，脾之所主，胃者，脾之所合，其经起于鼻，环于唇，其支脉络于脾，脾胃受邪，则唇为之病。盖燥则干，热则裂，风则瞤，寒则揭。若唇肿起白皮，皱裂如蚕茧，名曰茧唇[1]，有唇肿重出如茧者；有本细末大，如茧如瘤者。或因七情动火伤血，或因心火传授脾经，或因厚味积热伤脾，大要审本证，察兼证。补脾气，生脾血，则燥自润，火自除，风自息，肿自消。若患者忽略，治者不察，妄用清热消毒之药，或用药线结去，反为翻花败证矣，慎之慎之。

附方

济阴地黄丸：治阴虚火燥，唇裂如茧。

五味子　熟地黄（自制杵膏）　麦门冬　当归　肉苁蓉　山茱萸（去核）

干山药　枸杞子　甘菊花　巴戟肉各等分

上为末，炼蜜丸桐子大。每服七八十丸，空心食前白汤送下。

泻黄饮子：治风热在于脾经，唇燥裂无色。

白芷　升麻　枳壳（麸炒）　黄芩　防风各一钱五分　半夏（姜汤泡七次）一钱　石斛一钱二分　甘草七分

上姜三片，水煎。食后服。

五福化毒丹：治唇舌肿破，生疮烦渴。

玄参（洗焙）　桔梗各二两　人参五钱　茯苓一两五钱　马牙硝（风化）青黛各一两　麝香一字　甘草（焙）七钱五分

上为细末，炼蜜丸皂角子大，以金银箔各四十片为衣。每服一二丸，薄荷汤化下。如口臭，以生地黄汁化下，食远服。

升麻饮：治脾胃有热，风冷相乘，唇肿生核疼痛。

升麻　前胡　犀角（镑）　薏苡仁　炙甘草各五钱　葛根　龙胆草　青竹皮各二钱五分

上每服五钱，水煎。食后服。

生地黄煎：治脾热唇焦，枯无润泽。

生地黄汁　生天门冬汁各半升　麦门冬（去心）　葳蕤各二两　黄芪　升麻各一两五钱　细辛　川芎　白术　甘草（生用）各一两

上细剉，绵裹，酒浸一宿，以猪脂二斤，煎至药色焦，绵滤去渣，纳锅中，后下地黄、天门冬汁，熬令稠，瓷器盛。每服半匙，不拘时含咽下。

独活散：治唇上生恶核肿。由脾胃热壅滞。

独活　升麻　桑寄生　犀角屑　沉香　连翘　汉防己　大黄（炒）各七钱五分　炙甘草五钱

上每服三钱，水一中盏，煎至六分。不拘时温服。

舌病论

《经》云：心气通于舌，舌和则知五味矣。盖舌主尝五味，以荣养其身，资于脾，以分布津液于五脏，故心之本脉，系于舌根，脾之络脉系于舌旁，肝脉循阴器络于舌本。倘心脾虚而不和，风寒中之，则舌卷缩而不能言；壅热攻之，则舌强裂而疮生；七情郁之，则舌肿满而不得息，甚而为苔，为痛，为重舌[2]，为木舌[3]，为出血等证，皆由心脾虚而诸邪乘之之故也。

至于舌出不收，此心经热甚，与伤寒热毒攻心，及伤寒后不能调摄，往往有之，宜用珍珠末，冰片等分，敷之即收。或用巴豆一粒，去油取霜，以纸撚卷之，纳入鼻中，则舌自收矣。舌纵涎下多唾者，仲景云：大病瘥，喜出唾，久不了休者，胃上有寒，当以理中丸温之。东垣云：多唾或唾白沫者，胃口上停寒也，药中加益智仁。自啮舌者，帝曰：人之以舌自啮，何气使然？岐伯曰：此厥逆走上，脉气辈[4]至也。少阴气至则啮舌，少阳气至则啮颊，阳明气至则啮唇。种种坏症，亦莫不由于心脾之病，然则心之与脾，可不致谨养哉？

附方

小续命汤：治舌强不能言。方见中风。

升麻散：治热毒口舌生疮，咽喉肿痛。

升麻　赤芍药　人参　桔梗　干葛　甘草

上㕮咀。姜煎温服。一方，有黄连、大黄、黄芩、玄参、麦门冬。

碧雪：治积热，口舌生疮，心烦喉闭。

芒硝　青黛　寒水石　石膏（煅，各飞研）　朴硝　硝石　甘草　马牙硝各等分上除青黛一味，用甘草煎汤二升，入诸药再煎，用柳枝不住搅令熔，方入青黛和匀，倾入砂盆内，冷即成霜，研末。每用少许，以津含化。如喉闭，以竹管吹入喉中。

清热补气汤：治中气虚热，口舌如无皮状，或发热作渴。

人参　白术　茯苓　当归（酒洗）　芍药（炒）各一钱　升麻　五味子　麦门冬　玄参　炙甘草各五分

上水煎服。如不应加炮姜，更不应加附子。

清热补血汤：治口舌生疮，体倦少食，日晡益甚，或目涩热痛。

当归（酒洗）　川芎　芍药　熟地（酒洗）各一钱　玄参七分　知母　五味子　黄柏　麦门冬（去心）　柴胡　丹皮各五分

上水煎服。如不应，用补中益气汤加五味治之。

六味丸：治咽痛舌疮，口干足热，日晡益甚，为肾经虚火。方见虚劳。

八味丸：治四肢逆冷恶寒，或痰甚眼赤，为命门火衰。方见虚劳。

加味归脾汤：治思虑过度，口舌生疮，为脾经血伤火动。即本方加当归、柴胡、山栀、丹皮。方见健忘。

玄参升麻汤：治心脾壅热，舌上生疮，木舌舌肿，或连颊两项肿痛。

玄参　升麻　犀角　赤芍药　桔梗　贯众　黄芩　甘草各等分

上㕮咀。每服四钱，水煎。不拘时服。

清热化痰汤：治上焦有热，痰盛作渴，口舌肿痛。

贝母　天花粉　枳实（炒）　桔梗各一钱　黄芩　黄连各一钱二分　玄参　升麻各七分　甘草五分

上水煎服。

附舌肿痛方

金沸草散：世医用此发散伤寒伤风，及加杏仁、五味子治咳嗽皆效，独未知用之舌肿牙疼。昔有人患舌肿满塞，粥药不入，其势危甚，煎此一剂，乘热以纸笼气熏之，遂愈。方见咳嗽。

黄药汤：治舌肿及重舌。

黄药　炙甘草各一两

上㕮咀。每服三钱，水一盏，煎七分。食后温服。

附木舌方

牛黄散：治木舌肿强。

牛黄（研）　汉防己各七钱五分　犀角屑二钱五分　羚羊角屑　人参　桂心　牛蒡子（炒）　生地黄　炙甘草各五钱

上为细末，研匀。每服三钱，水一中盏，煎六分。不拘时，连渣温服。

玄参散：治同前。

玄参　升麻　大黄　犀角屑各七钱五分　甘草五钱

上㕮咀。每服五钱，水煎。不拘时温服。

飞矾散：治同前。

白矾（飞）　百草霜各等分

上研细末，捻糟茄自然汁调。若口噤，挑灌之，妙。

附重舌方

牛黄散：治舌肿强。

牛黄（研）　人参　大黄（炒）　麝香（研）　炙甘草各五钱　丹砂（研）　当归（切，焙）各二钱五分　白茯苓（去皮）七钱五分

上为细末。每服半钱，食后沸汤调下，甚者加至一钱。

矾石散：治风湿寒，舌强不能言。

枯矾　桂心各等分

上为末。每服一钱，安舌下。

附舌疮方

甘露饮：治口舌生疮，牙宣心热。

枇杷叶　石斛　黄芩　麦门冬（去心）　生地黄　炙甘草各等分

上㕮咀。每服五钱，水煎。不拘时温服。

栝楼根散：治风热，口中干燥，舌裂生疮。

栝楼根　胡黄连　黄芩各七钱五分　白僵蚕（炒）　白鲜皮　大黄（剉，炒）各五钱　牛黄（研）　滑石（研）各二钱五分

上细末，研匀。每服二钱，不拘时，竹叶汤调。

玄参散：治口舌生疮，连齿龈烂痛。

玄参　升麻　独活　麦冬（去心）　黄芩　黄柏　大黄（炒）　栀子仁　前胡　犀角　炙甘草各等分

上为末。每服五钱，水煎。不拘时温服。

绿云散：治舌上生疮。

铜绿　铅白霜各等分

上同研极细。每用少许，掺舌上。

附舌纵方

神龟滋阴丸：治舌纵口角流涎不止，口眼㖞斜，手足痿软。

龟板（炙）四两　知母（酒炒）　黄柏（炒赤）各二两　锁阳（酒洗）　枸杞子　五味子各一两　干姜（炮）各五钱

上为末，滴水丸桐子大。每服七十丸，空心，盐汤下。

通天愈风汤：治同前。

白术一钱五分　桔梗三钱　人参　南星（汤泡）　贝母（去心）各一钱　威灵仙　连翘　防风（去芦）　甘草　荆芥穗各五分　栝楼仁十五粒　生姜三片

上水煎，去渣，入荆沥一呷，姜汁些少。半饥时服，吞下清心导痰丸五十粒，日一服。

清心导痰丸：

白附子一两　南星（姜制）　半夏（姜制）各二两　黄连（炒）七钱五分　天花粉一两　白僵蚕（炒，去丝嘴）五钱　川乌（盐制）二钱　郁金七钱五分　天麻　羌活各五钱

上为末，姜汁糊丸桐子大。每服五十丸，用通天愈风汤吞下。

又方：治口角流涎不止，喜笑舌瘖，脉洪大。

黄连　黄芩　黄柏　山栀　白术　苍术　半夏各等分

上水煎，入姜汁、竹沥各少许。不拘时服。

【校注】

［1］茧唇：指生于唇部的一种顽症。又名白茧唇、紧唇、沈唇。初起见豆粒大硬结，逐渐增大如蚕茧，或翻花如杨梅、如蕈状不一，溃破后流血水，常覆有痂皮。相当于唇癌。

［2］重舌：又名子舌、子舌胀。即舌系带两旁的舌下腺肥大，犹如双重舌头，但较正常短小。小儿初生六七日后可见到，一般不属病态。如红肿疼痛，多属心脾积热上熏所致。

［3］木舌：指舌体肿大，板硬如木的病证。可见于新生儿舌炎。治宜泻火解毒。

［4］辈：原为“皆”。据《灵枢·口问》改。

● 【评析】

茧唇早期治宜润燥生津，可用济阴地黄丸、生地黄煎；如里热便秘，治宜通便泄热，方如五福化毒丹、升麻饮、独活散等。口舌生疮，木舌舌肿，多责之于心脾积热，治宜清热解毒，方如升麻散、玄参升麻汤、牛黄散、玄参散、栝楼根散等，如日久反复发作，可见阴虚火旺者，可用清热补血汤、六味丸、甘露饮等方，并可用碧雪含化，或以竹管吹入喉中治疗。舌纵伴有流涎、口眼㖞斜等症，多因中风所致，证属阴虚内热者，可用神龟滋阴丸；痰湿内阻者可用通天愈风汤、清心导痰丸等方治疗。

面病论

（附颊腮）

● 【原文】

夫面者，统属诸阳，而以五色候五脏焉，故面青属肝，《难经》云：肝外证面青，善洁，善怒；面赤属心，《难经》云：心外证面赤，口干，喜笑；面黄属脾，《难经》云：脾外证面黄，善噫，善思，善味；面白属肺，《难经》云：肺外证面白，善嚏，悲愁不乐，欲哭；面黑属肾，《难经》云：肾外证面黑，善恐欠。是则五脏之病，必应乎面之五色矣。至若面肿者则为风，面热者多由火郁，面寒者多因胃虚，而风热搏于脾肺二经，则面多生疮。观之叶氏有曰：人之面部，阳明之所属也。其或胃中有热，则面热，升麻汤加黄连；胃中有寒则面寒，升麻汤加附子。若风热内盛而上攻，令人面目浮肿，或面鼻紫色，或风刺瘾疹，当随其症而治之也。

颊腮肿痛：此证亦非一端，如丹溪治朱奶，两腮热肿，膈壅之病也，用苏叶、干葛、桔梗各一钱半，升麻、薄荷各一钱，甘草（炙）七分，姜一片，水煎服。平江陈氏因惊惧后，常用手指甲拄掐两颊，以致破损，心中懊侬不安，脉数而实，诸药不愈，与牛黄清心凉膈丸，数服如失。东垣云：咽痛颔肿，脉洪大，面赤者，羌活胜湿汤，加黄芩、桔梗、甘草各五分治之。如耳鸣目黄，

颊颔肿，颈、肩、臑、肘、臂外后廉痛，面赤，脉洪大者，以羌活、防风、甘草、藁本通其经血，加黄芩、黄连消其肿，以人参、黄芪、益其元气而泻其邪，则肿痛之症，自无不愈者矣。

附方

升麻加黄连汤：

升麻　葛根各一钱　白芷七分　甘草（炙）五分　白芍五分　酒黄连四分　生犀末　川芎　荆芥穗　薄荷各三分

上㕮如麻豆大。用水半盏，先浸川芎、荆芥穗、薄荷外，都作一服，水二盏，煎一盏，入先浸三味，煎至七分。食后温服。忌酒、湿面、五辛。

升麻加附子汤：

升麻　葛根　白芷　黄芪各七分　甘草（炙）五分　黑附子（炮）七分　人参　草豆蔻各五分　益智仁三分

上㕮如麻豆大。都作一服，水三盏，连须白葱头二茎，同煎至一盏，去渣。食前温服。

犀角升麻汤：治风热头面肿痛，或咽喉不利，时毒等证。

犀角（镑）七钱　升麻五钱　防风　羌活各五钱五分　白芷　黄芩　白附子各二钱五分　甘草一钱五分

上每服七钱，水煎服。

硫磺膏：治面部生疮，或鼻脸赤风刺、粉刺。百药不效，惟此药可治，妙不可言。临卧时洗面令净，以少许如面油用之，近眼处勿涂。数日间疮肿处自平，赤亦消，风刺、粉刺一夕见效。

生硫磺　香白芷　栝楼根　腻粉各半钱　芫青[1]（去翅足）七个　全蝎一个　蝉蜕（洗去土）五个

上为末，麻油、黄蜡约度如合面油多少，熬熔，取下离火，入诸药在内。如法涂之。一方，加雄黄、蛇床子各少许。

洗面药方：治面有皯点，或生疮及粉刺之类，并去皮肤瘙痒垢腻，润泽肌肤。

皂角（去皮弦子，另捣）三斤　糯米一升二合　绿豆（拣净另捣）八合　楮实子五两　三柰子　缩砂（连皮）五钱　白及（肥者，剉）二两　甘松七钱　升麻五钱　白丁香（腊月收，拣净）五钱

上七味，同为细末，和绿豆、糯米粉及皂角末一处搅匀。用之。

莹肌如玉散：

白丁香一两　香白芷七钱　升麻五钱　白及一两　麻黄（去节）二钱　白牵牛一两　当归梢五钱　白附子二钱五分　白蒺藜一两　楮实子四钱　白茯苓三钱　连翘一钱五分　白蔹一两　小椒一两

上为细末。每用半钱，多少洗之。

牛黄清心丸：见中风。

羌活胜湿汤：见肩背痛。

【校注】

［1］芫青：药名。即地胆，又名蚖青、杜龙。为芫青科昆虫地胆的干燥全虫。味辛，性寒，有毒，主含斑蝥素。有攻毒逐瘀作用。

【评析】

面色、面部寒热以及面部肿胀、瘾疹等病况均与脏腑疾病相关。如面热而赤，提示胃中有热，或有郁火，治宜清胃泄火，可用升麻加黄连汤；如面寒而

白，则脾胃虚寒，宜用升麻加附子汤以温中健脾散寒。如头面肿痛，风热袭肺，治宜疏风清热解毒，方如犀角升麻汤。面部生疮、粉刺，可用硫磺膏外涂，并用洗面药方、莹肌如玉散等外洗。

四肢论

（附筋、骨、肉、皮肤）

【原文】

阳主四肢，《经》云：四肢者，诸阳之本也。故阳实则肢肿，阳虚则肢满。又脾主四肢，《经》云：四肢皆禀气于胃而不得至经，必因于脾，乃得禀者是也。故脾实则四肢不举，《经》云：脾脉太过，为病在外，则令人四肢不举是也。脾虚则四肢不能为用，《经》云：脾藏肉形不足，则四肢不用。又云：四肢懈惰，此脾精之不行是也。治法当于痿门及中风门求之。五脏有邪，留在支节，《经》云：肺心有邪，其气留于两肘；肝有邪，其气留于两腋；脾有邪，其气留于两髀；肾有邪，其气留于两腘[1]是也。法当求之痛痹门。运气四肢不举，皆属湿，《经》云：土太过曰敦阜，敦阜之纪，其病腹满，四肢不举是也。

筋病论：《经》云：诸筋者，皆属于节。又云：手屈而不伸者，病在筋也。又云：肝主筋。又云：在脏为肝，在体为筋。又云：酸生肝，肝生筋，筋生心是也。筋病忌风，忌食酸辛，忌久行，《经》云：风伤筋，燥胜风，酸伤筋，辛胜酸。又云：酸走筋，筋病无多食酸；多食辛，则筋急而爪枯。又云：久行伤筋是也。转筋者，非霍乱而筋自转者也。《经》云：足太阴[2]之下，血气皆少，则喜转筋，踵下痛。丹溪云：转筋皆属血热，四物加黄芩、红花、苍术、南星。有筋转于足大趾，转上至大腿近腰结了，乃因奉养厚、饮酒感寒而作，加酒芩、苍术、红花、南星、姜煎服。《圣惠方》治肝虚转筋，用赤蓼茎叶切作三合，水一盏，酒三合，煎至四合，去渣，温分二服。孙尚药治脚转筋疼痛挛急，松节二两，细剉如米粒，乳香一钱，上件药，用银石器内慢火炒令焦，只留一分性，出火毒，研细，每服一钱至二钱，热木瓜酒调下。同是筋病，皆治之。

骨病论：肾主骨，在体为骨，在脏为肾，《经》云：肾之合骨也，其荣发也。又云：少阴者，冬脉也，伏行而濡骨髓也。骨病忌食甘、苦，久立，《经》云：多食甘则骨痛而发落。又云：苦走骨，骨病无多食苦。又云：久立伤骨是也。骨病不屈，《经》云：手屈而不伸者，病在筋；伸而不屈者，病在骨，在骨守骨，在筋守筋是也。

肉病论：《经》云：脾主肉，在体为肉，在脏为脾。又云：邪在脾胃，则病肌肉痛是也。湿伤肉，甘伤肉，《经》云：湿伤肉，风胜湿，甘伤脾，酸胜甘。又云：甘走肉，肉病无多食甘。又云：多食酸则肉胝䐢[3]而唇揭也。坐乐伤肉，《经》云：久坐伤肉。又云：形乐志乐，病生于肉，治之以针石是也。

皮肤论：皮肤属肺，《经》云：肺之合皮也，其荣毛也。又云：肺主皮毛，在脏为肺，在体为皮毛是也。毛折爪枯，为手太阴绝，手太阴者，行气温于皮毛者也，故气不荣则皮毛焦，皮毛焦则津液去皮节，津液既去，则爪枯毛折，毛折者，毛先死矣。皮肤痛，属心实，《经》云：夏脉者心也，夏脉太过，则病身热肤痛，为浸淫。皮肤索泽者，即仲景所谓皮肤甲错，盖皮肤涩而不滑泽也，五劳虚极羸瘦，腹满不能饮食，食伤、忧伤、饮伤、房室伤、饥伤、劳伤、经络荣卫气伤，内有干血，肌肤甲错，两目黯黑，缓中补虚，大黄䗪虫丸主之。咳有微热，烦满，胸中甲错，是为肺痈，苇茎汤主之。尺肤粗如枯鱼之鳞者，水泆[4]饮也。

附方

大黄䗪虫丸：治虚劳结在内者，手足脉必相失。宜此方，然必兼大补剂，琼玉膏之类服之。治此病者，单服无方。

大黄（蒸）十分　黄芩二两　甘草三两　桃仁一升　杏仁一升　地黄十两　芍药四两　干漆一两　虻虫一升　水蛭百枚　蛴螬一升　䗪虫半升（眉批：

古以二钱半为一分，十分当是二两五钱）

上为末，炼蜜丸小豆大。酒饮服五丸，日三服。

苇茎汤：当于疡科求之。

桑皮饮：治皮肤痛，不可以手按。

桑白皮二钱　干葛　柴胡　枯黄芩　玄参各一钱　地骨皮　天门冬　麦门冬各一钱五分　甘草　木通各四分

上姜三片，葱一寸，水煎。食远服，取微汗。

泽肤膏：治皮肤枯燥如鱼鳞。

牛骨髓　真酥油各等分

上二味，合炼一处，以净瓷器贮之。每日空心用三匙，热酒调服，蜜汤亦可。久服滋阴养血，止嗽荣筋。

【校注】

［1］腘：原为“膝”。据《灵枢·邪客》改。

［2］阴：原为“阳”。据《灵枢·阴阳二十五人》改。

［3］𦢊（zhù）：皱缩。

［4］泆（yì）：通“溢”。水满出。

【评析】

四肢、肌肉、筋骨疼痛，或活动障碍等疾患，可参照痹证、痿证、臂痛、身体痛等病证的诊治。本节重在辨治皮肤病患，如症见肌肤甲错，两目黯黑，此乃经络荣卫气伤，内有干血，治宜清肤祛瘀，滋养补虚，可用大黄䗪虫丸、泽肤膏等方；如身热肤痛，或瘙痒出水，浸淫成片，治宜祛风胜湿，清热凉血，可用桑皮饮、黄连粉等治之。

髭发论

● 【原文】

《内经》云：肾者主蛰，封藏之本，精之处也，其华在发。肾之合骨也，其荣发也。多食甘则骨痛而发落。（眉批：甘益脾，胜于肾，肾不胜，故骨痛而发落。）《巢氏》云：足少阳胆之经，其荣在须。足少阴肾之经，其华在发。冲任之脉，为十二经之海，谓之血海，其别络上唇口。若血气强盛，则荣于头发，故须发美，若血气衰弱，经脉虚竭，不能荣润，故须发脱落。其髭须黄赤者，多热多气；白者，少血少气；黑色者，多血少气。美眉者，太阳多血；通髯极须者，少阴多血；美须者，阳明多血，此其时然也。发黄而白者，张天师草还丹，七宝美髯丹，东垣青丝散。揩齿变白发方，酸石榴皮一个，泥裹烧令通赤，候冷去泥，用茄子根与槐枝同烧，令烟绝，急以器盖之，候冷，用槐枝、马齿苋（墙上生者好，不令人见采）、薄荷、石膏、五倍子烧熟、川升麻各一两为末，揩牙，不但变白为黑，亦且坚牙甚妙。发落不生者，东垣云：脉弦气弱，皮毛枯槁，发脱落，黄芪建中汤主之。发脱落及脐下痛，四君子汤加熟地黄。甜瓜叶治人无发，捣汁涂之即生，或滋荣散，三圣膏。《千金》云：麻叶、桑叶二味，以泔煮，沐发七次，可长六尺。眉毛堕落者，用生半夏、羊矢烧焦，等分为末，姜汁调涂。

附方

张天师草还丹：此上少阴，下厥阴药也。

地骨皮　生地黄　菟丝子（酒浸三宿，炒黄）　牛膝　远志（去心）　石菖蒲各等分

上为细末，炼丸桐子大，每服三十丸，空心温酒、盐汤任下。合时忌女人、鸡、犬见。

七宝美髯丹：补肾元，乌须发，延年益寿。

何首乌（赤白雌雄各一斤）　川牛膝（以何首乌先用米泔水浸一日夜，以

竹刀刮去粗皮，切作大片，用黑豆铺甑中一层，却铺何首乌一层，再铺豆一层，却铺牛膝一层，又豆一层，重重相间，面上铺豆覆之，以豆熟为度，取去豆晒干，次日如前用生豆蒸，如法蒸七次，晒七次，去豆用）八两　破故纸（以水洗净，用黑芝麻同炒，无声为度，去芝麻）半斤　白茯苓（用人乳汁拌浸透，晒干蒸过）半斤　赤茯苓（用黑牛乳汁浸透，晒干蒸过）半斤　菟丝子（酒浸一宿，洗去砂土，晒干，蒸三次，晒三次）半斤　当归身（净身，去头尾，酒洗过）半斤　枸杞子（去蒂与枯者）半斤

上为末，炼蜜丸龙眼大。每日空心嚼二三丸，温酒下，或米汤、盐汤亦可。制药勿犯铁器。

青丝散（东垣）：补虚牢牙，黑须发。

香白芷　白茯苓各五钱　母丁香　细辛　当归　川芎　甘草　甘松各三钱　升麻　旱莲草　地骨皮　生地黄　熟地黄　青盐　破故纸各二钱　寒水石（煅）七钱　香附米（姜汁浸一宿，炒）一两　何首乌一两　麝香五分　高茶末

上为末，庚日为始，背东面西擦牙，不见日，夜不见灯，刷毕咽药，余津润髭，一月顿黑。忌食萝卜。

乌须易简方：

制五倍子一钱　胆矾　白矾各七厘　盐一分四厘　榆皮面二分

上俱研细末，茶清调如稀糊，隔汤炖稠，黄昏乘热刷上，待有一个更次洗去。

制五倍子法：

拣大五倍子，去蛀屑，敲作碎粒，分粗细为二，先将粗片于瓦器内，用文火炒成糊，次入细者炒，初时大黑烟起，取出不住手炒，将冷又上火炒，昏黄烟起，又取开炒，再上火炒，青黄烟间出，即住火。先以真青布一大片浸湿，将五倍子倾在布上，捏成一团，用脚踏成饼，上用湿泥一担龛[1]一夜，色如乌鸦羽为妙，磁器盛之，勿令泄气。

点白方：

每日拔去白须，即以银簪点丁香末和姜汁在根孔内，则再生黑须。

滋荣散：长养发，发落最宜。

生姜（焙干） 人参各一两

上为细末，每用生姜一块，切片蘸药末，于发落处擦之，二日一次。

三圣膏：治髭发脱落，能令再生。

黑附子 蔓荆子 柏子仁各五钱

上为末，乌鸡脂和匀，捣研干，置瓦盆内封固，百日取出，涂落处，三五日即生。

腋论

腋，谓臂下胁上际也，属手厥阴心包络经。丹溪云：手足阴阳合生见证曰，腋肿，手厥阴、足少阳。又属足厥阴肝经，《灵枢》曰：肝有邪，其气留于两腋。腋肿一证，《内经》针灸有二法：其一，取胆，《经》云：胆足少阳之脉所生病者，缺盆中肿痛，腋下肿是也。其二，取心，《经》云：心主手厥阴脉，是动则痛，手心热，腋肿。皆视虚实、寒热、陷下，施补、泻疾、留灸也。腋气又名狐臭，有窍诸药鲜能除根，止堪塞窍，用铜青好者，不拘多少，米醋调成膏，先用皂角煎汤，洗净腋下，以轻粉掺过，却使上件药涂之，立效。

附方

六物散：治漏腋，腋下、手掌、足心、阴下、股裹常如汗湿污衣。

干枸杞根 干蔷薇根 甘草各二两 胡粉 商陆根 滑石各一两

上为末，以苦酒少许和涂，当微汗出，易衣更涂之，不过三著便愈。或一岁复发，又涂之。

治阴汗鸦臭两腋下臭不可与人同行方：

白矾　密陀僧　黄丹各二钱五分　麝香五分

上于乳钵内研如飞尘，以醋于手心内调药末。搽腋下，经两时辰许，却以香白芷煎汤洗之，一日用一次。

治腋臭神方：

密陀僧四两　白矾（枯过）二两　轻粉三钱

上为细末。频擦两腋下。擦至半月见效，半年痊愈。

治腋气方：

上用热蒸饼一枚，擘作两片，掺密陀僧细末一钱许，急夹在腋下，略睡少时，候冷弃之。如一腋有病，只用一半。叶元方平生苦此疾，来绍兴偶得此方，用一次遂绝根本。

又方：

捋去腋下毛，以甘遂半两为末，用猪肉两片薄批开，将甘遂末掺上，午后贴放两腋下，候明旦五更，浓煎甘草五钱为汤一碗服之，良久泻出秽物即愈。

又方：

用生姜涂腋下绝根本。

又方：

用夜明砂，不拘多少为末，用豆豉汁调涂，立效。

【校注】

［1］盦（ān）：覆盖。

【评析】

髭发脱落或变白，多责之于肾虚，气血亏少，故治宜补肾元、养气血，方如张天师草还丹、七宝美髯丹、青丝散等。古人还有一些外治法，如用乌须易简方刷须发；用滋荣散、三圣膏、点白方等擦须发落处，以冀生出黑须发，仅供参考。腋下汗液有特殊臭气，又名腋气、狐臭，多因湿热郁于腠理汗孔或遗传所致，古人治用六物散、治腋臭方等外涂以止汗除臭。

蛊毒论

【原文】

凡蛊毒[1]有数种，曰蛇毒、蜥蜴毒、蛤蟆毒、蜣螂、草头等毒，皆足变乱元气，人有故造作之者，即谓之蛊也。多于饮食内行之，与人祸患，祸患于他，则蛊主吉利，闽粤中山间人往往造作之。人中其毒者，心腹绞痛，如有物啮，或吐下血，皆如烂肉，或好卧暗室，不欲光明，或心性反常，乍嗔乍喜，或四肢沉重，百节酸疼，或乍寒乍热，身体习习而痹，胸中满闷，或头目痛，或吐逆不定，或目面青黄，甚者十指俱黑，诊其脉缓大而散，皆其候也。然其毒有缓急，急者数日便死，缓者延引岁月，游走肠内，蚀五脏至尽则死。死则病气流注，染着傍人，遂成蛊疰也。验蛊之法，令病人吐唾于水内，沉者为蛊，浮者则非，或令含黑豆，豆胀皮脱者为蛊，豆不烂脱者则非。又《初虞世方》云：嚼黑豆不腥，嚼白矾味甘，皆中毒之候也。凡入蛊乡，见人家门限屋梁洁净绝无尘埃者，其家必畜蛊，当用心防之。凡饮食上有蛛丝，便莫吃，如不得已吃其饮食，即潜地[2]于初下筷时，收藏一片在手，尽吃不妨，少顷却将手藏之物，埋于人行十字路下，则蛊反于本家作闹，蛊主必反来求前所藏物也，或食时让主人先动筷，或明问主人云：莫有蛊么？以筷筑桌而后食，如是则蛊皆不能为害。南方有蛊毒之乡，于其家饮食，即以犀角搅之，白沫起即为有毒，无沫者即无毒也。欲知蛊主姓名者，以败鼓皮烧作末，令病人用米饮服方寸匕，须臾自呼蛊家姓名，可语之令呼唤去即愈，治之亦有方。凡初中蛊在膈上者，用归魂散吐之；已下膈者，雄朱丸下之。吐利后，犹觉前后心刺痛拘急，咽中如茅刺者，此是取利后气之候也，不须再服吐利药，但服桔梗散，自

然平复。佛说解蛊毒神咒，凡在旅中饮食，先默念七遍，其毒不行。咒曰：姑苏琢，磨耶琢，吾知毒蛊生四角，父是穹隆穷，母是耶舍女，眷属百千万，吾今悉知汝，摩诃萨摩诃。又法，每遇所到处，念药王万福七遍，亦验。

附方

归魂散：凡初中蛊在膈上者，当用此药吐之。

白矾　建茶各一两

上二味为细末。每服五大钱，新汲水调下，顿服，一时久，当吐毒出。此药入口，其味甘甜，并不觉苦味者是也。

雄朱丸：治蛊毒从酒中著者（端午日合）。

麝香（别研）二钱五分　雄黄　朱砂（俱另研，水飞过）　赤脚蜈蚣（微炙，去足）　续随子各一两

上为细末，入雄黄、麝香、朱砂研匀，以糯米煮粥和丸，如芡实大。每服一丸，热酒吞下，毒当与药俱下。

桔梗散：

桔梗（去芦，择味苦者，剉碎微炒）

上一味，为细末。每服三钱，不拘时米饮调下。此药不吐不利，易为收买，多服有益。如服吐利药后，日进两三服，使毒气日渐消散，不致再发动也。

洁古解毒丸：治男妇及小儿一切积热不解，停留作毒，上焦壅热，咽喉不利，口干多渴，伏暑困闷，霍乱不宁，或岚瘴气，及食毒酒毒，吐逆不定，游风丹毒，迷惑昏困，不省人事，虚烦发躁，赤目口疮。善解四时伤寒之疾，发散瘟疫毒邪之气，及四方人不服水土，一切诸毒，并皆解之。常服补真益气，化毒除风，其神效不可尽述。

滑石　黄芩　贯众　茯苓　山栀子　干姜　草龙胆　大豆　青黛　甘草

薄荷　寒水石各一两　益智仁　砂仁　大黄　山豆根　生地黄　桔梗　百药煎　蚤休　绿豆粉　马屁勃　板蓝根　黄药子各五钱

上为细末，炼蜜丸弹子大。每服一丸，新汲水化下，细嚼，或噙化亦得。小儿半丸，如妇人血晕不醒，生姜、薄荷水磨下一丸。

青黛雄黄散：凡始觉中毒，及蛇虫咬，痈疽才作，服此令毒气不聚。

好青黛　雄黄各等分

上研细。新汲水调下二钱。

黄龙汤：治因食中毒。

上将灶底当釜直下掘取赤土为细末，以冷水调，随多少服之。或以犀角水磨取汁饮。亦治食六畜肉中毒，大效。

解一切食毒及饮酒不知中何毒卒急无药可解方：

荠苨　甘草（生用）各二两

上细剉。以水五盏同煎，取二盏，停冷分三服。一方，解一切药毒，加蜜少许同煎服之。

解面毒方：

以萝菔[3]啖之。麦面太热，萝菔能解其性。

治食自死六畜肉中毒方：

用黄柏捣屑，服方寸匕。

治河豚毒方：

五倍子　白矾

上等分，为细末。水调服。

白扁豆饮（一名巴豆膏）：解砒毒等。

上用白扁豆，不拘多少，为细末，入青黛等分，细研，再入甘草末少许；巴豆一粒，去壳不去油，别研为末，取一半入药内。以砂糖一大块，水化开，添成一大盏饮之，毒随利去，后却服五苓散之类。

蓝饮子：解砒毒及巴豆毒。

用蓝根、砂糖二味相和，擂水服之，更入薄荷汁尤妙。

解砒毒方：其证烦躁如狂，心腹搅痛，头旋，欲吐不吐，面色青黑，四肢逆冷，少缓不救。

急用绿豆半升，擂去渣，以新汲水调，通口服。或用真靛花二钱，分二服，以井花浓调服之。又方，治闷绝，心头温者，新汲水调水粉服之。

又方：

用甘草汁同蓝汁饮之即愈。又以豆豉煎浓汁饮之。亦治服药过剂，心中烦闷。

解砒毒方：

汉椒四十九粒　黑豆十四粒　甘草节（碎之）二寸　乌梅二个

上水一盏，煎至七分。温服。

解巴豆毒方：其症口干，两脸赤，五心热，利不止，诸药不效者。

上用芭蕉根叶，研取自然汁服，利止而安。

治药中用巴豆下利不止方：

干姜（炮）　黄连（微炒）各一两

上为细末。每服二钱，水调下，如人行五里再服。又煮绿豆汤，冷服瘥。

五加皮散：治中水毒，如伤寒状。

上用五加皮研为细末。每服一钱匕，酒一盏调下，日二夜一，粥饮调亦得。一方，以五加皮根烧研为末，水调服。

神仙解毒万病丹（一名玉枢丹，一名紫金锭）：治一切药毒，菰子毒，鼠莽毒，恶菌蕈、金石毒，吃疫死牛马肉毒，河豚毒，时行瘟疫，山岚瘴疟，忽喉闭，缠喉风，脾病黄肿，赤眼，疮疖，冲冒寒暑，热毒上攻，自缢溺水，打扑伤损，痈疽发背未破，鱼脐疮肿，汤火所伤，百虫鼠犬蛇伤。男子妇人，居家不可无此药，真济世卫家之宝也。

山茨菰（与老鸦蒜相类，但蒜无毛，茨菰上有毛包裹，宜辨。去皮，洗极净，焙）二两　川文蛤（一名五倍子，搥破，洗刮内浮，焙干）二两　千金子（一名续随子，去壳，拣色极白者，用纸包裹，换纸研数十次，去尽油，以色白再研纸无油成霜为度用）一两　麝香（拣尽血毛皮壳，细研净）三钱　红芽大戟（杭州紫大戟为上，江南土大戟次之，去芦根，洗极净，焙干。北方绵大戟，色白者大峻利，反能伤人，弱人有吐血者，不宜服，忌之慎之。）一两五钱

上各研为细末，和匀，以糯米粥为剂，每料分作四十粒，于端午、七夕、重阳合。如欲急用，辰日亦可，于木臼中杵数百下。不得令妇人、孝子、不具足人、鸡犬之类见之，切宜秘惜，不可广传，轻之无效。如痈疽发背未破之时，用冷水磨涂痛处，并磨服，良久觉痒立消。阴阳二毒，伤寒心闷，狂言乱语，胸膈壅滞，邪毒未发，及瘟疫山岚瘴气，缠喉风，冷水入薄荷一叶同研下。急中颠邪，喝叫乱走，鬼胎鬼气，并用暖无灰酒下。自缢落水死，心头暖者，及惊死、鬼迷死未隔宿者，并冷水磨灌下。蛇、虫、犬、蜈蚣伤，并用冷水磨涂伤处。诸般疟疾，不问新久，临发时煎桃、柳枝汤磨下。小儿急慢惊风，五疳八痢，蜜水薄荷一叶同磨下。牙关紧急，磨涂，一丸分作三服，量大小与之。牙痛，酒磨涂，及含药少许吞下。汤火伤，东流水磨涂伤处。打扑伤损，炒松节无灰酒下。年深日近头疼，太阳疼，用酒入薄菏叶磨纸花贴太阳穴上。诸般痫疾，口眼㖞斜，眼目掣眨，言语謇涩，卒中风口噤，牙关紧急，筋脉挛缩，骨节风肿，手脚疼痛，行步艰难，一应风气疼痛，并用酒磨下。有孕

妇人不可服。一方，加山豆根、全蝎、朱砂、雄黄各一两。

解菰子毒及一切菌毒方：

用芫花生者为末。每服一钱，新汲水下，以利为度。

中蕈菌毒方：

忍冬草生啖之，即金银花，又名老翁须，又名鸳鸯草，又名左旋花。或掘地作坑，以新汲水投坑中搅之，乘浊取出，以绢滤过，用瓷器盛。每服时调转，饮一盏，至三盏当效。

蕈毒吐泻不止者，用细茶芽研细，以新汲井水服，神效。

治蕈毒欲死方：

用石首鱼或鲞头亦妙，白水煮汁，灌之即愈。荷叶杀蕈毒。

【校注】

[1] 蛊毒：蛊，一指人腹中的寄生虫；一指由人工培养成的一种毒虫；一指陈谷所生的虫。蛊毒，指诸种虫蛇毒气包括古代所称氐羌毒、猫鬼、野道、射工、沙虱、水毒等。亦指某些毒药。

[2] 潜地：暗中；私下里。

[3] 萝菔：即萝卜。

【评析】

本节所述蛊毒，包括中蛊毒所致的多种病证。如误食毒物，可即用归魂散、雄朱丸吐之、下之，以祛毒；如外感时邪，或山岚瘴气，宜用洁古解毒丸以散邪清热解毒；蛇咬可用青黛雄黄丸。此外，萝菔可解面毒；黄柏可治肉中毒；治河豚毒可用五倍子、白矾；解砒毒可用白扁豆饮、蓝饮子、解砒毒方等；解巴豆毒可用芭蕉根叶、干姜、黄连、绿豆等；解蕈菌毒可用芫花、金银花、荷叶等，均资参考。至于论中有迷信之说，可予摒弃。

虫论

● 【原文】

夫人腹中有尸虫，此物与人俱生而为人之大害，尸虫之形，状似马尾，或如薄筋，依脾而居，乃有头尾，皆长三寸。又有九虫：其一曰伏虫，长四分，为群虫之主；二曰蛔虫，长一尺，贯心杀人；三曰白虫，长一寸，相生子孙转多，其母转大，长至丈余，亦能杀人；四曰肉虫，状如烂杏，令人烦满；五曰肺虫，状如蚕，令人咳嗽；六曰胃虫，状如蛤蟆，令人呕吐，胃逆喜哕；七曰弱虫，状如瓜瓣，又名膈虫，令人多唾；八曰赤虫，状如生肉，令人肠鸣；九曰蛲虫，至细微，形如菜虫状，居胴[1]肠之间，多则为痔，剧则为癞，及疥、癣、痈疽等患。凡此诸虫，由湿热郁蒸而生，观之日中有雨，则禾节生虫，其理明矣。善哉，张戴人之推而言之也，曰：水火属春夏，湿土属季夏，水从土化，故多虫焉。人患虫积，多由饥饱调燮[2]失宜，或过餐鱼鲙白酒，或多食牛羊及生冷瓜果，或误啖鳖苋，中脘气虚，湿热失运，故生诸虫，小儿最多，大人间有。其候心嘈腹痛，呕吐涎沫，面色萎黄，眼眶鼻下青黑，以致饮食少进，肌肉不生，沉沉默默，神昏欲眠，微有寒热，如不早治，相生不已。古人云：虫长一尺，则能害人，虫若贯串，杀人甚急。治法追虫取积，当用剪红丸以疗之也。九虫之内，蛲虫及寸白虫人多病之，寸白从食牛肉，饮白酒所成，相连一尺则杀人，服药下之，须结裹溃然出尽乃佳，若断者相生未已，更宜速治之。蛲虫多是小儿患之，大人亦有，其病令人心痛，清早口吐汁，烦躁是也。其余各种，俱宜服化虫丸以除之。

附方

神效剪红丸：专取一切虫积，神效无比。凡人百病，皆因饮酒过度，食伤生冷，致使脾胃不和，心膈胀满，呕恶咽酸，常吐清水，面色萎黄，不进饮食。山岚瘴气，水肿蛊胀，齁船咳嗽，痰涎壅滞，酒积食积，气积气块，翻胃噎膈，呕逆恶心，肠风痔漏，脏毒久[3]痢，累蕴积热，上攻头目，下生疮癣。妇人血气，寒热往来，肌体羸弱，月经不调，赤白带下，鬼气鬼胎，产后诸疾。小儿五疳虫积，误吞铜铁、恶毒等物，并宜服之。每服五更鸡鸣时，用冷茶清吞下。诸疾自从便出，病浅一服见效，深者更须再服。且能宣导四时蕴积，春宣积滞，不生疮毒，夏宣暑湿，不生热痢，秋宣痰饮，不生瘴疟，冬宣风寒，不生瘟疫。此药温和，不动元阳真气，亦无反恶。小儿半服，孕妇切忌。

一上末，槟榔生研细，取净末一斤，以二两为母，余十四两，上第一次，以一等罗筛过，取齐晒干。

二上末，商陆，即樟柳根，白者可用，赤者杀人，金毛狗脊、贯众各四两。以上三味，和一处研极细末，上第二次，以二等罗筛过，取齐晒干。又方，不用贯众，则虫出来犹未死也。

三上末，三棱、莪术醋煮各八两，青木香、西木香各四两，雷丸（醋煮）二两五钱，南木香二两。以上六味和一处，研极细末，上第三次，以三等罗筛过，取齐。

四上末，大黄铡碎，酒浸晒干，研细末，取净末一斤，上第四次，以四等罗筛，取齐晒干。

五上末，黑牵牛半生半炒，研细，取头末净[illegible]斤，上第五次，以五等罗筛过，取齐晒干。又方：有枳壳一斤以为母，有藿香四两，和入诸香。

上作五处，另研极细末，要作五次上末，却用茵陈半斤，大皂角一斤，煎汁滤净，法水为丸如绿豆大，晒干后用丁香末一两，或加芦荟末一两亦妙，以前净汁煎一滚，洒入丸药，旋摇令光莹为度。再以阿胶二两生，以前汁熬熔，洒入丸药，旋摇令光莹，晒干。壮人每服五钱，弱人每服四钱，五更以茶清吞下，小儿则减半用之。

万应丸：取虫积，神效。

黑牵牛（取头末）　大黄　槟榔各八两　雷丸（醋煮）　南木香各一两　沉香五钱

上将黑牵牛、大黄、槟榔和一处为末，以大皂角、苦楝皮各四两，煎汁水为丸如绿豆大，后以雷丸、木香、沉香和一处研末为衣。每服三四十丸，五更用砂糖水送下，或作末服亦可。

化虫丸：治诸虫。

鹤虱（去土） 槟榔 苦楝皮 胡粉（炒）各一两 白矾（枯）二钱五分

上为末，米糊丸桐子大。每一岁，服五丸，量人大小加减丸数，温浆水入生麻油三四点打匀送下，清米汤亦可，不拘时服。其细虫自化，大虫自下。

集效丸：治因脏腑虚弱，或多食甘肥，致蛔虫动作，心腹绞痛，发则肿[4]聚，往来上下，痛有休止，腹中烦热，口吐涎沫，是蛔咬，宜服此药。若积年不瘥，服之亦愈。又治下部有虫，生痔痒痛。

木香 鹤虱（炒） 槟榔 诃子（面裹煨，去核） 芜荑（炒） 附子（煨，去皮脐） 干姜各七钱五分 大黄一两五钱 乌梅（去核）十四个

上为末，炼蜜丸桐子大。每服三四十丸，食前用陈皮汤下，妇人淡醋汤送下。

秘方万应丸：治大人小儿腹内有虫，及积气块痛，小儿疳病。

三棱（醋炒） 莪术（醋炒）各五钱 槟榔一两 陈皮（麸炒黄色） 橘红各五钱 芜荑二钱五分 雷丸五钱 鹤虱（微炒）三钱 干漆（炒烟尽）五钱 木香（不见火）二钱 良姜（陈壁土炒）二钱 砂仁（去壳）二钱 使君子（取肉） 麦蘖曲（炒）各五钱 胡黄连（炒） 炙甘草各三钱 神曲（炒黄）五钱

上为细末，醋打米糊丸绿豆大。每服三五十丸，空心，淡姜汤下。

麦门冬汤：治肺劳热生虫，其形如蚕，令人咳逆气喘，或谓忧膈、气膈、恚膈、寒膈、热膈。此皆劳气所生，名曰膏肓病，针灸不至。

麦门冬（去心） 干姜（炮） 蜀椒（去目并合口者，微炒出汗）各一两 黄芪（剉） 百部（焙） 白术 人参 桂（去粗皮）各一两二钱五分 远志（去心） 附子（炮，去皮脐） 细辛（去苗叶） 炙甘草各一两五钱 杏仁（去

双仁皮尖，焙干，麸炒令黄）五钱

上为细末，炼蜜和，更于铁臼内涂酥杵令匀熟，丸如酸枣大。含化，稍稍咽津。一方，有槟榔。一方，无白术。

前胡汤：治脾劳有白虫，长一寸，在脾为病，令人好呕，胸中咳咳即呕而不出。

前胡（去芦） 白术（剉） 细辛（去苗叶） 赤茯苓 枳壳（去瓤，麸炒） 常山（剉） 松萝 旋覆花各一两五钱 龙胆（去苗） 杏仁（去双仁皮尖，麸炒）各一两

上剉碎。每服五钱，竹叶十片，水煎。空心服，吐之即瘥。若腹中热满，加芒硝半钱，栀子仁一两，黄芩一两五钱，苦参一两。一方，用枳实，无枳壳。

雷丸丸：治心脏劳热伤心，有长虫，名曰蛊，长一尺，贯心为病。

雷丸（灰火炮过） 橘皮（汤浸，去白，焙） 桃仁（去双仁皮尖，麸炒）各一两二钱五分 贯众（大者，去须）五钱 白芜荑（炒） 青葙子（炒） 干漆（炒烟出）各一两 狼牙（去连苗处，净刷去土）一两 乱发（如鸡子大一块，烧为灰，研）

上为细末，研匀，炼蜜和，更于铁臼内涂酥杵令匀熟，丸桐子大。每服十五丸，空心用温酒送下，至晚再服，米饮亦可。一方，不涂酥。一方，有僵蚕、吴茱萸根皮。

贯众散：治肾劳热，四肢肿急，有蛲虫如菜中虫，生于肾中。

贯众（大者，去须）三枚 干漆（炒令烟绝）二两 吴茱萸（水洗七遍，焙干，炒）一两五钱 槐白皮（干者，剉） 白芜荑（炒）各一两 胡粉（粉黄色，研）一两 杏仁（去皮尖双仁，炒）五钱

上为细末，研匀。每服二钱，空心，井花水调下，日晚再服。

水银膏：治蛲虫咬人下部痒。

上水银一两，用蒸枣膏和丸，如人指大，绵裹，临卧纳下部中一宿，纳药时常留绵带子在外。一方云：水银损肠，宜慎之。

蚕蛹汁方：治蛔虫。

上取缫丝蚕蛹两合，烂研，生布绞取汁，空心顿饮之。非缫丝，即须依时收取蚕蛹，曝为细末，用时以意斟酌多少，和粥饮服之。

锡灰丸：取寸白诸虫。

锡灰一两　鸡心槟榔　贯众各五钱　木香二钱五分　轻粉　黄丹各二钱

上为细末，酒醋煮面糊为丸，如荔枝大。每服一丸，米泔浸软，日午先吃饭了，至黄昏不饥饱时吃肉脯一片引虫，少刻温酒嚼下，至天明虫出。又吃韭菜，亦治寸白虫。

圣功散：治寸白虫。不拘久近，神效。

南木香　槟榔各等分

上为细末。每服三钱，浓米饮调服。黎明空心，先熟嚼炙猪肉之属，只咽汁吐去渣，便服药，辰巳间虫下，其疾永除。

治虫蚀下部肛尽肠穿方：

上取长股蛤蟆青背者一枚，鸡骨一分，烧为灰合和，吹下部令深入。屡用效。

【校注】

[1] 胴（dòng）：大肠。

[2] 燮（xiè）：谐和，调和。

[3] 久：原为“酒”。疑误。

[4] 肿：原为“种”。疑误。

【评析】

虫病，包括多种寄生虫病，如伏虫（类似钩虫病）、蛔虫病、寸白虫（类似绦虫病）、肉虫（类似肝虫病）、肺虫（类似肺吸虫病）、赤虫（类似姜片虫病）、蛲虫病等。治宜导积杀虫，方如神效剪红丸、万应丸、化虫丸、集效丸、秘方万应丸等。此外，麦门冬汤尤治肺吸虫病；前胡汤、雷丸丸、圣功散尤治绦虫病；贯众散尤治蛲虫病。

身痒论

（中风病多有痒甚不收者，故编此论，遇此证者，当与中风方参酌用之。）

【原文】

《经》曰：诸痒为虚[1]。血不荣肌，所以痒也，当用滋补药以养阴血，血和肌润，痒自不作矣。身上虚痒，四物加黄芩煎汤，调浮萍末服之。诸痒如虫行，此虚也，先与大料四物汤服之。一方用盐一斗，水一石，煎减半温浴三次，治一切风痒。又方治诸痒，凌霄花末，酒下一二钱。（眉批：《本草》云：凌霄治风热身痒，游风风疹，瘀血，苍耳叶可同用也。）

诊：寸口脉迟而缓，迟则为寒，缓则为虚，荣缓则为亡血，卫缓则为中风，邪气中经，则身痒而瘾疹。心气不足，邪气入中，则胸满而短气。脉缓而大，浮为风虚，大为气强，风气相搏，大成瘾疹，身为痒，痒者名泄风[2]，久之为痂癞[3]。

附方

何首乌散：治浑身风寒湿痒。

何首乌（盐炒）　天麻　枸杞　生地　熟地各一两　防风　川芎　薄荷　诃子　甘草各五钱

上为末。每服二三钱，温酒空心服，温茶亦得。

又方：治风气客皮肤，瘙痒不已。

蝉蜕　薄荷各等分

上为末。酒调一钱匕，日三服。

消风散：治皮肤顽麻，瘾疹瘙痒。

茯苓　川芎　羌活　人参　荆芥穗　防风　藿香　甘草　蝉蜕　白僵蚕（炒）各二两　厚朴　陈皮各五钱

上为末。每服二钱，茶酒调下。

洗药方：治风瘙瘾疹，遍身痒成疮者。用蚕沙一升，水二斗，煮取一斗二升，去渣热洗。宜避风。

又方：治一切诸风，及遍身瘙痒。光泽皮肤。

干荷叶三十三两　威灵仙十五两　藁本一斤　零陵香一斤　茅香一两　甘松　白芷各半斤

上为粗末。每用二两，绢袋盛，水二桶，约四斗，煎五沸，于无风处，淋澡洗之，避风少时。水少便添热汤，斟酌得宜，勿添冷水，勿添药。浴痒无如盐浓煎汤最妙。

黄芩四物汤：治遍身作痒。

当归二钱　川芎　赤芍　生地　黄芩各一钱　紫背浮萍一钱五分

上水煎服。即愈。

【校注】

［1］诸痒为虚：语出《灵枢·经脉》："实则腹皮痛，虚则痒搔，取之所别也。"

［2］泄风：古病名。一指风在腠理而致汗泄的病证。一指皮疹以瘙痒为主症的病证。

［3］痂癞：指疥疮类的皮肤病，因搔抓而结痂。

【评析】

身痒多责之于血虚不荣肌肤，或风气客于肌腠，治宜养血祛风，方如何首乌散、消风散、黄芩四物汤等。亦可配以外洗止痒。

奇病怪证

（五十二病证并五十二治法神方）

【原文】

一项上生疮如樱桃大，有五色，疮破则项皮断。但逐日饮牛乳自消。

一寒热不止，经月后，四肢坚如石，以物击之，一似钟磬，日渐瘦恶。用茱萸、木香等分煎汤，服即愈。

一大肠头出寸余，痛苦，直候干自退落，又出，名为截肠病。若肠尽，乃不治，但初截寸余，可治。用脂麻油器盛之，以臀坐之，饮大麻子汁数升，愈。

一口鼻中腥臭水流，以碗盛之，有铁色虾鱼，如粳米大，走跃不住，以手捉之，即化为水，此肉坏矣。任意馔食鸡肉，愈。

一腹上麻痹不仁。多煮葱白吃之，自愈。

一妇人小便中出大粪，名交肠。服五苓散效。如未尽愈，可用旧扑头[1]烧灰酒服之。

一两足心凸如肿，上面青黑色豆疮，硬如钉子，钉子履地不得，胫骨破碎，跟髓流出，身发寒颤，唯思饮食，此是肝肾气，冷热相吞。用炮川乌头末敷之，煎韭子汤服效。

一腹胀经久，忽泻数升，昼夜不止，服药不验，乃为气脱。用益智子煎浓汤服，立愈。

一四肢节脱，但有皮连，不能举动，名曰经解。用酒浸黄芦三两，经一宿，取出焙干为末，每服二钱，酒调下，服尽安。

一玉茎硬不痿，精流无歇，时时如针刺，捏之则脆，乃为肾满之疾。用韭子、破故纸各一两为末，每服二钱，水一盏，煎至六分，作三次饮之，愈则住服。

一咽喉间生肉，层层相叠，渐渐肿起不痛，多日乃有窍子，臭气自出，遂退饮食。用臭橘皮煎汤，连服愈。

一腹中如铁石，脐中水出，旋变作虫行之状，绕身匝啄，痒痛难忍，拨扫不尽。用浓煎苍术浴之，以苍术末入麝香少许，水调服之而愈。

一眼前常见诸般禽虫飞走，以手捉之则无，乃肝胆经为疾。用酸枣仁、羌活、玄明粉、青葙子花各一两为末，每服二两，水一大盏，煎至七分，和渣饮，一日三服。

一大肠虫出不断，断之复生，行坐不得。用鹤虱末，水调五钱，服之自愈。

一眼睛垂出至鼻，如黑角色，痛不可忍，或时时大便出血，名曰肝胀。用羌活煎汁，服数盏自愈。

一腹中有物作声，随人语言。用板蓝汁一盏，分五服服之。又名应声虫，当服雷丸十数服，自愈。

一有饮油五升以来，方始快活，又得吃则安，不尔则病。此是发入胃，被气血裹了化为虫。用雄黄半两为末，水调服，虫自出。

一病卧于床，四肢不能动，只进得食，好大言，说吃物，谓之失说物望病。治法如说，食猪肉时，便云尔吃猪肉一顿，病者闻之即喜，遂置肉令病人见，临要却不与吃，此乃失他物望也，当自睡中涎出便愈。

一手十指节断坏，惟有筋连无节，虫行如灯心，长数尺余，遍身绿毛卷，名曰血余。以茯苓、胡黄连煎汤饮之愈。

一遍身忽皮底混混如波浪声，痒不可忍，抓之血出不能解，谓之气奔。以人参、苦梗、青盐、细辛各一两，作一服，水二碗，煎十数沸，去滓饮尽便愈。

一眼白浑黑，见物依旧，毛发直如铁条，虽能饮食，不语如醉，名曰血溃。用五灵芝为末，二钱，酒调下。

一因着艾灸大痂便退落，疮内鲜肉片子，飞如蝶形状，腾空而去，痛不可忍，是血肉俱热。用大黄、朴硝各半两为末，水调下，微利即愈。

一临卧浑身虱出，约至五升，随至血肉俱坏，每宿渐多，痒痛不可言状，虽吃水卧床，昼夜号哭，舌尖出血不止，身齿俱黑，唇动鼻开。但饮盐醋汤十数碗即安。

一眼赤鼻孔大喘，浑身出斑，毛发如铜铁，乃胃中热毒气结于下焦。用白矾、滑石各一两为末，作一服，水三碗，煎至半，令不住饮，候尽乃安。

一有虫如蟹，走于皮肤下，作声如小儿啼，为筋肉之化。用雄黄、雷丸各一两为末，掺在猪肉片上，热吃尽自安。

一手足甲忽然长倒生肉刺如锥，痛不可忍。吃葵菜自愈。

一鼻中毛出，昼夜可长一二尺，渐渐粗圆如绳，痛不可忍，虽忍痛摘去一茎，即后更生，此因食猪羊血过多。遂用乳香、硇砂各一两为末，以饭丸如梧子大，空心临卧各一服，水下十粒，自然脱落。

一面上及遍身生疮，似猫儿眼，有光彩，无脓血，但痛痒不常，饮食减少，久则透胫，名曰寒疮。多吃鱼、鸡、韭、葱自愈。

一胁破肠出臭秽。急以香油摸肠，用手送入，煎人参、枸杞淋之，皮自合矣，吃羊肾粥，十日即愈。

一鼻中气出，盘旋不散，涎如黑墨色，过十日，渐渐至肩胸，与肉相连，坚胜金铁，无由饮食，此多因疟后得之。煎泽泻汤日饮三盏，连服五日愈。

一遍身忽肉出如锥，既痒且痛，不能饮食，此名血拥，若不速治，溃而脓出。以青皮葱烧灰淋洗，吃豉汤数盏自安。

一眉毛摇动，目不能视，交睫，唤之不应，但能饮食，有经日不效者。用蒜三两取汁，酒调下即愈。

一毛窍节次血出，若血不出，皮胀膨如鼓，须臾眼鼻口被气胀合，此名脉溢。饮生姜水汁，各一二盏即安。

一忽然气上喘，不能言语，口中汁流吐逆，齿皆摇动，气出转大则闷绝苏复如是，名曰伤寒并热霍乱。用大黄、人参末各半两，水三盏，煎至一盏，去渣，热服可安。

一口内生肉球，臭恶自己恶见，有根线长五寸余，如钗股，吐球出，饮食了，却吞其线，以手轻捏，痛彻于心，困不可言。用水调生麝香一钱，服三日，验。

一浑身生潦泡，如甘棠梨，每个破出水，内有石一片，如指甲大，泡复生，抽尽肌肉不可治。急用荆三棱、蓬莪术各五两为末，分三服酒调，连进愈。

一头面发热，有光色，他人手近之如火烧。用蒜汁半两，酒调下，吐如蛇状遂安。

一人自觉自形，作两人并卧，不别真假，不语，问亦无对，乃是离魂。用辰砂、人参、茯苓浓煎汤服之，真者气爽，假者化也。

一男子自幼喜饮酒，至成丁后，日饮一二升不醉，片时无酒，叫呼不绝，全不进食，日就衰弱。其父用手巾缚住其手足，不令动摇，但扶少立，却取生辣酒一坛，就于其子口边打开，其酒气冲入口中，病者必欲取饮，坚不可与之，须臾口中忽吐物一块，直下坛中，即用纸封裹坛口，用猛火烧滚，约酒干一半，即开视之，其一块如猪肝样，约三两重，周回有小孔如针眼不可数计，弃之于江，饮食复旧，虽滴酒不能饮矣。

一夜间饮水，误吞水蛭入腹，经停月余日，必生下小蛭，能食人肝血，肠痛不可忍，面目黄瘦，全不进食，若不早治，能令人死。用田中干泥一小块，死鱼三四个，将猪脂溶搅匀，用巴豆十粒，去壳膜研烂，入泥内为丸，绿豆大，用田中冷水吞下十丸，小儿只用三丸至五丸，须臾大小水蛭一时皆泻出，却以四物汤加黄芪煎服，生血补理。

一妇人产后，忽两乳伸长，细小如肠，垂下直过小肚，痛不可忍，危亡须臾，名曰乳悬。将川芎、当归各二斤，半斤剉散，于瓦石器内用水浓煎，不拘时候，多少温服。余一斤半，剉作大块，用香炉慢火，逐旋烧烟，安在病人面前桌子下，要烟气在上不绝，令病人低头伏桌子上，将口鼻及病乳常吸烟气，直候用此一料药尽，看病证如何。或未全安，略缩减，再用一料如前法煎服，及烧烟熏吸必安。如用此二料已尽，虽两乳略缩上而不复旧，用冷水磨蓖麻子一粒，于头顶心上涂片时，后洗去，则全安矣。

一妇人临产服催生药，惊动太早，大肉离经而用力太过，以盲膜有伤，产后水道中，垂出肉线一条，约三尺长，牵引心腹，痛不可忍，以手微动之，则痛欲绝。先服失笑散数服，仍用老姜三斤，净洗不去皮，于石钵臼内研烂，用清油二斤拌匀，入锅内炒熟，以油干焦为佳。先用熟绢缎，约五尺长，折作结左令稳重妇人，轻轻盛起肉线，使之屈曲作一团，纳在水道口，却用绢袋兜裹，候油姜稍温，敷在肉线上熏，觉姜渐冷，又用熨斗火熨热，使之常有姜气。如姜气已过，除去又用新者，如此熏熨一日一夜，其肉线已缩大半，再用前法，越两日，其肉缩尽入腹中，其病全安，却再服失笑散、芎归汤补理。切不可使肉线断作两截，则不可医。

一人患劳瘵两年，诸药不效，一日闻肉味，其腹痛不可忍，又恐传染，移在空房，候其自终，经停三日，病者腹痛气息将绝，思忆肉味之急，忽有人惠鸡子三枚，其病人俯仰取火，低头取瓦铫煎熟，吹火屡燃屡灭，鼻中如有所碍，将熟间，忽嚏喷一声，有红线一条，自鼻中出，牵抽约二尺长，趋下瓦铫中。病人知是怪物，急用碗覆煎铫中，尽力烧火不住，其铫欲裂方住火，开铫视之，乃是小虫一条，头目皆具，已煅死如铁线样，即以示家人，后弃之于江，其病即安。

一居民避贼逃于石室中，贼以烟火熏之欲死，迷闷中中摸索得一束萝卜，嚼汁下咽而苏。又炭烟熏人，往往致死，含萝卜一片着口中，烟气不能毒人，或预曝干为末，备用亦可。或新水擂烂干萝卜，饮之亦可。

一自行攧穿断舌，心血出不止。以米醋用鸡翎刷所断处，其血即止。仍用真蒲黄、杏仁去皮尖、硼砂少许，研为细末，炼蜜调药，稀稠得宜，噙化而安。

一身上及头面上浮肿如蛇状者，用雨滴阶磉上苔痕一钱，水化开，噙蛇头上，立消。

一病人齿无色，舌上白，或喜睡，不知痛痒处，或下痢，宜急治乎下部。不晓此者，但攻其上，不以为意，则下部生虫食其肛，烂见五脏便死。烧艾于管中熏下部，令烟入，更入少雄黄良。

一人被蜘蛛咬，腹大如孕，其家弃之，乞食于道。有僧遇之，教饮羊乳，未几日而平。

一妖魅猫鬼，病人不肯言鬼。以鹿角屑捣末，用水调服方寸匕，即实言也。

一蛟龙生子在芹菜上，食之入腹，变成龙子，须慎之。用锡粳米、杏仁、乳饼煮粥食之三升，三服，即咄出蛟龙子有两头。

一鬼击之病，得之无渐卒着[2]，如刀刺状，胸胁腹内切痛不可抑按，或即吐血、衄血、下血，一名鬼排。断白犬头，取热血一升饮之。

一马希圣年五十余，性嗜酒，常痛饮不醉，糟粕出前窍，便溺出后窍，六脉皆沉涩。与四物汤，加海金沙、木香、槟榔、木通、桃仁服而愈。此人酒多气肆，酒升而不降，阳极虚，酒湿积久生热，煎熬血干，阴亦大虚，阴阳偏虚，皆可补接。此人中年后，阴阳虚时，暂可活者，以其形实，酒中谷气尚在，三月后其人必死。后果然。

【校注】

[1] 扑头：即幞头。古代的一种头巾。

[2] 得之无渐卒着：原为“得之无渐而卒者”。据《肘后备急方》卷一改。

【评析】

本节所述奇病怪证均为个案，其中不乏疑难病证，治疗之法可资参考，有些神话之说则不可信，当辨别。

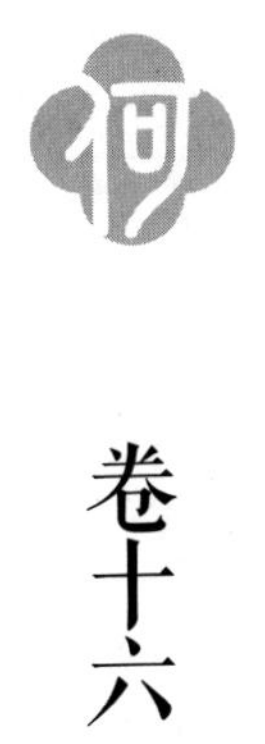

卷十六

月经门

调经论

● 【原文】

岐伯曰：女子七岁，肾气盛，齿更发长；二七而天癸至，任脉通，太冲脉盛，月事以时下。天，谓天真之气；癸，谓壬癸之水，故云天癸也。盖冲为血海，任主胞胎，二脉流通，经血渐盈，应时而下，常以三旬一见，以像月盈则亏也。若遇经行，最宜谨慎，否则与产后症相类，若被惊恐劳役，则血气错乱，经脉不行，多致痨瘵等疾；若逆于头面、肢体之间，则重痛不宁；若怒气伤肝，则头晕胁痛，呕血而瘰疬痈疡；若经血内渗，则窍穴淋沥无已。凡此六淫外侵而变证百出，犯时微若秋毫，成患重如山岳，可不畏哉？

薛氏[1]曰：血者，水谷之精气也，和调五脏，洒陈六腑，在男子则化为精，在妇人上为乳汁，下为血海，故虽心主血，肝藏血，亦皆统摄于脾，补脾和胃，血自生矣。又曰：《经》云：饮食入胃，游溢精气，上输于脾，脾气散精，上归于肺，通调水道，下输膀胱，水精四布，五气并行。东垣先生所谓脾为生化之源，心统诸经之血诚哉是言也。窃谓心脾平和，则经候如常，倘七情内伤，六淫外感，饮食失节，起居失宜，脾胃虚损，心火妄动，则月经不调矣。乍多乍少，或前或后，将发疼痛，医者不审，一例呼为经病，不知阳胜阴，阴胜阳之理，所以服药无效。盖阴气乘阳，则包藏寒气，血不运行，经所谓天寒地冻，水凝成冰，故令乍少而在月后，此阴胜阳也，宜七沸汤，或四物加葵花汤。阳气乘阴，则血流散溢，经所谓天暑地热，经水沸溢，故令乍多而在月前，此阳胜阴也，宜当归饮，或四物加黄芩白术汤。

王子亨曰：经者常候也，阳太过则先期而至，阴不及则后时而来。又丹溪先生云：先期而至者，血热也，宜先期汤；后期而至者，血虚也，宜过期汤。愚所谓先期而至者，有因脾经血燥，有因脾经郁火，有因肝经怒火，有因血分有热，有因劳役火动。过期而至者，有因脾经血虚，有因肝经血少，有因气虚血弱。主治之法，其于脾经血燥者，宜加味逍遥散。脾经郁火者，宜归脾汤。肝经怒火者，宜加味小柴胡汤。血分有热者，宜加味四物汤。劳役火动者，宜补中益气汤。脾经血虚者，宜人参养荣汤。肝经血少者，宜六味地黄丸。气虚血弱者，宜八珍汤。盖血生于脾土，故云脾统血。凡血病当用苦甘之剂，以助阳气而生阴血。切禁用苦寒辛散之药，饮食亦然，然有未可拘者。丹溪先生云：经水色淡者，气血俱虚也，故宜八物汤。若紫色者，气之热也；黑色者，热之甚也，今人但见其紫者，黑者作痛者，成块者，率指为风冷而用温热之剂，则祸不旋踵矣，是又在医者之善为审证也。

妇人伤寒、伤风、发热，经水适来，昼则安静，暮则谵语，有如疟状，是为热入血室，治者无犯胃气，及上二焦，宜服小柴胡汤。若因劳役，或怒气发热，适遇经行而患前证者，亦用小柴胡汤加地黄治之，血虚用四物加柴胡。若病既愈而热未已，或元气素弱，并用补中益气汤。脾气素郁，用《济阴》归脾汤，血气素虚，用十全大补汤。有月水不断，淋沥无时者，此寒热邪气客于胞中，滞于血海故也，但调养元气而病邪自愈。郁结伤脾，用归脾汤；恚怒伤肝，用逍遥散；肝火妄动，用加味四物汤；脾气虚弱，用六君子汤；元气下陷，用补中益气汤；热伤元气，前汤加五味、麦冬、炒黑黄柏。妇人有月水不利者，由劳伤气血，体虚而风冷客于胞内，伤于冲任之脉故也，此证属肝胆二经，盖肝胆相为表里，多因恚怒所伤，若本经风热，用补肝散，血虚用四物汤，加酸枣仁，若肾水不足用六味丸，是又在审证而治之也。

附方

七沸汤：治荣卫虚，经水衍期，或多少腹胀。

当归　川芎　白芍药　蓬术　熟地　川姜　木香各等分

上每服四钱，水煎。温服。

四物加葵花汤：治经水涩少。

四物汤四两　熟地　当归各一两

上水煎服。

当归饮：抑阳助阴，调理经脉。

当归（微炒） 地黄（酒蒸，焙） 川芎 白术 白芍 黄芩各等分

上每服三钱，水煎。空心，温服。

四物加黄芩白术汤：治经过多。

四物汤四两 黄芩 白术各一两

上水煎服。

先期汤：经水先期而来，宜凉血固经。

生地 当归 白芍各二钱 黄柏 知母各一钱 条芩 黄连 川芎 阿胶（炒）各八分 艾叶 香附 炙甘草各七分

上水煎。食前温服。

过期饮：经水过期不行，乃血虚气滞之故。法当补血行气。

熟地 白芍 当归 香附各二钱 川芎一钱 红花七分 桃仁泥六钱 蓬莪茂 木通各五分 甘草 肉桂各四分

上水煎。食前温服。

加味逍遥散：兼治肝脾血热，遍身搔痒，口燥咽乾，发热盗汗，食少嗜卧，小便涩滞。并瘰疬流注，虚热等疮。

甘草（炙） 当归（炒） 芍药（酒炒） 茯苓 白术（炒）各一钱 柴胡 丹皮 山栀（炒）各[2]五分

上水煎服。

归脾汤：兼治脾经失血，少寐，发热盗汗，或思虑伤脾，不能摄血，以致妄行，或健忘怔忡，惊悸少食，嗜卧等症。

人参 白术（炒） 黄芪（炒） 白茯苓 当归 龙眼肉 远志 酸枣仁（炒）各一钱 木香 甘草（炙）各五分

上姜枣为引，水煎服。

加味小柴胡汤：即小柴胡汤加山栀、丹皮。

加味四物汤：即四物汤加柴胡、丹皮、山栀。

补中益气汤：见伤劳倦。

人参养荣汤：兼治溃疡寒热，四肢倦怠，体瘦少食等症。

白芍一钱五分　人参　陈皮　黄芪（炒）　桂心　当归　白术（炒）　甘草（炙）各一钱　熟地　五味子（杵，炒）　茯苓各七分　远志（去心，炒）五分

上用姜、枣，水煎服。

六味地黄丸、十全大补汤：见虚劳。

八珍汤：即四君子、四物二汤相合。

小柴胡汤：见伤寒。

六君子汤：见诸疟。

补肝散：

山萸肉　当归　五味子（炒，杵）　山药　黄芪（炒）　川芎　木瓜各五钱　熟地　白术（炒）各一钱　独活　酸枣仁（炒）各四钱

上为末。每服五钱，枣水煎服。

附通治方

九制五灵脂丹：治经水不调及崩漏，并产后见枕痛，或产后腹痛，血久不净。

五灵脂四两，一次酒二碗制，二次醋二碗制，三次童便二碗制，四次苏木水一碗制，五次红花水一碗，六次当归水一碗，七次川芎水一碗，八次赤芍药水一碗，九次香附水一碗，六味各三钱，煎水以次用。

上制法，如一次将煎干，又将第二次水倾下，九次皆然。每煎将干，急用竹刀划起。九制完，仍徐徐炒，俟烟将尽，急倾入瓷罐内以存其性。临用时，研为细末，每用三分三厘，如经水不调，则当经行日，好酒空心送下。经止，则勿服，待下月不调时，又如前服，以调为度。

玉仙散：治妇人诸疾。

香附（瓦器炒黑色）　白芍各一两　甘草一钱

上为细末。每服三钱，沸汤下。血崩不止，竹叶煎汤下。月水不行，手足热，加生姜（炒）、当归煎木通汤下。月水不匀，当归酒下。频频下血不住，米饮下。气痛及老妇人忽下血，加炒姜黄、炒陈皮任下。

南岳魏夫人济阴丹：治妇人血气久冷无子及数经堕胎。皆因冲任之脉虚损，胞内宿夹疾病，经水不时，暴下不止，月内再行，或前或后，或崩中漏下，三十六疾，积聚癥瘕，脐下冷痛，小便白浊等症。兼治产后百病，常服除宿血，生新血，令人有子，子亦充实，亦治男子亡血诸疾。

木香（炮）　京墨（煨）　茯苓　桃仁（去皮尖，炒）各一两　蚕布（烧）　藁本　秦艽　石斛（酒浸，炒）　桔梗（炒）　人参　甘草各二两　丹皮（去心）　干姜（炮）　细辛　桂心　当归　川芎各五钱　苍术（米泔浸）八两　大豆卷（炒）半升　川椒（去目并合口者，炒出汗）　山药各三两　泽兰叶　熟地（酒浸，蒸，焙）　香附子（炒）各四两　糯米（炒）一升

上为细末，炼蜜为丸，每两作六丸，如弹子大。每服一丸，空心食前细嚼，温酒送下，淡醋汤化服亦可。

胶艾汤（《金匮》）：治劳伤血气，冲任虚损，月水过多，淋沥不断，兼治血崩不止，小腹疞痛。

阿胶（炒） 川芎 甘草（炙）各二两 当归 艾叶（炒）各三两 熟地 白芍各四两

上㕮咀。每服五钱，水煎服。一方有黄芪。

经闭论

（附室女经闭）

【原文】

妇人月水不通，或因醉饱入房，或因劳役过度，或因吐血失血，伤损肝脾，但滋其化源，其经自通。若小便不利，苦头眩痛，腰背作痛，足寒时痛，久而血结于内，变为癥瘕；若血水相并，脾胃虚弱，壅滞不通，变为水肿；若脾气衰弱，不能制水，水渍肌肉，变为肿满，当益其精液，大补脾胃，方可保生。

薛立斋先生曰：经水，阴血也，属冲任二脉，上为乳汁，下为月水。其为患有因脾虚不能生血而不行者，当调而补之；有因脾郁伤血耗损而不行者，当解而补之；有因胃火血消烁而不行者，当清而补之；有因脾胃虚损而不行者，当温而补之；有因劳伤心血而不行者，当静而补之；有因怒伤肝而不行者，当和而补之；有因肺气虚而不能行血者，补脾胃为主；肾水虚而不能行血者，补脾肺为主。《经》云：损其肺者，益其气；损其心者，调其荣；损其脾者，调其饮食，适其寒温；损其肝者，缓其中；损其肾者，益其精。审而治之，庶无误矣。

室女经闭成劳论：寇宗奭曰：夫人之生，以气血为本，人之病，未有不先伤气血而成者。若室女童男，积想在心，思虑过度，多致劳损，男子则神色消散，女子则月水先闭。盖忧愁思虑，则伤心而血逆竭，神色先散，月水先闭，且心病则不能养脾，故不嗜食，脾虚则金亏，故发嗽，肾水绝则木气不荣，而四肢干痿，故多怒，鬓发焦，筋骨痿。若五脏传遍则死，自能改易心志，用药扶持，庶可保生。切不可用青蒿、虻虫等药，以凉血行血，宜用柏子仁丸，泽兰汤等药，以益阴血而制虚火，若服苦寒之剂，复伤胃气，必致不救矣。

附方

五补丸：补诸虚，安五脏，坚骨髓，养精神。

熟地　人参　牛膝（酒浸，去芦，焙干）　白茯苓　地骨皮各等分

上为细末，炼蜜丸梧子大。每服三五十丸，温酒空心下。

土牛膝散：妇人室女，血闭不通，五心烦热。

土牛膝　当归尾各一两　桃仁（去皮，麸炒，另研）　红花各五钱

上为细末。每服二钱，空心，温酒下。

滋血汤：治劳动致脏腑、冲任气虚不能约制经血，以致崩中，或下鲜血，或下五色，连日不止，淋漓不断，形羸血劣，倦怠困乏，月水闭绝。

马鞭草　牛膝　荆芥穗各二两　当归　肉桂　丹皮　赤芍　川芎各一两

上每服四钱，乌梅一个，水煎。食前服，日进四五服。

柏子仁丸：治见论。兼服泽兰汤。

柏子仁（炒，别研）　牛膝　卷柏各五钱　泽兰叶　续断各二两　熟地三两

上为细末，炼蜜丸梧子大。空心米饮下三十丸。

泽兰汤：

泽兰叶三两　当归　芍药各一两　甘草五钱

上为粗末。每服五钱，水煎。温服。

劫劳散：疗心肾俱虚，水火不交，初则微嗽，遇夜发热，即冷有盗汗，倦怠瘦弱，减食恍惚，或微嗽，唾中有红线，名曰肺痿。

白芍药六两　黄芪　甘草　人参　当归　半夏　白茯苓　北五味子　阿胶（炒）　熟地（洗）各二两

上㕮咀。每三大钱，姜十二片，枣三枚，水煎。温服。百药不效，一服除根。

血崩论

妇人冲任二脉，为经脉之海，外循经络，内荣脏腑，阴阳和平，经下依时矣。倘劳伤不能约制，则忽然暴下，甚则昏闷。若寸脉微迟，为寒在上焦，则吐血衄血；尺脉微迟，为寒在下焦，则崩血便血。大抵数小为顺，洪大为逆，大法当调补脾胃为主。

薛立斋先生曰：《经》云：阴虚阳搏谓之崩。又云：阳络伤，则血外溢；阴络伤，则血内溢。又云：脾统血，肝藏血，其为患因脾胃虚损，不能摄血归源，或因肝经有火，血得热而下行，或因肝经有风，血得风而妄行，或因怒动肝火，血热而沸腾，或因脾经郁结，血伤而不归经，或因悲哀太过，胞络伤而下崩。治疗之法，脾胃虚弱者，六君子汤加当归、川芎、柴胡。脾胃虚陷者，补中益气汤加酒炒芍药、山栀。肝经血热者，四物汤加柴胡、山栀、苓、术。肝经风热者，加味逍遥散，或小柴胡汤加山栀、芍药、丹皮。哀伤胞络者，四君子汤加柴胡、升麻、山栀。（眉批：怒动肝火亦同肝经风热药，脾经郁火宜归脾汤加山栀、柴胡、丹皮。）故东垣、丹溪诸先生云：凡下血证，须用四君子以收功，斯言厥有旨哉。若大去血后，毋以脉诊，当急用独参汤救之，其发热潮热，咳嗽脉数，乃是元气虚弱，假热之脉也，尤当用人参之类。此等证候，无不由脾胃先损，故脉洪大，察其有胃气，受补则可救，设用寒凉之药，复伤脾胃生气，反不能摄血归源，是速其危也。

附方

六君子汤：见诸疟。

四物汤、四君子汤：俱见虚劳。

补中益气汤：见伤劳倦。

加味逍遥散、归脾汤：俱见调经。

当归芍药汤：治妇人漏下不止，其色鲜红。时值盛暑，先因劳役，脾胃虚弱，气短逆，自汗不止，身热闷乱，倦怠少食，大便时泻。

黄芪一两五钱　白术　苍术（泔浸，去皮）　当归身　白芍各五钱　甘草（炙）　生地各三分　柴胡二分　陈皮（去白）五分

上为粗末。作二服，水煎。空心热服。

胶艾汤（《金匮》）：治劳伤血气，月水过多，淋沥漏下，连日不止，脐腹疼痛，及胎动不安，腹痛下坠或劳伤胞络，胞阻漏血，腰痛闷乱，或因损动，胎上抢心，奔冲短气，及因产乳，冲任气虚不能约制，延引日月，渐成羸瘦。方见调经。

柏子仁汤：治妇人忧思过度，劳伤心经，不能藏血，遂致崩中，下血不止。

柏子仁（炒）　香附子（炒，去毛）　芎䓖　鹿茸（火燎，去毛，酒蒸，焙）　茯神（去皮木）　当归各一钱五分　阿胶　小草各一钱　川续断二钱　甘草（炙）五分

上作一服，姜五片，水煎。空心服。

加减四物汤：室女天癸至，亦有当时未至而后至者，亦有卒然暴下，淋沥不止若崩漏者。失血过多，变生诸症，宜服此以养血行气。

川芎　熟地（洗，焙）　川当归（去芦，酒润，切，焙）　白芍各一两　香附子（炒，去毛）一两五钱

上㕮咀。每服四钱，生姜五片，水煎。食前温服。如血色鲜而不止者，去熟地加生地。

十灰散：治崩中下血不止。

锦片[3]　木贼　棕榈　柏叶　艾叶　干漆　鲫鱼鳞　鲤鱼鳞　血余　当归

以上逐味火化存性，各等分研末。每服二钱，空心，温酒调服。

琥珀散：治血崩不止。

赤芍药　香附子　枯荷叶　男子发（皂荚水洗）　当归　棕榈（炒焦，存性）　乌纱帽（是漆纱头巾，取阳气上冲故也）

上等分，除棕榈外，其余并切粗片，新瓦上煅成黑灰，存性三分，为细末。每服五钱，空心，童便调下。如人行十里，再一服，七八服即止。若产后血去多，加米醋、京墨、麝香少许。

【校注】

［1］薛氏：指薛己。明代医家。字新甫，号立斋。吴县（今江苏苏州）人。父薛铠是当时名医，他继承医业，钻研医术，闻名于时。主张治病务求其本原，对于疾病的记述和治法有一定的独创之处。著有《内科摘要》《校注妇人良方》《本草约言》等十余种。

［2］各：原无此字。疑漏。

［3］锦片：当指锦文大黄。

【评析】

月经不调与肝脾不和，肾元亏虚，冲任气血失调等密切相关。如月经衍期，甚则闭经，经血量少，多为荣卫亏虚，肝脾不足，甚者肾虚所致，治宜调补，方如七沸汤、四物加葵花汤、人参养荣汤、六味地黄丸、补肝散、五补丸等，如阴血亏虚，可用滋血汤、柏子仁丸、劫劳散等方；亦有血虚气滞，或瘀阻者，可用过期饮、土牛膝散、泽兰汤等。月经先期，多因肝脾有热，治宜疏肝和脾，清热凉血，可用加味逍遥散、先期汤、四物加黄芩白术汤；如量多崩漏不止，则责之于脾不统血，肝不藏血，补脾可用归脾汤、四君子汤、补中益气汤，夹血热者可用当归芍药汤，补肝可用柏子仁汤、加减四物汤、胶艾汤等。此外，还可用九制五灵脂丹、十灰散、琥珀散等止血祛瘀。

带下论

●【原文】

妇人带下其名有五，因经行产后，风邪入胞门，传于脏腑而致之，若伤足厥阴肝经，色如青泥；伤手少阴心经，色如红津；伤手太阴肺经，形如白涕；伤足太阴脾经，黄如烂瓜；伤足少阴肾经，黑如衃血。人有带脉，横于腰间，如束带之状，病生于此，故名为带。今人惟知赤白二带，妇人平居，血欲常多，气欲常少，则百疾不生，或气倍于血，气倍生寒，血不化赤，遂成白带；若气平血少，血少生热，血不化红，遂成赤带；寒热交并，则赤白俱下。其脉右手尺浮，浮为阳，阳绝者无子，苦足冷带下，轻则漏下，甚则崩中，皆心不荣血，肝不藏血所致。其脉寸口弦而大，弦则为减，大则为芤，减为寒，芤为虚，寒虚相搏，其脉为革，主半产漏下。又尺寸脉虚者漏血，漏血脉浮者不可治。

薛立斋先生曰：按徐用诚云，前症白属气，赤属血。东垣云：血崩久则亡阳。故白滑之物下流，未必全拘于带脉，亦有湿痰流注下焦，或肾肝阴淫之湿胜，或因惊恐而木乘土位，浊液下流，或因思慕为筋痿。戴人以六脉滑大有力，用宣导之法，此泻其实也。东垣以脉微细沉紧，或洪大而虚，用补阳调经，乃兼责其虚也。丹溪用海石、南星、椿根皮之类，乃治其湿痰也。窃谓前症皆当壮脾胃，升阳气为主，佐以各经见症之药，色青者属肝，用小柴胡加山栀、防风。湿热壅滞，小便赤涩，用龙胆泻肝汤。肝血不足，或燥热风热，用六味丸。色赤者属心，用小柴胡加黄连、山栀、当归。思虑过伤，用妙香散等药。色白者属肺，用补中益气加山栀。色黄者属脾，用六君子加山栀、柴胡，不应，用归脾汤。色黑者属肾，用六味丸。气血俱虚，八珍汤。阳气下陷，补中益气汤。湿痰下注，前汤加茯苓、半夏、苍术、黄柏。气虚痰饮下注，四七汤送六味丸。不可拘肥人多痰，瘦人多火，而以燥湿泻火之药轻治之也。

附方

龙胆泻肝汤：治肝经湿热，腹中疼痛，小便赤涩带下。

龙胆草（酒拌，炒黄） 泽泻各一钱 车前子（炒） 木通 生地（酒拌） 当归（酒拌） 山栀（炒） 黄芩（炒） 甘草各五分

上水煎服。

妙香散：治思虑过伤，心气不足，精神恍惚，虚烦少睡，盗汗带下等症。

甘草（炒）五钱 远志（去心，炒）一两 辰砂（另研）三钱 麝香（另研）二钱 人参五钱 木香（煨）二钱五分 山药（姜汁炙）一两 茯苓 茯神（去木） 黄芪各一两 桔梗五钱

上为末。每服二钱，温酒调下。

治白带丸：白带因七情所伤而脉数者，服此丸愈。

黄连（炒） 侧柏叶（酒蒸） 黄柏（炒）各五钱 香附子（醋炒） 白术（炒）各一两 白芷（烧，存性） 木香各三钱 椿根皮（炒）二两 白芍药一两

上为末，饭粥为丸。米饭汤送下。

补真润肠汤：治白带下，阴户中痛，控心而急痛，身黄皮缓，身重如山，阴中如冰。

柴胡一钱二分 良姜二钱 白葵花七朵 防风 郁李仁 干姜 甘草各一钱 陈皮五分 生黄芩五分

上为细末，剉散。作一服，水煎。食前热服。

当归煎：治赤白带下，腹内疼痛，不欲饮食，日渐羸瘦。

当归（酒浸） 赤芍 牡蛎（火煅，取粉） 熟地（酒蒸，焙） 阿胶 白芍 续断（酒浸）各一两 地榆五钱

上为细末，醋糊丸桐子大。每服五十丸，空心米饮下。

茯苓散：妇人血伤兼带下，积久不止，面黄体疲，渐成虚劳，腰脚沉重，

胎气多损。

白茯苓（去黑皮） 木香 熟地黄（焙） 诃黎勒皮 柏子仁（研） 杜仲（去粗皮，炙） 青橘皮（去白，焙） 乌贼鱼骨（去甲） 五加皮（剉） 艾叶（烧灰） 菖蒲 牛角腮灰 秦艽 赤石脂 菟丝子（酒浸） 当归

上为细末。每服二钱，温酒调下。糯米饮亦可，或有胎息，用鲤鱼糯米粥下。

茅花散：治妇人血崩不止，赤白带下。

茅花一握 棕树皮三寸 嫩荷叶三张 甘草节二寸

上为细末。空心，酒调半匙服。

调经补真汤：冬后一月，微有地泥冰泮，其白带再来，阴户中寒。一服立止，大进饮食。

麻黄（不去节）半钱 杏仁三枚 桂枝少许 甘草（炙）五分 良姜一钱 黄芪七分 人参 当归身 白术各五分 苍术二分 泽泻一钱 羌活四分 防风二钱 柴胡四分 独活 藁本各二分 升麻根 黄芩各五分 干姜（炮）二分 白葵花（去萼）七朵

上除黄芩、麻黄外，俱为粗末。先将二味，用水二盏，煎麻黄一味令沸，掠去沫，入余药同煎至二盏，又再入生黄芩煎至一盏，去渣。稍热服，空心宿食消尽，日高服之，一时许可食早膳。

茯苓丸：治妇人带下，男子涩淋。

茯苓（研）五钱 黄蜡一两

上将腊熔开，投入茯苓末，搅匀，和丸桐子大。每服五钱，红枣煎浓汤，空心下。

滋阴益气汤：治妇人带下。神效。

熟地黄一钱五分 山药（炒）八分 丹皮六分 泽泻三分 茯苓六分 山

萸肉一钱　黄芪（蜜炙）一钱　人参一钱　白术（土炒）一钱　甘草（炙）五分　当归一钱　陈皮八分　升麻三分

上姜枣为引，水煎服。

白浊白淫论

妇人小便白浊白淫[1]者，皆由心肾不交养，水火不升降，或因劳伤于肾，肾气虚冷故也。肾主水而开窍在阴，阴为溲便之道，胞冷肾损，故有是症，治法当于带下参看。

附方

姜黄散：治血脏久冷，腹胀疼痛，小便浓白如泔。

片姜黄二两　大附子（炮）一两　柳桂　赤芍药　红蓝子　三棱各五钱　木香　牡丹皮　芫花（醋浸，炒）　郁李仁（去皮）　没药各二钱五分

上为细末。每服一钱，酒煎服。如腹痛用当归、没药为末，以水七分，酒三分，同煎热服。

内金鹿茸丸：治妇人劳伤血脉，胞络受寒，小便白浊，日夜无度，脐腹疼痛，腰膝无力。

鸡内金　鹿茸　黄芪　肉苁蓉　五味子　远志肉　牡蛎　桑螵蛸　龙骨　附子各等分

上为细末，炼蜜丸桐子大。每服五十丸，食前温酒下，或米饮下。

加味四七汤：治妇女小便不顺，甚者阴户疼痛。

半夏（汤洗七次）一两　厚朴（姜汁制）　赤茯苓　香附子（炒）各五钱　紫苏　甘草各二钱

上㕮咀。分四贴，姜五片，水煎。加琥珀末一钱，调服。

锁精丸：治小便白浊。

破故纸（炒）　青盐　白茯苓　五味子各等分

上为末，酒糊为丸。空心，盐汤，或酒任下三十丸。

固精丸：治下虚胞寒，小便白浊，或如泔，或如凝脂，腰重。

牡蛎（煅粉）　菟丝子（酒蒸，焙）　韭子（炒）　龙骨　五味子　白茯苓　桑螵蛸（酒炙）白石脂各等分

上为细末，酒糊丸梧子大。每服七十丸，空心，盐汤下。

【校注】

［1］白淫：古病名。指男子尿出白物如精，及女子带下病。

【评析】

妇人带下病有虚实之分。实证可因外邪侵袭，或湿浊内生，或瘀阻所致，湿热者治宜清化，方如龙胆泻肝汤、治白带丸、茅花散等；寒湿者治宜温化，方如补真润肠汤、调经补真汤、加味四七汤；有瘀血者可用姜黄散。虚证多因肝脾不足，肾虚不摄所致，治宜调补固涩，方如妙香散、当归煎、茯苓散、滋阴益气汤、内金鹿茸丸、固精丸等。

广嗣论

【原文】

胡氏曰：男女交媾，其所以凝结而成胎者，虽不离乎精血，犹为后天滓质之物，而一点先天真一之灵气，萌于情欲之感者，已妙合于其间。朱子所谓禀于有生之初，《悟真篇》所谓生身受气初者是也。医之上工，因人无子，语男则主于精，语女则主乎血，著论立方，男以补肾为要，女以调经为先，而又参之以补气行气之说，察其脉络，究其亏盈，审而治之，斯一举可孕矣。

陈无择曰：凡求子当先察夫妇有无劳伤痼疾，而依方调治，使内外和平，而定成胎孕。按丹溪先生云：人之育胎者，阳精之施也，阴血能摄之，精成其子，血成其胞，胎孕乃成。今妇人无子者，率由血少不足以摄精也。夫血之所由少者，固非一端，然欲得子者，必须补其精血，使无亏欠，乃可以成胎孕。若泛用秦桂丸等药，熏戕脏腑，血气沸腾，祸不旋踵矣。窃谓妇人之不孕，皆因六淫七情之邪，有伤冲任，或宿疾淹留，传遗脏腑，或子宫虚冷，或气旺血衰，或血中伏热，又有脾胃虚损，不能营养冲任。既审乎此，更当察其男子之形气虚实何如，有肾虚精弱，不能融育成胎者；有禀赋原弱，气血虚损者；有嗜欲无度，阴精衰惫者，各当求其源而治之。至于大要，则当审男女之尺脉。若左尺微细，或虚大无力者，用八味丸；左尺洪大，按之无力者，用六味丸；两尺俱微细，或浮大者，用十补丸。若误用辛热燥血之药，不惟无益，反受其害矣。

附方

八味丸、六味丸：俱见虚劳。

十补丸：即八珍加黄芪、肉桂为丸。

七子散：主丈夫气虚，精气衰少无子。

牡荆子[1]　五味子　菟丝子　车前子　菥蓂子[2]　山药　石斛　熟地黄　杜仲　鹿茸　远志各八分　附子（炮）　蛇床子　川芎各六分　山茱萸　天雄各五分　桂心十分　白茯苓　牛膝　人参　黄芪各五分　巴戟十二分　苁蓉七分　钟乳粉八分

上为末。每服钱许，日二服，酒调下。一方加覆盆子二钱。

庆云散：主丈夫阳气不足，不能施化。

覆盆子　五味子各二升　菟丝子一升　白术（炒）　石斛各三两　麦门冬　天雄各九两　紫石英二两　桑寄生四两

上为末。食后酒服钱许，日三服，米饮亦可。

冷去桑寄生，加细辛四两。阳事少，去石斛，加槟榔十五个。

荡胞汤：治妇人立身以来，全不产育，及断绝久不产三十年者，宜服。

朴硝　牡丹皮　当归　大黄（蒸一饭久）　桃仁（去皮尖）各三两　细辛　厚朴　桔梗　赤芍药　人参　茯苓　桂心　甘草　牛膝　陈橘皮各二两　附子（炮）一两五钱　虻虫（去翅足，炒焦）　水蛭（炒）各十枚

上每服六钱，酒水合盏半煎，日三服，夜一服，每服相去三辰。少时更服如常，覆被少时取汗，汗不出，冬月着火笼，少顷必下积血，如赤小豆汁。本为妇人子宫内有此恶物，或天阴脐下痛，或月水不调以致不能成孕，力弱者，用二三服即止，然恐去恶物不尽，一日后用坐导药。

坐导药：治妇人全不产，及断续服荡胞汤，恶物不尽用此方。

皂角（去皮子）　吴茱萸　当归各二两　黄葵花　白矾（枯）　戎盐　川椒各半两　五味子　细辛　干姜各一两

上为末，以绢袋盛，大如指，长二寸余，纳阴中，勿行走，坐卧任意，如欲小便去之，一日一度易新者。必下清黄冷汁，汁尽止，若未见病出，可十日安之。本为子宫有冷恶物，故令无子，值天阴冷则痛发，须候病下尽乃止，不可中辍。每日早晚用苦菜煎汤熏洗。著药后一日，服紫石英丸。

紫石英丸：妇人久无子嗣者，服此成孕。

紫石英　天门冬各三两　紫葳　牡蒙[3]各二两　粉草一两五钱　桂心　川芎　卷柏　乌头（炮）　熟地黄（干）　辛夷仁　禹余粮（煅，醋淬）　当归　石斛各二两　乌贼骨　牛膝　薯蓣　桑寄生　人参　牡丹皮　干姜　厚朴　续断　食茱萸[4]　细辛各一两五钱　柏子仁一两

上为细末，炼蜜丸桐子大。初服二十丸，渐加至三十丸，温酒下。

续嗣降生丹：治妇人五脏虚损，子宫冷惫，不能成孕。一切虚损等证，及

男子精寒不固，阳事日衰。

当归　桂心　龙齿　乌药　益智　杜仲　石菖蒲　吴茱萸各一两五钱　茯神　牛膝　秦艽　细辛　桔梗　半夏　防风　白芍各三钱　干姜（半生半炒）一两　附子（重一两者，作一窍入朱砂一钱，湿面裹煨为末）　川椒（焙）二两　牡蛎（童便浸四十九日，却用硫黄末一两，醋调涂，用纸裹之米醋润湿，盐泥固济，用炭煅赤）二两

上为末，用糯米糊丸桐子大。每服三十丸至百丸，空心，淡醋汤、盐汤、温酒任下，日二服。

按：前五方多慓悍之味，当审查病因，不可轻用。

正元丹：调经种子。

香附（一斤，同艾三两，先以醋同浸一宿，然后分开制之，酒、盐、酥、童便各制四两）　阿胶（蛤粉炒）二两　枳壳（半生，半麸炒）四两　怀生地（酒洗）　熟地（酒浸）　当归身（酒洗）　川芎（炒）各四两　白芍药（半生，半酒炒）八两

上为末，醋糊丸桐子大。每服五六十丸，空心，盐汤下。治带加白茯苓、琥珀。

葆真丸：专治九丑之疾，茎弱而不振，振而不丰，丰而不循，循而不实，实而不坚，坚而不久，久而无精，精而无子，谓之九丑之疾。此药补十二经络，起阴发阳，能令阳气入胸，安魂定魄，开三焦积聚，消五谷进食，强阴益子精，安五脏，除心中伏热，强筋骨，轻身明目，去冷除风，无所不治。此药平补，多服常服最妙。七十岁老人尚能育子，非常之力，及治五劳七伤无子嗣者。

鹿角胶（剉作豆大，就用鹿角霜拌炒成珠，研）半斤　杜仲（去粗皮切碎，用生姜汁一两，同蜜少许，拌炒断丝）三两　干山药　白茯苓（去粗皮，人乳拌晒干，凡五七次）　熟地黄各二两　菟丝子（酒蒸，捣焙）　山茱萸肉各一两五钱　北五味子　川牛膝（去芦，酒蒸）　益智仁　远志（泔煮，去骨）　小茴香（青盐三钱同炒）　川楝子（去皮核，取净肉酥炙）　川巴戟（酒浸，去

心） 破故纸 胡芦巴（同破故纸入羊肠内煮，焙干）各一两 柏子仁（去壳，另研如泥）五钱 穿山甲（酥炙） 沉香各三钱 全蝎（去毒）一钱五分

上件各制度为极细末，以好嫩肉苁蓉四两，酒洗净，去鳞甲皮垢，开心，如有黄皮膜亦去之，取净二两，好酒煮成膏，同炼蜜和前药末捣千余下，丸桐子大。每服五十丸，淡秋石汤、温酒任下，以干物压之，渐加至百丸。服七日，四肢光泽，唇脸赤色，手足温和，面目滋润，其效甚大，不能尽述。

五子衍宗丸：男服此药，添精补髓，疏利肾气，不问下焦虚实寒热，服之自能平秘。有人世服此药，子孙蕃衍，遂成村落，相传称为古今第一种子仙方。

甘州枸杞子 菟丝子（酒蒸捣成饼）各八两 辽五味子一两 覆盆子（酒洗去目）四两 车前子（炒）二两

上焙，晒干，共为细末，炼蜜丸桐子大。每服空心九十丸，上床时五十丸，白沸汤或盐汤送下，冬月用温酒下。修合日，春取丙丁巳午，夏取戊己辰戌丑未，秋取壬癸亥子，冬取甲乙寅卯。忌师尼鳏寡之人及鸡犬六畜见之。

千金种子丹：此方服之令人多子，并治虚损梦遗，白浊脱卸。忌欲事过勤。

沙苑蒺藜（取净末四两，如蚕种，同州者佳。再以重罗罗二两极细末，二两粗末，用水一大碗熬膏伺候） 莲须（金色者固精，红色者败精，极细末）四两 山茱萸（极细末三两，须得一斤，用鲜红有肉者佳，去核取肉制末）覆盆子（南者佳，去核，取细末）二两 鸡头实（五百个，去壳，如大小不一等，取细末四两） 龙骨（五色者佳，火煅，煅法以小砂锅入龙骨在内，连锅煅通赤，去火毒方用）五钱

上用伏蜜一斤火煅，以纸粘去浮沫数次，无沫滴水成珠候用，止用四两，将五味重罗过，先以蒺藜膏和作一块，再入炼蜜，石臼内捣千余下，丸豌豆大。每服三十丸，空心，盐汤下。

十子丸：四明沈嘉则无子，七十外服此方，连生子。

槐角子（和何首乌蒸七次）　覆盆子　枸杞子（去枯者并去蒂）　桑堪子　冬青子（四味共蒸）各四两　菟丝子（制，去壳，酒蒸）　柏子仁（酒浸蒸）　没石子（照雷公制）　蛇床子（蒸）　北五味子（去枯者，打碎蜜蒸）各二两

上为细末，炼蜜丸梧桐子大。每服五六十丸，淡盐汤下，干点心压之。

【校注】

[1] 牡荆子：又名牡荆实、荆条果。苦、辛，温。有祛痰止咳平喘，化湿消滞，理气止痛作用。

[2] 菥蓂子：出《神农本草经》。辛，微温。有祛风明目功效。

[3] 牡蒙：即紫参。紫参又称作拳参。苦，微寒，有小毒。有清热解毒，凉血止血，消肿散结作用。

[4] 食茱萸：又名艾子、辣子。辛、苦，温，有毒。有温中燥湿，利水下气，杀虫止痛作用。

【评析】

男子不育多责之于肾虚，故治以补肾养精为要，方如七子散、庆云散、葆真丸、五子衍宗丸、千金种子丹、十子丸等。女子不孕有虚实之分，属实证者可因瘀血邪气内阻，或邪犯阴户，如阴道宫颈炎症等，治宜温经活血，清热祛湿，方如荡胞汤，并用坐导药纳阴中外治。属虚证者多因脾肾亏虚，气血不足所致，治以调经补虚为主，方如紫石英丸、正元丹、十补丸等。

胎前门

诊脉候胎论

【原文】

妊娠初时，寸微小，呼吸五至。三月而尺数，脉滑疾重，以手按之而散者，胎已三月也。脉重手按之不散，但疾而不滑者，胎已五月也。大约妇人妊娠四月，欲辨其为男为女，但看其脉之左疾者，是其胎在左，则血气护胎而盛于左，故脉亦从之而左疾，左大则为男也。看其脉之右疾者，是其胎在右，则血气护胎而盛于右，故脉亦从之而右疾，右大则为女也。亦犹《经》云：阴搏阳别，谓之有子。言受胎处在腹之下，则血气护胎而盛于下，故阴之尺脉鼓搏有力，而与阳之寸脉殊别也。

歌曰：**肝为血兮肺为气，血为荣兮气为卫；阴阳配偶不参差，两脏通和皆类例；血衰气旺定无妊，血旺气衰应有体**（肝藏血为荣属阴，肺主气为卫属阳，阴阳配偶者，是夫妇匹配，偶合构精，乃有子也。若血少气盛，则无娠孕。血盛气少，则有孕也）。**寸微关滑尺带数，流利往来并雀啄；小儿之脉已见形，数月怀耽犹未觉**（寸脉微，关脉滑，尺脉带数及流利雀啄，皆是经脉闭塞不行成胎。以上之脉，皆是血多气少之脉，是怀小儿之脉，已见形状也）。**左疾为男右为女，流利相通速来去；两手关脉大相应，已形亦在前通语**（左手脉疾为怀男，右手脉疾为怀女，及两脉流行，滑利相通，疾速来去，设或两手关脉洪大相应，是其胎已有形状也）。**左脉带纵两个男**（纵者，夫行乘妻，水行乘火，金行乘木，即鬼贼脉也，名曰纵。见在左手，则怀两个男儿也），**右手带横一双女**（横者，妻乘夫也，是火行乘水，木行乘金，即所胜脉也，名曰横。见于右手，则怀一双女儿也）；**左手脉逆生三男**（逆者，子乘母也，是水行乘金，火行乘木，即已生脉也，名曰逆。见于左手，则怀三个男儿也），**右手脉顺怀三女**（顺者，母乘子也，是金行乘水，木行乘火，即生已之脉也，名曰顺。见于右手，则怀三个女儿也）；**寸关尺部皆相应，一男一女分形证**（寸关尺部脉，大小迟疾相应者，是怀一男一女形证之脉也。谓关前为阳，关后为阴，阴阳相应，故怀一男一女也）。**有时子死母身存，或即母亡存子命**（此二句之文，无辨子母存亡之法）。**往来三部通流利，滑数相参皆替替；阳实阴虚脉得明，遍满胸膛皆逆气**（若寸关尺三部通行流利，皆替替有力而滑数，皆是阳实阴虚之脉，主妊妇逆气遍满胸膛而不顺也）。**左手太阳浮大男**（左手寸口为太阳，其脉浮大，是怀男子脉），**右手太阴沉细女**（右手寸口为太阴，其脉沉细，是怀女子脉也）；**诸阳为男诸阴女，指下分明长记取**（诸阳脉皆为男，即浮大疾数滑实之类是也，当怀男子。诸阴脉皆为女，即沉细之类是也，当怀女子）。**三部沉正等无绝，尺内不止真胎妇**（三部脉沉浮正直齐等，举按无绝断，及尺内举按不止住者，真的怀胎妇也）。**夫乘妻兮纵气雾**（即前所谓鬼贼脉也，纵气雾，雾，露也，又上下也，如夫妇阴阳二气上下相逐，如雾润结子也），**妻乘夫兮横气助**（横者，妻乘夫[1]也，见前注。谓两旁横气相佐助也。）；**子乘母兮逆[2]气参**（逆者，子乘母也，谓子气犯母气相乘，逆行之气，相参合也），**母乘子兮顺气护**（母气乘于子气，为顺气相护卫也。凡胎聚纵横，逆顺四气以荣养，方以成形也）。**小儿日足胎成聚，身热脉乱无所苦**（妇人怀小儿五个月，是以数足，胎成就而结聚也，母必身体壮热，当见脉息躁乱，非病苦之证。谓五月胎已成，受火精以成气，故身热脉乱，是无病也）；**汗出不食吐逆时，精神结备其中住**（谓妊娠受五行精气以成形，禀二经以荣其母，怀妊至五月，其胎虽成，其气未备，故胎气未安，上冲心胸，则汗出不食，吐逆，名曰恶阻，俗呼选饭，唯思酸辛之味，以调胎气也）。**滑疾不散三月胎**（妊娠三月名始胎，此是未有定义，心胞脉养之，故脉见滑疾流利，为少气多血，不散为血气盛，则始结为胎也），**但疾不散五月母**（其脉但疾不散，是五月怀胎之母也）。**弦紧牢强滑利安，沉细而微归泉路**（孕妇之脉宜弦紧牢强滑利，为安吉之脉，若沉细而微，谓脉与形不相应，故云死也。前文虽云太阴沉细，又云诸阴为女，其说似有相违，谓三部脉皆不沉细及微，故不同也）。

【校注】

[1] 妻乘夫：原为“夫乘妻”。疑误。

[2] 逆：原为“送”。疑误。

【评析】

诊妊妇脉象可测胎儿月份，胎气盛衰及预后，可资参考。然测胎儿之性别仅供参考，不足为据。

恶阻论

【原文】

恶阻，谓呕吐恶心，头眩，恶食择食是也。《素问》云：阴搏阳别，谓之有子。（眉批：王注云，阴谓尺中也，搏谓搏于手也，尺脉搏击与寸脉殊别，则为有孕。）**三部脉顺时平和乃知有妊，妊既受矣，多病恶阻，此由妇人本虚，平时喜怒不节，当风取凉，中脘宿有痰饮，受孕经血既闭，饮食[1]相搏，气不宣通，遂至心下愦闷，头晕眼花，四肢沉重，懈怠不欲执作，恶闻食气，喜食咸酸果实，多卧少起，甚则呕逆，不自胜持。治法当顺气调血，豁痰导水，自尔平愈。若不审脉按候，误作寒证治之，祸不小矣。**

附方

白术汤（《全生指迷方》）**：治胃虚恶阻吐水，甚至十余日，粥浆不入。**

白术（炒）一钱　人参五分　丁香　甘草（炒）各二分

上用姜三片，水煎服。

人参橘皮汤：治阻病呕吐痰水，饮食少思，肢体倦怠。

人参　橘皮　白术（炒）　麦门冬（去心）　白茯苓各一钱　厚朴（制）甘草（炙）各五分

上加竹茹一钱，姜三片，煎服。

保生汤：治恶阻少食呕吐，或兼吐泻作渴。

人参一钱　甘草（炒）　白术　香附　乌药　橘红各五分

上用姜三片，水煎服。

安胎饮：治体倦恶食，或胎动腹痛，或下血发热。

甘草（炒） 茯苓 当归 熟地 川芎 白术（炒） 黄芪（炒） 白芍（炒） 半夏（汤泡） 阿胶（切，炒） 地榆各五分

上用姜三片，水煎服。

又方：气不顺者宜服。

缩砂仁末。每服二钱，姜汤调下，米饮亦可。

半夏茯苓汤：治恶阻呕吐心烦，头目眩晕，恶闻食气，好食酸咸，多卧少起，百节烦疼，羸瘦有痰，胎孕不牢。

半夏（洗）一两二钱五分 赤茯苓 熟地黄各七钱五分 橘红 旋覆花（《千金方》无旋覆，有细辛、紫苏） 人参 芍药 川芎 桔梗 甘草各五钱

上㕮咀。每服五钱，姜七片，水煎。空心服，兼服茯苓丸。

若有客热烦渴，口疮，去橘红、细辛，加前胡、知母七钱五分。若腹冷下痢，去地黄，加炒桂心五钱。若胃中虚热，大便秘，小便赤涩，去地黄，加大黄七钱半、黄芩二钱五分。

茯苓丸：治妊娠阻病，心中烦闷，吐痰眩晕。先服前汤二剂，后服此丸。

赤茯苓 人参 桂心 干姜 半夏（汤泡七次，炒黄） 橘皮各一两 白术 葛根 甘草 枳壳各二两

上为细末，炼蜜丸桐子大。每服五十丸，米饮下，日三服。

旋覆半夏汤：治妊娠恶阻，吐逆酸水，恶闻食气，多卧少起。

旋覆花（去枝萼） 川芎 细辛（去土） 人参 甘草（炙）各七分 当归（去芦） 半夏（汤泡） 赤茯苓（去皮） 干生姜 陈皮（去白）各一钱五分

上作一服，姜五片，水煎。不拘时服。

旋覆花汤：治妊娠六七个月，胎不安，呕吐。

旋覆花五分　厚朴　白术　枳壳　黄芩　茯苓各一钱五分　半夏　芍药　生姜各一钱

上作一服，水煎。食前服。

前诸方并用半夏，盖取其辛以散结气，泻逆气，故呕恶自止，非专为痰设也。

醒脾饮子：治妊妇阻病，呕逆不食，甚者中满，口中无味，或作寒热。

草豆蔻（以湿纸裹，灰火中煨，待纸干，取出去皮用）　厚朴（姜制）各五钱　干姜一两　甘草一两二钱五分

上为细末。每服二大钱，枣二枚，姜三片，水煎服。病轻者，一二服便能食。

【校注】

［1］食：原为“血”。疑误。

【评析】

恶阻，即妊娠呕吐，是妊娠早期常见之证，因怀胎胃气不安所致。治以和胃降逆为要，辨证有胃气虚寒，可用白术汤、人参橘皮汤、保生汤等方；胃热可用旋覆花汤；气虚血热可用安胎饮；痰气阻滞可用半夏茯苓汤、茯苓丸、旋覆半夏汤、醒脾饮子等方治之。

胎产大法论

【原文】

治胎产之病，从厥阴经论之，无犯胃气及上三焦，谓之三禁，不可汗，不可下，不可利小便。发汗者，同伤寒下早之证，利大便，则脉数而已动于脾，

利小便，则内亡津液，胃中枯燥。制药之法，能不犯三禁，则荣卫自和而寒热止矣，如发渴则白虎，气弱则黄芪，血刺痛而和以当归，腹中疼而加之芍药。大抵产病，天行从增损柴胡，杂证从增损四物，宜详察脉证而用之。李仲南曰：女子胎前病，唯当安胎顺气。若非胎前而外感四气，内伤七情，以成他病，治法与男子无异，当于杂证各类中求之。但胎前有他证而施治者，动胎之剂切须详审。

附方

白虎汤：见诸厥。

增损柴胡汤、增损四物汤：见产后乍寒乍热。

保生丸：养胎益血，安和子脏。治妊娠将理失宜，或因劳役胎动不安，腰腹痛重，胞阻漏胎，恶露时下，子脏夹疾，久不成胎，或受妊不能固养，痿燥不长，过年不产，日月虽满，转动无力。或致损胎，及临产节适乖宜，惊动太早，产时未至，恶露先下，胎胞枯燥，致令产难，或横或逆，痛极闷乱，连日不产，子死腹中，腹上冰冷，口唇青黑，吐出冷沫。新产恶血上冲，晕闷不省，喘促汗出，及瘀血未尽，脐腹疗痛，寒热往来。或因产劳损虚羸，面黄体瘦，心忪盗汗，饮食不进，渐成蓐劳。胎前常服，壮气养胎，正顺产理，润胎易产。产后常服，滋养血气，和调阴阳，密腠理，实脏腑，治风虚，除痼冷。

大麻仁（去壳）一两五钱　贝母　黄芩　大豆黄卷　粳米　甘草（炙，微赤）　干姜（炮）　肉桂（去粗皮）　石斛（去根）石膏（细研）秦椒（微炒出汗）各一两　当归（去芦炒）五钱

上为细末，炼蜜丸弹子大。每服一丸，并用温酒或枣汤化下，嚼咽亦可，空心食前服。

交感地黄煎丸：妇人产前产后，眼见黑花，或即发狂，如见鬼状，胞衣不下，失音不语，心腹胀满，水谷不化，口干烦渴，寒热往来，口内生疮，咽中

肿痛，心虚忪悸，夜不得眠，及产后中风，角弓反张，面赤，牙关紧急，崩中下血，如猪肝状，脐腹疞痛，血结癥瘕，恍惚昏迷，四肢肿满，产前胎不安，产后血刺痛，皆治之。

生地黄（净洗研，以布绞汁留滓，以生姜汁炒地黄滓，以地黄汁炒生姜滓，各至干为末） 生姜（净洗烂研，以布绞汁，留滓）各二斤 当归（去芦） 延胡索（拌糯米炒赤，去米） 琥珀（别研）各一两 蒲黄（炒香）四两

上为末，蜜丸弹子大。当归汤食前化下一丸。

琥珀丸：治妇人胎前产后百病，及疗三十六种血冷，七疝八瘕，心腹刺痛，卒中瘫痪，半身不遂，八风十二痹，手足酸疼，乳中毒结瘀血，怀胎惊动，伤犯不安，死胎不出，并胎衣不下，并宜服之。

琥珀（另研） 辰砂（另研） 阿胶（碎，炒） 五味子（拣净） 石斛（去根） 附子（炮，去皮脐） 肉桂（去粗皮） 沉香（不见火） 川芎各五钱 牛膝（去芦，酒浸） 当归（去须，炒） 肉苁蓉（酒浸，炒）人参 续断 没药（研）熟地 木香（不见火） 各一两

上为细末，炼蜜丸，如弹子大。每服一丸，空心暖酒下，午后食前再服。

能生新血，去恶血，若腹胁疼痛，绕脐如刀刺，及呕逆上气筑心，痰毒，不思饮食，用姜汁少许，和酒化服。诸痢及赤白带下，血冷崩中下血，漏胎下血，用生姜与艾，剉、炒令赤色，入酒同煎数沸，去渣调服。泄泻不止，陈米饮化服。涩尿诸淋，煎通草、灯心汤服。 血晕不知人，煎当归酒调服。上热下冷，煎人参汤服。遍身虚肿水气，煎赤小豆汤服。产内二毒伤寒，及中风角弓反张如板硬，煎麻黄汤服，以衣被盖出汗。月经不通，或间杂五色，频并而下，断续不止，饮食无味，肌肤瘦劣，面赤唇焦，乍寒乍热，四肢烦疼，五心燥热，黑鼾，遍身血斑，赤肿走注，及血风劳伤无力，用童便入姜汁少许调服。怀胎临月一日一服，至产不觉疼痛。

佛手散：治产前产后，腹痛，体热头疼。及才产未进别物，即宜服此药，逐瘀血，生新血，能除诸疾。

川芎二两　当归三两

上为末。每服五钱，水一盏，酒五分，同煎七分。温服。一方为粗末，每服四钱，水七分，酒三分，同煎至七分。热服。未产前先安排此药，产了速进之，三日内日二服，三日外日一服，七日止。

一名芎归汤，只二味，各等分，专治失血，凡伤胎去血，产后去血，崩中去血，金疮去血，拔牙去血，一切去血过多，心烦眩晕，闷绝不省人事，头重目暗，举头欲倒，悉能治之。若产后眩晕，宜加芍药服之。一名当归汤，治妊娠子死，或未死胎动不安，每服用酒水合煎，连进数服，胎若已死，服之便下，若未死其胎即安。此经累效，万不失一。又名琥珀散，临月服之，束胎易产。一名君臣散，治妇人室女心腹疞痛，经脉不调，用水煎服。

济阴返魂丹：治妇人胎前产后诸疾危证。

益母草（端午日采，取阴干，并叶及花子，不拘多少）

上一味，用木心石磨，磨为细末，炼蜜丸弹子大。随证用汤引嚼服。又方根烧存性为末，酒调服，功与黑神散同。

肉炙散：治妇人产前产后，一切血崩血疾，虚惫腹胁疞痛，气逆呕吐，冷血冷气凝积，块硬刺痛，泄下青白，或下五色，腹中虚鸣，气满坚胀，及劳伤劣弱，月经不调，体虚多汗等症。

藿香叶　肉桂（去粗皮）　干熟地（洗，焙）　丁香皮各一两五钱　甘草（炙赤）　山药　当归（洗）　白术　白芷各八两　藁本（去芦，剉）　干姜（炮）　川芎　黄芪（去芦）各二两　木香一两　陈皮（去白）四两　白芍十两　茴香一两五钱

上剉散。每服三钱，水一大盏，入生姜五片，艾一团，同煎至七分。空心食前，热服。或为末，温酒下亦可。

如产后下血过多，加蒲黄煎服。恶露不快，加当归、红花煎服。水泻，加肉豆蔻末煎服。呕吐，加藿香、生姜煎。上热下冷，加荆芥煎服，但腹中虚

冷，血气不和，并宜服。产后每日一服，则百病不生。丈夫虚冷，气刺心腹疼痛，尤宜服之。

胎前饮食禁忌论：

凡受孕之后，切宜忌不可食之物，非惟有感动胎气之戒，即于物理亦有厌忌者。设不守禁忌，非特延月难产，亦且令儿破形，母有损，可不戒哉?

鸡肉、糯米合食，令子生寸白虫。食羊肝，令子生多厄。食鲤鱼鲙及鸡子，令儿成疳多疮。食犬肉，令子无声音。食兔肉，令子唇缺。食鳖，令子项短及损胎。鸭子与桑椹同食，令子倒生心寒。食螃蟹，令子横生。雀肉合豆酱同食，令子面生鼾黯黑子。豆酱合藿香食之堕胎。食水浆绝产。食雀肉，令子不耻多淫。食生姜，令子多指、生疮。食蛤蟆、鳝鱼，令儿喑哑。食驴、骡、马肉，延月难产。如此之类，无不验者一细观之，可知古圣人胎教之法矣。

胎前服药禁忌歌：

蚖螌水蛭地胆虫，乌头附子配天雄，踯躅野葛蝼蛄类，乌喙侧子及虻虫，牛黄水银并巴豆，大戟蛇蜕及蜈蚣，牛膝藜芦并薏苡，金石锡粉及雌雄，牙硝芒硝牡丹桂，蜥蜴飞生及䗪虫，代赭蚱蝉胡粉麝，芫花薇蘅草三棱，槐子牵牛并皂角，桃仁蛴螬和茅根，榄根硇砂与干漆，亭长波流茵草中，瞿麦蔺茹蟹爪甲，蝟皮赤箭赤头红，马刀石蚕衣鱼等，半夏南星通草同，干姜蒜鸡及鸡子，驴肉兔肉不须供，切须妇人产前忌，此歌宜配在心胸。

胎前起居禁忌：

《便产须知》云：勿乱服药，勿过饮酒，勿妄针灸。勿向非常地便，勿举重登高涉险，心有大惊，犯之产难。勿多睡卧，时时行步。自家及邻家修造动土，犯其胎气，令子破形殒命，刀犯者形必伤，泥犯者窍必塞，打击者色青黯，系缚者相拘挛。如有此等，验若影响，切宜避之。

【评析】

妇人胎前病治以安胎顺气为要，产后病治当顾护津液，补虚祛瘀为主，如交感地黄煎丸、佛手散、肉炙散等方可随证选用。如外感时邪可治从增损柴胡汤法，杂证则治从增损四物汤法。本节胎前服药、起居禁忌言之有理者可资参考，至于胎前饮食禁忌多为无稽之谈，不宜信服。

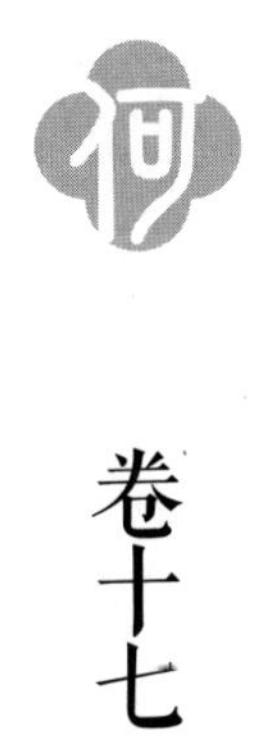

卷十七

妊娠咳嗽

●【原文】

肺，内主气，外司皮毛。皮毛不密，寒邪乘之则咳嗽，多因脾土虚，不能生肺气而腠理不密，以致风邪外感，或因肺气虚不能生水，以致阴火上炎，久嗽不已，多致损胎。治法当壮土金，生肾水为善。

附方

桔梗散：治风寒咳嗽，喘息不食。

天门冬（去心） 赤茯苓各一钱 桑白皮 桔梗（炒） 紫苏各五分 麻黄（去节）三分 贝母 人参 甘草（炒）各五分

上姜三片，水煎服。

马兜铃散：治咳嗽气喘。

马兜铃 桔梗 人参 甘草 贝母各五分 陈皮（去白） 大腹皮（黑豆水浸洗） 紫苏 桑白皮各五钱 五味子五分

上姜三片，水煎服。

百合散：治咳嗽，胸膈烦闷。

川百合 紫菀 麦门冬 桑白皮 桔梗各五分 甘草三分 竹茹二分

上姜水煎服。

妊娠吐血、衄血、咳唾血

妊娠吐血，皆由脏腑有伤，凡忧思惊怒皆伤脏腑，气逆于上，血随而溢，心闷胸满，久而不已，心闷甚者，必致堕胎，急服局方必胜散以救。

附方

必胜散：

干熟地黄　小蓟（并根用）　人参　蒲黄（微炒）　当归（去芦）　芎䓖　乌梅肉各一两

上药捣罗为粗散。每服五钱，水煎。温服，不拘时。

紫苏饮：治妊娠失调，胎气不安，上攻作痛，或气逆失血。方见子悬。

妊娠中风

薛立斋先生曰：按病机机要云：风本为热，热胜则风动，宜以静胜其燥，是亦养血也。治法须少汗，亦宜少下，多汗则虚其卫，多下则损其荣。虽有汗下之戒，而亦有中脏、中腑之分，中腑者，多着四肢，则脉浮恶寒，拘急不仁；中脏者，多着九窍，则唇缓失音，耳聋鼻塞，目瞀便秘。中腑者，宜汗之；中脏者，宜下之，表里已和，宜治在经，当以大药养之，此中风之要法。妊娠患之，亦当宜此施治，而佐以安胎之药，庶不致堕胎也。

附方

防风散：治妊娠中风卒倒，心神闷乱，口噤不能言，四肢急强。

防风（去芦）　葛根　桑寄生各五分　羚羊角屑　细辛（去苗）　当归（去芦）　甘菊花　汉防己（去皮）　秦艽（去芦）　桂心　茯神（去木）　甘草（炙）各三分

上姜三片，水煎。入竹沥半合服。

独活散：治妊娠因洗头中风，身体强硬，牙关紧急，失音不语。

独活（去芦）　赤箭　麻黄（去节）　阿胶（炒）各一两　乌犀角屑　羌活（去芦）　防风（去芦）　木天蓼[1]　白附子（炮）各七钱五分　汉防己（去皮）　桂心　芎䓖　白僵蚕（微炒）各五钱　龙脑（细研）二钱五分

上为细末，入研药令匀。每服二钱，薄荷汤不拘时调下。

白僵蚕散：治妊娠中风口噤，心膈痰涎壅滞，言语不得，四肢强直。

白僵蚕（炒） 天麻 独活（去芦）各一两 麻黄（去节）一两五钱 乌犀角屑七钱五分 白附子（炮） 半夏（汤洗七次，姜制） 天南星（炮） 藿香各五钱 龙脑（研）二钱五分

上为细末，入研药令匀。每服一钱，生姜、薄荷汤调下，不拘时，日三服。

白术酒：治妊娠中风，口噤语言不得。

白术一两五钱 独活一两 黑豆（炒）一合

上细剉。用酒煎，分四服，口噤者拗口灌之。得汗即愈。

妊娠风痉

妊娠体虚受风，而伤足太阳之经络，后复遇风寒相搏，则口噤背强，名之曰痉，又云痓。其候冒闷不识人，须臾自醒，良久复作，谓之风痉，又名子痫[2]，亦名子冒，甚则反张，如兼杂证，当参子烦门治之。

附方

羚羊角散：治妊娠冒闷，角弓反张，名曰子痫，风痉。

羚羊角（镑） 独活 酸枣仁（炒） 五加皮 薏苡仁（炒） 防风 当归（酒浸） 川芎 茯苓 杏仁（去皮尖）各五分 木香 甘草（炙）各二分

上姜水煎服。

【校注】

[1] 木天蓼：原为“天蓼木”，疑误。出《新修本草》。为猕猴桃科植物木

天蓼的枝叶。辛，温，有小毒。功效祛风补虚，理气散结。

［2］子痫：又名妊娠痓、儿痓、胎风等。指妊娠期间突然仆倒，昏不识人，四肢抽搐，少时自醒，醒后复发的病证。

【评析】

妊娠咳嗽多因孕后血聚养胎，阴虚火动，或外感风寒，肺气失宣所致。治宜宣肺疏邪，健脾护胎，方如桔梗散、马兜铃散、百合散，有咳血衄血者，可用必胜散。妊娠中风亦与阴血不足，风邪来犯有关，治当祛风养血，佐以安胎，可用防风散、独活散治疗。子痫总由阴虚阳亢，风火相扇所致，治宜平肝潜阳，滋阴清热，可用羚羊角散治之。

妊娠伤寒论

（附时气、热病）

【原文】

凡妊娠伤寒，六经治例皆同，但要以安胎为主。药中有犯胎者，必不可用，如藿香正气散，十味参苏饮，小柴胡汤之类，中有半夏能犯胎，如用须去之，若痰多呕逆必欲用之，用半夏曲则可，如无半夏曲，沸汤泡七次，去皮脐，生姜自然汁拌晒干，乃可用也。凡川乌、附子、天雄、侧子、肉桂、干姜、大黄、芒硝、芫花、甘遂、大戟、蜀漆、水蛭、虻虫、桃仁、牡丹皮、代赭石、瞿麦、牛膝等类之物，皆动胎之药，凡用必当仔细斟酌，其余详见各条治例，兹不赘录。

凡护胎之法，伤寒热病热甚者，宜用井底泥涂脐二寸，干即再涂之。一方以白药子为末，水调涂之。一方以伏龙肝末水调涂之。大抵妊娠伤寒，合用汤剂，必加黄芩、白术二味，能安胎也。或以此二味煎汤与之，或为细末，白汤调下二三钱亦佳。如妊妇素禀弱者，药中四物汤佐之，不可缺也，且如用小柴胡汤去半夏加白术，合四物汤用之，可以保胎除热，其效如神，余皆仿此，用之甚妙。

附方

芎苏散：妊娠感冒，初宜服此药以发散表邪。

川芎　苏叶　芍药　白术　麦冬（去心）　橘皮　干葛各一两　甘草（炙）五钱

上加葱姜煎服。

加减四物汤：治妊娠腹痛，或月事不调，胎气不安。产后血块，或亡血过多，或恶露不下。

当归　川芎　白芍药（炒）　熟地黄各一两

上每服四五钱，水煎，日二三服。

下血加艾叶、阿胶。虚热口干加栝楼、麦门冬。恶血腹痛加当归、芍药。血崩血淋加熟地、蒲黄。因热生风加川芎、柴胡。头昏项强加柴胡、黄芩。大便秘结加大黄、桃仁。呕吐恶心加白术、人参。虚烦不眠加人参、竹叶。烦躁大渴加知母、石膏。水停吐逆加猪苓、茯苓。虚烦伤寒加人参、柴胡、防风。

前胡汤：治孕妇伤寒，头痛壮热，肢节烦疼。

石膏一钱　前胡　甜竹茹　栀子（炒）　黄芩　大青　知母各五分

上用葱白，水煎服。

黄龙汤：治妊妇寒热头疼，默默不食，胁痛呕痰，及产后伤风，热入胞宫，寒热如疟，或经水适来，劳复热不解散。

柴胡二钱　黄芩（炒）　人参　甘草各一钱

上水煎服。

旋覆花汤：治伤寒头目旋疼，壮热心躁。

旋覆花　赤芍药　甘草各五分　前胡　石膏各一钱　白术　人参　麻黄（去根节）　黄芩各三分

上用姜引，水煎服。

麦门冬汤：治伤寒壮热，呕逆头疼，胎气不安。

人参　石膏各一钱五分　前胡　黄芩各五分　葛根　麦门冬各一钱

上竹茹一分，姜枣为引，水煎服。

栀子大青汤：治妊娠伤寒，发斑变黑，尿便血。

升麻　栀子　大青　杏仁　黄芩各一钱

上用葱白三寸，水煎服。

白术汤（《妇人大全良方》）：治胎前伤寒，烦疼头疼，胎动，或时吐逆不食。

白术　橘红　麦门冬　人参　前胡　赤茯苓　川芎　甘草　半夏各五分

上用生姜为引，竹茹一分，水煎服。

附妊娠时气方

秦艽散：冒染时气伤寒，五六日不得汗，口干饮水，狂言呕逆，急服此散。

秦艽　柴胡各五分　石膏一钱　犀角（镑）　赤茯苓　前胡　甘草　葛根　升麻　黄芩各四分

上用淡竹茹一分，水煎服。

葛根饮子：治时气烦热，口干头痛。

干葛　麻黄（去节根）各五钱　石膏一两　豉一合　白米半合　栀子二七粒　葱白二茎

上用水煎，分三服。汗出为效。

附妊娠热病方

（伤寒热病，与中暑相似，但热病脉实，中暑脉虚，治疗当加详审，不可一概施也。）

栀子仁饮：治热病发斑黑色，小便如血，气喘急，胎欲堕。

栀子　升麻　石膏　生地黄各二两　黄芩　大青各一两

上每服五钱，葱白七寸，豉四十九粒，水煎服。

大黄饮：治热病六七日，大小便秘涩。

大黄（微炒）　石膏各一两　知母　赤茯苓　前胡各三分　杞子　甘草　黄芩各半两

上每服五钱，生地黄一分，煎服。

栀子五物汤：治妊妇伤寒，壮热头痛。

栀子　前胡　知母各二两　黄芩一两　石膏四两

上每服五钱，水煎服。

升麻六物汤：治伤寒斑黑，溺血。

升麻　栀子各二两　大青　杏仁　黄芩各一两

上每服五钱，葱头为引，水煎服。

治伤寒发斑忽黑小便如血，胎欲落者方：宜服此方。

栀子　升麻各四两　青黛二两　生地黄二十枚　石膏八两　葱白（切）一升　黄芩三两

上用水煎，分三服。忌热物。

妊娠伤寒热病，先以白术散安胎方：

白术　黄芩（新瓦上炒香）各等分

上用姜枣为引，水煎服。若四肢厥逆之阴证，则不可用。

黑神散（《产育宝庆集》）：治热病胎死不能出者。

桂心　当归　芍药　甘草（炙）　干姜（炒）　生地黄各一两　黑豆（炒，去皮）二两　附子（炮，去皮脐）五钱上为末。每服二钱，空心，温酒调下。

又方：用红花酒煮汁，饮两三碗。

又方：伏龙肝为末，温酒调下二钱，白酒下亦可。

又方：朴硝末，童子小便和热酒调下，三钱立出。

【评析】

妊娠伤寒，治同六经分证，但用药要注意宜忌，以免伤胎。大凡外感初起治宜散邪，可用芎苏散、旋覆花汤、黄龙汤、白术汤等；病邪入里化热，可用前胡汤、麦门冬汤，阳明腑实者用大黄饮；热入血分者，可用栀子大青汤、秦艽散、栀子仁饮等方。一般外感发热，可用小柴胡汤去半夏加白术，合四物汤用之，可以保胎除热。

妊娠疟疾

【原文】

薛氏曰：妊娠病疟，多因脾胃虚弱，饮食停滞，或外邪所感，或郁怒伤脾，或暑邪所伏以成斯疾。妊娠而发，多致伤胎，急服驱邪散，莫待呕逆而难治也。

人参养胃汤：治妊娠疟疾，寒多热少，或但寒不热，头痛恶心，身痛，面色青白。

半夏　厚朴（制）　橘红各八分　藿香叶　草果　茯苓　人参各五分　甘草（炙）三分　苍术一钱

上姜七片，乌梅一个，水煎服。

驱邪散：治妊娠停食，感冷发为疟疾。

白术　草果　高良姜（炒）　缩砂仁　藿香叶　橘红　白茯苓（去皮）各

一钱五分　甘草（炙）五分

上用姜五片，红枣一枚，水煎。不拘时服。

七宝散：治男妇一切疟疾。

常山　厚朴（姜制）　青皮　陈皮　甘草　槟榔　草果各等分

上㕮咀。每服五钱，酒水各一碗煎，露一宿。发时面东，温服。良久渣再煎服。

清脾汤：治妊娠疟疾，寒少热多，或但热不寒，口苦舌干，大便秘涩，不进饮食，脉弦数者。

青皮　厚朴（姜制）　白术（炒）　草果　茯苓　半夏（炒）　黄芩　柴胡　甘草（炙）各五分

上用姜引，水煎服。

妊娠霍乱

夫饮食过度，触冒风冷，阴阳不和，清浊相干，谓之霍乱。其间或先吐，或腹痛吐利，是因于热也。若头痛体疼发热，是夹风邪也，若风析乎皮肤，则气不宣通而风热上冲为头痛。若风入于肠胃，则泄利呕吐，甚则手足逆冷，此阳气暴竭，谓之四逆。妊娠患之，多致有伤，治当详审，毋使动胎。

附方

人参散：治脾胃虚寒，霍乱吐泻，心烦腹痛，饮食不入。

人参　厚朴（姜制）　橘红各一钱　当归　炮姜　甘草（炙）各五分

上用枣引，水煎服。

人参白术散：治脾胃虚弱吐泻，或吐泻作渴不食。

白术　茯苓　人参　甘草（炒）　木香　藿香各五分　干葛一钱

上用水煎服。吐甚加生姜汁频饮之。

缩脾饮：解伏热，除烦渴，消暑毒，止吐泻。宜井水中沉冷频服。

草果仁四两　乌梅肉三两　甘草（炒）二两五钱

上每服五钱，姜十片，水煎服。

木瓜煎：治妊娠霍乱，吐泻转筋，入腹则闷绝。

吴茱萸（汤泡七次）　生姜（切）各七钱五分　木瓜（木刀切）一两五钱

上每服二三钱，水煎服。

妊娠痢疾

（附泄泻方）

妊娠下赤白痢者，盖因冷热伤脾，辛酸损胃，冷热不调，胎气不安，气滞血凝，以致下痢，时有时无，或赤或白，肠鸣后重。急服蒙姜黄连丸，冷热二证，皆可服之。

附方

蒙姜黄连丸：

干姜（炮）　黄连（姜炒）　缩砂仁（炮）　川芎　阿胶　白术各一两　乳香（另研）三钱　枳壳（麸炒）五钱

上为末，用盐梅三个，同醋糊丸桐子大。每服四十丸，白痢，干姜汤下；赤痢，甘草汤下。

当归芍药汤：治腹中疞痛，下痢，心下急痛。

白芍　白茯苓　当归　泽泻　川芎各一两　白术一两五钱

上每服三钱，空心，米饮下。

附胎前泄泻方

加味理中汤：治泄泻。

人参　白术　白芍药　白茯苓　干姜　黄连　藿香叶　木香　诃子肉　肉果　甘草各一钱

上用姜三片，枣二枚，煎熟，饥时服。

草蔻散：治虚寒泄泻，腹痛无度。

厚朴（姜汁拌炒）二两　肉豆蔻（面裹煨）十个　草豆蔻（煨）十个

上每服三钱，姜水煎服。

【评析】

妊娠病疟，易伤胎，宜早治，急驱邪，方如人参养胃汤、清脾汤等。霍乱、痢疾易伤正气而损胎，治宜扶正祛邪，可用人参白术散、木瓜煎、当归芍药汤、蒙姜黄连丸等方。脾虚泄泻不禁者，可用加味理中汤以健脾祛湿，收敛固涩。

子淋

（附妊娠小便不禁、下血尿血）

【原文】

妊娠小便淋沥者，多由调摄失宜，酒色过度，伤其血气，以致肾与膀胱，虚热不能制水。盖妊妇胞系于肾，肾间虚热，遂成斯症，甚者心烦闷乱，名曰子淋[1]。

附方

安荣散：治子淋。

麦门冬（去心）　通草　滑石　当归　灯心　甘草　人参　细辛各五分

上水煎服。

治小便淋沥心烦闷乱方：

瞿麦穗　赤茯苓　桑白皮　木通　葵子各一钱　黄芩（炒）　芍药　枳壳　车前子（炒）各五分

上水煎服。

猪苓散：疗妊娠小便涩痛。

猪苓（去皮）五两

上一味为末。白汤调方寸匕，加至二匕，日三服夜一服。

桑螵蛸散：治妊娠小便不禁。

桑螵蛸十二枚

上一味炙黄为细末。每服二钱，空心，米饮下。

续断汤：治妊娠下血及尿血。

续断五钱　赤芍药五钱　当归　生地黄各一两

上为末。每服二钱，空心，葱白煎汤下。

妊娠喘急

妊娠喘急，两胁刺痛胀满，多由五脏不利，气血虚羸。因食生冷，或发热憎寒，唇青面白，筋脉拘挛，骨节烦疼，皮毛干涩，上气喘急，大便不通，呕吐频频，平安散主之。

附方

平安散：

川芎　木香各一钱五分　陈皮　熟地黄（洗）　干姜（炮）　生姜　厚朴（去粗皮，制，炒）　甘草各一钱

上作一服，水二钟，入烧盐一捻，煎至一钟。不拘时服。

妊娠眩晕

妊娠头旋目眩，腮项肿核，盖因胎气有伤，肝脏毒热上攻，太阳穴痛，甚则吐逆，背项拘急，致令眼花，若加涎壅，危在瞬息，急服消风散治之。

附方

消风散：

石膏（煅）　防风（去芦）　川羌活（去芦）　甘菊花　川芎　羚羊角（镑）　当归（酒洗）　大豆黄卷（炒）　荆芥穗　白芷各一钱　甘草（炙）半钱

上用好芽茶五分，水煎。食远服。

犀角散：治妊娠诸风热困倦，时发昏眩。

犀角　拣参　山栀仁　川羌活　黄连　青黛　川芎　吴白芷　茯苓　甘草（炙）各一钱

上姜三片，竹叶七叶，水煎。食远服。

妊娠鬼胎

夫人脏腑调和，则血气充实，风邪鬼魅，不能干之。若荣卫虚损，则精神衰弱，妖魅鬼精，得入于脏，状如怀娠，故曰鬼胎[2]也。薛氏曰：前证因七情脾肺亏损，气血虚弱，行失常道，冲任乖违而致之者，乃元气不足，病气有

余也。若见经候不调，就行调补，庶免此证。治法以补元气为主，而佐以雄黄丸之类行散之。若脾经郁结气逆者，用加味归脾汤调补之。若脾虚血不足者，用六君子、芎、归培养之。若肝火血耗者，用加味逍遥散滋抑之。肝脾郁怒者，用加味归脾、逍遥二药兼服。肾肝虚弱者，用六味地黄丸。

附方

雄黄丸：治妊娠是鬼胎，致腹中黑血散下腹痛。

雄黄（细研） 鬼臼（去毛） 獭肝（炙黄） 丹砂（细研） 巴豆（去油、皮） 荠草 蜥蜴（炙黄）一枚 蜈蚣（炙黄）一条

上为末，蜜丸桐子大。每服二丸，空心温酒下，日二服。服后当利，如不利加至三丸。初下清水，次下虫如马尾状无数，病极者下蛇、虫，或如蛤蟆卵、鸡子，或如白膏，或如豆汁，其病即除。

治鬼胎及血气痛不可忍方：

斑蝥（去头、足、翅，制） 延胡索（炒）各等分

上为细极末。以温酒调下半钱，以秽物下为度。

又方：

吴茱萸 川芎 秦艽 柴胡 僵蚕 巴戟 巴豆（不去油） 芫花（醋煮）二两

上为末，炼蜜丸梧子大。每服七丸，蜜酒下，即出恶物而愈。数方俱犯毒药，不可轻用，亦因古方姑存之耳，或不得已而用者，必须斟酌。

加味归脾汤：见痉。

加味逍遥散：见调经。

六君子汤：见诸疟。

六味丸：见虚劳。

子悬

（名胎上逼心）

妊娠将养如法，则血气调和，斯胎得其所而产易矣。倘将理失宜，或恚怒伤肝，或郁结伤脾，或恣意饮酒啖炙，卒致胎动气逆，心腹逼痛，临产亦难，甚至危亡。其候面赤舌青，子死母活；面青舌赤，吐沫，母死子活；唇口俱青，母子俱死。

附方

紫苏饮：治子悬[3]腹痛，或临产惊恐，气结连日不下，大小便不利，亦治后心痛。

当归　甘草（炒）　大腹皮（黑豆浸水泡）　人参　川芎　橘皮　白芍药（炒）各五分　紫苏一钱

上用姜三片，葱白七寸，水煎。空心服。

当归汤：治胎动烦躁，或生理不顺，唇口青黑，手足厥冷。

当归　人参　阿胶（炒）　甘草（炒）各一钱　连根葱白一握

上水四碗，煎前四味至二碗，去渣，下葱煎至一碗。分二服。《产宝》方有川芎。

大圣散：治妊娠忪悸梦惊，心腹胀满，连脐急痛。

白茯苓　川芎　麦门冬（去心）　黄芪（炒）　当归各一钱　人参　甘草（炒）　木香各五分

上姜为引，水煎服。

白术汤（《外台秘要》）：治遍身痛，或冲心欲死，不能饮食。见后心痛。

又方：治胎上逼，热痛下血，或烦闷困笃。

葱白二十茎。

上一味，用水煮浓汁饮之。胎未死即安，胎已死即下。未效，再服。娄全善云：此方神妙，脉浮滑者宜之。《本草》云：葱白通阳气安胎。若唇口青黑，手足厥冷，须佐以当归汤。

妊娠心痛

妊娠而心痛，乃风邪痰饮交结。若伤心正经，为真心痛，朝发夕死，夕发旦死。若伤心支络，则乍安乍作。若伤于子脏，则胎动不安而血下。

白术汤（《外台秘要》）：治妊娠内热心痛

白术四钱　赤芍药三钱　黄芩（炒）二钱

上用水煎服。忌桃李、雀肉。

治妊妇卒心痛气欲绝方：

川芎　当归　茯苓　厚朴（制）各一钱

上水煎服。

又方：

青竹茹一升，酒二升，煮取二升。分二服。

妊娠中恶

妊娠忽然心腹刺痛，闷绝欲死者，谓之中恶。盖因气血不足，精神衰弱，故邪毒之气，得以中之。薛立斋云：前证当调补正气为善，用金银藤一味煎汤饮之。

附方

当归散：治妊娠中恶，心腹疞痛。

当归　丁香　川芎各三两　青橘皮二两　吴茱萸（去梗，汤泡三次，炒黑）五钱

上为细末。温酒调下一钱，无时。

又方：

生地黄二钱　枳壳一钱　木香三分

上水酒煎服。

又方：妊娠中恶，心腹绞急切痛，或吐血衄血，用熟艾如拳大，煮汁服。又方用盐一盏，水二盏调服，以冷水噀之，吐出即安。

子烦

妊娠多苦烦闷者，以四月受少阴君火以养精，六月受少阳相火以养气，若母心惊胆怯，多有是证，名曰子烦[4]。《产宝》云：是心肺虚热，或停痰积饮于心胸之间，故令烦也。若热而烦者，但热而已。痰饮而烦者，呕涎恶食，烦躁不安也。大凡妊娠之人，停痰积饮，寒热相搏，气郁不舒，剧则胎动不安，均谓子烦。莫不由孕妇将理失宜，七情伤感而作也，可不慎欤？

附方

竹叶汤：治子烦。

防风　黄芩（炒）　麦门冬各一钱　白茯苓二钱

上竹叶五片，水煎服。

人参散：治热乘心脾，烦热干渴。

人参　麦门冬　赤茯苓　地骨皮　干葛　黄芩（炒）　犀角（镑）各一钱　甘草五分

上水煎服。

竹茹汤：疗妊娠烦躁，或胎动不安。

淡竹茹一两，水煎服。

一母丸：治妊娠因服药致胎气不安，有似虚烦不得卧，谓之子烦也。

知母（洗，焙）二两

上为细末。以枣肉丸弹子大。每服一丸，人参煎汤下。

分气饮：治脾胃虚弱，气血不和，胸膈不利，或痰气喘嗽，饮食少思。

陈皮　茯苓　半夏（炒）　桔梗（炒）　大腹皮　紫苏叶　枳壳（麸炒）　白术（炒）　山栀（炒）各一钱　甘草（炙）五分

上姜枣为引，水煎服。

麦门冬汤：治妊娠心惊胆怯，烦闷，名曰子烦。

麦冬（去心）　白茯苓　防风各三钱　人参一钱五分

上用姜五片，淡竹叶十个，水煎。不拘时服。

麦门冬散：治妊娠心烦愦闷，虚躁吐逆，恶闻食气，头眩，四肢沉重，百节疼痛，多卧少起。

麦冬（去心）　子芩　赤茯苓各一两　茯神　赤芍　陈皮　人参　苦梗　桑寄生　甘草　旋覆花各五钱　生地黄七钱五分

上为粗末。每服四钱，姜一钱，水煎。不拘时温服。

【校注】

［1］子淋：病名。指妊娠期小便淋漓疼痛。

［2］鬼胎：病名。一指癥瘕一类病证。一指假孕，包括气胎、血胎、痰胎等。一指葡萄胎，《萧山竹林寺女科·鬼胎》：“月经不来，二三月或七八月，腹大如孕，一日血崩下血泡，内有物如虾蟆子，昏迷不省人事。”

［3］子悬：病名。指孕后胎气上逼，症见胸膈胀满，甚者胁痛、喘促、烦躁。

［4］子烦：病名。指孕妇出现心惊胆怯，烦闷不安的病证。

【评析】

妊妇常见病证诸多，本节所列有：子淋，因孕后膀胱气化不行引起，有虚实之分，实者多由心移热于小肠，或湿热下注所致，治用安荣散、猪苓散以清热养阴利湿；属虚者，并夹有下血或血尿，可用续断汤以滋阴凉血；肾虚不摄者可用桑螵蛸散。子悬，胎气上逆，治宜理气安胎，方如紫苏饮、当归汤；如喘呕、大便不通者，可用平安散疏通上下；如眩晕头痛、吐逆可用消风散、犀角散以息风清热安胎。如感受秽毒或不正之气，心腹刺痛，治宜祛邪调气，方如当归散、白术汤。子烦，多因阴虚火热乘心，或有痰火，治宜清热养阴除烦，方如竹叶汤、人参散、麦门冬散，或化痰清热，方如分气饮、竹茹汤等。鬼胎，或为癥瘕，或为葡萄胎，或为邪聚，治当祛瘀、解毒、排秽，可用雄黄丸，或中西医结合治疗，邪去则当扶正调养气血，方如加味归脾汤、加味逍遥散等。

胎动不安

（附伤胎方）

【原文】

妊娠胎动不安者，由冲任经虚，受胎不实也。亦有饮酒房室过度，损动不安者；有误击触而胎动者；有喜怒气宇不舒，伤于心肝，触动血脉者；有信医宜服暖补，反为药所害者；有因母病而胎动者，但治母病，其胎自安；有胎不坚固，动及母疾，但当安胎，其母自愈。当以母形色察之，如子悬证，所验子母生死法也。

附方

钩藤汤：治妊娠胎动腹痛，面青冷汗，气欲绝者，急宜此方。

钩藤　当归　茯神（去木）　人参各一钱　苦梗一钱五分　桑寄生一钱

上水煎服。如烦热加石膏。

黄芪汤：治气虚胎动不安，腹痛下黄汁。

糯米一合　黄芪（炒）　川芎各一两

上水煎。分三次温服

顺气饮子：产前服之安胎。

紫苏叶　木香（炮）　人参　草豆蔻　茯苓各一两　甘草（炒）五钱　大腹子（气弱者大用）一两

上每服三钱，苎根三寸，糯米少许，水煎。温服。

安胎寄生汤：治妊娠下血，或胎不安，或腰腹作痛。

桑寄生　白术各五分　茯苓四分　甘草一钱

上水煎服。又方用四物汤加熟艾、阿胶、茯苓。

佛手散（即芎归汤）：治胎动，服之即安。胎损，服之即下。

当归　川芎各五钱

上水酒各半煎服。如血崩昏晕只用水煎。

治妊娠从高坠下腹痛下血方：

生地黄二钱　益母草二钱　当归　黄芪（炒）各一钱

上姜引，水煎服。

胶艾汤：治妊娠顿仆，胎动不安，腰腹疼痛，或胎上抢心，或去血腹痛。

阿胶（炙）一两　熟艾叶数茎

上以水三碗，煮取两碗，分三服。

阿胶散：治妊娠或因顿仆，胎动不安，腰痛腹满，或有所下，或胎上抢心。

熟地黄二两　白芍药　艾叶　当归　甘草　阿胶　黄芪各一两

上㕮咀。每服五钱，姜三片，枣一枚，水煎服。一方有川芎。

缩砂散：治胎动不安，堕在须臾者。神效。

缩砂一味，不拘多少，和皮炒令黑色。

上为细末。热酒调下二钱，不饮酒者，以米饮调下，觉腹中热则胎已安矣，用之多验。

捷径方：治用毒药攻胎，药毒冲心。外证牙关紧急，口不能言，两手强直，握拳头低，自汗微热，与中风相似，但其脉浮而软。十死一生，若作中风治之，必死。当以白扁豆二两，生，去皮为末，新汲水调下，即效。

夺命丹（《妇人良方大全》）：治小产，或毒药唇口爪青黑，其胎已死。

牡丹皮　白茯苓　桂心　赤芍药各为末　桃仁（去皮尖，研如泥）

上等分，蜜丸弹子大。每服一丸，醋汤速进二丸，立出。

治药毒动胎方：

甘草　乌豆　淡竹叶各等分

上用水浓煎服。

妊娠数堕胎

夫胎乃阳施阴化，荣卫调和，经养完全，十月而产。若血气虚损，不能荣养，其胎自堕也。凡妊妇腰痛者，多堕胎。丹溪先生曰：阳施阴化，胎孕乃成。

血气虚乏，不能荣养，其胎则堕，如枝枯则果落，藤萎则花坠。尝治贾氏妇，每有孕，至三月前后必坠，诊其脉，左右大而无力，重取则涩，知其血虚也。补其中气，使血自荣，时正初夏，教以浓煎白术汤，下黄芩末二钱，服三四十贴，遂得保全。因而思之，堕于内热而虚者，于理为当，曰热曰虚，当分轻重。盖孕至三月上，属相火，所以易堕，不然，何以黄芩、熟艾、阿胶等为安胎要药耶。然则《病源》谓风冷伤于子脏之说，先生以为未得病情者洵然。

附方

芎劳补中汤：治怀孕血气虚弱，不能卫养，以致数月而堕，名曰半产，服此遂得安全。

芎劳　五味子　阿胶（蛤粉炒）　干姜（炮）各一钱　黄芪（去芦，蜜炙）当归（酒洗）白芍药　白术各一钱五分　杜仲（去粗皮，炒去丝）　人参　木香（不见火）　甘草（炙）各五分

上水煎。不拘时服。

阿胶汤：治妊娠数堕胎，小腹疠痛不可忍。

阿胶（炙燥）　熟干地黄（焙）　艾叶（微炒）　芎劳　当归（切，焙）　杜仲（去粗皮，炙，剉）　白术各一两

上㕮咀。每服四钱，枣三枚，擘破，水煎。食前服。

杜仲丸：治妊娠气虚三两月，胎动不安，防其欲堕，宜预服之。

杜仲（姜制，炒去丝）　续断（酒浸）各二两

上为细末，煮枣肉杵丸梧子大。每服七十丸，空心食前米饮下。

妊娠半产

（附过期不产方）

夫胎未堕，固以前药保全。若胎既堕，则为半产，半产者，日月未足，胎

气未全而产，俗呼小产是也。盖由妊妇冲任气虚，不能滋养于胎，胎气不固，或攧扑闪坠，致气血损动，或因热病温疟之类，皆令半产。《便产须知》云：小产不可轻视，将养当十倍于正产。薛立斋先生云：小产重于大产，盖大产如栗熟自脱，小产如生采，破其皮壳，断其根蒂也。但人轻忽致死者多，宜细心调治，方附于后。

附方

生地黄汤：治妊娠胎气损动，气血不调，或攧扑闪坠，以致胎堕，堕后恶滞不尽，腹中疠痛。

生干地黄（焙）一两　大黄（暴煨）　芍药　白茯苓（去黑皮）　当归（切炒）　细辛（去苗）　甘草（炙）　黄芩（去黑皮）　桂（去粗皮）各五钱

上㕮咀。每服五钱，入生姜、大枣（拍碎），水煎。不拘时温服。

人参汤：治半产后，血下过多，心惊体颤，头目晕转，或寒或热，脐腹虚胀疼痛。

人参　麦门冬（去心，焙）　生干地黄（焙）　当归（洗，焙）　芍药　黄芪　白茯苓（去皮）　甘草（炙）各一两

上㕮咀。每服三钱，水煎。食前温服。

当归酒：治堕胎后血不出。

当归（炙，令香）　芍药（炒）各二两

上㕮咀。每服三钱匕，无灰酒一盏，入生地黄汁一合，银器内慢火煎。温服。以恶血下为度。

乌金散：治堕胎后，恶血不下，兼治诸疾血病。

好墨（二两，折二寸挺子，烧通赤，用好醋一升，蘸七遍，又再烧通赤，放冷，别研为末）　没药（研）　麒麟竭各二钱五分　麝香一钱

上为细末。每服温酒，调下一钱匕。如血迷心，用童便和酒，调下二钱匕。

当归汤：治堕胎，胞衣不下。

当归（切，炒） 牛膝（酒浸，切、焙）各一两五钱 木通（剉） 滑石（研）各二两 冬葵子（炒）二合 瞿麦穗一两

上㕮咀。每服三钱，水煎。温服。未下再服，以下为度。

治妊娠胎死腹中，衣不出及产后卒有别病，欲至狼狈方：

刺热羊血饮一小盏，极效。又方：以水噀其面，加醋少许。又方：洗儿水半盏，令母服，其衣即出，勿令产妇知。又方：用水一碗，煮猪脂一两，煎十数沸，和脂服之当下。

当归川芎汤：治小产后，瘀血心腹痛，或发热恶寒。

当归 川芎 熟地黄（自制） 白芍（炒） 玄胡索（炒） 红花 香附 青皮（炒） 泽兰 牡丹皮 桃仁各等分

上水煎，入童便、酒各小半盏服。

若以手按腹愈痛，此瘀血为患，宜此药，或失笑散消之。若按之不痛，此是血虚，宜四物、参、苓、白术。若痛而作呕，此是胃虚，宜六君子。若痛而作泻，此是脾虚，宜六君子送二神丸。

人参黄芪汤：治小产气虚，血下不止。

人参 黄芪（炒） 当归 白术（炒） 白芍药（炒） 艾叶各一钱 阿胶（炒）二钱

上水煎服。

当归散：治产后气血虚弱，恶露内停，憎寒发热。宜服此药。

当归 白芍药 川芎 黄芩（炒）各一两 白术五钱

上为细末。温童便调下二钱。

加减四物汤[1]：治过期不产。娄全善曰：先期欲产者，凉血安胎，过期不产者，补血行滞。用四物汤加香附、桃仁、枳壳、缩砂、紫苏。水煎服，即生。

妊娠不长

夫妊娠不长者，因有宿疾，或因失调，以致脏腑衰损，气血虚弱而胎不长也。当治其疾疢，益其气血，则胎自长矣。

附方

黄芪汤：主妊娠不长，更安胎和气。

黄芪（炒） 白术（炒） 陈皮 麦门冬（去心） 白茯苓 前胡 人参各五分 川芎 甘草（炒）各三分

上姜、枣为引，水煎服。

人参丸：胎不长，宜服此养胎。

人参 白茯苓 当归 柴胡 刺蓟[2] 厚朴 桑寄生各一两 枳壳七钱五分 甘草五钱

上为细末，炼蜜丸梧子大。每服二十丸，食前温水吞下。

集验方：治妇人怀胎不长。

鲤鱼（长一尺者用）

上将鱼去肠肚与鳞，纳盐枣于鱼内，煮熟，饮汁。其胎渐长而大。

枳实槟榔丸：安养胎气，调和经候。癥瘕癖块，有似孕妇者，可以久服，血气通和。

枳实（生用） 槟榔 黄连 黄柏 黄芩 当归 木香 阿胶（灰炒、研）各五钱

上为细末，水和丸小豆大。每服三十丸，不拘时，温米饮送下。

妊娠经来

（附胎漏下血）

妊娠经来不多，而饮食如故，六脉和缓，滑大无病者，血盛有余也，儿大能饮，经自不来矣。若因冷热不调，七情失宜，气血不和，以致下血，如伤胎，则痛而下血，甚则必致堕胎。妊娠胎漏[3]者，谓妊娠数月而经水时下也，此由冲任脉虚，不能约制手太阳、少阴之经血故也。冲任之脉，为经络之海，起于胞内，手太阳小肠脉也，手少阴心脉也，是二经为表里，上为乳汁，下为月水，有娠之人，经水所以断者，壅之养胎，蓄之以为乳汁也。冲任气虚则胞内泄，不能制其经血，故月水时下，亦名胞漏，血尽则毙。丹溪云：胎漏因气虚，因血虚，因血热。薛氏曰：前证若因风热，用防风黄芩丸；因血热，用加味逍遥散；因血虚，用二黄散；若因血去太多，用八珍汤，再不应，用补中益气汤。

附方

安胎散：治卒然腰痛下血。

熟地 艾叶 白芍（炒） 川芎 黄芪（炒） 阿胶（炒） 当归 甘草（炒） 地榆各五分

上引用姜枣，水煎服。

防风散：治肝经有风，以致血得风而流散，不归经络。

用防风为末。每服一钱，白汤调服。

防风黄芩丸：治肝经有风热，致血崩，便血，尿血。

用条芩炒焦，防风等分为末，酒糊丸桐子大。每服三五十丸，食远，或食前米饮下，温酒下亦可。

子芩散：治肝经有热，妄行下血。

用细条芩炒为末。每服一钱，以秤锤烧赤，焠酒热调服。若脾胃虚者不宜用。

十全方：治妊娠三四月，腹痛时时下血。

续断二两　艾叶　当归　干地黄各六两　竹茹　阿胶　鸡苏各一两

上用水一升，煎取六合。空心服。

如圣汤：治胎动腹痛，或为胎漏。

鲤鱼皮　当归（酒浸）　熟地黄（酒蒸）　白芍　阿胶（蛤粉炒）　川芎　续断（酒浸）　甘草（炙）各等分

上㕮咀。每服四钱，苎根少许，姜五片，水煎。温服。

郑氏人参散：治胎漏败血凑心，日渐胎干，子母危困。

人参　黄芪（炙）　阿胶（炒）各五钱　竹茹　木香　甘草（炙）　附子（炮）各半钱　川芎　陈皮　苎根各二钱五分　生姜（炮黑）三钱

上㕮咀。每服四钱，糯米三七粒，水煎。热服。忌生冷、鸡、鸭、鱼、面。

二黄散：治胎漏。

生地黄　熟地黄（剉）等分

上二黄，水三盏，煎半干。温服。

地黄汤：治经血妄行，及鼻衄不止。

生地（酒擂取汁）五钱　薄荷三钱　甘草一钱

上二味为末。新汲水合地黄汁调，食后服。

保命枳壳汤：治妇人胎漏下血，及因事下血。

枳壳　黄芩各五钱　白术一两

上为粗末。每服七钱，水煎。食前服。

桃奴方：治胎漏下血不止。

桃树上干不落桃子，烧灰和水服。

榆白皮散：治妊孕胎漏去血，恐致难产。常宜服之。

榆白皮　葵根　瞿麦各二钱　大麻仁（去壳）　木通各一钱　牛膝（去芦，酒浸焙）一钱五分

上作一服，水煎。不拘时服。

佛手散：自四五个月至七个月见血，当以此探之。方见胎动不安。

胶艾汤（《金匮》）：治顿仆胎动，腰腹痛，或胎上逼心。方见调经。

寄生散：治胎漏经血妄行，淋沥不已。

桑寄生　当归（去芦，酒浸）　川芎　续断（酒浸）　阿胶（蛤粉炒）　香附子（醋炒，去毛）　茯神（去皮木）　白术（土炒）各一两　人参　甘草（炙）各五钱

上生姜五片，水煎。不拘时服。

【校注】

[1] 加减四物汤：原无此方名。据目录加。

［2］刺蓟：泛指大蓟、小蓟。因叶皆有刺，故称。均有凉血、祛瘀、止血作用。

［3］胎漏：病名。亦称胞漏、漱经、胎满等。症见孕后阴道不时下血，量少或按月来血点滴。亦指激经，孕后仍行经。

【评析】

妊娠胎动不安或胎漏，或有数堕胎史，多由气血虚，肾虚，血热，或外伤等因，导致冲任不固，不能摄血养胎而引发。当因证治之，气血亏虚者，治宜调养气血，安胎止血，方如黄芪汤、芎藭补中汤、阿胶汤、安胎散、十全方等；肾虚者，治宜补肾安胎，方如安胎寄生汤、杜仲丸、如圣汤、二黄散、寄生散等；血热者治以清热凉血祛风，方如钩藤汤、防风黄芩丸、子芩散、地黄汤、保命枳壳汤、榆白皮散等；如有外伤或气血不调，治宜理气和血安胎，方如顺气饮子、佛手散、胶艾汤、阿胶散、缩砂散等。胎已不保而小产，即流产，多因胎气不固，或胎死、外伤闪坠等所致，治宜活血祛瘀，恶滞下尽为安，可用夺命丹、生地黄汤、当归酒、乌金散、当归汤、当归川芎汤等方。小产后气血亏虚，或血下不止，治宜调补，可服人参汤、人参黄芪汤。妊娠过期不产，可用加减四物汤催产。妊娠不长，即胎不长，多因气血不足，胎失滋养，以致胎儿发育受阻，治以补益气血，方如黄芪汤、人参丸等。但需与胎死不下，及癥瘕癖块鉴别，后者宜通下瘀阻，调和气血，方如枳实槟榔丸。

妊娠小便不通

（附妊娠尿出不知）

【原文】

妊娠胎漏逼胞，多致小便不利，若胞系了戾，小便不通，名曰转胞[1]。丹溪以为多因胎妇虚弱，忧闷性躁，食味厚。古方用滑利疏导药鲜效，若脬为胎所坠而不通，但升举其胎，胞系疏而小便自行。若脐腹作胀而小便淋闭，此脾胃气虚，胎压尿胞，用四物、二陈、参、术，空心服，后探吐数次自安。薛氏

云：前症亦有脾肺气虚，不能下输膀胱者；亦有气热郁结，膀胱津液不利者；亦有金为火烁，脾土湿热甚而不利者，更当详审施治。

附方

滑石散：治胞为热所迫，或忍小便，俱令水气迫于胞，屈辟不得充张，外水应入不得入，内溲应出不得出，小腹急痛，不得小便，小腹胀。不治害人。

寒水石二两　葵子一合　白滑石　乱发灰　车前子　木通（去皮节）各一两

上剉散。水一斗，煮取五升。时时服一升，即利。

洗方：治胞转小便不能通。先用：

良姜　葱头　紫苏茎叶各一握

上煎汤，密室内熏洗小腹、外肾、肛门，留汤再添，蘸绵洗，以手抚于脐下，拭干，绵被中仰坐垂脚，自舒其气。次用：

蜀葵子二钱五分　赤茯苓　赤芍药　白芍药各五钱

上剉散。每服三钱，煎取清汁，再暖，乘热调苏合香丸三丸，并研细，青盐五分，食前温服。

又法：炒盐半斤，囊盛熨小腹。

治妊娠尿出不知方[2]：妊娠尿出不知者，用白薇、芍药为末，酒调下。或白矾、牡蛎为末，酒调下二钱；或鸡毛灰末，酒调服一匕；或炙桑螵蛸、益智仁为末，米饮下。

薛氏云：前症若脬中有热，宜加味逍遥散。若脾肺气虚，宜补中益气汤加益智。若肝肾阴虚，宜六味丸。

预防产难

妇人以血为主，惟气顺则血和，胎安则产顺。今富贵之家，口厌甘肥，聚乐不常，食物无度，既饱便卧，过于安逸，以致气滞而胎不转动，或频交媾使精血聚于胞中，皆致难产。若腹或痛或止，名曰弄胎，稳婆不悟，入手试水，致胞破浆干，儿难转身，亦致难生。凡孕妇于五六月上，当以紫苏饮加补气药服之，八月可服达生散数剂，入月可服无忧散一两剂。临产直候痛极，儿逼产门，方可坐草。时当盛暑，倘或血运血溢，当饮清水解之。冬末春初，产室用火和暖，下部衣服，尤当温厚，方免胎寒血结。若临月洗头濯足，亦致产难，慎之慎之。

附方

紫苏饮：方见子悬。

无忧散：治妇身居富贵，口厌肥甘，忧喜不常，食物无度，以致根蒂坚牢，胎肥气逆，临产难生。入月宜服。

当归（去芦，酒浸） 川芎 木香（不见火） 白芍药 枳壳（去白，盐炒） 甘草（炙）各一钱五分 乳香（另研） 血余（烧存性，另研）各半钱

上水煎，入碗，香血余和匀。不拘时服。

达生散（即缩胎饮）：奉养厚，气虚者，宜进此方。

大腹皮 人参 陈皮 紫苏茎叶各五分 归身尾 白芍 白术各一钱 甘草（炙）二钱 黄杨树脑七个 或加枳壳、缩砂、青葱五叶

上水煎服。春加川芎。气虚倍参、术。气实倍香附、陈皮。血虚加当归、地黄。形实倍紫苏。性急加黄连。热急加黄芩。湿痰加滑石、半夏。食积加山楂。食后易饥加黄杨脑。腹痛加木香、官桂、黄芩，冬不用芩。

【校注】

[1] 转胞：病名。又称胞转、转脬。指脐下急痛，小便不通的病证。

[2] 治妊娠尿出不知方：原为“妊娠尿出不知”，据意改。

【评析】

转胞多因气迫膀胱，膀胱曲戾不舒所致。治宜疏导或益气补肾，疏导利水可用滑石散，补益可用补中益气汤、六味丸、肾气丸等。妊妇过于安逸少动，可致气血阻滞而引起难产，故可先服紫苏饮、达生散、无忧散等理气和血之剂，并注意生活起居以利于顺产。

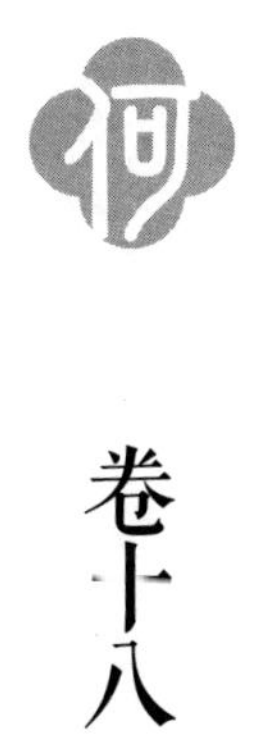

卷十八

产后门

产后将理法

●【原文】

凡生产毕，饮热童便一盏，不得便卧，且宜闭目而坐，须臾上床，宜仰卧，不宜侧卧，宜竖膝，未可伸足，高倚床头，厚铺裀褥，遮围四壁，使无孔隙，免致贼风。又以醋涂鼻，或用醋炭及烧漆器，更以手从心擀至脐下，使恶露不滞，如此三日，以防血晕血逆。不问腹痛不痛，有病无病，以童便和酒半盏，温服五七服，然酒虽行血，亦不可多，恐引血入四肢，且能昏晕。宜频食白粥少许，一月之后，方宜食羊肉、猪蹄少许。今人于产后一二日，便食鸡子酒及荤腥之物，以致众疾交作，切宜慎之。仍令少言语，慎寒暑，戒七情、梳头洗足，以百日为度。若气血素弱者，不计日月，否则患手足腰腿酸痛等症，名曰蓐劳，最难治疗。不可独宿，恐致虚惊；不可刮舌，恐伤心气；不可刷齿，恐致血逆，须血气平复，方可治事。犯时微若秋毫，成病重如山狱，可不戒哉?

附方

加味四君子汤：新产瘀血去后，虽无他疾，亦宜将息，调理脾胃，自然百疾不生。

人参　茯苓　白术　甘草　陈皮　藿香　缩砂仁　黄芪各等分

上剉散。每服四钱，姜三片，枣一枚，水煎。温服。

四顺理中丸：治新产血气俱伤，脾胃不调。百日内宜常服。

人参（去芦）　干姜（炮）　白术各一两　甘草（炙）五钱

上为细末，炼蜜丸桐子大。每服五十丸，空心，米饮送下。

地黄丸：治产后腹痛，眼见黑花，或发狂如见鬼状，或胎衣不下，失音不语，心胸胀满，水谷不化，口干烦渴，寒热往来，口内生疮，咽喉肿毒，心中忪悸，夜不得睡。产后中风，角弓反张，面赤，牙关紧急，或崩中如豚肝，脐腹疠痛，烦躁恍惚，四肢肿满，及受胎不稳，唇口指甲青黑。

生地黄（研取汁，留渣） 生姜（研取汁，留渣）各二斤 蒲黄 当归各四两

上于银石器内，取生地黄汁炒生姜渣，以姜汁炒地黄渣，各令干，四味同焙，研为细末，醋煮面糊为丸。每服一丸，食前当归酒化下。

四味汤：治产后一切诸疾。才方分娩，一服尤妙。

当归（心膈烦，加半钱） 玄胡索（气闷喘，加半钱） 血竭（恶露不快，加半钱） 没药（心腹撮痛，加半钱）

上等分为细末。每服二钱，以童便一钟，煎至六分。温服。

玉露散：治产后乳脉不行，身体壮热疼痛，头目昏眩，大便涩滞。

人参 白茯苓 甘草各五钱 川芎 苦梗（炒） 白芷各一两 当归二钱五分 芍药七钱五分

上为细末。每服五钱，水煎。温服。如烦热甚，大便秘者，加大黄二钱半。

地黄煎：治产后诸疾。

生地黄汁 生姜汁各一升 藕汁半升 大麻仁（去壳，研）三两

上和匀，以银器内慢火熬成膏。温酒调服半匙，更以北术煎膏入半匙尤佳。《产宝》方无麻仁，用白蜜，治产后虚惫，盗汗，呕吐。

黑神散（《太平惠民和剂局方》）：治妇人产后恶露不尽，胞衣不下，攻冲心胸痞满，或脐腹坚胀撮痛，及血晕神昏，眼黑口噤，及产后瘀血诸疾，并皆治之。

熟干地黄 蒲黄（炒） 当归 干姜（炮） 桂心 芍药 甘草各四两 黑

豆（炒去皮）半升

上为细末。每服二钱，酒、童便各半盏，同煎服。

琥珀散：治产后一切危急之疾。

琥珀　朱砂　麝香　香墨（醋炙）　僵蚕　当归各二钱五分　鲤鱼鳞（炒焦）　桂心　百草霜　白附子　梁上尘（炒令烟出，筛净）各五钱

上为细末。炒生姜，热酒调服二钱。

《千金》增损泽兰丸：疗产后百病。理血气，补虚劳。

泽兰　甘草　当归　川芎各一两七钱五分　附子（炮）　干姜　白术　白芷　桂心　北细辛各一两　北防风　人参　牛膝各一两二钱五分　柏子仁　熟地　石斛各一两五钱　厚朴　藁本　芜荑各五钱　麦门冬（去心）二两

上为细末，炼蜜丸梧子大。每服二十丸，温酒下。

黑龙丹：治产后一切血疾，产难，胎衣不下，危急恶疾垂死者。　但灌药得下，无不全活。

当归　五灵脂　川芎　良姜　熟地黄各一两

上细剉，以沙合盛，赤石脂泥缝，纸筋盐泥固济，炭火十斤，　煅令通赤，去火候冷，开看成黑糟色，取出细研，却入后药。

百草霜五两　硫黄　乳香各一钱五分　花蕊石　琥珀各一钱

上五味，并细研，与前五味再研，如法修制和匀，以米醋煮面糊丸弹子大。每服一丸，炭火烧令通赤，投于生姜自然汁与童便，入酒漉出，控干研细，只用此酒调下。

产难论

问曰：产难者何？答曰：胎成之后，子居腹中，每食母血，食血所余，遂成血块，谓之儿枕[1]。子欲生之时，血块先破，为败血养裹其子，所以难产，

当服胜金散。要知胎成之后，全在调摄，常欲其气道平顺，十月满足，则产无不顺矣。更有年少初产，才觉腹痛，便以告人，傍人扰扰，产妇惊怖不安，心气蓄结，气道不顺，以致难产，宜服催生独圣散，及紫苏饮以顺气，衣破浆行，须臾即生。

附方

胜金散：

麝香末一钱　豆豉一两

上每服一钱，用秤锤烧赤淬酒下。

催生独圣散：治漏血胎干难产。痛极者，进一二服。

黄蜀葵子小半合，研烂，以酒滤去渣。温服。

紫苏饮：方见子悬。

催生方：治横倒生者。

明阿胶（炒）　滑石末各一两　葵子二两

上水一盏半，煎一盏，去渣。分二服。

顺生丹：治产妇生理不顺，产育艰难，或横或逆。

兔脑髓（十二月者，去皮膜，研如泥）　母丁香（研细末）一钱　乳香（另研）二钱五分　麝香（另研）一字

上三味拌匀，以兔脑髓和丸，鸡头实大，阴干，油纸裹。每服一丸，温汤下，即产儿，握药出。

加味芎归汤：治交骨不开，不能生产。

川芎　当归各一两　龟板（酥炙）一个　妇人发（烧存性）一握

上为散。每服五钱，水煎服。约人行五里即生，如胎死亦下。

如圣膏：治产难并胞衣不下，兼治死胎。

蓖麻子七粒，去壳，细研成膏，涂脚心，胞即下，下时速洗去。不洗则肠出，如肠出却用此膏涂顶上，肠自缩入。

热病胎死腹中

问曰：热病胎死腹中者何？答曰：因妊母染得热病，至六七日以后，脏腑热极，熏煮其胎，是以致死。其儿死身冷，不能自出，当服黑神散，以暖其胎，须臾胎气温暖，即自出矣。然又有不因热病以致胎死者，或因顿足，或从高坠下，或因房室惊触，或临产惊动太早，触犯禁忌，产时未到，经血先下，秽露已尽，遂致胎干，子死腹中。何以验之？但看产妇舌色青黑，及舌上冷者，是其候也。疑惑之际，宜用佛手散二三服探之，若不死，子母俱存，如胎已死，立便逐下，得知其胎死者，急进香桂散，须臾如手推下。

附方

佛手散：见胎动不安。

香桂散：

桂枝二钱　麝香当门子一个

上二味同研。暖酒服。

乌金散：治难产热，胎死腹中。并坠扑惊搐一切死胎并治。

熟地黄（洗切，焙干，酒炒）　真蒲黄　大当归　桂　芍药　军姜[2]（去皮）　粉草各一两　小黑豆四两　百草霜五钱

上为末。每用二钱，米醋半合许，沸汤六七分浸起。温服。

一字神散：治子死胎不下，胞破不生。此方屡效，救人无量。

鬼臼（黄色者，不以多少，去毛，研为极细粉）

上每服二钱，用无灰酒一盏，煎八分。通口服，立效如神。

催生柞木饮子：治难产，或胎烂腹中。此方屡用神效。

生柞木枝（一握，长一尺，洗净，寸剉） 甘草（大者五寸，剉作五段）

上用新汲水三升半同入新瓷瓶内，以纸三重封紧，文武火煎至一升半，令香。候产妇腰重痛，欲坐草时，温饮一小盏（腰未重痛勿服），便觉心下开豁。如觉渴，再饮一盏，至三四盏，觉下重便生矣。

【校注】

［1］儿枕：病名。指妊娠晚期，胞中余血成块，犹如儿枕，故名。

［2］军姜：指均姜，干姜的别名。产于湖南均州，旧时封为地道药材。

【评析】

妇人新产后当注意休息，饮食宜清淡少量，逐渐增加，且需慎寒暑，戒七情，讲卫生，论中有古今差异处不宜照搬。新产后如有气血虚，治宜调理脾胃，方如加味四君子汤、四顺理中丸；如腹痛恶露不畅，可用地黄丸、四味汤、黑神散、黑龙丹等方祛瘀通经；如乳汁不畅，或头眩便秘，可用玉露散、地黄煎疏通上下。至于难产，或胎死腹中不下诸证的处理方法仅供参考。

产后胎衣不下

【原文】

问曰：胎衣不下者何？答曰：母生子讫，血入于衣中，衣为血所胀，故不得下，治之稍缓。胀满腹中，上冲心胸，疼痛喘急者难治，但服夺命丹以速消化衣中之血，血散胀消，胎衣自下。亦有胎初下后，产妇力羸，不能更用力气催胞，稍停风冷乘之，血道闭涩，故胎衣不下。急取黑豆一合，炒令熟，入醋一大盏，煎三五沸，去豆，分作三次温服，或取旧鞋底炙热，熨小腹上下三五次，立效。

附方

夺命丹（《产育宝庆集》）：

附子（炮）五钱　牡丹皮一两　干漆（碎之，烧烟尽）一钱　大黄末一两

上为细末，以酽醋一升，大黄末一两同熬成膏，和药丸如梧子大。温酒吞五七丸，不拘时。

花蕊石散：治产后败血不尽，血迷血晕，腹中胎衣不下。至死心头暖者，急用一服化水即出，其效如神。

花蕊石一斤　上色硫黄四两

上二味，相拌令匀，先用纸和胶泥固瓦罐子一个，内可容药，候泥干，入药在内，密泥封口了，焙笼内焙全透，安在四方砖上，砖上书八卦五行字。用炭一秤笼叠周匝，自巳午时从下生火，令渐渐上彻，有坠下火放夹火上，直至经宿，炭消火冷，又放经宿，冷定取出，细研，以绢罗至细，瓷合内盛，依法用之。此药便是疗金疮花蕊石散，寻常人自宜时时收蓄防急。

牛膝散：治妊娠五六月胎堕，胞衣不出。

牛膝　川芎　朴硝　蒲黄各七钱五分　桂心五钱　当归一两五钱

上为粗末。每服四钱，水一盏，姜三片，生地黄一钱，煎六分，去渣。温频服。

产后血晕

问曰：产后血晕者何？答曰：因产所下过多，血气虚极，以致晕闷，甚则

昏塞不知人事，气息欲绝，晕闷不止，则能毙人。若作暗风治之，则谬矣，但服清魂散自瘥，如芎归汤，黑龙丹皆要药也，或以干漆烧烟，熏其鼻，更于产妇房中频用醋炭为佳。

附方

清魂散：治产后气血暴损，虚火妄动，血随火上，以致心神昏乱，口噤眼花，甚至闷绝而苏。

泽兰叶　人参各一钱　荆芥三钱　川芎一钱

上各另为末，和匀。每服一二钱，热汤和酒调灌之。

芎归汤：治产后去血过多，血晕不省。即佛手散（方见胎动不安）而有加减。

上作一服，水二钟，煎一钟，食前服。腹中刺痛加白芍药。口干烦渴加乌梅、麦门冬。发寒加白芍。水停心下加茯苓、生姜。虚烦不得眠加人参、竹叶。

黑龙丹：方见产后将理法。

失笑散：治产后恶血上攻，以致神昏闷乱，心腹作痛，或牙关紧急。一服可愈。

五灵脂　蒲黄各等分

上为末，先用酽醋二钱，熬膏，入水一盏，煎七分。食前热服。

黑神散（《太平惠民和剂局方》）：治产后血晕，用细酒调服佳。方见产后将理法。

又方：半夏为末，丸豆大，入鼻即苏，亦疗五绝。

又方：赤小豆为末，东流水和服钱许，不瘥再服。

产后口干痞闷

问曰：产后口干痞闷者何？答曰：产后血气暴虚，脾胃顿弱，食面太早，停聚胃脘，面毒上攻于肺，是以口干烦闷，心中痞满，宜服见晛丸以消化之。更有产后劳伤虚羸，因事触忤，怒气上逆，以致胸膈痞塞，口干烦闷者，亦当用见晛丸，盖其间皆顺气快膈之药。紫苏饮亦宜服之。

附方

见晛丸（《产育宝庆集》）：

姜黄（炒） 三棱（醋炒） 荜澄茄 陈皮（去白） 良姜 人参 蓬莪术（酒炒）各等分

上为末，用萝卜捣烂，绞取汁，煮面糊丸如梧子大。每服三十丸，萝卜汤下，白汤亦可。

紫苏饮：方见子悬。

清心莲子饮：治产后心烦发渴。兼治妇人热在气分，口干，小便白浊，夜静昼热，或口舌生疮，一切口苦咽干，烦躁作渴，小便赤涩，下淋不止，或茎中作痛，热劳诸疾。

黄芩（炒） 麦门冬（去心） 地骨皮 车前子（炒） 甘草各一钱五分 石莲肉 茯苓 黄芩 黄芪（炒） 柴胡（去苗） 人参各一钱

上每服五钱，水煎服。

产后乍寒乍热

问曰：产后乍寒乍热者何？答曰：产后劳伤血气，盖血属于阴，气属于阳，血气一伤，阴阳互相乘克，所以乍寒乍热，此特论阴阳不和之所由致者。

亦有因产，恶露下少，留滞胞络，亦令人寒热，但小腹急痛为异尔。阴阳不和者，宜服增损四物汤。败血停留者，宜服夺命丹，或黑龙丹，增损四物汤亦可兼进。

附方

增损四物汤：治产后阴阳不和，乍寒乍热。恶露停滞，亦令寒热，但看小腹急痛为异。

当归（酒浸） 白芍药 川芎 人参各一两 甘草（炙）五钱 干姜一两

上㕮咀。每服四钱，姜三片，水煎。热服无时。

夺命丹（《产育宝庆集》）：见产后胎衣不下。

黑龙丹：见产后将理法。

增损柴胡汤：治产后虚，发寒热，饮食少，腹胀。

柴胡 人参 甘草（炒） 半夏（炒） 陈皮 川芎 白芍（炒）各等分

上每服五钱，水、姜、枣煎。日二服，食后。

大调经散：治产后恶露未消，寒热自汗，或肚腹作痛。

大豆（炒，去皮）一两五钱 茯神一两 真琥珀一钱

上为末。每服二钱，浓煎。空心，乌豆、紫苏汤调下。

产后伤寒

凡妇人新产之后，若患伤寒发热之症，不可轻易发汗，何也？或有产时伤力而发热者，或有去血过多而发热者，或恶露不去而发热，三日蒸乳而发热者，又有早起动劳，饮食停滞，亦皆发热，其状大类伤寒，要在审证切脉，仔

细详辨，断不可辄便发汗。大抵产后大血空虚，若汗之则变筋惕肉瞤，或郁冒昏迷而不省，或风惊搐搦而不定，或大便秘涩而难去，其害匪轻，切宜精审。

凡有发热，且与以四物汤，用川芎、当归为君最多，白芍药须炒过，酒蒸熟地黄佐之。如发热甚，加软苗柴胡、人参、干姜主之最效，盖干姜之辛热，能引血药入血分，气药入气分也，且能去恶养新，有阳生阴长之道，以热治热，深合《内经》之旨，用之可取效如神。如有恶露未尽者，益母丸、黑神散必兼用之。若胃虚食少者，必加白朮、茯苓。有痰呕逆者，必加陈皮、半夏。其余六经，各条治例皆同，但药中必以四物汤为主，乃养血务本之要也。丹溪云：产后发热恶寒，皆属血气两虚，左手脉不足补血，右手脉不足补气。凡恶寒发热又腹痛，当去恶血。恶寒发热，乳汁不通及膨者，无子当消，则用麦芽二两，炒，碾细，清汤作四服调下。有子当下，则用木通、通草、猪蹄汁调煎服。凡产后发热头痛身疼，不可便作感冒发表治之。此等多是血虚，或败血作梗，当用和平之剂与服必效，如玉露散，或四物汤，加北柴胡等分煎服。若便以小柴胡汤及竹叶石膏汤之类，竟不救者多矣。

附方

玉露散：此散凉膈压热下乳，凡产后乳脉不行，身体壮热疼痛，头目昏痛，大便涩滞，悉皆治之。

人参　茯苓　甘草各五钱　苦梗（炒）　川芎　白芷各一两　当归二钱五分　芍药七钱五分

上㕮咀。每服五钱，水一盏，煎七分。温服。如烦热甚，大便秘者，加大黄二钱五分。

产后四肢虚肿

问曰：产后四肢虚肿者何？答曰：母生子讫，例服黑神散，及芎归汤者，取其逐瘀血以生新血也。倘恶露不尽，停留胞络，生病多端，轻者为胀，为痛，为寒，为热，甚者月水不调，闭断不通，久成血瘕，以致尪羸。有如产后面目四肢浮肿，此由败血乘虚，停积于五脏，循经流入于四肢，留渍日深，腐坏如水，致令浮肿。医者不审，便作水气治之，投以甘遂、大戟等药，以导其水，虚而复虚，因兹夭亡者多矣。但服调经散，血行肿消，自良愈矣。黑龙丹亦治产后浮肿，血滞所致，不可不知。

附方

小调经散[1]：治产后虚肿。

没药　琥珀　桂心　芍药　当归各一钱　细辛　麝香各半钱

上为末。每服五分，姜汁、温酒各少许调服。

大调经散：治产后肿满，喘急烦渴，小便不利。方见产后乍寒乍热。

黑龙丹：见产后将理法。

夺魂散：治产后虚肿喘促。利小便则愈。

生姜（取汁）三两　白面三两　大半夏七枚

上以姜汁搜面裹半夏，为七饼子，煨焦熟为末。水调一盏，小便利为度。

汉防己散：治水肿。（此药虚人勿服。）

汉防己　猪苓　枳壳　桑白皮各一两　商陆　甘草各三钱

上为粗末。每服四钱，水一盏半，煎七分，去渣。食前热服。

加减金匮肾气丸[2]：治脾肾虚寒，腰重脚肿，湿饮流积，小便不利，或肚腹肿胀，四肢浮肿，气喘痰甚，或已成水证。其效如神。方见水肿。

加味八物汤：治产后遍身浮肿，气急潮热。

人参　白茯苓　熟地黄　小茴香各三钱　白术　川芎各四钱　当归　白芍

药　香附子各五钱　甘草　黄芩　柴胡各一钱

上剉散。分作六七服，每服水一钟半，姜三片，煎七分。空心热服。

肚痛加延胡索、干漆、枳壳各三钱。呕吐恶心，加良姜、砂仁各二钱。手足麻痹，加肉桂一钱五分。咳嗽，加五味子、款冬花、杏仁。

产后乍见鬼神

问曰：产后乍见鬼神者何？答曰：肝能藏血，心能主血，因产走耗其血，劳动肝心，败血奔冲，邪淫于心，所以乍见鬼神，言语颠倒，非风邪也。但服调经散，加生地、龙脑一捻煎服，得睡即安。黑龙丹亦能治之。

附方

小调经散：见产后四肢虚肿。

黑龙丹：见产后将理法。

茯神散：治产后血邪，心神恍惚，言语失度，睡卧不安。

茯神（去皮木）一两　人参　龙脑（研）　琥珀　赤芍药　黄芪　牛膝各七钱五分　生地黄一两五钱　桂心五钱

上为末。每服三钱，水一盏，煎七分，去渣。不拘时温服。

柏子仁散：治产后狂言乱语，皆因内虚，败血夹邪气攻心。

柏子仁　远志（去心）　人参　桑寄生　防风　琥珀（别研）　当归（焙）生地黄（焙）　甘草各等分

上为粗末。先用白羊心一个切片，以水一大盏半，先煮至九分，去羊心，入药末五钱，煎至六分，去渣。无时服。

产后不语

问曰：产后不语者何？答曰：心者君主之官，神明出焉，内候血海，外应乎舌，舌者，身之机。产后败血停留，上干于心，心气闭塞，则舌强而不语矣，但服七珍散自瘥。

附方

七珍散：

人参　石菖蒲　生地黄　川芎各一两　细辛一钱　防风　辰砂（别研）各五钱

上为细末。每服一钱，薄荷汤调下，无时。

胡氏孤凤散：治产后闭目不语。

生白矾（不拘多少，研末）

上每服一钱，热水调下。

治产后不语方：

人参　石莲肉（不去心）　石菖蒲等分

上每服五钱，水煎服。

产后腹痛泻痢

问曰：产后腹痛又泻痢者何？答曰：因产血气劳伤，外则腠理空疏，内则肠胃虚怯，若未满月，饮食当风，邪毒乘虚进袭，留于皮肉之间，布于肠胃之内，遂致腹胁疼痛，痛如刀刺，流入大肠，肠鸣洞泄，洞泄不已，痢下赤白，宜服调中汤。又有食肉太早，强食多过，停积不化，脐腹疼痛而成痢疾者，法当消化停滞则愈，但不可用牵牛、巴豆峻剂，以虚血气，服见晛丸最佳。仓卒若无见晛丸，用局方中治中汤，加砂仁煎服。

附方

调中汤：

高良姜　当归　桂心　芍药　附子　川芎各一两　甘草五钱

上为粗末。每三钱匕，水三盏，煎一盏，去渣。热服。

寒中洞泄者宜服此汤。肠胃有热者当服黄连丸。

见晛丸（《产育宝庆集》）：见产后口干痞闷。

治中汤：

干姜（炮）　白术　人参　甘草（炙）　青皮　陈皮各二钱五分

上水二钟，煎八分。食前温服。

黄连丸：治产后赤白痢，腹中搅痛不可忍。

黄连四两　阿胶　蒲黄　栀子仁各一两　当归二两五钱　黄芩　黄柏

上为末，炼蜜丸，如桐子大。每服六七十丸，米饮吞下，日三夜一。

产后小便数

问曰：产后小便数者何？答曰：乃气血不能制故也。薛氏曰：若因稳婆不慎，以致胞损而小便淋沥者，用八珍汤以补气血，兼进补脬饮。若因膀胱气虚而小便频数，当补脾肺。若膀胱阴虚而小便淋沥，当补肺肾。妇人产蓐，产理不顺，致伤膀胱遗尿无时，宜补脬饮、桑螵蛸散、白薇散。薛氏曰：前证若脾肺阳虚，用补中益气汤。若肝肾阴虚，用六味地黄丸。若肝肾之气虚寒，用八味地黄丸。若肝脾气血虚热，用加味逍遥散，佐以六味丸。所当审证而施治者也。

附方

补脬饮：治产后伤动胞破，不能小便而淋漏。

生黄丝绢一尺剪碎　白牡丹（根皮用干叶者）　白及各一钱，俱为末

上用水一碗，煎至绢烂如饧，空心顿服，服时不得作声，作声则不效。

产后遍身疼痛

问曰：产后遍身疼痛者何？答曰：因产后走动，血气升降，失其常度，留滞关节，筋脉引急，是以遍身疼痛，甚则腰背强硬，不能俛仰，手足拘挛，不能屈伸，或身热头疼。不可作他病治，但服趁痛散，循流血气，使筋脉舒畅，疼痛自止，俛仰得其所也。

附方

趁痛散：治产后气弱血滞，遍身疼痛，及身热头疼。

牛膝　当归　桂心　白术　黄芪　独活　生姜各五钱　甘草　薤白各二钱五分

上㕮咀。每服五钱，水三盏，煎一盏半，去渣。食前服。

产后大便秘涩

（附产后小便不通）

问曰：产后大便秘涩者何？答曰：津液者，血之余，因产动伤血气，津液暴竭，气少不能运掉，是以大便秘涩不通也。轻者宜进橘杏丸以润滑之，盖滑则通也。若过六七日，腹中满痛，尚不得通，此必有燥粪在内，干涩不得出尔，却服麻仁丸以通利之，下燥粪则愈。若作有热而用重凉之剂以攻之，转而更伤动胃气，变证多端，性命危矣。

附方

橘杏丸：治产后大便秘涩，及老人、虚弱人皆可用。

橘红取末　杏仁（汤浸，去皮尖，另研）各等分

上和匀，炼蜜丸，如桐子大。每服七十丸，空心，米饮下。

麻仁丸：

麻仁（研如泥）　枳壳　人参各一两　大黄五钱

上为末，炼蜜丸，如桐子大。空心温酒下二十丸，未通渐加，不可过服。评曰：产后不得利，利者百无一生。去血过多，脏燥大便秘涩，则应当滑之，然大黄似难轻用，唯葱涎调腊茶为丸，复以腊茶下之必通。或于四物汤以生地易熟地，加青皮（去白）煎服效。若因用大黄等药，致吐泻不食，腹痛胸痞，薛先生用六君子汤，加木香、炮姜治之而愈。

又方：饮人乳亦能通之。

治产后小便不通法[3]：

旧方用陈皮（去白）为末，空心酒调二钱。外用盐填脐中，却以葱白剥去粗皮十余根，作一缚，切作一指厚，安盐上，用大艾炷满葱饼上，以火灸之，觉热气入腹即通。按：此唯气壅不得通者宜之，若气虚源涸与夫热结者，不可泥。

产后血崩

问曰：产后血崩者何？答曰：因产所下过多，血气暴虚，未及平复，或因劳役，或因惊恐，致血暴崩，又有荣卫蠹伤，气衰血弱，亦变崩中。若小腹满痛，此肝经已坏，极为难治，俱宜授固经丸以止之。若小腹满，则内有瘀血，未可止也，强止，非特淋沥不已，小腹越加胀满，且服芎归汤，及黑龙丹。若小腹不满急，是内无瘀血，乃可服固经丸以止之也，如恶热药，进十灰丸亦可。

附方

固经丸：

艾叶　赤石脂（煅）　补骨脂（炒）　木贼各五钱　附子（炮）一枚

上为末，陈米饭和丸梧子大。每服二十丸，食前温酒下，或米饮亦可。

芎䓖汤：

芎䓖　当归　芍药各等分

上㕮咀。每服四五钱，水盏半，煎七分，去渣。不拘时热服。

黑龙丹：见产后将理法。

十灰散：治血崩，并一切痨证失血。

大蓟　小蓟　侧柏叶　荷叶　山栀仁　茅草根　茜根　牡丹皮　大黄　棕榈皮　百草霜

上各等分，烧灰存性，研极细，用纸包，以碗盖地上一宿，取起。将白藕捣碎，绞汁，或萝卜汁磨墨半碗，调下前药灰五钱，食前下。痨证失血在上者，食后服。

白芍药散：治产后崩中，下血淋沥不绝，黄瘦虚损。

白芍　牡蛎　干姜　干熟地黄　桂心　黄芪　乌贼鱼骨　鹿角胶　龙骨各一两

上为末。每服二钱，食前温酒下。

阿胶丸：治产后崩中，下血不止，虚羸无力。

阿胶　赤石脂各一两五钱　续断　川芎　当归　甘草　丹参各一两　龙骨　鹿茸（酥炙）　乌贼鱼骨　鳖甲（炙）各二两

上共为细末，炼蜜丸，如梧子大。空心，温酒下二三十丸。

瑞莲散：治产后恶血崩漏，状如泉水。

瑞莲（烧存性）百枚　棕榈（烧存性）　当归　桂心各一两　鲤鱼鳞（烧）川芎各七钱五分　槟榔二枚

上为细末。每服三钱，煨姜酒调下，如未止，更进一服。或非时血崩无药可治，但进三服即止。

治产后血崩方：

香附子（炒赤）二两　莲蓬壳（烧存性）五枚

上为末。米饮调下二钱。

产后腹胀满闷呕吐

问曰：产后腹胀满闷、呕吐者何？答曰：胃受水谷，脾主运化，生血生气，内濡脏腑者也。因产脏腑暴虚，恶露下少，败血乘虚，散于脾胃，脾受之而为腹胀，胃受之则为吐逆，当服抵圣汤。恶露过多者，乃于抵圣汤中，去泽兰、赤芍，倍加橘皮、生姜。

附方

抵圣汤：

赤芍药　半夏　泽兰叶　人参　陈皮　甘草（炒）各一钱

上入生姜，焙干，五钱，水煎服。

【校注】

[1] 小调经散：原为“调经散”。疑误。

[2] 加减金匮肾气丸：原为“金匮加减肾气丸”。据水肿附方“加减金匮肾气丸”改。

[3] 治产后小便不通法：原为“产后小便不通”。据文意改。

【评析】

本节所述产后诸证，不外虚实两端，实者多因胎衣不下，或恶露下而不畅、不尽，内有停瘀所致，可症见小腹疼痛或血崩，血晕，脘腹胀满痞闷呕吐，寒热阵作，四肢虚肿，遍身疼痛，心神不宁如见鬼神或狂言乱语，或舌强不语等，治以活血祛瘀，循流血气为要，方如夺命丹、牛膝散、黑龙丹、失笑散、黑神散、大调经散、调经散、趁痛散等。属虚者，亦可见上述诸症，但小腹不痛，多为产后气血暴虚，虚阳上冒清窍，或脾胃虚弱，脾不统血，脾失健运，心神失养等所致，治以调养气血，健脾和胃为主，方如清魂散、芎归汤、见晛丸、增损四物汤、增损柴胡汤、加味八物汤、茯神散、柏子仁散、七珍散、固经丸、白芍药散、阿胶丸、抵圣汤等。产后阴血亏虚，易致口干、便秘，可用麻仁丸、橘杏丸。肾虚不摄则小便频数，可用桑螵蛸散、六味丸；肾不主水，小便不通，可用肾气丸。产后乳脉不行，可用玉露散。此外，因产后肠胃虚怯，饮食不节或不洁，易致泻痢，治宜调中祛邪，可用调中汤、治中汤、黄连丸治之。

产后鼻衄

【原文】

问曰：产后口鼻黑气起，鼻衄者何？答曰：阳明者，经脉之海，起于鼻，交頞中，还出颊口，交人中左之右，右之左。产后气消血散，荣卫不理，散乱入于诸经，却还不得，故令口鼻黑色起，及变鼻衄，此因产后虚热，变生此疾。其疾不可治，名曰胃绝肺散。

附方

扎中指法：急取绯线一条，并产妇顶心发两条，紧系中指节。

二味参苏饮：治产后血入于肺，面黑发喘欲死者。

人参一两　苏木二两

上作一剂，水煎服。薛立斋先生曰：胃脉夹口绕承浆，盖鼻准属脾土，鼻孔属肺金。诚系胃虚肺损，气脱血死之证，急用二味参苏饮加附子五钱，亦有得生者。

产后喘急

问曰：产后喘急者何？答曰：荣者血也，卫者气也，荣行脉中，卫行脉外，相随上下，谓之荣卫。因产所下过多，荣血暴竭，卫气无所主，独聚于肺，故令喘也，此名孤阳绝阴，为难治。若恶露不快，败血停滞，上熏于肺，亦令喘急，如此但服夺命丹，血去，喘急乃止。

附方

夺命丹（《产育宝庆集》）：方见产后胎衣不下。

旋覆花汤：治伤风寒暑湿，喘嗽太盛，坐卧不宁。

旋覆花　赤芍药　前胡　半夏曲　荆芥穗　甘草（炙）　白茯苓　五味子　杏仁（去皮尖，麸炒）　麻黄各等分

上每服四钱，姜三片，枣一枚，水煎服。

五味子汤：治产后喘促，脉伏而厥。

五味子（杵，炒）　人参　杏仁各二钱　麦门冬（去心）　陈皮各一钱

上姜三片，枣二枚，水煎服。

血竭散：治产后败血冲心，胸满上喘，命在须臾者宜服。

真血竭（如无，紫矿代）　没药

上等分，研细频筛，再研取尽为度。每服二钱，用童便合好酒半大盏煎一沸，温调下。方产下一服，上床良久再服，其恶血自循经下行，更不冲上，免生百病。

产后中风

问曰：产后中风者何？答曰：产后伤动血气，劳损经络，腠理空疏，劳役太早，风邪乘间而入，始则客于皮肤，次则入于筋骨，次则传于诸脏，随其诸脏经络而生病焉。或身体缓急，或顽痹不仁，或口目不正，或奄奄忽忽，精神闷乱，乃中风之候，宜服小续命汤。又有产后五七日，强力下床，或一月之内，伤于房室，或怀忧发怒，动扰冲和，或因灼艾，伤动脏腑。得病之初，眼涩口禁，肌肉瞤搐，渐至腰背筋急强直者不可治，此由不善将息所致，非偶尔中风也。

附方

小续命汤：治刚痉，或脚气，痹弱不能转舒，行步欹侧，或口眼㖞斜，牙关紧急，角弓反张。

麻黄　桂心　甘草（炙）五钱　防风三两　芍药（炒）　白术（炒）　人参　川芎　附子（炮）　防己（酒拌）　黄芩（炒）各等分

上㕮咀。每服五钱，入姜汁少许，温服。

若自汗为柔痉，去麻黄。有热去附子，减桂一半。盛冬、初春去黄芩。

愈风散：治症同前。

荆芥略焙为末。每服三钱，豆淋酒下，童便亦可，神效。牙紧灌口鼻。

防风汤：治产后中风，背项强急，胸背短气。

防风（去芦）　独活（去芦）　葛根各五两　当归　人参（各去芦）　白芍　甘草（炙）各二两

上㕮咀。每服八钱，水一盏半，枣二枚，擘破，同煎一盏，去渣。不拘时温服。

川芎散：治产后身背拘急，妄言发热，四肢拘挛，不时惊悸。

川芎　羌活　羚羊角屑　酸枣仁（炒）　芍药（炒黄）各四两　桑白皮一两五钱　防风（去芦）一两二钱

上为㕮咀。每服一两，水二大盏，煎一盏半，去渣。不拘时服，日进三服。

济危上丹：治产后下血过多，虚极生风。

乳香　五灵脂　硫磺　玄精石（同研极细）　阿胶（炒胀）　卷柏（生用）　桑寄生　陈皮（去白）各等分

上将上四味同研，停于银石器内，微炒，勿令焦，再研极细末，复入余药为末拌匀，用生地黄汁和丸梧子大。每服二十丸，温酒，或当归酒食前下。

干葛汤：疗产后中风，口噤不能言。

独活（去芦）二两　干葛一两五钱　甘草（炙）五钱　生姜一两二钱五分

上为㕮咀。每服一两，水二盏，煎一盏，去渣。温服无时。

当归散：治产后中风，牙关紧急，不省人事，口吐涎沫，手足瘛疭。

当归（去芦）　荆芥穗各等分

上为细末。每服二钱，水一盏，酒半盏，煎一盏。牙关紧急，抉开灌之即生。

交加散：治产前后百病，兼治妇人荣卫不通，经脉不调，腹中撮痛，气多血少，结聚为瘕，产后中风瘛疭，并宜服之。

生地黄（研取自然汁）一升　生姜（研取自然汁）十二两

上先将地黄汁炒生姜渣，生姜汁炒地黄渣，各稍干，焙为细末。每服三钱，温酒调下。寻常腹痛亦宜服，产后尤不可离。

羚羊角散：治产后中风，身体反张。

羚羊角屑　当归各七钱五分　独活　防风（各去芦）　麻黄（去节）各一

两　人参（去芦）赤芍　细辛（去苗）　桂心各五钱

上为㕮咀。每服八钱，水一大盏半，生姜五片，煎一大盏，去渣。温服，不拘时。

羚羊角饮子：治产后气实，腹中坚硬，两胁胀满，心中烦热，渴欲饮水，欲成刚痉，中风之疾。

羚羊角（镑）五钱　防风　羌活　桔梗（并去芦）　败酱各八钱　桂心　柴胡（去芦）　大黄（浸过煨）各一两二钱

上为㕮咀。每服五钱，水一大盏半，煎一盏，去渣。不拘时温服。更服地黄酒，用地黄一升，切，炒令黑，瓷瓶中下热酒三升，密封煮令减半，任意服之。

产后瘛疭

问曰：产后瘛疭者何？答曰：此症多由阴血去多，阳火炽盛，筋无所养而然耳，故痈疽脓水过多，金疮出血过甚，则阳随阴散，亦多致此。当用加味逍遥散，或八珍散加丹皮、钩藤，以生阴血，则阳火自退，而诸症自愈矣。

附方

加味逍遥散、八珍散：俱见调经。

产后虚极生风

问曰：产后所下过多，虚极生风者何？答曰：妇人以血为主，因产血下过多，气无所主，故令唇青肉冷，汗出，目瞑神昏，命在须臾。此乃虚极生风，急服济危上丹，若以风药治之则误矣。

附方

济危上丹：见产后中风。

产后汗多变痉

问曰：产后汗出多而变痉者何？答曰：产后血虚，腠理不密，故致汗多，因遇风邪搏之，则变痉矣。痉者，口噤不开，背强而直，如发痫之状，摇头马鸣，身反折，须臾又发，气息如绝，宜速灌小续命汤，稍缓，即汗出如雨，手拭不及者，不可治。此方不特治产妇，凡妇人偶中此病，即以此药灌之，无不愈者，服他药则不及矣。

附方

小续命汤：见中风。

羚羊角饮子：治产后血虚，腠理不密多汗，因遇风邪变为痉证，此方甚效。方见产后中风。

防风当归散：

防风　当归　川芎　地黄各一两

上剉。每服一两，水三盏，煎二盏。温服。

产后心痛

问曰：产后心痛者何？答曰：心者血之主，其产妇伏有宿寒，因产大虚，寒搏于血，血凝不得消散，其气遂上冲，客于心之络脉，故心痛，但以大岩蜜汤治之，寒去，则血脉温而经络通，心痛自止。若误以为所伤治之，则虚极而寒亦甚矣，心络寒甚，传之心之正经，则变为真心痛者，旦发夕死，夕发旦死。若因七情伤感，血与气并而心痛者，宜服玄胡索汤，则痛自止。

附方

大岩蜜汤：

生干地黄　当归　独活　吴茱萸　芍药　干姜　甘草　桂心　小草各一两　细辛五钱

上㕮散。每服半两，用水三大盏，煎至一盏，去滓。微热服[1]。

玄胡索散：治产后心痛，儿枕腹痛。

玄胡索　当归各一两　真琥珀　蒲黄（炒）各二钱五分　赤芍　桂心各五钱　红蓝花二钱

上为细末。童便热酒调下三钱，食前服。

卷荷散：治产后血上冲心，血刺血晕，血气腹痛，恶露不快。

卷荷（初出水者）　红花　当归各一两　蒲黄（隔纸炒）　牡丹皮各五钱

上为细末。每服二钱，空心，盐酒、童便调下。

失笑散：治产后心痛甚效。方见产后血晕。

七气手拈散：治产后心气攻痛。

玄胡索　小茴香　白芍药　干漆（炒）　枳壳各二钱　黄连　石菖蒲　香附子　苏叶各一钱五分　没药　乳香各一钱　甘草六分

上作二服，每服水盏半，姜三片，煎七分。空心服。

产后热闷脚气

问曰：产后热闷气上，转为脚气者何？答曰：产后血虚生热，复因春夏取凉过度，地之蒸湿，足常履之，所以着而为脚气。其状热闷掣疭，惊悸心烦，呕吐上气皆其候也。服小续命汤二三剂即愈。恶附子者，宜服独活寄生汤。若呕吐者，去地黄，倍加生姜。

附方

小续命汤：方见中风。

独活寄生汤：治肝肾虚弱，或久履湿冷之地，或洗足当风，湿毒内攻，两胫缓纵，挛痛痹弱，或皮肉紫破，足膝挛重，又专治产后脚气。

川独活三两　桑寄生（如无，以续断代之）　杜仲（炒）　牛膝（去芦，酒浸）　细辛　官桂（不见火）　白茯苓　防风　川芎　当归　人参　熟地黄（酒洗）　芍药　秦艽各二两　甘草（炙）一两

上为㕮咀。每服四钱，姜五片，水煎。温服。

【校注】

［1］上剉散……微热服：原无。据《三因极一病证方论》大岩蜜汤煎服法补入。

【评析】

妇人产后体虚，易感风寒湿邪，而出现喘嗽，背项强急，瘛疭心烦，呕吐上气，热闷脚气，或口目不正，口噤不能言，甚则身体反张等症，初起治宜疏风散寒祛湿，方如旋覆花汤、小续命汤、防风汤、干葛汤等；如病邪化热入里，治宜清热祛风，方如羚羊角散、羚羊角饮子。然产后气血亏虚，肺气失降，亦可见喘急，治宜润养，可用五味子汤。如产后瘀血阻肺，症见面黑发喘欲死者，证情危急，可用二味参苏饮，亦有得生者。因阴血亏虚，筋脉失养，或虚极生

风，可见身背拘急，肢挛痹弱等症，治宜养血祛风，方如川芎散、济危上丹、加味逍遥散、八珍散、防风当归散、独活寄生汤等。如产后瘀血内停，亦可见上述诸症，或出现阳虚血凝而心痛不止，治以祛瘀为主，兼以温阳益气行血，方如夺命丹、血竭散、大岩蜜汤、玄胡索散、卷荷散、七气手拈散等。

产后乳少

【原文】

凡妇人乳汁或行或不行者，皆由气血虚弱，经络不调所致也。有产必有乳，若乳虽胀而产后臖[1]作者，此年少之人初经产，乳有风热耳。须服清利之药则乳行。若累经产而无乳者，亡津液故也，须服滋溢之药以动之。若虽有乳，却又不甚多者，须服通经之药以动之，仍以羹臛[2]引之，盖妇人之乳，资于冲脉，与胃经通故也。有屡经产而乳汁常多者，亦妇人血气不衰使然也。大抵妇人素有疾在冲任经者，乳汁少而其色带黄，所生之子，怯弱而多疾。《三因》云：产妇乳脉不行有二种，有气血盛而壅闭不行者；有血少气弱，涩而不行者。虚当补之，盛当疏之。盛者当用通草、漏芦、土瓜根辈；虚者当用炼成钟乳粉、猪蹄、鲫鱼之属，概可见矣。

附方

漏芦散：疗乳妇气血盛而气脉壅塞，乳汁不行，及经络凝滞，奶乳胀痛，留蓄邪毒，或作痈肿。服此自然内消，乳汁通行。气血虚者不宜用。

漏芦二两五钱　蛇蜕（炙）十条　栝楼（急火烧焦存性）十枚

上为末。温酒调下二钱，无时。服药后即以猪蹄羹投之。

《经验方》有牡蛎，烧存性。一方：只用牡蛎煅末酒调。

下乳汁方：

土瓜根为末。酒调服，每服一钱，日三四服。

涌泉散：（成都教授单骧[3]方）疗产乳无汁，亦治乳结痈肿。

穿山甲（洗净，炒燥）一两

上为末。酒调服方寸匕。

下乳汁立效方：

粳米　糯米各半合　莴苣子（并淘净）一合　生甘草五钱

上用水二升，煎汁一升，去渣。分三服，立下。

成炼钟乳散：疗乳妇气少血气衰，脉涩不行，乳汁绝少。

成炼钟乳粉（研细），浓煎漏芦汤调下二钱。

罗氏涌泉散：治妇乳汁因气绝少。

瞿麦穗　麦门冬（去心）　龙骨　穿山甲（炮黄）　王不留行各等分

上为细末。每服一钱，热酒调下，后吃猪蹄羹少许。又用木梳于左右乳上各梳二三十梳。日三服，依前法。

产后吹奶

吹奶者，因儿吃奶之次，儿忽自睡，呼气不通，乳不时泄，蓄积在内，遂成肿硬，壅闭孔道，伤结疼痛。亦有不痒不痛，肿硬如石，皆为吹奶，最宜急治，不尔结痈，其症甚危。速服皂角散、栝楼散，敷以天南星散，以手揉之则散矣。薛氏云：前证用药，切不可损其气血。余详外科乳痈条。

附方

栝楼散：

乳香（研）一钱　栝楼实一个

上二味，研匀。温酒煎服。

天南星散：

南星（为末）温汤调，以鹅翎蘸涂患处。

皂角散：妇人吹奶治如何？皂角烧灰蛤粉和，热酒一杯调八字，须臾揉散笑呵呵。

又方：治吹奶结硬疼痛。

百药煎为细末。每服三钱，酒一盏煎服。

又方：治产后吹奶结实肿痛。

陈皮一两　甘草一钱

上用水二碗，煎至一碗。分两服。次用荆芥、羌活、独活煎汤熏洗，即散。

【校注】

［1］髯（xìng）：肿。

［2］臛（huò）：肉羹。

［3］单骧：北宋医生。四川人。

【评析】

产后乳少，亦有虚实之辨。实者多因乳有风热结块，甚则痈肿，乳脉不通所致，治宜清热软坚通利，方如漏芦散、下乳汁方、涌泉散、栝楼散、皂角散等；虚者多由气血衰弱，涩而不行所致，治宜滋补疏通，方如成炼钟乳散、罗氏涌泉散，并辅以猪蹄、鲫鱼之食补。

参考文献

[1] 明·何应壁，著．何时希，编校．医方捷径．上海：上海科学技术出版社，1994

[2] 明·何应时．何氏类纂集效方．毓麟堂刊本，清康熙十三年（1674）

[3] 清·何镇．何氏附方济生论必读．毓麟堂刊本，清康熙十五年（1676）

[4] 何时希．何氏八百年医学．上海：学林出版社，1987

[5] 黄帝内经素问．北京：人民卫生出版社，1978

[6] 灵枢经．北京：人民卫生出版社，1979

[7] 南京中医学院．难经校释．北京：人民卫生出版社，1979

[8] 刘渡舟．伤寒论校注．北京：人民卫生出版社，1991

[9] 湖北中医学院．金匮要略释义．上海：上海科学技术出版社，1978

[10] 李经纬，余瀛鳌，蔡景峰，等．中医大辞典．北京：人民卫生出版社，2009

[11] 辞海编辑委员会．辞海．上海：上海辞书出版社，1983

[12] 宋·太平惠民和剂局方．刘景源，整理．北京：人民卫生出版社，2013

[13] 明·王肯堂，著．证治准绳．北京：人民卫生出版社，2005

[14] 清·汪昂．医方集解．上海：上海科学技术出版社，1979